SAME

The Same Planet

同一颗星球

PLANET

在 山 海 之 间

在 星 球 之 上

"同一颗星球"丛书

刘东

——主编

城市
卫生史

THE
SANITARY
CITY

Urban Infrastructure in America from Colonial Times to the Present

Martin V. Melosi

[美] 马丁·梅洛西 著

赵欣 译

江苏人民出版社

图书在版编目（CIP）数据

　城市卫生史／（美）马丁·梅洛西著；赵欣译. —
南京：江苏人民出版社，2024.12
　（"同一颗星球"丛书）
　书名原文：The Sanitary City：Urban
Infrastructure in America from Colonial Times to
the Present
　ISBN 978 - 7 - 214 - 28261 - 3

　Ⅰ. ①城… Ⅱ. ①马… ②赵… Ⅲ. ①城市卫生 - 医
学史 - 美国 Ⅳ. ①R126 - 097.12

　中国国家版本馆 CIP 数据核字（2023）第 151086 号

书　　　名	城市卫生史	
著　　　者	［美］马丁·梅洛西	
译　　　者	赵　欣	
责 任 编 辑	张　欣	
装 帧 设 计	周伟伟	
责 任 监 制	王　娟	
出 版 发 行	江苏人民出版社	
地　　　址	南京市湖南路 1 号 A 楼,邮编:210009	
照　　　排	江苏凤凰制版有限公司	
印　　　刷	南京爱德印刷有限公司	
开　　　本	652 毫米 ×960 毫米　1/16	
印　　　张	47　插页 4	
字　　　数	611 千字	
版　　　次	2024 年 12 月第 1 版	
印　　　次	2024 年 12 月第 1 次印刷	
标 准 书 号	ISBN 978 - 7 - 214 - 28261 - 3	
定　　　价	158.00 元	

（江苏人民出版社图书凡印装错误可向承印厂调换）

总　序

这套书的选题，我已经默默准备很多年了，就连眼下的这篇总序，也是早在六年前就已起草了。

无论从什么角度讲，当代中国遭遇的环境危机，都绝对是最让自己长期忧心的问题，甚至可以说，这种人与自然的尖锐矛盾，由于更涉及长时段的阴影，就比任何单纯人世的腐恶，更让自己愁肠百结、夜不成寐，因为它注定会带来更为深重的，甚至根本无法再挽回的影响。换句话说，如果政治哲学所能关心的，还只是在一代人中间的公平问题，那么生态哲学所要关切的，则属于更加长远的代际公平问题。从这个角度看，如果偏是在我们这一代手中，只因为日益膨胀的消费物欲，就把原应递相授受、永续共享的家园，糟蹋成了永远无法修复的、连物种也已大都灭绝的环境，那么，我们还有何脸面去见列祖列宗？我们又让子孙后代去哪里安身？

正因为这样，早在尚且不管不顾的 20 世纪末，我就大声疾呼这方面的"观念转变"了："……作为一个鲜明而典型的案例，剥夺了起码生趣的大气污染，挥之不去地刺痛着我们：其实现代性的种种负面效应，并不是离我们还远，而是构成了身边的基本事实——不管我们是否承认，它都早已被大多数国民所体认，被陡然上升的死亡率所证实。准此，它就不可能再被轻轻放过，而必须被投以全力的警觉，就像当年全力捍卫'改革'时一样。"①

的确,面对这铺天盖地的有毒雾霾,乃至危如累卵的整个生态,作为长期惯于书斋生活的学者,除了去束手或搓手之外,要是觉得还能做点什么的话,也无非是去推动新一轮的阅读,以增强全体国民,首先是知识群体的环境意识,唤醒他们对于自身行为的责任伦理,激活他们对于文明规则的从头反思。无论如何,正是中外心智的下述反差,增强了这种阅读的紧迫性:几乎全世界的环境主义者,都属于人文类型的学者,而唯独中国本身的环保专家,却基本都属于科学主义者。正由于这样,这些人总是误以为,只要能用上更先进的科技手段,就准能改变当前的被动局面,殊不知这种局面本身就是由科技"进步"造成的。而问题的真正解决,却要从生活方式的改变入手,可那方面又谈不上什么"进步",只有思想观念的幡然改变。

幸而,在熙熙攘攘、利来利往的红尘中,还总有几位谈得来的出版家,能跟自己结成良好的工作关系,而且我们借助于这样的合作,也已经打造过不少的丛书品牌,包括那套同样由江苏人民出版社出版的、卷帙浩繁的"海外中国研究丛书";事实上,也正是在那套丛书中,我们已经推出了聚焦中国环境的子系列,包括那本触目惊心的《一江黑水》,也包括那本广受好评的《大象的退却》……不过,我和出版社的同事都觉得,光是这样还远远不够,必须另做一套更加专门的丛书,来译介国际上研究环境历史与生态危机的主流著作。也就是说,正是迫在眉睫的环境与生态问题,促使我们更要去超越民族国家的疆域,以便从"全球史"的宏大视野,来看待当代中国由发展所带来的问题。

这种高瞻远瞩的"全球史"立场,足以提升我们自己的眼光,去把地表上的每个典型的环境案例都看成整个地球家园的有机脉

---

① 刘东:《别以为那离我们还远》,载《理论与心智》,杭州:浙江大学出版社,2015年,第89页。

动。那不单意味着，我们可以从其他国家的环境案例中找到一些珍贵的教训与手段，更意味着，我们与生活在那些国家的人们，根本就是在共享着"同一个"家园，从而也就必须共担起沉重的责任。从这个角度讲，当代中国的尖锐环境危机，就远不止是严重的中国问题，还属于更加深远的世界性难题。一方面，正如我曾经指出过的："那些非西方社会其实只是在受到西方冲击并且纷纷效法西方以后，其生存环境才变得如此恶劣。因此，在迄今为止的文明进程中，最不公正的历史事实之一是，原本产自某一文明内部的恶果，竟要由所有其他文明来痛苦地承受……"[1]而另一方面，也同样无可讳言的是，当代中国所造成的严重生态失衡，转而又加剧了世界性的环境危机。甚至，从任何有限国度来认定的高速发展，只要再换从全球史的视野来观察，就有可能意味着整个世界的生态灾难。

正因为这样，只去强调"全球意识"都还嫌不够，因为那样的地球表象跟我们太过贴近，使人们往往会鼠目寸光地看到，那个球体不过就是更加新颖的商机，或者更加开阔的商战市场。所以，必须更上一层地去提倡"星球意识"，让全人类都能从更高的视点上看到，我们都是居住在"同一颗星球"上的。由此一来，我们就热切地期盼着，被选择到这套译丛里的著作，不光能增进有关自然史的丰富知识，更能唤起对于大自然的责任感，以及拯救这个唯一家园的危机感。的确，思想意识的改变是再重要不过了，否则即使耳边充满了危急的报道，人们也仍然有可能对之充耳不闻。甚至，还有人专门喜欢到电影院里，去欣赏刻意编造这些祸殃的灾难片，而且其中的毁灭场面越是惨不忍睹，他们就越是愿意乐呵呵地为之掏钱。这到底是麻木还是疯狂呢？抑或是两者兼而有之？

不管怎么说，从更加开阔的"星球意识"出发，我们还是要借这套书去尖锐地提醒，整个人类正搭乘着这颗星球，或曰正驾驶着这

---

[1] 刘东：《别以为那离我们还远》，载《理论与心智》，第85页。

颗星球,来到了那个至关重要的,或已是最后的"十字路口"!我们当然也有可能由于心念一转而做出生活方式的转变,那或许就将是最后的转机与生机了。不过,我们同样也有可能——依我看恐怕是更有可能——不管不顾地懵懵懂懂下去,沿着心理的惯性而"一条道走到黑",一直走到人类自身的万劫不复。而无论选择了什么,我们都必须在事先就意识到,在我们将要做出的历史性选择中,总是凝聚着对于后世的重大责任,也就是说,只要我们继续像"击鼓传花"一般地,把手中的危机像烫手山芋一样传递下去,那么,我们的子孙后代就有可能再无容身之地了。而在这样的意义上,在我们将要做出的历史性选择中,也同样凝聚着对于整个人类的重大责任,也就是说,只要我们继续执迷与沉湎其中,现代智人(homo sapiens)这个曾因智能而骄傲的物种,到了归零之后的、重新开始的地质年代中,就完全有可能因为自身的缺乏远见,而沦为一种遥远和虚缈的传说,就像如今流传的恐龙灭绝的故事一样……

2004年,正是怀着这种挥之不去的忧患,我在受命为《世界文化报告》之"中国部分"所写的提纲中,强烈发出了"重估发展蓝图"的呼吁——"现在,面对由于短视的和缺乏社会蓝图的发展所带来的、同样是积重难返的问题,中国肯定已经走到了这样一个关口:必须以当年讨论'真理标准'的热情和规模,在全体公民中间展开一场有关'发展模式'的民主讨论。这场讨论理应关照到存在于人口与资源、眼前与未来、保护与发展等一系列尖锐矛盾。从而,这场讨论也理应为今后的国策制订和资源配置,提供更多的合理性与合法性支持"①。2014年,还是沿着这样的问题意识,我又在清华园里特别开设的课堂上,继续提出了"寻找发展模式"的呼吁:"如果我们不能寻找到适合自己独特国情的'发展模式',而只是在

---

① 刘东:《中国文化与全球化》,载《中国学术》,第19—20期合辑。

盲目追随当今这种传自西方的、对于大自然的掠夺式开发,那么,人们也许会在很近的将来就发现,这种有史以来最大规模的超高速发展,终将演变成一次波及全世界的灾难性盲动。"①

所以我们无论如何,都要在对于这颗"星球"的自觉意识中,首先把胸次和襟抱高高地提升起来。正像面对一幅需要凝神观赏的画作那样,我们在当下这个很可能会迷失的瞬间,也必须从忙忙碌碌、浑浑噩噩的日常营生中,大大地后退一步,并默默地驻足一刻,以便用更富距离感和更加陌生化的眼光来重新回顾人类与自然的共生历史,也从头来检讨已把我们带到了"此时此地"的文明规则。而这样的一种眼光,也就迥然不同于以往匍匐于地面的观看,它很有可能会把我们的眼界带往太空,像那些有幸腾空而起的宇航员一样,惊喜地回望这颗被蔚蓝大海所覆盖的美丽星球,从而对我们的家园产生新颖的宇宙意识,并且从这种宽阔的宇宙意识中,油然地升腾起对于环境的珍惜与挚爱。是啊,正因为这种由后退一步所看到的壮阔景观,对于全体人类来说,甚至对于世上的所有物种来说,都必须更加学会分享与共享、珍惜与挚爱、高远与开阔,而且,不管未来文明的规则将是怎样的,它都首先必须是这样的。

我们就只有这样一个家园,让我们救救这颗"唯一的星球"吧!

刘东

2018 年 3 月 15 日改定

---

① 刘东:《再造传统:带着警觉加入全球》,上海:上海人民出版社,2014 年,第 237 页。

致我的妹妹安吉拉，

和我的弟弟丹尼斯，

他们给了我许多美好的回忆。

序

1989 年 10 月 17 日傍晚,我坐在屋前的躺椅上,观看电视里旧金山巨人队和奥克兰运动家队之间的第一场世界职业棒球大赛。由于在海湾地区长大,我对于在自家后院举行的比赛尤其感兴趣。在比赛尚未正式开始之前,电视的场景突然转到了旧金山-奥克兰海湾大桥,它已被强烈的地震扭曲和分解了。我立刻跳起来,给父母打电话,因为他们住在距离灾难现场约 55 英里的圣何塞(San Jose)。电话奇迹般地打通了。当我的父亲接电话时,我的家人正绝望地期盼能安然度过这场地震。在一片漆黑的厨房里,碗碟和小摆件纷纷从架子上落下来。他们不知道沿着旧金山-奥克兰地区的海岸上发生了什么。至少可以这样说,当我在 2 000 英里外的休斯敦向父亲描述海湾大桥上发生的情景时,是一个奇怪的时刻。

我的父母在这场灾难中幸存下来,房子只受到轻微的损坏,但由于地震和多次余震,他们的神经一直保持高度紧张。当年 10 月的晚上,洛马·普雷塔地震造成 55 名湾区居民死亡,数百人受伤。这并不是专家们预测的主震动,然而,这已经相当糟糕了。它导致奥克兰附近 880 号州际公路的上层坍塌,压碎了汽车和司机;因为电线损坏而使许多社区陷入黑暗;煤气管道爆裂并引起火灾;从奥克兰到蒙特雷半岛南部的数百座建筑被摧毁;供水和污水管道遭到破坏;造成旧金山的通勤交通混乱达几个星期之久,并严重扰乱了数千人的正常生活。

地震发生的前一天，我恰巧刚刚结束在加利福尼亚的研究之旅，从圣何塞离开并返回休斯敦，正好也错过了袭击了加尔维斯顿的飓风"杰瑞"。我明白，我能躲开这些灾难，父母和妹妹等家人能在震后逃生是非常值得庆幸的，但我不能忘记，就在 880 号州际公路坍塌的前几天，我曾经在上面开车往返数次。

在 10 月 18 日或 19 日，我接到了《休斯敦纪事报》(*Houston Chronicle*)的鲍勃·塔特(Bob Tate)的电话，他要我回顾一下洛马·普雷塔周围发生的事情。作为休斯敦大学的资深城市历史学家和公共工程以及城市服务方面的专家，我没有对他与我讨论地震的情况感到惊讶。巧合的是，当时我正准备撰写《城市卫生史》这本书，这也是我前往加利福尼亚州的目的。结合我脑海中这本书的构思，以及结合个人与湾区的联系，这次访谈(刊登在 10 月 22 日的报纸上)成为对城市基础设施受自然灾害影响的脆弱性以及公共工程和城市服务对人民生活重要性的有意义的讨论。

不幸的是，只有像地震或类似的重大破坏才能生动地展示出街道和小巷、桥梁、电力和通信网络、供水和污水管道以及废物处理设施对城市生存的重要性。

我对《城市卫生史》的研究始于洛马·普雷塔地震那一年，这个时机是相当的巧合。

马丁·梅洛西

致　谢

这个项目的研究开始于 1988 年,得到了美国国家人文基金会(National Endowment for the Humanities,简称 NEH)研究计划部门的大量资助。尤其是项目主管丹尼尔·P. 琼斯(Daniel P. Jones),对我的工作表现出极大的信心,并耐心地等待我的劳动成果。没有基金会的帮助,这本书根本就写不出来。我也很幸运地从其他几个地方得到了大量的补充资金,包括美国鹏斯快克公司。国立美国历史博物馆对我开放,使我可以在华盛顿找到一些非常有用的手稿和期刊收藏。杰弗里·斯泰恩(Jeffrey Stine)馆长在这里给我提供了大量的帮助。在校园里,人文、美术和交流学院给我提供了大量的资金和时间。休斯敦大学和休斯敦清湖大学联合建设的休斯敦环境研究所为本书的最后三章提供了关键的财政援助。休斯敦大学能源实验室长期以来一直是我工作的支柱,包括这个项目。我想特别提到的是能源实验室的前主任,已故的阿尔文·希尔德布兰特(Alvin Hildebrandt),他不仅支持通过了我的几项提案,而且对于我在城市方面的研究成果也抱有浓厚的兴趣。

早些时候许多人对我的最初建议和后续的迭代提供了批评。我的同事吉姆·琼斯(Jim Jones)帮助我从一个模糊的概念开始起步,对城市基础设施进行广泛研究,并帮我撰写申请启动经费的提案。芝加哥洛约拉大学的路易斯·凯恩(Louis Cain)是第一个向我介绍路径生成理论的人,并帮助我完善了一些关于城市服务的想法。工程师鲍勃·埃斯特布鲁克斯（Bob Esterbrooks）就卫生工程的作用给了我很好的建议。我还受益于哈罗德·普拉茨（Harold Platts）对整个手稿的透彻阅读和精辟评论，受益于乔尔·塔尔（Joel Tarr）关于这个主题的渊博知识，受益于约瑟夫·科维茨（Josef Konvitz）使我看得更深刻。来自全国各地的许多同事对我的最初提议或部分手稿进行了评论，包括皮特·安德鲁斯（Pete Andrews）、彼得·毕晓普（Peter Bishop）、布莱恩·布劳内尔（Blaine Brownell）、约翰·克拉克（John Clark）、迈克·埃布纳（Mike Ebner）、鲍勃·菲舍尔（Bob Fisher）、大卫·戈德菲尔德（David Goldfield）、萨姆·海斯（Sam Hays）、休伦·霍伊（Suellen Hoy）、彼得·赫吉尔（Peter Hugill）、肯·杰克逊（Ken Jackson）、克莱顿·科佩斯（Clayton Koppes）、约翰·林哈德（John Lienhard）、沃尔特·纽金特（Walter Nugent）、乔恩·彼得森（Jon Peterson）、乔·普拉特（Joe Pratt）、马克·罗斯（Mark Rose）、克里斯·罗森（Chris Rosen）、布鲁斯·西利（Bruce Seely）和吉姆·史密斯（Jim Smith）。在巴黎第八大学和赫尔辛基大学的两次短暂教学机会让我在法国和波罗的海沿岸各国的同事和学生身上验证了我的一些想法。

幸运的是，我有几个勤奋的学生，他们找出了大量的参考书目，为我复印了数千页的书籍和文章。特别感谢布鲁斯·博布夫（Bruce Beaubouef）、邵布伊（Thao Bui）、查尔斯·克洛斯曼（Charles Closmann）、汤姆·凯利（Tom Kelly）、杰克·麦克林蒂克（Jac McClintic）、郎古彦（Long Nguyen）、伊丽莎白·奥凯恩（Elisabeth O'kane-Lipartito）和贝尔纳黛特·普鲁伊特（Bernadette Pruitt）。至于我们的公共历史系主任克里斯汀·沃马克（Christine Womack），非常感谢她用了数百种方法使这本书变得更好。休斯敦大学安德森图书馆、法律图书馆，得克萨斯农工大学埃文斯图书馆，华盛顿特区国会图书馆，美国公共工程协会（APWA）图书馆的馆员［特别是霍华德·罗森（Howard Rosen）和康妮·哈特莱恩（Connie

Hartline）]提供了非常有用的指导。特别感谢比尔·阿什利（Bill Ashley）和他的大学同事在休斯敦大学媒体服务中心帮助复印书中的照片。

在这个项目的早期，美国地方协会的主席乔治·F. 汤普森（George F. Thompson）要求与我合作开展《城市卫生史》的研究编纂工作，并由约翰·霍普金斯大学出版社出版。我真心感激乔治长期以来对我工作的热情帮助。

特别感谢我的妻子卡罗琳（Carolyn），我们的女儿吉娜（Gina）和阿德里娅（Adria）。当我在文件上乱翻，对我必须做的工作发牢骚，对所有的事情都抱怨，对什么事都不管不顾时，她们能够一次又一次地忍受我。

最后，这本书带给我的满足感可能比我以前写任何东西都要大，我想与上面列出的所有人分享这种快乐。

目　录

引　言　001

第一部分　瘴气时代(从殖民时期到1880年)　025

第一章　美国在前查德威克时代的卫生实践　027

第二章　把蛇尾放进蛇嘴里:埃德温·查德威克和英格兰的"卫生理念"　074

第三章　跨越大西洋的"卫生理念"　103

第四章　洁净的和丰富的:从原型系统到现代自来水厂,1830—1880年　130

第五章　地下管网:不断发展的污水处理系统,1830—1880年　160

第二部分　细菌学的革命(1880—1945年)　179

第六章　在新公共卫生的顶端:细菌学、环境卫生和对持久性的追求,1880—1920年　181

第七章　通过市政企业开展供水,1880—1920年　206

第八章　战斗在管道的两端:排污系统和新卫生模式,1880—1920年　263

第九章　卫生服务的第三个支柱:公共垃圾管理的兴起,1880—1920年　309

第十章 大萧条,第二次世界大战,以及公共工程,1920—1945 年 352

第十一章 作为国家事务的供水:联邦政府,服务扩展和污染威胁,1920—1945 年 365

第十二章 污水、处理和"扩宽视野",1920—1945 年 409

第十三章 卫生工程界的"孤儿":垃圾收集和处置,1920—1945 年 444

第三部分 新生态(1945—2000 年) 473

第十四章 生态时代的郊区扩张挑战以及"城市危机",1945—1970 年 475

第十五章 不安的时期:污水社会的"水危机",1945—1970 年 499

第十六章 超越极限:腐烂的下水道、溢出物和冒着泡沫的工厂,1945—1970 年 539

第十七章 "第三类污染":固体废物,1945—1970 年 566

第十八章 从地球日到基础设施危机:塑造新的卫生城市的力量 593

第十九章 破碎的管道与负荷过载的处理厂:供水、废水和1970 年以来的污染问题 629

第二十章 州界之外,心界之外:美国的垃圾危机 673

后 记 723

引　言

在 1980 年出版的一本书中,政治学者布赖恩·D. 琼斯(Bryan D. Jones)和他的合作者指出:

> 提供服务是市政府的主要职能。这一职能占用了政府职员大部分的时间和精力,同时也是公民与当地政府接触的主要内容。它偶尔会成为热议的话题,同时经常夹杂着虚构与错误信息。然而,地方政府提供的服务还存在着"隐藏功能"。[1]

政府提供服务是一种"隐藏功能",这在很大程度上是因为它经常悄悄融入城市景观。而城市景观往往是人们所期望的城市的一部分。当经济力量成为构建美国城市的重要因素的时候,城市增长在很大程度上依赖于服务系统。这些系统形成了基础设施,并决定了生活质量。

我选择专注于研究卫生(或环境)服务——水的供应、排放和固体废物处理,因为它们已经与城市的运行和发展密不可分了。芬兰的一位同事指出,水文流通是地球上维持生命最重要的系统。他补充道:"水,是全球的独裁者,它划定了自然的边界。"[2]废物处理——一项不受欢迎但必不可少的职能,是另一位"全球独裁者"。

卫生服务为家庭和商业提供用水,消除废弃物,保护公众健康和安全,并帮助防治各种形式的污染。[3]中央公园的设计者弗雷德里克·劳·奥姆斯特德(Frederick Law Olmsted),将树称为"城市之肺"。而卫生服务就是城市的循环系统。

卫生服务与城市的生活和发展密切相关,它因此也成为揭示当代环境思想的重要工具。而城市的生活与发展同现行的公共卫生和生态理论及实践密不可分。这些理论与实践对于实施城市建设的时间与方式起了很大的决定作用。

《城市卫生史》这本书讲述了美国城市从殖民时期到公元2000年期间的供水、废水和固体废物处理系统的综合历史,分析了它们的发展,评估了它们对城市发展和环境的影响。虽然其他人已经单独研究了这些服务的历史,但是没有人试图将所有这三种服务整合到一个涵盖如此长的时间线的研究中。

就像我的上一本书《城市里的垃圾:废弃物、改革与环境,1880—1980年》(1981年)一样,这项研究采用的是国家视角,而不是采取个案研究。该书的主旨是确定美国卫生服务提供方法的总体趋势和相关的环境影响。与此同时,这本书也讨论了许多城市经验的例子。此外,该研究还特别关注了19世纪英格兰的卫生习惯及其对美国的影响,用以弥补仅集中关注美国国内卫生习惯的空缺。从长远来看,我们需要更彻底地审视技术、监管机构的演变以及城市增长模式等方面的变化。

《城市卫生史》按照时间顺序撰写成书,通过时间显示事物的变化,同时还提出了几个重大问题:公共健康和生态理论对于实施卫生服务的影响;关键决策人的作用——卫生学家、工程师、医生、政治领袖——决定所提供的服务的选择;以及这些选择对环境的影响。

这项研究是基于当代期刊、政府报告、城市出版物以及一些工程和公共卫生协会的会议记录的广泛研究。社会科学理论也在三个重要领域提供了信息:生态学理论——将卫生服务置于大的环境背景下,并帮助确定其对城市及其周围的影响;系统理论——确定和解释卫生服务本身的发展和结构;路径依赖理论——评估在选择和实施服务时所作的政策选择的影响。

城市环境与生态理论

在几年前的一次关于城市本质的讨论中,我多年的同事、历史学家乔尔·塔尔告诫我:"城市不是树。"尽管他给予了我友好的规劝,我依然认为探索城市作为自然环境的概念是非常有必要的,即使有机理论被夸大。原因无他,只是它可以帮助我们思考城市在这个物理世界中所处的位置。

根据城市规划专家格雷姆·戴维森(Graeme Davison)的说法,作为一个自然的系统,城市的理念在 18 世纪末和 19 世纪初,"成为第一代中产阶级城市调查者的主导范式"(至少在英国是这样)。在某种程度上,它一方面强化了"商业中产阶级的主要思想家"——自由主义经济学家和自然历史学家的理论;在另一方面,它"赞同公共卫生学家和其他改革者技术治国论的专业主义",具有马尔萨斯主义的倾向。[4]

虽然城市作为自然系统的这一理念没有吸引公众普遍的注意,但是它使得城市的结构和运行与人体产生了形象的关联比喻。当然,这样的理论有明显的缺陷,因为它并没有公平地顾及某些特定阶级的利益,但它确实描绘出了地区之间相互依赖以及城市的诸多组成部分合理运作的生动形象。

甚至在更接近现代的时期,有机理论就已经有了拥护者。斯宾塞·哈夫利克(Spenser Havlick)认为,一个城市或一个城镇是"一个资源组合(土地、水、空气、矿物和人类)的转型",其城市化的主要目标是"将资源基础转化为城市"。结果就是这个城市作为"二级资源",为城市居民、地区和国家提供收益。[5]

社会学家戴维·哈维（David Harvey）也认为，城市系统是"一个巨大的人工资源系统"。他运用马克思主义理论，通过提出"这种人工资源系统的增长与通过固定资本投资的分配来构建和分化空间具有一定相关性"[6]来完善这一概念。与其说哈夫利克和哈维定义的核心是一种类似于自然系统的环境，不如说是一种结构，这种结构依赖自然资源重新排序以形成新的秩序。在某种意义上，它依然包含城市的有机属性。

与哈维一样，城市与区域规划教授曼努埃尔·卡斯特（Manuel Castells）在构建城市时也强调人类的行动，但他也认为城市是动态的，而不是静态的："城市是活生生的系统，人们创造它们、改造它们和体验它们。城市的形态和功能是由空间和社会的相互作用产生和管理的，即人类意识、物质、能量和信息之间的历史关系。"[7]

地理学家托马斯·R.德特维勒（Thomas R. Detwyler）和梅尔文·G.马库斯（Melvin G. Marcus）把城市化进程归结为一个通常仅限于自然现象的定义术语，他们认为城市是"地球表面一种相对较新的生态系统"。然而，它是一个"开放的系统"——不是自给自足的，不是独立运作的，也不是孤立于世界之外的。[8]在这个用法中，生态系统具有一些描述性的力量，而不是创建一个严格的生物模型。

哈夫利克、哈维、卡斯特、德特维勒和马库斯的观点是对有机理论的修正，但仍然植根于有机理论。虽然将城市比作人体的概念并不完全具有说服力，但将城市比作动物的概念（如果不是"自然的"）对于理解城市的增长和发展是必不可少的。城市不是人类活动的静态背景，也不是有机的隐喻：它们是不断变化的系统。[9]

城市也是自然环境的主要调节器。地理学家罗纳德·J.约翰斯顿（Ronald J. Johnston）指出，"它们的存在可以影响基本物理过程的进程，比如水循环"。城市化消除了土壤的大部分过滤能力，并迅速将降水引导到可用的水道，因此容易引发洪水。城市建设增加了空气中的污染物，影响大气，同时也产生了温度高于周围地区的"热岛"。各种城市活动产生大量的废物，需要复杂的处理机制。[10]正如德特维勒和马库斯总结的那样："不幸的是，城市生态系统很少以在河滨的标准来对待空气和水资源；也就是说，它们不会以被接收时的相同状态送回生物圈。"[11]

如果设计合理的话，城市或许有能力比高度分散的人口更有效地利用资源。在提供服务、创造社会和文化机会以及生产和分配商品方面，集中可能是一种优势。

鉴于人们对城市的不同看法，由此产生了一个重要的问题：作为人类扩张和技术发展的一种形式，我们如何量化城市建设对周围环境的影响？为了了解城市环境的广泛特征，多年来社会学家和地理学家着重发展了城市生态学理论。对于空间和社会组织的生态学方法研究可以追溯到 19 世纪植物与动物生态学家提出的概念和原则。然而，城市社会学是在第一次世界大战期间由罗伯特·E. 帕克（Robert E. Park）和欧内斯特·伯吉斯（Ernest Burgess）在芝加哥大学创立的。[12]

有些人把芝加哥学派称为"亚社会学派"，因为伊德翁·舍贝里（Gideon Sjoberg）表示，该学派成员一直致力于研究人类的"时间和空间维度，并从亚社会变量的角度解释由此产生的模式"。最基本的亚社会变量是"客观的竞争"，这一概念借用了 19 世纪的社会达尔文主义和古典经济学，强调自由放任主义和市场运作。那些致力于芝加哥学派生态观点的人集中在决定城市空间格局及其社会影响的因素上。支持者认为，城市的空间布局取决于竞争性的经济和社会力量。[13]

在 20 世纪 30 年代和 40 年代初达到全盛时期之后，这种生态学方法逐渐走向衰落。但在 1950 年，阿莫斯·霍利（Amos Hawley）的著作《人类生态学：群落结构理论》使生态学方法在社会学领域得以复兴。立足于他的导师罗德里克·D. 麦肯齐（Roderick

D. McKenzie)的研究成果基础之上,霍利试图解释人口规模与城市组织结构之间的关系。根据约翰·卡萨达(John Kasarda)的理论,城市系统边缘的人口增长将与核心组织功能的增长相匹配,以确保系统扩展的稳定性。这种增长模式产生了一个核心城市和一系列附属郊区。[14]

起初,社会学强调的是中心城市的社会问题,随后分析了都市圈内地区之间的关系,并开展比较城市研究。其理论的焦点也分成了几种不同的观点。其中,城市生态学方法以各种形式出现。经济、技术和社会文化变量在不同的理论中占主导地位。然而,奥蒂斯·杜德里·邓肯(Otis Dudley Duncan)和里奥·施诺(Leo Schnore)采用了"生态综合体"的概念,它包括四个基本要素——环境、人口、社会组织和技术。他们认为这四个要素在功能上是相互关联的。[15]"生态综合体"的概念之所以有研究价值,正是因为它把城市化的研究扩展到城市之外,从研究影响增长和发展的内部因素扩展到研究外部因素。

城市生态学的另一个争论焦点是城市化是否有利于社会组织。刘易斯·芒福德(Lewis Mumford)的作品最直接地浮现在我的脑海里。然而,芒福德并不是严格意义上的城市生态学家。舍贝里认为芒福德"与其说是一位科学家,不如说是一位说教者",而他的传记作者唐纳德·L.米勒(Donald L. Miller)则认为芒福德是一位"城市历史学家、城市梦想家"。[16]因为正如舍贝里敏锐指出的,芒福德把现代社会的关键问题看作"自然和人类文化之间不平衡的产物",他的作品尖锐地谴责现代大都市远远偏离了雅典的"城邦"。对于玛丽·乔·胡思(Mary Jo Huth)来说,芒福德和一些与芝加哥学派相关的"传统唯物主义者"认为城市是"世俗的、没人情味的、割裂的"。从这个角度来看,城市化不利于社会组织。[17]虽然芒福德对城市化的看法并不完全是消极的——事实上,他的不朽之作《历史上的城市》是在呼吁我们认识到城市的重要性——但他对城市的批判性评论《特大都市》还是影响了许多学者和评论家。

另一方面,伯吉斯的理论将社会地位与居住模式联系起来,这种理论倾向于强调秩序,而不是芒福德等人所认为的社会无组织概念。伯吉斯的"同心区"根据经济和社会地位将人口分布在城市中,其中内圈的居民主要以穷人为主,外圈的居民则较为富裕。其他人则在讨论"扇区"这一概念,这些扇区与其说是池塘上的涟漪,不如说是把一个圆饼切成数份。[18]伯吉斯的同心圆地带和相关理论提出了关于城市的社会组织或社会解体能力的重要问题。

20 世纪 50 年代,生态学方法在城市地理学中重新出现,尤其经常出现在区位理论的形成以及关于社会学的更广泛跨学科论述中。但是,重新焕发活力的生态方法在重点上比它最初表达的版本要狭窄,特别是淡化了人类群体之间的相互关系,并通过城市区位理论对城市内部结构和土地利用模式进行关注。

区域理论几乎与 19 世纪晚期和 20 世纪前期的社会科学理论同时期形成。然而,德国经济地理学家瓦尔特·克里斯塔勒(Walter Christaller)在 20 世纪 30 年代提出的关于城市区位的"中心地理论"对欧美学者的影响最大。[19]无论是特殊意义上的中心地理论还是一般意义上的区位理论,并不是特别适用于处理城市环境的组织原则,但有助于区分城市核心地区的发展与周边地区的发展。[20]

到 20 世纪 70 年代,正如地理学家拉里·柏恩(Larry Bourne)所指出的那样,"为 20 世纪 60 年代流行的大多数过于雄心勃勃的大规模城市发展模式谱写了安魂曲"[21]。不过,尽管城市生态学的总体模型试图完成的工作过于庞杂,但它还是通过环境的角度来定义城市,从而表明了这样一种价值,即把城市看作一个整体,而不是一个设计复杂的有机体。根据地理学家布赖恩·贝利(Brian Berry)和约翰·卡萨达的理论,"当代生态研究的中心问题是了解一个种群如何在不断变化但又受限制的环境中进行自我组织的"。

解决这个问题的四个"参考变量"是人口、组织、环境和技术。[22]

为了检验卫生服务(我将其描述为"卫生技术")的影响,生态学方法被广泛应用,它并不仅仅限于确定区位的选择和评估土地使用方面。在《城市卫生史》这本书中,技术被视为城市环境中的关键变量,因为它有助于解释城市的形式和结构的变化,以及对城市生活健康和质量的影响。但是,在现有技术之间作出选择的决定是根据当时流行的环境理论。在 20 世纪之前,当最初的卫生技术得到实施时,瘴气或污秽致病理论强烈地影响了人们的选择。从 19 世纪 80 年代初到第二次世界大战结束,细菌学理论为选择提供了依据。战后不久,生态学的新理论将卫生服务的视野从狭隘的健康观扩展到了更广阔的领域。

这些健康和环境理论广泛传播,构成了环境范式。因此,《城市卫生史》聚焦于三个重要的历史时期,以考察美国卫生服务的发展和演变:从殖民时期到 1880 年的"瘴气时代";从 1880 年至 1945年的"细菌学革命";从 1945 年至 2000 年的"新生态"。

作为技术体系的卫生服务

卫生服务不是有机的实体,而是专门的技术体系——卫生技术——用以帮助塑造现代城市的设施。[23]19 世纪技术网络的发展和相关的服务是近代城市的主要特点。虽然工业化多年来一直是地方性或区域性的,但新的技术革新很快就扩散到全国。这表明,尽管美国的各个城市并没有从工业革命的直接经济影响中统一地受益或受损,但它们的现代化是这个时代新技术体系发展的结果。到 19 世纪后期,美国的许多城市在许多领域进入了一个动态的系统建设时期,包括能源、通信、交通和卫生。

技术网络化的城市迎来了一个非凡的近代化时期,并一直延续到 20 世纪。19 世纪的几项技术革新——汽车、电力网络和电话——在把核心城市变成大都市的过程中起了重要作用。[24]

近年来,系统理论起起落落,但它对本研究很有帮助,因为技术体系为理解实体城市的发展提供了一种有效的方法。这种制度有一种内在的秩序,而这正是美国整个城市建设过程中所缺乏的。

1964 年,地理学家布赖恩·贝利发表了一篇颇具影响力的文章。文中指出,"城市是一个系统,它与其他系统一样,易受同一种分析的影响,其特征是具有相同的概括、结构和模型"。他说:"很明显,城市可以被看作一个系统——由相互作用、相互依赖的部分组成的实体。它们可以在不同的结构、功能和动态层次上被研究,并且可以被划分成不同的子系统。"[25]

作为一种将生态学方法应用于城市的方式,将城市看作一个系统的思想为构建模型提供了一种有力的研究方法。但是这种在 20 世纪 60 年代流行起来的系统模型在 70 年代被批评为"过于正式,过于具有限制性"。[26]由于城市会受到一系列外部力量的强烈影响,因此最好把它们看作"开放系统",偏离那种使它们孤立或自我封闭的思维方式。[27]

经过一些修改和重新思考,由贝利等学者率先提出的城市系统方法在 20 世纪 80 年代获得了重生,它在评估城市化进程方面具有一些明显的潜力。我们应当牢记历史学家西摩·曼德尔鲍姆(Seymour Mandelbaum)的告诫:"系统思维在形式上是整体的,但不一定是天主教式的。"[28]我想补充的是,从最广义的角度来说,城市可以被视为开放系统,但在城市内部,有一些系统可以被特指称为"城市"或"都市",并可以提供对城市建筑、成长和市政环境的整体认识。

在这项研究中,我更喜欢谈论卫生"系统"而不是"网络"。城市技术系统不同于技术网络,因为网络可以简单地表示单一技术的连接。例如,电报网络可能由发送和接收设备、传输线和电源组成。另一方面,通信系统可以包括电报网络,也可以包括电话、邮件、投递员和其他信息传递工具。一个系统的一部分可能还包括芒福德所说的"地下城市"——给水总管和下水道,煤气总管和电力总管,或是地铁。或者,一个系统可能会扮演芒福德所说的"隐形城市"的角色——比如电网,它不仅连接各个地方,而且服务和推动几个不同的进程。[29]在每一个技术系统中,重要的组成部分不必是物质的,也可以是集合技术的行政实体——如公用事业、牵引公司和市政府,专业技术,金融支持,甚至是使用服务的消费者。历史学家托马斯·休斯(Thomas P. Hughes)颇具说服力地指出,系统"涉及的远不止所谓的硬件、设备、机器和流程,以及将它们相互连接起来的运输、通信和信息网络"。"这样的系统也是由人和组织组成的。"[30]因此,这些系统——无论它们有多大,有多坚固——都不会成为自主的,而是存在于现有技术、操作人员的手和用户指定的功能所施加的限制之内。

决策、持久性和路径依赖

新的城市技术的应用实施不是自动的、偶然的或无意的,而是决策者们在 19 世纪和 20 世纪城市不断发展和扩张的过程中,为解决城市面临的现存问题而做出的专门努力。从工业时代的主要城市开始,实施新技术的决定就产生了——正如历史学家乔恩·彼得森断言的那样——"努力克服旧城市在部署中遇到的局限和弱点。这些现象由于大城市发展而显得非常突出"。这些努力有助于制定关于环境规划和提供城市服务的优先事项,并导致了技术系统的实施,这些系统"确保了新城市主义的生存能力,甚至是特别的活力"[31]。

决策者选择采取行动来克服旧有城市规划的局限和弱点,他们通常利用发展新的技术这一手段来实现这些目标。城市的领导者会采取行动以满足那些迫在眉睫的地区需求,而这些需求往往都是出于基本的环境考虑。例如,纯净和充足的水对于人类的消费和防火是至关重要的;家庭和企业污水的排放和对固体废物的处理可以改善卫生条件并有利于控制疾病。

确定城市环境规划的基本依据是交通、通信、能源和卫生服务等共同需求。对许多人来说,基础设施、各种技术系统和卫生服务代表着公共产品,因此需要市政——以及后来的州和联邦——承诺增加公共支出。

考虑到公共和私人对于城市决策进程中的参与作用,历史学家艾伦·安德森(Alan Anderson)认为,城市服务的提供"随着技术和市场的变化,在公共部门和私人部门之间来回切换"[32]。然而,很难清晰地描述这种振荡的模式。只要形容成公共目的和私人目的并不相互排斥就足够了。一个运作良好的实体城市的发展和维护是由公共和私人投入决定的——有时是协调一致的,有时则相互竞争。[33]

把决策作为一种集体行为来关注,而不是简单地把政府与企业或老板与改革者对立起来,是非常有用的。侧重于政治权力的历史学家为研究与城市技术系统有关的决策提供了几个有用的指导方针。特伦斯·麦克唐纳(Terrence McDonald)常常直言不讳地批评对城市的"功能主义"分析,这种分析的假设是,市政府和城市政治体制等社会机构"之所以能够持续发展,是因为它们履行了某些功能,无论是对整个城市社会,还是对该社会的各个子群体……因此,他们没有提供关于哪些变量对他们的论点更重要,哪些不那么重要的线索"。麦克唐纳并不攻击功能主义本身,而是指出"功能主义框架的问题,不是说它必然是错误的,而是它的假设(例如,功能被实现了)经常没有经过检验,它的框架(例如一些变量影响另一些变量)是不清楚的"[34]。

然而,仅仅确定决策者及其主要利益是不够的。最重要的是确定他们的意图,以及这种意图在最终的系统中明确体现的程度——或者决策者是否从系统的角度进行思考。戴维·哈马克（David Hammack）和克里斯汀·罗森（Christine Rosen）的工作对于研究技术系统的决策非常有用。哈马克的论点是，在世纪之交的纽约，政治权力集中在"数个不同的经济、社会和政治精英身上，而不仅是一两个"[35]，这避免了对公共利益与私人利益的解释过于简单。罗森关于基础设施发展的供求双方"摩擦"的讨论对技术系统的问题有很好的适用性。在她的《权力的极限》（The Limits of Power）一书中，她将芝加哥、巴尔的摩和波士顿作为研究城市重建过程的对象。罗森指出，对基础设施开发的需求方来说，市场机制崩溃的原因是个人不愿主动为基础设施付款，特别是那些其他人不付钱也可以使用的基础设施。[36] 对供应方来说，市场之所以崩溃，是因为通常垄断基础设施开发的生产商可能会无视其所垄断市场的需求。因此，服务最容易被提供给富裕的地区和商业领域也就不足为奇了，因为这些地方的回报是最大的。因此，在谁做出决定以及谁接受服务方面的平等和歧视问题在美国城市历史上一直存在。事实上，偏袒、腐败、个人扩张和纯粹的贪婪常常会阻碍理性的决策，或者至少使之变得更加困难。

卫生工作者和工程师是将卫生系统的技术和科学知识从一个城市输送到另一个城市的关键渠道。同时，他们是当时流行的环境观点的接受者和传播者，这些观点有助于形成这些制度。卫生工作者和工程师对于市政决策过程的重要影响取决于网络化城市——19世纪和20世纪的现代城市——其在基础设施和相关服务变化（自然灾害除外）的目的是实现社会、政治或经济目标而对实体城市实施塑造或者改造。

决策具有短期影响和长期影响。在短期内，卫生技术的实施往往会符合城市领导人的期望。某些健康问题减少了，宝贵的水的供应和废物的处理改善了环境条件，城市的声誉提高了。但是，从长远来看，忽视谨慎的规划、只着眼于项目设计往往只会把注意力放在最直接的执行目标上，而不是放在系统的潜在弹性或适应增长压力的能力上。

即使在新的卫生系统的最初阶段，为了效率和控制而强调集中职能，并将特定技术视为提供服务、根除疾病和刺激城市增长的永久解决办法，这种现象也是很普遍的。然而，对持久性的承诺往往局限于特定的技术，从而限制了未来几代人的选择。如果系统建得太好或结构太差，都会出现相应的问题。在前者的情况下，现有的系统可以证明是抗拒改变的；在后一种情况下，它可能急需得到替换。因此，19世纪关于卫生系统的决定在100多年后对城市产生了深远的影响。

"路径依赖"的概念最初来自经济学理论，它提供了关于卫生技术的使用寿命和对后任决策者抉择限制的观点。经济历史学家路易斯·凯恩对路径依赖的描述最为简洁："第一代做出的选择消除了一些（尚待发现的）可选方案……在对于第二代来说。"换句话说，由于过去的选择，现在的选择受到很大的限制。[37]

1927年的一个例子说明了这一点。关于污水污染，纽约州健康署卫生司司长说：

> 这可能是由于大多数城市的下水道系统在很久以前就开始建设了，而且往往是"零零碎碎"地建设起来的，没有任何非常明确的总体规划。城市的排污系统需要与雨水和地下水进行对抗，从而增加了污水收集处理的难度。这并不是说城市管理者在认识污水处理的必要性或在承担责任方面比较松懈，而是说他们在解决截流污水管道的建设和运行筹措资金的问题上，工作有所欠缺。[38]

1988年，经济学家保罗·戴维（Paul A. David）在一份由国家科学基金会资助下完成的论文中,敦促重寻经济学领域的历史起因。戴维的分析对于我们的目的最有用的方面是,在某些情况下"依赖于介入事件"的概念(发生)在早期。这极有可能通过"锁定历史偶然事件"实现,其中"历史事件是相当短暂的,本质上是非系统的,或'偶然性'的;即使是那些在当时看来不仅无关紧要,而且完全随机的事件"[39]。

经济学家布莱恩·阿瑟(W. Brian Arthur)在1989年提出了历史锁定论的一个变体,该论点专门关注新技术的应用。根据阿瑟的说法,"一项偶然获得早期采用领先地位的技术可能最终会'垄断'潜在的用户的市场,而将其他技术排除在外"[40]。阿瑟担心的一个问题是,一个决定将会"锁定"在一条较差的技术道路上。从更一般性意义上说,早期的决策通过限制可用的选项来影响当前的决策,而可用的选项又反过来影响未来的选择。这是一个双重约束,因为许多即时选项已经被否定。

历史学家约瑟夫·科恩伍特兹(Josef Konvitz)在讨论基础设施是否过时这一更为普遍的主题时,提出了一些补充意见。他指出,直到19世纪后期,基础设施系统才被应用到城市的有限区域。大约在1880年以后,这些系统适应了整个城市环境。然而,关于新的城市结构和空间,他补充说:

> 就好像他们所对应的社会、经济和技术条件都被视为永久的,因此可以固定为永久的形式。就像影响城市生活条件的突然和不可预见的变化不太可能发生一样,城市建设的专家们……已经建造了预计能长期保存的建筑物……这些建筑物建得太多、太好,以至于城市里有许多过早的、过时的建筑物和城区,这些建筑物和城市属于过时的模式。[41]

具有讽刺意味的是,提高工作持久性的努力往往会延缓城市变化的进程。19 世纪在建立新技术系统时提出的问题更多地是关于混凝土、管道和电线的耐久性,而不是在不断变化的环境中提供服务的技术是否合适。这些系统的潜在复原力或适应增长压力的能力可能会受到损害。

从一般的意义上说,路径依赖理论认为,必须从至少两个主要问题的角度来评估卫生技术的长期影响:对持久性的追求在多大程度上产生了适应变化的卫生技术?[42]并且,在开发的早期阶段,对项目设计的关注是否限制了对系统长期规划的关注?

美国卫生服务的发展历程需要超越抽象的理论,用以揭示 200 多年来技术系统、城市发展和环境影响之间的密切联系。《城市卫生史》的第一部分"瘴气时代(从殖民时期到 1880 年)"开始于 17 世纪的美国,当时城市面临着糟糕的卫生条件,并遭受着流行病的严重影响,而人们对它们的起因只有模糊的认识。到了 19 世纪,一些较大的城市发展了地区范围的供水系统和基本的供水网络,但仍然把废物处理视为个人责任。然而,19 世纪中期英国的"卫生观念"有着强大的全球影响力,它将污秽与疾病联系在一起,为改善英国及其他地区的卫生服务提供了更清晰的理论依据和更新的策略。在 1842 年的卫生报告中,英国律师兼卫生专家埃德温·查德威克爵士(Sir Edwin Chadwick)大胆地提出,需要建立一个高压水的主干系统,将房屋排水、主要排水、道路铺就和街道清洁纳入一个统一的卫生过程。尽管这个卓越的液压系统未能实施,但 19 世纪的英国卫生工作者和工程师成了欧洲和北美洲制定水与废水系统标准的领导者。更重要的是,英国的卫生理论为美国和其他地方提供了发展新技术系统的环境背景。因此,北美洲的供水和排水系统在 19 世纪中后期的发展很大程度上依赖于英国土木工程师和英国公共卫生领导者的专业知识、英国卫生技术的实施或应用,以及对英国环境价值观的吸收。

最早的卫生技术出现在城市快速发展的时代,尤其是 1830 年后,开始传播到美国的几个城市,并最终在 19 世纪 40 年代受到英国卫生观念的影响。瘴气——肮脏或难闻的气味——当时被认为是传染病的罪魁祸首。尽管瘴气理论没能发现疾病的根本原因,但它强调环境卫生的必要性,借此对抗疾病。人们主要关注的是供水,而对于排水问题则不怎么重视。城市范围内的固体废物问题在这个时代没有得到清晰的认识。当时的卫生服务是为了防止废物在中心城市堆积,但由于当时流行的健康理论的限制,它无法有效地预防疾病。尽管受到一定的限制,现代的水和废水系统的形式和功能还是要归功于 19 世纪的"原型系统",它促进了环境卫生的广泛实践。由此产生的美国制度并不是简单的复制英国模式,而是适应修改当地和国家的文化、经济、技术、环境和政治因素。

第二部分"细菌学的革命(1880—1945 年)"始于 1880—1920 年现代卫生服务的发展,这是美国城市快速增长和发展的时期。这一时期的供水、废水和固体废物系统的设计是为了永久缓解对健康的威胁,并为城市居民提供最终的便利。19 世纪后期的生物学革命为城市管理者提供了对抗流行病的有效工具,包括细菌实验室和广泛使用的接种及免疫。然而,寻求卫生问题的永久解决办法需要依赖此前设计的系统,而不是在细菌学时代的新环境背景下从根本上重新设计的系统。事实上,随着公共卫生的目标开始转向个人医疗,人们开始质疑环境卫生作为抗击疾病的主要工具究竟有何价值。

从第一次世界大战结束到第二次世界大战结束,除固体废物收集和处置之外,卫生服务的质量和性质与当时相比都没有发生重大变化。固体废物作为一种定义更为明确的污染形式的出现,使人们更加重视寻求新的处理办法。

市政官员、工程师、规划师和公共卫生工作者在两次世界大战之间主要遇到的重大挑战,一方面是如何使卫生服务适应日益以大都市化和郊区化为特征的城市增长,另一方面是如何应对众多小城镇和农村地区不断增长的对于这些服务的需求。受经济大萧条和第二次世界大战的影响,美国人的生活遭受极大的破坏,这使得决策变得非常复杂。从财政的角度来看,20世纪20年代末和30年代的经济混乱改变了城市与联邦关系的本质,并导致原本由地方服务主导的制度转变为日益受到区域和国家利益影响的制度。

虽然关于疾病的细菌理论和污物理论之间的冲突早已解决,但从环境的角度来看,人们仍然对生物形式的污染十分关注,而对化学来源,特别是工业污染物的了解则格外关心。

第三部分"新生态(1945—2000年)",表明外部力量在二战后已经成为影响卫生服务的中心。城市持续的扩张对供水、废水、垃圾收集和处理服务的提供者提出了越来越高的要求。但在美国历史上,人们首次对日渐残破的基础设施——尤其是城市核心地带的基础设施——表达了严重的关切,即持久性问题。卫生系统是在"进步时代"以及该时代以前设计并实施的,尤其是供水系统、污水系统和废水处理设施。城市周边的动态增长和中心城市的恶化形成了战后城市的主要特征,同时也影响了卫生服务的维护和进一步发展。此外,一系列造成日益严重的"城市危机"的城市问题逐步把人们的注意力从纯粹的物质问题转移到一系列日益严重的社会弊病上。

卫生服务不仅在1945年后处于新的社会和政治环境中,还处于不断变化的环境中。新生态学和现代环境运动的出现产生了另一种环境范式,其中包括以不同的眼光看待卫生服务。战后出现并在20世纪60年代蓬勃发展的新环境意识对科学和技术群体产生了巨大的影响,包括公共卫生工作者、公共卫生专业人员和工程师,他们曾经是发展卫生服务的核心。

特别值得注意的是,污染已经从纯粹的生物污染转变为化学/

工业污染物和城市下水道的污染。除了水和空气污染问题,固体废物问题也成为一个全国性的"第三类污染"问题。

20 世纪 70 年代以后的几年里,所谓的基础设施危机导致了市政工程的严重损毁,以及为应对一系列广泛问题而出现的政府财政资源损耗。其主要问题是,环境卫生技术的潜在损坏已经恶化到什么程度?人们关于水和土地污染对环境的影响这一问题有多少认识?面对无数的问题,日益减少的资源在多大程度上导致了对人们赖以生存了两个多世纪的卫生服务进行重新评估?此外,把注意力从点源污染转移到非点源污染,增加了一种令人不安的可能性,即现有的卫生技术和现行的政府监管装置并没有被设计来应对这些更新的、令人困惑的环境威胁。

此外,越来越多的固体废物、更严格的环境立法以及对卫生填埋场的长期依赖使人们产生了一种不安的感觉,即"垃圾危机"即将来临。当国家迎来新的千禧年的时候,对卫生城市的追求还没有完全实现。

注 释

本章的部分内容来自 Martin V. Melosi, "The Place of the City in Environmental History"(《城市在环境史上的地位》), *Environmental History Review*(《环境历史回顾》)17(Spring 1993):5 - 11,以及 Martin V. Melosi, "Cities, Technical Systems, and the Environment"(《城市、技术系统和环境》), *Environmental History Review*(《环境历史回顾》)14(Spring/ Summer 1990):55 - 61。

1. Bryan D. Jones, *Service Delivery in the City*:*Citizen Demand and Bureaucratic Rules*(《城市的服务提供:公民需求和官僚规则》),New York:Longman,1980,p.2.

2. Simo Laakkonen, "Water and Urbanization:Conceptualizing Hydrohistory"(《水与城市化:水历史的概念》),unpublished paper, Helsinki, Finland,1993,p.1.

3. 多年来,同时代的人逐渐认识到这些服务的重要作用。例如,"A National Movement for Cleaner Cities"(《清洁城市的全国运动》),*AJPH*(《美国公共卫生杂志》) 20 (March 1930): 296 - 97; George W. Cox, "Sanitary Services of Municipalities"(《市政卫生服务》),*Texas Municipalities*(《得克萨斯市》) 26 (Aug. 1939): 218。

4. Graeme Davison, "The City as a Natural System: Theories of Urban Society in Early Nineteenth-Century Britain"(《作为自然系统的城市:19 世纪早期英国的城市社会理论》), in Derek Fraser and Anthony Sutcliffe eds., *The Pursuit of Urban History*(《城市历史的追求》),London: Edward Arnold, 1983, p. 366.

5. Spenser W. Havlick, *The Urban Organism: The Citys Natural Resources from an Environmental Perspective*(《城市有机体:从环境的角度看城市的自然资源》),New York: Macmillan, 1974, p. 12.

6. David Harvey, *Social Justice and the City*(《社会正义与城市》),Baltimore:John Hopkins UP, 1973, p. 309.

7. Manuel Castells, *The City and the Grassroots: A Cross-Cultural Theory of Urban Social Movements*(《城市与草根:城市社会运动的跨文化理论》),London: Edward Arnold, 1983, p. xv.

8. Thomas R. Detwyler and Melvin G. Marcus eds., *Urbanization and Environment: The Physical Geography of the City*(《城市化与环境:城市的自然地理》),Belmont, Calif.:Duxbury Press, 1972, p. 10.

9. 参见 Kevin Lynch, *The Image of the City*(《城市形象》),Cambridge, Mass.: Technology Press, 1960; Hans Blumenfeld, "Continuity and Change in Urban Form"(《城市形态的连续性和变化》),in Larry S. Bourne ed., *Internal Structure of the City: Readings on Urban Form, Growth, and Policy*(《城市内部结构:城市形态、增长和政策解读》),New York: Oxford UP, 1982, p. 51。

10. Ronald J. Johnston, *The American Urban System: A Geographic Perspective*(《美国城市体系:地理学的视角》),New York: St. Martins Press, 1982, pp. 304 - 305.

11. Detwyler and Marcus, eds., *Urbanization and Environment*(《城市化与环境》),p. 21;Robert Detweiler, Jon N. Sutherland, and Michael S. Wertman,

Environmental Decay in Its Historical Context（《历史背景下的环境衰退》），Glenview, Ill. ：Scott Foresman, 1973, pp. 87－88.

12. Brian J. L. Berry and John D. Kasarda, *Contemporary Urban Ecology*（《当代城市生态学》），New York：Macmillan, 1977, p. 3.

13. Gideon Sjoberg, "Theory and Research in Urban Sociology"（《城市社会学理论与研究》），in Philip M. Hauser and Leo F. Schnore eds. ，*The Study of Urbanization*（《城市化研究》），New York：Wiley, 1965, pp. 164－165.

14. 麦肯齐在 20 世纪 30 年代将"生态扩张"理论引入人类生态学领域。根据约翰·卡萨达的理论，对于城市来说，这意味着向外增长将在不失去与聚落核心联系的情况下发生。参见 John D. Kasarda, " The Theory of Ecological Expansion：AnEmpirical Test"（《生态扩张理论：实证检验》），*Social Forces*（《社会力量》）51（Dec. 1972）：165。

15. Sjoberg, "Theory and Research"（《理论与研究》），pp. 165－175；Mary Jo Huth, *The Urban Habitat*：*Past*，*Present*，*and Future*（《城市人居：过去、现在和未来》），Chicago：Nelson-Hall, 1970, pp. 5－7.

16. Sjoberg, "Theory and Research"（《理论与研究》），p. 169；Donald L. Miller, " Lewis Mumford：Urban Historian, Urban Visionary"（《刘易斯·芒福德：城市历史学家、城市梦想家》），*Journal of Urban History*（《城市史杂志》），18（May 1992）：280.

17. Huth, *Urban Habitat*《城市人居》，pp. 5－7；Sjoberg, "Theory and Research"（《理论与研究》），p. 169.

18. 参见 Huth, *Urban Habitat*（《城市人居》），pp. 5－7。

19. 克里斯塔勒关注的是城市如何成为欠发达地区的"中心地带"，特别是在商业、贸易、制造业、服务业和行政职能方面。参见 Berry and Kasarda, *Contemporary Urban Ecology*（《当代城市生态学》），pp. 3－4，7－8，12，16，195－197。

20. "中心地理论"概述了中心地系统的逻辑，特别关注这些地方及其相关区域的数量、大小、活动和空间分布。参见 "Central Place"（《中心地带》），in David L. Sills ed. ，*International Encyclopedia of the Social Sciences*（《国际社会科学百科全书》），New York：Macmillan, 1968, 2：365－370。同时参见 Keith

S. O. Beavon, *Central Place Theory*：*A Reinterpretation*（《中心地带理论：重新解释》），London：Longman, 1977, 2：139 - 142；Harold Carter ed. , *The Study of Urban Geography*（《城市地理学研究》）3d , London：Edward Arnold, 1981, pp. 60- 74, 138；Raymond L. Fales and Leon N. Moses, "Land-Use Theory and the Spatial Structure of the Nineteenth-Century City"（《土地利用理论与 19 世纪城市的空间结构》），*Papers of the Regional Science Association*（《区域科学协会论文》）28（1972）：49, 51, 53；Brian J. L. Berry, "Internal Structure of the City"（《城市内部结构》），in Kent P. Schwirian, comp. *Comparative Urban Structure*：*Studies in the Ecology of Cities*（《比较城市结构：城市生态学研究》），Lexington, Mass. D. C. Heath, 1974, p. 227。生态扩张理论和分段增长理论有助于关注技术与城市组织之间的关系。参见 Kasarda, "Theory of Ecological Expansion"（《生态扩张理论》），pp. 165 - 175；Stephen D. Webb, "Segmental Urban Growth：Some Cross-National Evidence"（《分段城市增长：一些跨国的证据》），*Sociology and Social Research*（《社会学与社会研究》）58（July 1974）：387 - 391。

21. Bourne ed. ,*Internal Structure of the City*（《城市内部结构》），p. 12.

22. Berry and Kasarda,*Contemporary Urban Ecology*（《当代城市生态学》），p. 12, 16.

23. Joel A. Tarr and Gabriel Dupuy eds. ,*Technology and the Rise of the Networked City in Europe and America*（《技术与欧美网络化城市的崛起》），Philadelphia：Temple UP, 1988, p. xiii. 幸运的是,在过去十年左右的时间里,关于城市和技术的学术研究蓬勃发展,尤其是在以下两期中：Joel A. Tarr ed. ,*the Journal of Urban History*（《城市史杂志》）5（May 1979），and Tarr and Mark H. Rose eds. , *the Journal of Urban History*（《城市史杂志》）vol. 14（Nov. 1987）。还有专门致力于某一主题的,Joel A. Tarr and Josef W. Konvitz, "Patterns in the Development of the Urban Infrastructure"（《城市基础设施的发展模式》），in Howard Gillette Jr. and Zane L. Miller eds. ,*American Urbanism*：*A Historiographical Review*（《美国城市主义：历史回顾》），New York：Greenwood Press, 1987, pp. 195 - 226。

24. Melosi, "Cities, Technical Systems, and the Environment"（《城市、技术

系统和环境》),pp. 45 – 50.

25. Brian J. L. Berry,"Cities as Systems within Systems of Cities"(《城市作为城市系统中的系统》),*Regional Science Association Papers*(《区域科学协会论文》)13(1964):147 – 163. 关于系统分析的一般理论参见 Anatol Rapoport,"General Systems Theory"(《一般系统理论》),*International Encyclopedia of the Social Sciences*(《国际社会科学百科全书》)15(1968):452 – 458.

26. Bourne ed. ,*Internal Structure of the City*(《城市内部结构》),pp. 29 – 35. 关于将城市看作"生命系统"的讨论——尤其是在社会中——参见 Castells,*City and the Grassroots*(《城市与草根》),p. xv。

27. 参见 Detwyler and Marcus eds. ,*Urbanization and Environment*(《城市化与环境》),pp. 11 – 13;Douglas,*Urban Environment*(《城市环境》),p. 5,7,15。

28. Seymour J. Mandelbaum,"Thinking about Cities as Systems:Reflections on the History of An Idea"(《思考城市系统:对一个想法的历史的反思》),*Journal of Urban History*(《城市史杂志》)11(Feb. 1985):142.

29. Lewis Mumford,*The City in History*(《历史上的城市》),New York:Harcourt Brace and World,1961,pp. 478 – 480,563 – 567.

30. Thomas P. Hughes,*American Genesis:A Century of Invention and Technological Enthusiasm,1870 – 1970*(《美国创世纪:一个世纪的发明和技术热情,1870—1970》),New York:Viking,1989,p. 3;也参见 Bernward Joerges,"Large Technical Systems:Concepts and Issues"(《大型技术系统:概念与问题》),in Renate Mayntz and Thomas P. Hughes eds. ,*The Development of Large Technical Systems*(《大型技术系统的发展》),Boulder,Colo. :Westview Press,1988,pp. 9 – 36。

31. Jon Peterson,"Environment and Technology in the Great City Era of American History"(《美国历史上伟大的城市时代的环境和技术》),*Journal of Urban History*(《城市史杂志》)8(May 1982):344.

32. Alan D. Anderson,*The Origin and Resolution of the Urban Crisis:Baltimore,1890 – 1930*(《城市危机的起源与解决:巴尔的摩,1890—1930》),Baltimore:Johns Hopkins UP,1977,p. 2.

33. 参见 Melosi,"Cities,Technical Systems,and the Environment"(《城市、

技术系统和环境》),pp. 58 - 61。

34. Terrence J. McDonald, *The Parameters of Urban Fiscal Policy*: *Socioeconomic Change and Political Culture in San Francisco, 1860 - 1906*(《城市财政政策的参数:旧金山的社会经济变化和政治文化,1860—1906》), Berkeley:University of California Press, 1986, pp. 2 - 3.

35. 参见 David C. Hammack, *Power and Society*: *Greater New York at the Turn of the Century*(《权力与社会:世纪之交的大纽约》), New York: Russell Sage Foundation, 1982。

36. Christine Rosen, *The Limits of Power*: *Great Fires and the Process of City Growth in America*(《权力的极限:美国的大火与城市发展过程》), New York: Cambridge UP, 1986. 关于决策和服务供给的重要讨论参见 Harold L. Platt, *City Building in the New South*: *The Growth of Public Services in Houston, Texas, 1830 - 1915*(《新南方城市建设:1830—1915 年德州休斯顿公共服务的增长》),Philadelphia:Temple UP,1983。

37. Louis P. Cain to Martin V. Melosi, "Personal communication"(《个人沟通》)(Oct. 1990). 参见 Louis P. Cain, "An Economic History of Urban Location and Sanitation"(《城市区位和卫生设施的经济史》), *Research in Economic History*(《经济史研究》)2(1977): 337 - 389。

38. C. A. Holmquist, "Essential Features of An Efficient Municipal Sewerage System"(《高效城市排水系统的基本特征》), *American City*(《美国城市》)37(Nov. 1927): 312.

39. Paul A. David, "Path Dependence: Putting the Past into the Future of Economics"(《路径依赖:把过去带入经济学的未来》), *Institute for Mathematical Studies in the Social Sciences, Technical Report No. 533*(《技术报告第 533 号》),Stanford, Calif. Nov. 1988, p. 1, 4, 6, 19.

40. W. Brian Arthur, "Competing Technologies, Increasing Returns and Lock-in by Historical Events"(《竞争的技术、增加回报和历史事件的锁定》), *Economic Journal*(《经济期刊》)99(March 1989): 116, 126.

41. Josef W. Konvitz, *The Urban Millennium*: *The City-Building Process from the Early Middle Ages to the Present*(《城市千年:从中世纪早期到现在的城市建

设过程》),Carbondale, Ill. :Southern Illinois UP, 1985, p. 156.

42. "To Engineer the Metropolis: Sewers, Sanitation, and City Planning in Late Nineteenth-Century America"(《设计大都会:19 世纪晚期的美国下水道、卫生设施和城市规划》), *Journal of American History* (《美国历史期刊》) 65 (Sept. 1978):397. 斯坦利·舒尔茨(Stanley Schultz)和克莱·麦克肖恩(Clay Mcshane)强调,"现代市政管理的功能是水和废水处理技术所固有的,需要永久建造的下水道和供水系统;因此,他们需要长期规划"。这个假设将在接下来的章节讨论中得到检验。

第一部分

瘴气时代

（从殖民时期到 1880 年）

第一章

美国在前查德威克时代的卫生实践

在 19 世纪 30 年代之前,许多美国城市的卫生条件相当糟糕,并且深受流行病的困扰。虽然在这个时候一些城市出现了最早的供水系统,但很少有地区能拥有发达完善的卫生技术,那种技术在几十年以后才逐渐形成。当时卫生的大部分责任需要由个人承担。

18 世纪中后期,当英格兰已经逐步进入城市化和工业化的时候,州级的城市地区才刚刚在以乡村为主的北美地区萌芽。在殖民地时期,城镇在政治、社会和经济上的重要性均有所提高,但规模和数量上都很有限。到 1840 年之前,几乎所有的人口增长都来自自然增长,而不是通过移民。[1]1790 年的第一次联邦人口普查显示,全国城市居民的人口比例不足 4%,只有 2 个城市的人口超过 2.5 万人。在全国仅有的 24 个城市里,费城的(42 520 人)人口最多。[2]在 1790 年至 1820 年间,城市的发展停滞不前,特别是由于受到英国人的歧视、美国内战以及法国大革命和拿破仑上台引发欧洲战争的影响,美国的贸易和商业受到了极大的威胁。[3]然而到了 19 世纪 20 年代末,虽然当时美国的城市人口还不到 7%,但是总量还是几乎翻了一番。

纵览大西洋区域,在 19 世纪初期,美国的城市化程度还远远不够。荷兰是当时城市化程度最高的国家(按照拥有 1 万或更多人口的城市人口比例计算),其城市化率为29.5%。英格兰和威尔士紧随其后(21.3%),然后是苏格兰(17%),西班牙(14.1%)和比利时(13.5%)。在所有主要的欧洲国家中,俄罗斯的城市化率最低,仅为 3.7%。[4]美国只比俄罗斯多 0.1%。1830 年,美国最大的城市纽约根本无法与欧洲的大城市相匹敌——至少在人口上是这样。纽约有 20.25 万人,而巴黎有 91.2 万人,伦敦有 150 多万人。

1830 年以前,美国城市化的规模非常有限,但这并不意味着城市面临的健康风险就相对少,也不代表公共卫生服务是可有可无的。在大城市中,增长率是引起人们对保健和卫生关注的一个关键因素。从 1790 年到 1830 年,纽约、费城、波士顿和巴尔的摩的人口数量都发生了急剧的增长。特别是在 18 世纪 90 年代,纽约保持了 118% 的增长率,巴尔的摩以 93.4% 的增长率紧随其后。

在人口增长率提高的同时,欧洲的卫生习惯也一直影响着美国对于当地供水、污水和垃圾问题的处理方式。美国当时周边的环境使得卫生服务开始的时间比较晚,但是这些服务的形式和方法最终还是与殖民者一起穿越了大西洋——就像政府惯例、社会习俗和英格兰法律一样——或者直接从欧洲照搬过来。

虽然美国的城市与欧洲地区面临的卫生问题并不完全相同,但公众和政府的认知和反应极为相似。对于疾病的起因很少有人能说得清楚。废物的处理常常是由个人或是清道夫负责。除了最大的几个城市,其他城市对于政府的主要职能(主要是保护地区健康、防范火灾破坏、清扫街道和提供净水等)通常都是比较模糊的,并且没有经历过实践的检验。

历史学家卡尔·布里登博(Carl Bridenbaugh)写道,在殖民时代,往街上扔垃圾是"英格兰和美国城里人的固定习惯"。至于街道的肮脏,"殖民地的村庄或许可以拿来和英格兰当时的城镇比一比,但还是不能与之相提并论"。尽管到处游荡的猪会让人联想起英格兰。[5]

如果说美国的城镇在18世纪和19世纪早期的表现稍好一些,那可能更多是因为那里的环境不那么拥挤,而不是因为那里的卫生设施比较先进。公共卫生历史学家约翰·达菲(John Duffy)指出:"与现代城市相比,殖民地城镇气味难闻,缺乏有效的供水、排水和街道清洁系统。"然而,他补充道:"如果我们将它们与英国和欧洲的类似城镇进行比较,那个画面会明快得多。"几乎所有在18世纪访问过殖民地的欧洲人都对美国城镇的宽敞、有序和相对清洁发表过评论。[6]

美国城镇的"健康"是一个程度问题;这些问题与欧洲的非常相似。当地对污染妨害的容忍和偶然发生的流行病是造成地区条件不断恶化的主要因素。直至19世纪60年代,居住在华盛顿的人们依旧习惯把垃圾和泔水倒进小巷和街道。猪猡自由地四处游荡,屠宰场排放着有毒的烟雾和污水,害虫四处横行——包括白宫在内。[7]

没有几个城镇能够免于污染的侵害。至少在早期,很少有地区明确表示反对"有毒有害行业"——肥皂制造商、制革厂、屠宰场、屠夫和油脂加工厂——尤其是如果这些行业位于较贫穷的地区。

生活在城市地区的动物是前工业化生活的一部分。运输用的马,供食用的牛、猪和鸡,以及作为宠物的狗和猫在许多空地、街道和小巷里自由游荡。特别是猪和火鸡,它们被广泛认为是有用的食腐动物。粪肥和死动物对人们只是一种小小的困扰,它们与城市福利的贡献者共同享有同一片空间。[8]

由于传染病对生命的明显威胁和由此产生的不确定性,所以它比卫生问题更受到重视。许多殖民者害怕流行病,将它们视为上帝的愤怒。[9] 虽然北美相对分散的分布限制了殖民地城镇的流行病数量,但一经传播,其破坏性并不亚于欧洲。

17 世纪和 18 世纪的跨大西洋贸易及城市人口增长导致了一系列传染病的出现,包括天花、疟疾、黄热病、霍乱、伤寒、斑疹伤寒、肺结核、白喉、猩红热、麻疹、腮腺炎和痢疾。美国革命战争等破坏性事件使许多主要城镇重新出现了大规模的流行病。[10]

在早期的瘟疫中,天花可能是最严重的一种,尽管它不那么频繁,但它的毒性足以与黄热病和白喉相提并论。黄热病在 17 世纪 90 年代首次袭击了大西洋海岸,在 1745 年左右达到峰值,在剩下的一个世纪的大部分时间里才逐渐消退,然后在 18 世纪 90 年代又在波士顿和新奥尔良的港口城市大面积迅速出现。1793 年,费城爆发的黄热病,夺去了 5 000 人的生命——占费城居民人口的 1/10。1798 年,可怕的疫病袭击了纽约,8 万人口中有 1 600 至 2 000 人死亡。到了 19 世纪 20 年代,黄热病在美国北部各州已基本消失,但从佛罗里达州到得克萨斯州,它仍是一个长期存在的问题。直至 1905 年在新奥尔良最后一次爆发后,它才在美国彻底消失。[11]

整个 19 世纪早期,个人与政府在提供服务和满足地区需要方面的责任之间的界线模糊不清。这在某些方面可以由山姆·巴斯·沃纳(Sam Bass Warner)提出的私有化概念来解释:"在 18 世纪和 19 世纪,城市是一个私人赚钱的环境,政府鼓励私人运营商业。"[12] 另外,至少在地方政府被迫允许更广泛的公民参与(特别是通过全白人男性选举权)之前,通常政府会迎合"上等阶层"的利益。[13]

流行病迫使政府开始认真考虑应对公共卫生问题。即使不是永久性的,至少是出现在每场危机发生的时候。政府对这项工作表现出的责任缺失,部分原因是他们对预防传染病的必要措施缺乏了解。由于对致病因素知之甚少,甚至一无所知,人们对预防工作无法理清头绪,往往是徒劳无获。而早期从北美的当地、其他地区以及欧洲的流行病中获得的经验,都是最好的老师。

为了应对流行病,人们开始进行事后补救、立法和设立管理当局。家庭比较富裕的市民可以逃到城市以外的地方。例如,在1805 年流行病期间,纽约的 2.7 万名居民中约有三分之一逃离了那里。那些无法逃离城市的穷人受到的伤害最深。历史学家雷蒙德·莫尔(Raymond A. Mohl)描述了 1795 年纽约发生流行病时的情形:在持续 3 个月的流行病中,大约有 750 人不幸丧生,其中有438 人因为实在太穷,最终由政府出面埋葬了他们的遗体。更糟糕的是,由于商人和企业主为躲避流行病而逃离了城市,城市的大多数经济活动在此期间陷入停滞,被遗弃的工人们也因此失业。[14]此外,随着劳动贫困问题的增长,这些地区成为威胁城市健康的焦点。

除了逃离城市,隔离那些感染或疑似感染某种疾病的人们是为数不多的已被证明能够有效阻止疾病传播的方法之一。早在1647 年,马萨诸塞湾殖民区就基于对西印度群岛的"高死亡率"的恐惧,制定了隔离条例。1701 年,马萨诸塞州通过了一项法律,规定对天花患者进行隔离,同时对船舶进行检疫,尤其针对波士顿地区。其他地区在通过这类法律方面相对落后,在许多情况下,检疫规定只是临时措施。[15]

波士顿通常被认为是 1797 年批准的美国第一个永久的地方卫生局所在地。[16]各种疾病的威胁,特别是黄热病,促使人们开始考虑在其他地区建立常设卫生局,但少数几个设立的卫生局往往侧重于减少危害,而对疾病控制的预防措施非常有限,对其关注程度是可有可无的。非专业人士,尤其是市长和一些市议会成员,都只是坐在权力的位置上无所事事。波士顿的管理层显然是最有效率的。从 1800 年到 1830 年,只有 5 个主要城市设立了卫生局,而从18 世纪 90 年代到 1830 年,除了波士顿,其他城市的卫生局都是临时设立的。[17]

一直到 1875 年,许多拥有大型城市的地区还没有任何类型的卫生部门。这种拖延部分是因为许多地区在没有得到州立法机关批准的情况下无权发布卫生法规,因此在控制服务方面存在着管辖权之争。[18]行政部门的政治性质尤其引起了公共卫生学者的不满,他们批评市政管理者应对健康威胁的反应过于迟钝。[19]

流行病与控制手段之间的特殊关系也同样重要,尤其是在 19 世纪早期到中期。由于对造成这种情况的原因缺乏足够的认识,人们对是否常设卫生局的热情随着当前威胁的出现与消亡时高时低。

通过对公共卫生进行监管可以看出,人们更倾向于处理更为常见的公共妨害。在某些方面,把来自有毒气味、腐烂废物的某种危险(即使是模糊地理解)或妨害想象成比黄热病或天花的神秘出现更容易辨别。尽管在当时的人看来,这些威胁相差悬殊,但针对这种威胁的预防措施更为可行。

到 17 世纪晚期,美国殖民地关于卫生方面的规定普遍相对粗浅。1634 年,波士顿的官员禁止居民在公共着陆点附近丢弃鱼类或垃圾,这可能是 17 世纪 50 年代之前通过的第一个卫生条例。1647 年,为了阻止波士顿港被污染,政府又出台了一项附加规定。1652 年,政府通过了一些新的法令,包括修建厕所。根据达菲的表述,厕所成为一个核心主题,"它是在接下来的 300 年里涉及美国每个地区的数千条卫生法规的来源"[20]。1657 年,新阿姆斯特丹的市民率先通过了禁止向街道丢弃垃圾的法律。

人们做出一些行动来努力规范有害的行业,禁止屠夫、制革厂和屠宰场对他们的房屋财产造成妨害,甚至在某些情形下还要求把屠宰场从市区范围内拆除。在 1692 年到 1708 年之间,波士顿、塞勒姆和查尔斯顿制定并通过了法律,以限制那些被认为有可能危及或是威胁公众安全的妨害和商业活动。1804 年,纽约市成立了监察办公室。它是第一个专门负责卫生工作的常设机构。它的主要职责是收集有关公共妨害的信息,并向市议会报告相关违规行为,但没有执法权。执行卫生法规缺乏稳定性导致整个美国殖民地为保护公众健康所做出的努力效果大打折扣。在整个 18 世纪和 19 世纪早期,这个问题一直存在。[21]

直到 1866 年,美国才在纽约市制定了第一部全面系统的公共卫生法规。法院从几个方面为市政法规提供了补救办法。美国环境法的大部分历史都是根据源自《英国普通法》的《妨害法》写成的。处理妨害的判例法和成文法最初并不是为解决环境问题而制定的,但适用于出现的此类问题。

对一些人来说,妨害是一个概念,是一片"难以捉摸的丛林"。在后来的时间里,这个概念有了一些宽泛的适用场合。起初,制定《妨害法》的主要目的是解决与土地使用有关的诉讼,在 20 世纪以前,它是控制土地使用的一种重要手段。私人妨害诉讼是指被告对其财产的不当使用行为妨害了原告对其财产的合理使用。救济措施可以是关于禁止继续妨害的禁令或是用金钱进行损害赔偿的判决。

在妨害公共利益的情况下,可以对妨害或损害公众行使公共权利的人提起诉讼。可以通过政府干预来减轻妨害,但不会给业主带来任何补偿。相反地,如果能够证明一个人违反了刑法,干扰了公众,或者对他人造成了某种特殊的伤害,那么他就可以被判定为妨害公共利益。在这样一个广泛的背景下,私人和公共妨害法律能够有效减少特定的污染源,而不是限定为某一种管理规定。从理论上讲,妨害行为可以涉及任何个人、市政当局以及与各种空气、水和土地污染有关的行业。[22]

在整个 19 世纪,各个地方对妨害的解释都是一致的。在工业革命带来经济的快速增长之前——当时法院更加关注经济问题而不是环境问题——立法原则的适用范围集中在个人财产权上。即使在这一时期,法院也常常倾向于援引有关违反地方法令的个人的公共妨害条例,保护地方政府免受诉讼,从而保护城镇和城市的发展以及经济扩张。[23]

19世纪30年代以前,人们对有害物质的理解是极为宽泛而普遍的,在处理有毒物质和固体废物方面,对有害物质的恐惧比对流行病更为明显。在获得净水供应的背景下,客观的实用性(饮用、烹调、清洁以及防火用水)刺激了需求。

对国家的大部分地区来说,依靠水井或附近的水道提供水源,使用旱厕和粪坑收集个人和家庭的液体废物,由清道夫收集家庭和商业垃圾,倾倒或焚烧垃圾。灰烬和垃圾已经提供了足够的甚至是有效的卫生服务。在人口密度较低的地区,这些方法几乎已经是约定俗成的。由于它们属于劳动密集型,因此主要由个体家庭和商业机构或私营企业管理。这些做法通常受到公开监督,但是缺乏有效管理。

随着大城市人口的增加,这种供水、排水和垃圾处理的方法变得不那么可行了。其结果是第一批卫生技术的发展——"原型系统"——强调更复杂的技术,其资本密集程度越来越高,受到公共管制,而且经常是通过公共部门进行操作,个人不再承担直接责任(除了支付评估、税收和用户费用)。在19世纪中期之前,美国几乎所有的原型系统都是为供水而设计的,而不是为处理废物而设计的。[24]

与其他任何卫生服务相比,高效率和有效的供水系统是城市人口活力和福祉的关键因素。根据经济历史学家莱蒂·安德森(Letty Anderson)的描述,"在美国,至少在19世纪末,是否具备饮用水源是城镇选址的主要考虑因素"。而限制可用纯净水的数量可能会导致"城市增长的瓶颈"出现。[25]因此,随着城市发展的加速,在19世纪的早期,城市的领导者对供水问题给予高度重视也就顺理成章了。[26]有时人们会把供水系统延伸到市区以外,构建新的供水设施,并为其服务开拓新的市场。

在 19 世纪中叶以前,关于发展有效的供水系统,人们还不清楚从欧洲,尤其是英格兰能学到什么,因为城市的环境与现在很不相同。来自大西洋彼岸的实践经验似乎只在少数美国地区适用。人们对于污水处理和垃圾处理的经验停留在比较一般的水平,因为无论是在旧时代还是新时代,很少有人重视它们。就供水而言,集中式系统——或者由私营公司主导的相对大型系统——已经在欧洲几个主要城市发展起来。一些欧洲大陆上的系统可以追溯到罗马时代,或者深受罗马人建造的巨型引水渠的影响。[27]

在 18 世纪的欧洲,两项技术上的进步使供水变得更具可操作性,并促使新的私人供水公司出现——蒸汽动力在抽水上的应用和铸铁管的广泛使用。原始的引水灌溉方法可以追溯到古代,而压力泵的原理早已为希腊人和罗马人所掌握。1500 年以前,在欧洲中部,水泵已经被用于矿井排水。到了 16 世纪,德国的汉诺威(Hannover)从 1527 年开始将这种水泵改造为供水设备。在 17 世纪,这种水泵在整个欧洲的应用变得越来越普遍。正如一位作家所指出的:"水泵是拯救的象征……因为它不仅解救了被淹没的矿井,而且将水带到城镇,并且排干农田里的积水。"[28] 在 1608 年,巴黎建造了由水力作为动力运转的水泵。但直到 17 世纪末,该系统的每日人均供水量仅为 2.5 夸脱。据说伦敦在 1761 年建成了第一台蒸汽水泵。1776 年,一家公司开始用蒸汽水泵向巴黎提供塞纳河的水。[29]到了 19 世纪,蒸汽水泵提供了可靠的动力用以补充或取代重力系统,也为增加水源和消费者供水量提供了有效途径。

通过铸铁管输送水提供了一种耐用、经济有效和技术上易于操作的方法,改善了对单个建筑物的供水分配。[30]引水渠可以把水送到城市,但没有办法把水分配给不同的用户。公共水井是一种常见的水源,但并没有解决把水输送到各家各户的问题。在管道被广泛应用之前,城市依赖于其他效率较低的分配方式。例如,在法国大革命之前，巴黎人在家中取水最常用的方法是用容器在公共广场的喷泉中打水，或者用水车运水，一直到 1789 年，水车的数量接近 2 000 个。1685 年，为凡尔赛宫提供的铸铁水管首次得到广泛应用。1746 年，切尔西自来水公司可能是伦敦第一家使用铸铁水管的公司。铅管输水系统至少可以追溯到 13 世纪的伦敦，但铅是一种劣等输水材料，即使在今天，我们依旧无法彻底了解它的健康危害。[31]

早在中世纪，伦敦就已经开发了集中供水系统。亨利三世在 1236 年批准了伦敦的第一个公共供水系统。伦敦金融城公司开始从提尔伯尼的庄园取水。从前人们从各种水井和天然泉水中取水，后来又从泰晤士河、弗利特河和沃尔布鲁克河取水。像巴黎和其他大城市一样，伦敦也依赖水运，尤其是为富人的房子供水。[32]

16 世纪末和 17 世纪初，伦敦发生了两件事，使英格兰成为欧洲城市供水发展的领导者。第一件事是 1581 年，荷兰工程师彼得·莫利兹（Peter Morritz）［或毛里斯（Maurice）］获得了一份 500 年的租约，被许可在伦敦桥上建造水车泵，为伦敦提供来自泰晤士河的水，并通过铅管将这些水输送到普通喷泉。有些人认为这是第一个"近代"供水系统。莫利兹的项目也标志着私人供水开始发展，直到 20 世纪早期，私人供水一直主导着城市的发展。[33]

第二个关键事件是 1619 年新河股份公司的成立，其主营业务是为各家各户供水。水从韦尔的利河运至伦敦，通过遍布全城的木制及后来的铸铁管网输送。当地的水源污染日益严重，但这些水源的供应要优于当地的水源。新河公司的成功进一步推动了组建私营企业履行公共职能的想法，并促成了其他几家公司相继成立。[34]

早期伦敦供水服务的成功无法掩盖工业革命给人们带来的负面影响。起源于 18 世纪英格兰的工业革命改变了英格兰和欧洲大陆的面貌，令人炫目的经济扩张和城市的高速增长，也产生了严重的环境后果,包括碳含量超标的空气、严重污染的水、迅速累积的废物以及过度的拥挤。正如刘易斯·芒福德所说,工业主义是"19世纪的主要创造力"[35],但它同时也导致了世界上退化最为严重的城市环境。

工业革命给英格兰带来的人口结构的变化极大地影响了城市的发展,并常常导致主要城市地区拥挤不堪,引发健康和污染问题。到1801年,20%的英格兰人住在人口超过1万的城镇里,伦敦人口占全国总人口的1/12。[36]作为世界上第一个城市化的社会,英格兰毫不意外地成为世界的焦点,那里城市发展良好,优质水的供应足以满足健康和消防的需求。[37]

在19世纪早期的伦敦,快速的发展引发了一系列问题。水务公司为了保住客户和增加利润,展开了疯狂的竞争。在这场对抗中,争夺市场份额比处理水质问题更为重要。从1805年开始,新的私人水务公司开始激烈争夺客户。城里及周边地区快速的建设和抽水技术的改进,使得这项业务对于那些能够占领市场的人来说,利润非常丰厚。

在1805年到1811年之间,伦敦有5家自来水公司根据法令相继成立。不久,更多的公司加入其中。竞争变得如此激烈,以至于竞争公司不仅在人口最稠密地区的同一条街道上排成了长龙,还在人口稀少的地区也竞相铺设水管,架设水泵——虽然那里的利润会少得多——即使有供水服务,也很少能派上用场。利润之争直接引发了价格之战,到1817年,剩下的8家供水公司也已处在破产的边缘。他们通过把供应按地区划分并统一提高价格而生存下来。然而,他们的公众形象也因此大为受损。正如J. A. 哈桑(J. A. Hassan)所说,他们被打上了可憎而残暴的垄断者的烙印。[38]

而在英格兰其他城市供水的经历——至少在它们面临快速增长的影响之前——是完全不同的。一位作家写道,当地政府认为水资源管理"关系重大,不能把它完全交给个人或逐利者"。比起伦敦的官员,城镇的主管对供水系统的把控更为直接。1447 年,赫尔市将供水的公共责任纳入其城市宪章。格洛斯特和普利茅斯分别在 1541 年和 1585 年就对此规定了法定权限。[39]利兹、德比、麦克尔斯菲尔德、哈德斯菲尔德和曼彻斯特一直致力于改进公共项目。但随着一些城镇发展成为城市,地方政府有效管理水资源的能力渐渐出现了一些问题。

在 19 世纪的前 40 年里,议会更倾向于依靠市场力量而不是国家支持来提供供水服务。在整体立法条款框架下,私营企业筹集资金的能力也在与缺乏长期借款能力的地方政府的管理相对抗。此外,随着富人不断逃离城镇,通过公共控制实现供水系统现代化变得非常困难。[40]

曼彻斯特这类城市一直努力坚持由地方政府来主导水资源的管理,伦敦却完全不同,正如哈桑总结的那样,那里已经变成了"私营供水企业的堡垒"[41]。这并不意味着公众对他们所得到的服务感到满意。"可憎而残暴的垄断者"遭受了诸如价格高昂、配给受限和水质很差的批评。

1821 年,下议院任命了一个特别委员会来调查伦敦的供水状况和相关法律。虽然这项调查标志着首次对大都市的供水进行整体审查,但委员会的调查结果并未使投诉者满意。报告说,供水情况有所改善,供个人使用的供水资源的扩大以及作为防火的措施也令人满意,而且水质总体上优于欧洲其他所有城市。委员会建议对费率实行法定控制,并实施其他适度的管理限制,但并没有采取任何行动,这些公司实际上被"洗白"了。[42]

不管特别委员会的调查结果如何,伦敦的供水质量一直在持续恶化。随着人口的增长,更多的污水流入河道,这其中也包括泰晤士河。有的下水道排污口位于城市取水处附近。一本 1827 年出版的小册子揭露说,威斯敏斯特地区有 7 000 户人家取水的地方离下水道只有 9 英尺远。许多人对于泰晤士河能否继续使用表示质疑,因为它迅速变成了一个开放的下水道。

1827 年,一个皇家委员会受命调查伦敦的供水质量——这是与过去只专注于供水的做法存在巨大差异的重要一步。与之相关的几件事被公之于众:大枢纽公司从泰晤士河取水,其对面就是伦敦最大的下水道出口之一;新河公司的水库里面的淤泥足有 8 英尺厚,有上百年没有清理过;米德尔顿渡槽已经变成了一条明渠,周围村庄的污水顺着排水系统直接流入了通往城市的输水管道里。

在次年发布的报告中,委员会对伦敦的供水量感到满意,但建议伦敦改善现有可行水源的质量,并从新的水源获取更多的水。它还对于议会是否支持供水问题的市场解决方案表示怀疑,报告称:

> 对于这个巨型都市的居民来说,持续供应足量而洁净的水是至关重要的,对于这种生活必需品的分配供给不应该全部由不受任何约束的公司独家垄断;为了公众的利益,这些公司在继续享有这种权利的同时,其行为理应受到有效的监督和控制。[43]

然而,议会未能采取有效措施来规范私营供水行业。

不久以后,一个新的工程方案吸引了民众的关注,使他们不再着眼于通过政治方式来解决供水问题,而是可以利用技术手段。1804 年,约翰·吉布(John Gibb)在佩斯利(Paisley)成功建造了一个慢速砂滤床;1827 年,苏格兰工程师和磨坊主罗伯特·汤姆(Robert Thom)在苏格兰格里诺克也建造了一个慢速砂滤床。格拉斯哥成为英国第一个通过管道供应过滤水的城镇。[44]在对伦敦北部的河床进行调查之后,詹姆斯·辛普森(James Simpson)为切尔西自来水公司建造了一个类似的过滤器,1829 年 1 月,泰晤士河的水首次通过过滤器。最初的做法是,原水在水库中沉淀 12 小时至 24 小时,然后将水抽上来排放到砂过滤器上,再输送到消费者家中。[45] 效果非常好,切尔西过滤床很快被称为"英国系统"的典范。不久,它们被应用到整个伦敦的供水系统,并迅速传播到世界各地。当时过滤器的主要目的是降低水的浑浊度,特别是帮助那些在制造过程中依赖于清水的行业。但过滤的健康价值仍然不得而知。[46]

随着皇家委员会报告的完成和慢速砂滤层的应用,供水作为一个主要的公共问题,在英国几乎消失了。一些水公司做出的适度改进暂时缓解了人们的担忧,但由于缺乏完善的卫生理论,许多潜在的健康问题被掩盖了下来。到了 19 世纪后期,自来水公司的供水仍然不稳定,许多城市居民——有些人能得到自来水公司的供水,有些人则不能——继续依靠各种当地的水井、运河和河流的供水。[47]英国经验的直接遗产是应用新技术更有效地将水输送到私人家庭和企业。然而,供水的质量始终令人感到怀疑。

直到 19 世纪中期,英国人使用供水系统的经验才开始对美国城市产生重大影响。在此之前,大多数市政官员并没有发现问题,这也使得他们从未想过寻找替代方法。很少有人能联想到工业化的伦敦所面临的困境。在美国,人们激烈地争夺现有的水道,将其作为饮用水的来源和作为开放的下水道。直到人们发现传统的水井和蓄水池的使用不那么可靠,地区范围内的系统提供了一些旧方法不能提供的东西的时候,英国在慢速砂过滤器、蒸汽泵和铸铁管方面的经验才最终引起了美国的注意,在 19 世纪,许多美国城镇正处于变革的风口浪尖,但只有在特殊的情况下,供水系统才崭露头角。

对于火灾和传染病的恐惧成为变革的巨大动力。由于人口和建筑物的不断增加,城市火灾的威胁日益严重。当紧急情况发生时,确保充足、方便使用的供水显得至关重要。[48]当整个街区的房屋和商店都受到火灾威胁时,旧式的"水桶救火队"实在是杯水车薪。

在1801年费城建立完善的供水系统之前，水桶救火队需要花费15分钟才能装满一辆消防车，在系统投入使用后则只需要一分半钟。[49]

　　一些"原始的"供水方法。起初，这些传统的方法尚可满足城市的需求。随着河道逐渐被污染，火灾危险恶化，以及个人和企业对水的需求急剧增加，这些方法已经无法满足需要。

消防栓成了现代消防的象征，因为它的存在意味着可以立即获得充足的水来扑灭一场大火。纽约是在消防方面起主导作用的城市之一，但它在1830年以前并没有安装消防栓。[50]当消防栓使水可以迅速用于紧急情况，人们也增加了水的使用，这使得充足的供水变得更加必要。[51]

除了火灾的阴霾长期笼罩着城市，流行病的惊人影响也大大增加了公众对于急需改善供水的动力。在此之后，美国人接受了来自英国的疾病传播理论"卫生观念"——以及后来的细菌疾病理论——这是一个模糊的概念，其论点是糟糕的空气和水可能会导致疾病，于是人们开始关注控制环境因素，比如要求提供纯净的水。但是，在没有良好的科学知识作为决策依据的情况下，对感官（嗅觉、外观、味觉）的依赖是对纯度的唯一检验。

光是恐惧还不足以使城镇的人们放弃传统的水源及获取水源的旧习惯。地区还需要政治承诺、财政资源和获得新技术的途径。在19世纪中期之前，只有大约一半的主要城市和城镇具有某种意义上的供水系统（见表1-1）。他们大多数人从水井、泉眼或池塘里取水，并不具有范围广泛的供水体系。大部分的供水系统都位于美国东北部，而在当时的西北部和南方北部则相对较少。[52]

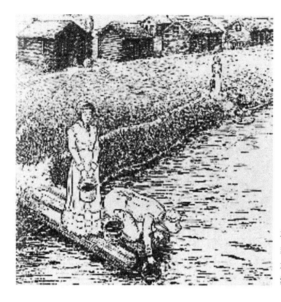

1830 年,从芝加哥河取水的妇女。在那些年里,许多地区依靠私人渠道获得水,特别是从池塘、泉水、小溪和水井里。

表 1-1 具有供水系统的美国城市

（单位:个）

年份	供水系统数量	城市数量*	具有供水系统的城市比例(%)
1800 年	17	33	51
1810 年	27	46	59
1820 年	31	61	51
1830 年	45	90	50

注:* 人口数量超过 2 500 人的城市。

资料来源:U. S. Bureau of Census, *Census of Population*: *1960*, *vol. 1*(《人口普查:1960 年》)第 1 卷, *Characteristics of the Population*(《人口特征》), Washington, D. C. : Department of Commerce, 1961, pt. A, pp. 1-14-15, Table 8;Earle Lytton Waterman, *Elements of Water Supply Engineering*(《给水工程原理》), New York:Wiley and Sons, 1934, p.6.

在 19 世纪以前,大多数城市和城镇都依赖于水车、水井和蓄水池来满足需要。即使在 19 世纪的头几十年里,几个较大的城市和许多较小的城镇仍然依赖当地的水源。除非他们雇用专门的水贩,否则每个居民每天用水不超过 3 加仑到 5 加仑。[53]

作为当时受人爱戴的卫生工程师,乔治·富勒(George W. Fuller)在 1927 年发表了一篇富有洞察力的文章。文章指出,美国供水系统的早期历史"展现了一幅画面。画面中,孤立的地区在间歇性地努力获取供水"。

> 殖民地为数不多的给水装置都是非常粗陋的,通常是由一条钻孔原木管道组成,这条管道穿过山石,把山泉和镇子里的水槽连接起来……然而,一般说来,早期的地区取水装置通常是巨大的水井,居民从井里取水,就像今天的欧洲小村庄一样。[54]

当美国其他城市的地区供水系统还在缓慢发展的时候,费城在 1801 年成为第一个建成水务工程和市政供水系统的城市,其复杂程度甚至达到了欧洲标准。必要的健康、经济和技术因素汇聚在一起,形成了全国未来供水系统的一个模型。然而,费城的供水系统在当时也是属于比较独特的,因为它没有引发全国竞相仿效的潮流。费城在这一领域多年处于首屈一指的地位,之后才被其他城市所模仿。[55]

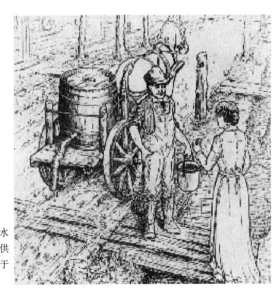

1835 年在芝加哥卖水的水贩。这是最早的私人供水服务形式,出现时间早于城市供水系统。

出于对居民健康状况的关心,费城开始大规模修建水务系统。尽管在 18 世纪后期人们对于疾病原因的测定并不精确,但洁净水与健康之间的相关性仍然是应对流行病的早期驱动力。1805 年版的《斯科特地理词典》(*Scott's Geographical Dictionary*)将这座拥有最稠密人口城市的水描述为"被大量水槽和其他不洁容器所污染,几乎不适合饮用"[56]。

在 1793 年和 1798 年,政治和商业大佬们对肆虐的黄热病深感不安,为此专门成立了一个共同委员会来应对流行病。当时人们普遍认为黄热病是由井水和池水污染造成的,应该用地区范围的供水系统代替城市的水井。自来水厂不仅可以根除疾病,还可以用来清洁街道(缓解减轻其他流行病的侵害),为饮用和洗澡提供净水,并通过公共喷泉增加城市的美观。[57]

在费城的市议会着手行动之前,人们已经意识到要寻找新的水源。1789 年,一场黄热病流行病袭击了费城,本杰明·富兰克林(Benjamin Franklin)建议到城外去寻找干净的水源。事实上,在 1792 年,他在自己的遗嘱中增加了一项条款,将他的遗产用于在城市建设中心供水系统,该系统以维萨黑肯溪作为主要水源地。直到水的过滤和处理以及从细菌学研究中分离出来的方法出现之前,寻找新的供水(而不是对旧的供水进行处理)是应对污染源的唯一替代方法。[58]

在审查了各种备选方案后,委员会接受了一位出生在英国的工程师本杰明·亨利·拉特罗布(Benjamin Henry Latrobe)的建议。这位工程师建议建造一座蒸汽动力的抽水工厂——不久后它被称为中心广场自来水厂——从距离城区 1 英里以外的斯库尔基尔河向城市供水。1799 年拉特罗布开始了这项任务,1801 年该工程完工。1811 年,城市供水委员会用一个更大的工厂替换了中心广场自来水厂。拉特罗布的前助理工程师弗雷德里克·格拉夫(Frederick Graff)的计划是把水抽到费尔蒙特上面的水库,然后通过重力把水释放到城市。费尔蒙特/中心广场自来水厂一直服务到 1911 年。[59]

拉特罗布是欧洲培养的工程师,他是把英国技术移植到美国的最好代表。在 19 世纪初,美国执业工程师的学习背景大多来自欧洲,他们在欧洲接受培训,或者成为执业工程师的学徒。事实上,在 1816 年以前,全国只有不到 30 名土木工程师,并且也没有技术学校,大学也不开设工程学课程。直到 19 世纪 40 年代美国才开设正规的工程课程教育。[60]

拉特罗布出生于英国,是一名执业建筑师和工程师,他的作品可以在宾夕法尼亚银行的爱奥尼亚式门廊和巴尔的摩罗马天主教堂的中央穹顶上看到。拉特罗布在费城工作一段时间后,从 1803 年到 1817 年间成为美国国会大厦的建筑师。费城的自来水厂体现了他的美学和工程风格。[61]正如历史学家麦克马洪(Michal McMahon)指出的,水厂"不仅是 19 世纪美国的技术标准,也是美学和社会的标准"。"工厂周围的自然美景和罗马式、希腊式、意大利式以及哥特式等多种文艺复兴风格的大理石结构建筑——清晰地表明这个工程的出类拔萃。"[62]

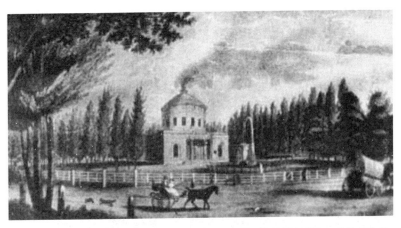

费城中央广场泵站,由英国工程师本杰明·亨利·拉特罗布建造。兄弟友爱之城是美国第一个主要的地区供水系统的所在地,始建于 1799 年,完成于 1801 年。水从斯库尔基尔河取水,并再运用水泵注入城市。

从实践的角度来看,中心广场自来水厂在技术上是创新的,然而它无法完全满足市议会的高度期望。拉特罗布采用了并不十分可靠的蒸汽机,而放弃了成本较低但可能比较有效的水力发动机来抽取斯库尔基尔河河水。决定利用斯库尔基尔河作为主要的水源,意味着新系统没有完全依靠取之不尽的重力输送水。

对拉特罗布来说,用蒸汽机抽水可以被看作一项重大突破,这项技术实在太诱人了,他实在舍不得放弃它。此外,在其他地方——特别是在第一次试验的欧洲——蒸汽机的早期使用也为这一决定提供了依据。然而,由于蒸汽机的建造成本昂贵,需要燃烧大量的煤,而且机器经常出问题,因此其他工程师开始选择增加水库的蓄水能力。[63]

有趣的是,在美国的很多地方,美国人比欧洲人更热衷于用蒸汽机抽水。特别是在那些燃料便宜的地区,人们在不断地设计和测试新的蒸汽机。例如在宾夕法尼亚州的伯利恒,可能早在1754年就有了美国第一套抽水供水系统。它是由丹麦的技师汉斯·克里斯托弗·克里斯蒂安森(Hans Christopher Christiansen)根据欧洲的模型设计的。这台水泵完全是木制的,由一辆从上方伸出的水车驱动,从泉水里把水灌进村子附近的水箱里。3年后,木制水泵被3台铁制水泵取代,它们继续工作了18年。

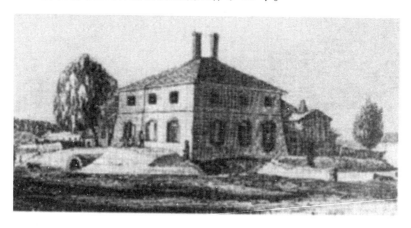

费城最早的水厂,位于斯古吉尔河,建于1799年。

美国最早出现的蒸汽水泵是英国制造的纽科门水泵,在新泽西是用来排矿的。供水系统的第一台蒸汽机是 1774 年在纽约制造的,也是一台纽科门水泵,由英国工程师克里斯托弗·科利斯(Christopher Colles)制造。目前的史料上没有明确记录表明它的使用范围,但承包供水的私营公司很快就停业了。[64]

在费城的项目中,新泽西承包商尼古拉斯·罗斯福(Nicholas Roosevelt)为拉特罗布提供了两个以詹姆斯·瓦特(James Watt)发明的立式双向科尼什水泵为基础的低压大气发动机。[65]步进梁、飞轮、连杆和冷水泵都是由木头制成的,锅炉是大木箱子,外面用螺栓固定。[66]斯库尔基尔河上的低压泵把水提升到一个开阔的盆地。然后利用重力把水通过一个管道流到中心广场,并被输送到 50 英尺高的木制水箱中。[67]

1815 年,弗雷德里克·格拉夫在费城完成了费尔蒙特系统,这一系统取代了旧的中心广场设施。就像拉特岁布之前所做的那样,费尔蒙特系统最初也使用了蒸汽发动机。1817 年,奥利弗·埃文斯(Oliver Evans)在费城用高压发动机代替了旧式的低压发动

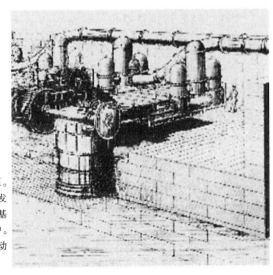

费城的费尔蒙特水泵。最初在 1799 年,通过蒸汽发动机和水泵将水从斯库尔基尔河中抽取,输送到水库中。然而,在 1822 年,水力发动机取代了蒸汽发动机。

机。然而蒸汽泵在当时还不够完善,尽管在全国各地都能找到蒸汽发动机的制造商,但在一些城市里人们一直在寻找替代品。19世纪20年代,费尔蒙特系统从蒸汽泵转向了水力发电,人们开始接受欧洲人的观点,认为蒸汽太昂贵,用它来抽水太不可靠。这在一定程度上只是一个时间问题,因为木材在当地已经变得稀少和昂贵,而宾夕法尼亚的煤矿在当时还未被开发。[68]

在配给水的过程中,新系统首先依靠木质水管,最后转为使用铁质水管。从17世纪到19世纪,美国城市里的人们普遍使用木质水管来输送水,通常是将赤杨、雪松、橡树、松树或其他本地树木进行钻孔和碳化。为了防止管道破裂,人们通常会在每节木质管道的末端箍上一个铁环。第一个木质管道可能是1652年在波士顿铺设的。据说1776年在北卡罗来纳州的温斯顿-塞勒姆建造了第一个全市范围内的原木管道系统。虽然腐烂和漏水是木质水管一直存在的问题,但它们也有一个优点。一旦发生火灾,只要在水管上钻一个洞,就可以直接接到消防水管上。危机过去后,可以把一个木塞子直接塞到输水管上。这种操作可能就是"火花塞"一词的起源。[69]

1800年后,铸铁管很快从英格兰传入美国。欧洲金属工业的发展降低了铸铁的价格,使其相对于铅具备了一定的竞争力,而后者在当时欧洲城市的水管中被广泛使用。到了1825年,铸铁的价格跌到铅的一半,1850年仅为其1/4。除了具有竞争力的价格,在欧洲使用铸铁也得到了许多工程师的支持,他们认为铸铁这种材料在未来更有前景。在美国,费城在这方面起了引领作用。1804年,中心广场的自来水厂开始使用铁管。1817年,费城用从英格兰进口的铁管代替了漏水的木管。1820年,第一组20英寸到22英寸的大型水管投入使用。[70]

虽然存在一定的缺陷,费城的供水系统依旧被许多人认为是当时最先进的工程项目。特别是在费尔蒙特系统建成之后,费城供水系统的供水量大大超过当时的需求（至少在 19 世纪 70 年代以前是这样），而同期的纽约、波士顿和巴尔的摩等类似的城市则无法达到这一水平。[71] 为了鼓励市民使用自来水，最初几年的水一直是免费供应的。尽管人们害怕传染病，但是许多市民还不能完全放弃"冰冷的井水，转而饮用微温的斯库尔基尔水"。然而到了 1814 年，有 2 850 家居民使用了新系统的水。[72]

费城修建大型自来水厂的例子被广泛宣传，但直到 19 世纪末，全国才趋于采用这种做法。[73] 人们对于建设这样一个重大项目缺乏足够的经验，这至少在某种程度上解释了这么多年来为什么随着城市人口增长，供水系统的建设却没有相应增加的原因。（见表 1-2）。

表 1-2　城市人口及相关的供水系统数量

年份	供水系统数量（个）	城市人口（人）
1800 年	17	322 000
1810 年	27	525 000
1820 年	31	693 000
1830 年	45	1 127 000

资料来源：U. S. Bureau of Census, *Census of Population：1960, vol. 1*（《人口普查：1960 年》）第 1 卷, *Characteristics of the Population*（《人口特征》）, Washington, D. C.：Department of Commerce, 1961, pt. A, pp. 1-14-15, Table 8；Earle Lytton Waterman, *Elements of Water Supply Engineering*（《给水工程原理》）, New York：Wiley and Sons, 1934, p. 6.

正如莱蒂·安德森所述："19 世纪的市政当局出现有效的管理机构雏形；通常，修建供水系统是市政府的第一项重大任务，也是第一项需要通过发行债券的方式筹集大量初始资金的任务。"[74] 尤其重要的是，在这一时期，许多美国城市的结算与合并之间存在着较大的差距。

此外，农村主导的州立法机构经常试图通过控制州首府提供的服务，或在宪章中限制城市的税收和融资权力来遏制城市的发展。在这些情况下,城市提供服务是极其困难的,即使它们承担了责任。许多城市的"地方自治"直到19世纪末才得以实现。毫不意外的是,几乎每个城镇一开始都向私人代理或公司寻求供水。(见表1-3)

表1-3 公共与私营供水系统

（单位:个）

年份	供水系统数量	公共系统数量	私营系统数量
1800 年	17	1(5.9%)	16(94.1%)
1810 年	27	5(18.5%)	22(81.5%)
1820 年	31	5(16.1%)	26(83.9%)
1830 年	45	9(20.0%)	36(80.0%)

资料来源:Earle Lytton Waterman, *Elements of Water Supply Engineering*(《给水工程原理》),New York:Wiley and Sons, 1934, p.6.

私营公司通过发行公司章程获得特许经营权,这是18世纪和19世纪早期开展公共工程活动的一种典型方式。由于很少有公司能满足城市对优质服务、充足洁净的水和低廉价格的期望,那些能够做出巨大让步的公司就获得了特许经营权。对于特许经营商来说,能够获得长期合同、独家的供水权、土地征用权、免税权和其他福利是很正常的。[75]

尽管一些大城市曾经非常认真地考虑仿效费城的模式,但是美国供水系统的发展仍是由私营公司主导。如果没办法做到全盘复制,至少一些具体的创新(如蒸汽泵的使用)可以直接从中心广场/费尔蒙特供水系统照搬过来。

在纽约市,即使在1800年以后,淡水池塘仍然是主要的供水来源,而早在1750年,许多私人水井的水就受到了盐水的渗透和来自粪坑、污水坑和街道排水系统的污染。1774年,市议会与英国工程师克里斯托弗·科利斯签订合同,委托其建造了一个市政供水系统,通过蒸汽机将水输送到中央水库。随后美国的革命战争使得市政供水的计划暂时搁浅。到了 1799 年,一场毁灭性的黄热病疫情席卷全城后,该计划得以重新实施。与波士顿、费城和巴尔的摩等城市相比,在建造供水系统方面,纽约一直处于领导地位,而其他这些城市当时正在建设或计划建设自来水厂。

水很快成为一场重大政治斗争的焦点。市议会要求立法机关赋予其建立供水系统的特别权力。国会议员阿伦·伯尔(Aaron Burr)不但没有支持市政系统的发展,反而借此机会,设法为一家新的私人水务公司(曼哈顿公司)取得特许执照。这份永久性执照赋予了曼哈顿公司极大的权力,但几乎无须承担任何责任。伯尔打算利用曼哈顿公司来积累剩余资本,以此建立一项大型银行业务。他实际上更倾向于获取银行执照,而不是为城市提供洁净水。当时联邦党人控制着纽约唯一的一家银行,作为一个杰斐逊式共和党人,伯尔知道打破这种垄断可以获得政治和财政上的机会。

从供水服务获利的角度来看,这家公司算是比较成功的。然而即使在其业务的巅峰时期,它仅为城市的 1/3 地区提供了水,并不断卷入争议的漩涡中。在 1801 年到 1808 年间,伯尔遭受了巨大的政治挫折,并且失去了对曼哈顿公司的掌控。1802 年,他被公司董事会除名,让位于他的政治对手德威特·克林顿(DeWitt Clinton,公司董事,1803 年担任纽约市市长,并最终成为州长)。

尽管曼哈顿公司拥有强大的财政和政治力量,克林顿还是很快意识到,用现有的供水系统是不可能满足全市供水需求的。于是董事会开始频繁讨论将公司出售给伦敦金融城的计划,但很快执照被重新修订,公司也得以继续占据有利地位。

日益恶化的供水质量最终导致曼哈顿公司逐渐丧失了供水业务。1825 年,纽约自来水公司获得了服务特许证。然而,因为其执照的争议、附近地区缺乏良好的洁净水供应,以及来自曼哈顿公司和其他竞争对手的压力,这家公司很快就结束了它的业务。1828

年的一场大火进一步加剧了供水危机。直到1842年老克罗顿渡槽建成，才满足了纽约市对优质、可持续供应的水源的基本要求，老克罗顿渡槽也为纽约市第一个可行的市政系统奠定了基础。[76]

在19世纪40年代建成完整足够的供水系统之前，波士顿也开展了持续多年的供水争论。从1630年到1796年，这个城市所有的水都来自水井和蓄水池，水质相当糟糕——硬度较高，颜色很深，通常有异味，含盐量很高，味道不好，并且经常受到污染。[77]

1796年，马萨诸塞州州长塞缪尔·亚当斯（Samuel Adams）批准了一项修建水渠的法案，内容是修建一条从洛克斯伯里的杰梅卡池到城市的输水管线。1803年，输水网络得到扩展，增加了新的干线和消火栓，但是提供服务还是没有覆盖到整个地区。直到1825年，人们才开始考虑进一步改进现有的状况。从1825年（那一年，城市经历了一场大火）到1846年（城市在当年遭受了几次流行病的袭击），城市的领导者们一直为供水问题争论不休。市议会开始着手调查，并制定了几个方案。[78]

美国中西部、南部和其他地区的情况与东北部类似。一些较大的城市较早地向城市系统过渡，而大多数城市和城镇的过渡则比较缓慢。辛辛那提是第一个有自来水厂的"西部"城市。1813年，城市的领导者签订了合同，在一个季度内钻探30口左右公共水井。然而在1817年，一条特许法令准许辛辛那提制造公司开发一套系统，这是美国最早的特许授权之一。如同在费城一样，一台蒸汽机把水从俄亥俄河抽提了上来，通过重力把水运到了城市的其他地方。特许经营权的效力在接下来的20年里得到了扩展，但在1839年，这些系统被城市收购。在收购的时候，系统只包括一个抽水站和水库的土地。在此期间，辛辛那提制造公司陷入财务困境，很难顺利履行为期99年的合同。这些长期存在的问题引发了人们对该公司的不信任，并使得公有供水系统的存在成为可能。[79]

圣路易斯水厂始建于1830年。1821年，出于对火灾危险的普遍关注，人们迫切期望有更好的供水服务。两年后，圣路易斯市市长开始了在全市布设供水系统的计划，最终在1829年，市议会奖励给最佳方案的设计者500美元。委员会也对其他城市进行了调查，尤其是费城和新奥尔良。在很短的时间内，圣路易斯市与威尔逊和他的公司签订了一份合同，从1830年开始了安装工程，但是直到19世纪40年代该系统才正式通水。[80]

为了改善新奥尔良的供水，本杰明·拉特罗布从费城带来了他的新构想。当时新奥尔良正处于经济快速增长初期，他的计划是为他自己和他的投资者获得特许经营权，以期从水的销售中获得丰厚的利润。新奥尔良自来水厂在几个方面与费城相似。一台蒸汽机将通过一条管道把密西西比河的水抽到六个置于高处的木质水箱中，然后利用重力将水通过木管和铁管输送到各家各户。本杰明的儿子亨利绘制了沿河广场的喷泉图，以及各个十字路口的消防栓和手泵。（尽管街道下铺设了5 000英尺长的水管，但喷泉一直未能完工。）

本杰明·拉特罗布以接受那些自己并没有准备马上开工的项目而闻名。由于自己在美国东北部实在分不开身，他在1811年派亨利到新月城开始这项工作。而他本人直到1819年才露面。除了这位英国工程师的缺席、一些技术上的挫折以及同投资者之间的问题，亨利父子还不得不面对1812年战争导致的项目中断。

值得赞扬的是，亨利在战争期间成功地使得这个项目免遭半途而废。作为项目工程师，他负责前期建设工作。但年轻的亨利于1817年不幸死于黄热病，这对于他的父亲和整个计划都是沉重的打击。在本杰明到达新奥尔良之前，亨利的一个同事接手负责这个项目。仿佛是宿命的安排，在项目的大部分工作完成后，本杰明本人也感染了黄热病并因此丧命。在奋力经营了不到一年后，新奥尔良自来水公司就以1万美元的价格被卖给了新奥尔良市。

这个项目是本杰明·拉特罗布最后的工程遗作。[81]

用于早期供水系统发展的技术成就——特别是从水源到用户的更有效的分配网络——对 19 世纪早期的用水水平有一定的影响。但是新系统的服务范围并不均衡。例如,在 19 世纪 20 年代中期,辛辛那提市有超过 2.6 万英尺长的木制管道,但仅能供给 254 名工厂和家庭用户使用。当时,平均每人每天的用水量大概只有 3 加仑到 5 加仑,而那些有经济能力的人的用水量会高一些,他们会从水贩或那些有幸拥有自来水的人手中购买更多的水。尽管私营公司通过政府的特许经营业务改善了供水条件,但是能喝到管道供水的人们在很大程度上与所在阶层有关。富裕的地区和中央商务区获得了最大份额的供水,而工薪阶层的地区依旧主要依赖受污染的水井和其他可能不健康的当地水源。正如历史学家山姆·巴斯·沃纳所说:"作为安装供水系统的先驱,费城首先意识到从在室内安装水龙头、厕所或浴缸到把水管接在马路边还有很长的一段路要走。"对于城市贫民来说,在贫民窟安装水管需要一代甚至更长的时间。[82]

尽管新的供水系统有很多限制,毕竟这几个开展全地区供水方式的美国城市为不久以后的现代卫生服务确立了模式。原型系统——提供基本的分销网络、抽水设备和新的供应源——是 19 世纪后期许多城市和城镇采用的更为复杂的城市集中供水系统的前身。如同在英格兰,虽然人们对疾病和污染原因的了解比较有限,一些新技术也没有得到广泛应用,但是人们一直努力不断提高城市的健康水平,寻求更好的防火措施。

在废物处理方面,似乎在寻找纯净和充足的供水以及消除大量废弃物和废水的方法之间几乎没有联系。在公众和市政官员眼中,垃圾处理还远远没有达到令人讨厌的程度。对废物的处理远远落后于对供水的重视。

在处理废物处理方面,美国人依靠的是多年来在欧洲普遍采用的方法——尽管在任何欧洲国家都没能取得完全成功。在19世纪中期之前，很少有美国或欧洲的大城市建造了能与巴比伦、美索不达米亚、迦太基或罗马等伟大的古代文明相媲美的排水系统和垃圾处理设施。在卫生服务高度发达的古代社会具有庞大的规模，并利用等级制度提供服务。由此产生的后果是，社会服务没有在阶级之间得到平均分配。[83]

相反，美国人采用的是东半球旧世界的方法，注重通过个人责任处理废物，使其适应1830年以前美国城市中心的规模和环境。在19世纪以前，通过粪桶清除污水坑、粪坑和茅厕的方式满足了欧洲大部分地区的需求。下水道的主要作用是排水，而不是运输废水。如果说有下水道的话，也大多是明渠。到了1663年，巴黎已经覆盖了1.5英里的暗渠，但仍有5英里的明渠。为了满足污水处理的需要，早在1533年，巴黎就有法律规定必须使用污水池，在随后几年的时间里建造了7万多个污水池。此外，排泄物被集中成粪堆。[84]

英格兰的下水道最早可以追溯到14世纪，但那些也只是排水沟。[85]在1700年之前，伦敦没有任何类型的下水道。现存的那个时期的污水系统视觉冲击相当震撼。从理论上讲，污水坑或粪坑被认为非常适合存放粪便，而下水道则是地表水的通道。[86]但实际上并非如此。粪坑是由砖或石头建造的，通常没有掺入砂浆，因此上面很多孔洞，导致污染物渗入土壤。直到1815年，除了厨房里的泔水，向伦敦的下水道排放任何垃圾（尤其是粪便）都是违法的。如果堆积在地面上，大部分废物最终会随雨水流过沟渠，或通过筑墙和覆盖溪流而形成最初的下水道。

1810年，英国推广了第一个抽水马桶，为城市居民提供了一种更方便似乎也更卫生的处理人类排泄物的方法。然而，这一技术奇迹也导致了更多水的使用，在与污水坑连起来后，它们的有效性大大降低。由于水被大量利用，污水池废物没有渗入土壤，而是溢出污水池,流入街道和城市排水系统。从本质上讲,污水污染往往从下层土污染转移到河流、湖泊和小溪中,导致污染负荷的增加。[87]

欧洲在垃圾收集和处理方面取得的进展同 19 世纪以前污水处理的效果相比,并没有明显增强。虽然英国议会禁止在公共水道和沟渠中倾倒垃圾,但这种做法仍然没有得到有效遏制。直到 14 世纪之前,巴黎人往窗外扔垃圾一直都是被允许的。尽管人们做了几次有效的收集和处理垃圾的尝试,但到了 1400 年,城门外的垃圾堆积得如此之高,以至于对城市的防御造成了影响。各大城市相继通过了法律和条例以对抗这种极不卫生的行为,但是收效甚微。1349 年至 1750 年间,入侵欧洲的瘟疫为改善卫生条件提供了一些诱因,但直到 19 世纪,做卫生基本上还是个人的责任。

在那段时期,铺路和清扫街道是为改善垃圾收集和处置问题而采取的重大技术改进。有些城市早在 12 世纪就开始了。据当时的记载,巴黎从 1184 年开始铺设街道,当时国王菲利普二世下令铺设街道,因为他对宫殿外泥土散发出的难闻气味感到十分恼火。奥格斯堡(Augsburg)是德国第一个铺设街道的城市,尽管直到 1415 才开始施工。使用公费清扫街道是后来才出现的 —1609 年在巴黎出现。在德国的公国里,清扫街道的工作常常被分配给犹太人和那些刽子手的仆人。但是像其他公共工程与卫生服务相关的工作一样,并不是所有地方都会铺设并清扫街道,那通常只是处于城镇的中心地带,特别是主要的商业大道和富裕的居民区。[88]

美国城镇和城市的排水与液体废物处理的情况同欧洲相似。在许多地区,被历史学家乔尔·塔尔称为"污水坑——私家厕所——清道夫系统"基本能够应付个人和家庭液体废物,除非污物的总量迅速增加,或是引入的自来水淹没旱厕和污水坑,超出了它们的容量。

居民的排泄物偶尔会存放在污水渗井中,但更常见的情况是存在住户家里或附近的茅厕中。家庭茅厕相对来说空间比较小,当茅厕满了以后,要么是用灰土盖起来,要么是自己动手或是通过政府或私人雇用清道夫进行定期清理。大多数城市法令要求茅厕只准在夜间清理,因此"夜土"一词成了人类排泄物的委婉说法。多年来,私家厕所的处理方式顺利运行了很多年,但是茅坑很少是防水的,这点需要经常留心,而且它会产生有害的气味。

在许多地区,家庭用水和废水常常会流入附近的污水坑或干井里,但也有很多时候在地上恣意流淌。在最好的情况下,这些废料被循环利用在农田里,或者卖给工厂加工处理成肥料。这种废物的利用,尤其是对粪便利用的记录不是固定的,和在英格兰的情形是一样的。[89]

废水一旦离开了私人家庭,与街道上的雨水混合在一起,其造成的影响力就更大了。虽然污水坑——私家厕所——清道夫系统提供了处理居民废物的一些途径,但现有的"下水道"在控制排水问题方面起到的作用越来越少,尤其是相对于城市的发展而言。早在18世纪末,纽约和波士顿等主要城市中心就有了下水道。早期的"下水道"是用来排水的,而不是用来处理污水的,通常是街道的明渠,而不是地下排水沟。直到1823年,波士顿市政当局才开始承担排水管的维护工作,并开始修建新的排水管。在1833年以前,只有液体废物才被允许进入下水道,粪便是被明确禁止排放其中的。正如卫生工程师哈里森·埃迪(Harrison P. Eddy)所说:"这些早期的排水渠和污水渠是在没有顾及整个社会需要的情况下兴建的,也没有遵循任何技术的指引。"[90]

与英格兰一样,在这一时期,美国的许多法令禁止在下水道中排放任何废物。地面排水沟有意无意地变成了明渠,充斥着大量倾倒在那里的废物,或来自满溢的污水坑和私家厕所的废物。[91]

与下水道不同的是,人们对于街道的清洁还是非常重视的,因为街道具有许多功能——运输货物、供人和动物行走、提供紧急消防服务,甚至有时能成为社交场所。因为街道是地区的公共部分,清洁街道就被视为市政的责任之一,这里面并不包含收集处理商业及生活垃圾。居民通过他们自己动手或通过付费给清道夫,承担起处理他们在住宅和商铺周围产生的垃圾的责任。

卫生工程师的先驱塞缪尔·格里利(Samuel Greeley)指出:"毫无疑问,城市的清洁始于街道的清洁。"[92]在许多城镇,市民们经常抱怨主干道的肮脏状况,以及对小巷和非商业街道卫生条件的忽视。如前面所述,在欧洲和美洲殖民地,城市居民把街道作为垃圾场是很常见的。马和其他动物把它们的排泄物贡献给街道。波士顿和新阿姆斯特丹率先颁布一些法令以禁止这些极其恶劣的行为,但是这些法律很难施行,也很难阻止市民在几乎每条街道和道路上乱扔垃圾。[93]

早在 17 世纪,在美国一些较大的城镇和城市,市政府或个人就开始雇用清道夫负责清理街道上的杂物并运走垃圾。到了 18 世纪,几乎所有的主要城镇都依靠清道夫来清除街道上主要的垃圾,包括动物尸体。最终,猪猡和家禽被限制自由活动。1700 年,查尔斯顿的官员通过了一项法令,禁止猪在大街上乱跑,但直到 1750 年才雇用了一个清道夫来改善街道。

至少在整个 19 世纪早期,在街道使用率适中的城镇雇用清道夫,可以满足市民在非居民区的街道清洁需求(以及其他一些垃圾处理需求)。在 19 世纪中期,随着车马往来增多,街道上尘土飞扬,有偿的系统街道清洁服务变得越来越必要。[94]一般来说,在对待许多与液体和固体废物处理的问题上,大多数城镇的处理是相当随意的。直到 19 世纪后期,一些较大的城市才开始略为重视起来。

在 1830 年之前,几乎没有任何内部或外部的刺激能够改变美国城市处理垃圾的方式。然而,在供水方面,出于对火灾和流行病的恐惧,最重要的是参考了英格兰人的经历,城市逐渐发生了一些改变。其中最重要的是费城供水系统的建设。然而,即使是这一成就,就其本身而言,也不足以引发全国性的趋势。英格兰的"卫生观念"和瘴气致病理论为 19 世纪中后期卫生技术的大力发展提供了环境。

注 释

1. Sam Bass Warner Jr. , *The Urban Wilderness*：*A History of the American City*（《城市荒野：美国城市的历史》），New York：Harper and Row，1972，p. 158.

2. Ernest S. Griffith and Charles R. Adrian, *A History of American City Government*, *1775 – 1870*：*The Formation of Traditions*（《1775—1870 年美国城市政府的历史：传统的形成》），Washington, D. C. ：UP of America，1983，p. 218；Martin V. Melosi, *Garbage in the Cities*：*Refuse*，*Reform*，*and the Environment*，*1880 – 1980*（《城市里的垃圾：废弃物、改革与环境，1880—1980年》），College Station：Texas A&M UP，1981，p. 13；Cady Staley and George S. Pierson, *The Separate System of Sewerage*：*Its Theory and Construction*（《污水分离系统：理论与建设》）2d ed. ，New York，1891，p. 53.

3. Zane L. Miller and Patricia M. Melvin, *The Urbanization of Modern America*：*A Brief History*（《现代美国的城市化：简史》）2d ed. ，San Diego：Harcourt Brace Jovanovich，1987，pp. 20 – 21；Blake McKelvey, *American Urbanization*：*A Comparative History*（《美国城市化：比较历史》），Glenview, Ill. ：Scott, Foresman，1973，p. 14.

4. McKelvey, *American Urbanization*（《美国城市化》），p. 52.

5. Carl Bridenbaugh, *Cities in the Wilderness*：*The First Century of Urban Life in America 1625 – 1742*（《荒野中的城市：美国城市生活的第一个世纪，1625—1742》）2d, ed. ，New York：Knopf，1955，pp. 18，85 – 86.

6. John Duffy, *The Sanitarians*：*A History of American Public Health*（《卫生工作者：美国公共卫生史》），Urbana：University of Illinois Press，1990，p. 33.

7. Melosi, *Garbage in the Cities*（《城市里的垃圾》），p. 14.

8. Duffy, *The Sanitarians*（《卫生工作者》），pp. 13，30；Joel A. Tarr, "Urban Pollution：Many Long Years Ago"（《城市污染：多年以前》），*American Heritage*（《美国资产》）22（Oct. 1971）：64 – 69，106.

9. 在 18 世纪,医学思想跨越了希波克拉底（Hippocrates）的体液疾病概念,接受了由 17 世纪的人物如英国医生托马斯·西德纳姆(Thomas Sydenham)提出的"流行病体质"理论。虽然接受希波克拉底理论的一般概念,即健康在很大程度上取决于气候和环境,但流行病体质理论的支持者主要强调气味和瘴气的影响——从泥土中或腐烂物质中逸出并引起疾病。瘴气理论在 18 世纪由苏格兰人卡德瓦拉德·科尔登(Cadwallader Colden)、美国人诺亚·韦伯斯特(Noah Webster)和其他人完善,在 19 世纪初通过埃德温·查德威克的努力和"卫生观念"在英国的普及,得到了广泛的接受。参见 Duffy, *The Sanitarians*(《卫生工作者》), pp. 20 - 23。

10. John J. Hanlon, *Principles of Public Health Administration*(《公共卫生管理原理》)4th ed. , St. Louis: C. V. Mosby, 1964, p. 48; Duffy, *The Sanitarians* (《卫生工作者》), pp. 10 - 11, 35.

11. John Duffy, "Yellow Fever in the Continental United States During the Nineteenth Century"(《19 世纪美国大陆的黄热病》), *Bulletin of the New York Academy of Medicine* (《纽约医学院公报》)44 (June 1968): 687 - 688; George Rosen, *A History of Public Health* (《公共卫生史》), New York: MD Publications, 1958, p. 234; Harrison P. Eddy, "Sewerage and Drainage of Towns"(《城镇污水与排水》), *Proceedings of the ASCE* (《美国土木工程师协会会刊》)53 (Sept. 1927): 1604; David R. Goldfield and Blaine A. Brownell, *Urban America: A History*(《美国城市:历史》)2d ed. , Boston: Houghton Mifflin, 1990, p. 152.

12. Sam Bass Warner Jr. , *The Private City: Philadelphia in Three Periods of Its Growth*(《私人城市:经历了三个发展阶段的费城》)rev. ed. , Philadelphia: University of Pennsylvania Press, 1987, p. 99.

13. Goldfield and Brownell, *Urban America*(《美国城市》), pp. 66, 68 - 69; Eric H. Monkkonen, *America Becomes Urban: The Development of U. S. Cities and Towns, 1780 - 1980* (《1780—1980 年美国城市化:美国城镇的发展》), Berkeley: University of California Press, 1988, pp. 112 - 115.

14. Raymond A. Mohl, *Poverty in New York, 1783 - 1825*(《1783—1825 年纽约的贫困》), New York: Oxford UP, 1971, pp. 10 - 13, 104 - 106.

15. Hanlon, *Principles of Public Health Administration*(《公共卫生管理原理》), p. 47; John B. Blake, "The Origins of Public Health in the United States"

（《美国公共卫生的起源》），*AJPH*（《美国公共卫生杂志》）38（Nov. 1948）：
1539；Duffy，*The Sanitarians*（《卫生工作者》），pp. 15，18.

16. 其他城市对波士顿声称成立了第一个常设卫生委员会的说法提出质
疑，包括彼得堡、弗吉尼亚（1780 年）、费城（1794 年）、巴尔的摩（1793 年）和
纽约（1796 年）。参见 Hanlon，*Principles of Public Health Administration*（《公共
卫生管理原理》），pp. 48 - 49。

17. Edwin D. Kilbourne and Wilson G. Smillie eds. ，*Human Ecology and
Public Health*（《人类生态与公共卫生》）4th ed. ，New York：Macmillan，1969，
p. 114；Hanlon，*Principles of Public Health Administration*（《公共卫生管理原
理》），pp. 47 - 48；Stanley K. Schultz，*Constructing Urban Culture：American
Cities and City Planning，1800 - 1920*（《建构城市文化：美国城市与城市规划，
1800—1920 》），Philadelphia：Temple UP，1989，pp. 119 - 120；Duffy，*The
Sanitarians*（《卫生工作者》），p. 62.

18. Rosen，*History of Public Health*（《公共卫生史》），p. 234.

19. Schultz，*Constructing Urban Culture*（《建构城市文化》），pp. 119 - 121，
140. 关于这一时期城市公共卫生项目成就的更多积极评价，参见 Jon C.
Teaford，*The Municipal Revolution in America：Origins of Modern Urban
Government，1650 - 1865*（《美国的城市革命：现代城市政府的起源，1650—
1865》），Chicago：University of Chicago Press，1975，pp. 54，102 - 103。

20. Duffy，*The Sanitarians*（《卫生工作者》），p. 12.

21. Melosi，*Garbage in the Cities*（《城市里的垃圾》），p. 15；Duffy，*The
Sanitarians*（《卫生工作者》），pp. 11 - 12，48 - 49，57；Hanlon，*Principles of
Public Health Administration*（《公共卫生管理原理》），p. 47.

22. 有关《妨害法》的讨论来自 Martin V. Melosi，"Hazardous Waste and
Environmental Liability：An Historical Perspective"（《危险废物与环境责任：历
史的观点》），*Houston Law Review* （《休斯敦法律评论》）25（July 1988）：
761 - 763。

23. Schultz，*Constructing Urban Culture*（《建构城市文化》），p. 43；Melosi，
"Hazardous Waste and Environmental Liability"（《危险废物和环境责任》），
pp. 763 - 764.

24. "原型系统"意味着"原生"系统或"在等级或时间序列上第一",与"原始的系统"的概念相反。在某些方面,这些原型系统没有它们的前辈那么发达,但它们并不原始。

25. Letty Anderson, "Hard Choices: Supplying Water to New England"(《艰难的选择:向新英格兰供水》), *Journal of Interdisciplinary History* (《跨学科历史期刊》)15 (Autumn 1984): 211.

26. 在殖民时期,一些市政公司也会打井,但可供应的水量往往不足或不适合引用。参见 Teaford, *Municipal Revolution*(《美国的城市革命》), p. 104。

27. M. N. Baker, *The Quest for Pure Water*(《寻求洁净水》)vol. 1 ,1948; *The History of Water Purification from the Earliest Records to the Twentieth Century* (《从最早的记录到 20 世纪的净水史》), New York: AWWA, 1981, p. 903; Rosen, *History of Public Health*(《公共健康历史》), p. 125;Jean-Pierre Goubert, *The Conquest of Water: The Advent of Health in the Industrial Age* (《对水的征服:工业时代健康的来临》), Princeton: Princeton UP, 1986, pp. 34 – 40;F. E. Turneaure and H. L. Russell, *Public Water-Supplies: Requirements, Resources, and the Construction of Works* (《公共供水:需求、资源和工程建设》), New York, 1911, p. 6.

28. W. H. G. Armytage, *Social History of Engineering* (《工程社会史》), London: Faber and Faber, 1976, p. 71.

29. Earle Lytton Waterman, *Elements of Water Supply Engineering* (《供水工程要素》), New York: Wiley, 1934, pp. 4 – 5;Turneaure and Russell, *Public Water-Supplies* (《公共供水》), 1911, p. 6; Richard Shelton Kirby and Philip Gustave Laurson, *The Early Years of Modern Civil Engineering* (《现代土木工程的早期》), New Haven: Yale University Press, 1932, pp. 81, 194;Edward S. Hopkins ed. , *Elements of Sanitation* (《卫生要素》), New York: D. Van Nostrand, 1939, p. 53;Rosen, *History of Public Health* (《公共卫生史》), pp. 124 – 125;Harold E. Babbitt and James J. Doland, *Water Supply Engineering* (《供水工程》), New York: McGrawHill, 1949, p. 3.

30. 起初,铸铁水管并不受工程师的欢迎,因为它们是用螺丝进行连接的,而且容易膨胀。一直到 1820 年,伦敦的部分地区还在使用木管。参见

Brian Read, *Healthy Cities: A Study of Urban Hygiene*（《健康城市：城市卫生研究》）, Glasgow: Blackie, 1970, p. 35。

31. Kirby and Laurson, *Early Years*（《现代土木工程的早期》）, pp. 192, 212 - 214; Hopkins ed. , *Elements of Sanitation*（《卫生要素》）, p. 53; Daniel E. Lipschutz, "The Water Question in London, 1827 - 1831"（《伦敦的水问题（1827—1831 年）》）, *Bulletin of the History of Medicine*（《医学史公报》）42 (Sept. Oct. 1968): 510; Goubert, *Conquest of Water*（《对水的征服》）, p. 22.

32. Milo Roy Maltbie, "A Tale of Two Cities: Water Supply in London and Philadelphia"（《双城记：伦敦与费城的供水》）, *Municipal Affairs*（《市政事务》）3（June 1899）: 193; Asok Kumar Mukhopadhyay, *Politics of Water Supply: The Case of Victorian London*（《供水政治：以维多利亚时期的伦敦为例》）, Calcutta: World Press Private, 1981, p. 1; Rosen, *History of Public Health*（《公共卫生史》）, pp. 124 - 125.

33. J. J. Cosgrove, *History of Sanitation*（《环境卫生的历史》）, Pittsburgh, 1909, pp. 78, 82; W. S. Chevalier, *Londons Water Supply, 1903 - 1953*（《伦敦供水, 1903—1953 年》）, London: Staples Press, 1953 , p. 1; Armytage, *Social History of Engineering*（《工程社会史》）, pp. 71 - 72; William Freeman, *Water Supply and Drainage*（《供水与排水》）, London: Sir Isaac Pitman and Sons, 1945, p. 13; Kirby and Laurson, *Early Years*（《现代土木工程的早期》）, p. 187; Rosemary Weinstein, "New Urban Demands in Early Modern London"（《早期现代伦敦的新城市需求》）, in W. F. Bynum and Roy Porter eds. , *Living and Dying in London*（《伦敦的生与死》）, London: Wellcome Institute for the History of Medicine, 1991, pp. 34 - 36.

34. *The Sanitary Industry*（《卫生工业》）, New York: Johns-Manville, 1944, p. w4; Rosen, *History of Public Health*（《公共卫生史》）, pp. 124 - 125; Maltbie, "Tale of Two Cities"（《双城记》）, pp. 193 - 194; Kirby and Laurson, *Early Years*（《现代土木工程的早期》）, pp. 188 - 191; C. W. Hutt and H. Hyslop Thompson eds. , *Principles and Practices of Preventive Medicine*（《预防医学的原则和实践》）vol. 1 , London: Methuen, 1935, p. 6; Turneaure and Russell, *Public Water-Supplies*（《公共供水》）, 1911, p. 7.

35. Lewis Mumford, *The City in History*(《历史上的城市》), New York: Harcourt Brace and World, 1961, p.447.

36. Eric E. Lampard, "The Urbanizing World"(《城市化的世界》), in H. J. Dyos and Michael Wolff eds. , *The Victorian City: Images and Reality*(《维多利亚时代的城市：影像与现实》), London: Routledge and Kegan Paul, 1973, pp.1, 4, 10 – 13, 21 – 22; H. J. Habakkuk and M. Postan eds. , *The Industrial Revolutionsand After: Incomes, Population and Technological Change, vol. 6 of The Cambridge Economic History of Europe*(《剑桥欧洲经济史》第6卷《工业革命和后继：收入、人口和技术变革》), Cambridge: Cambridge UP, 1966, p.274; William Oswald Skeat ed. , *Manual of British Water Engineering Practices*(《英国水工程实践手册》)vol. 1, Cambridge: Heffer, 1969, p.2; Mumford, *The City in History*(《历史上的城市》), pp.461 – 465; Melosi, *Garbage in the Cities*(《城市里的垃圾》), pp.9 – 10.

37. 1800年后，欧洲主要工业化国家的水质严重恶化，这不仅是由于城市地区人口的拥挤，还因为在河岸上建造新建筑以及建立屠宰场和制革厂而破坏了自然地点，污染了甚或消除了水源。参见 Goubert, *Conquest of Water*(《对水的征服》), p.41。

38. J. A. Hassan, "The Growth and Impact of the British Water Industry in the Nineteenth Century"(《19世纪英国水工业的增长和影响》), *Economic History Review*(《经济历史评论》)38（Nov. 1985）: 531 – 534.

39. 这些城镇没有建造复杂的供水系统，但至少在19世纪中叶之前，大多数城镇都依赖水井、池塘和水库。

40. 参见 Hassan, "Growth and Impact"(《19世纪英国水工业的增长和影响》), pp.531 – 534。

41. 参见 Hassan, "Growth and Impact"(《19世纪英国水工业的增长和影响》), p.532。

42. H. W. Dickinson, *Water Supply of Greater London*(《大伦敦的供水》), London: Newcomen Society at the Courier Press, 1954, p.103.

43. 引自 Chevalier, *Londons Water Supply*(《伦敦供水》), p.4。

44. Samuel Rideal and Eric K. Rideal, *Water Supplies: Their Purification*,

Filtration, and Sterilisation（《供水：它们的净化、过滤和灭菌》），London，1914，p. 97；ASCE，*Pure and Wholesome*（《纯净与健康》），New York：ASCE，1982，p. 2；Skeat ed. ，*Manual of British Water Engineering Practice*（《英国水工程实践手册》），p. 30.

45. 在此期间，除进行过滤外，还发展了更大的蓄水池。1796 年至 1850 年间，英国建造了 28 座超过 50 英尺高的土坝；1850 年至 1900 年间，又增加了 138 座土坝和 3 座混凝土坝。参见 Skeat ed. ，Manual of British Water Engineering Practice（《英国水工程实践手册》），pp. 5 - 6。

46. Read，*Healthy Cities*（《健康城市》），pp. 42 - 43；George W. Fuller，"Progress in Water Purification"（《水净化的进展》），*JAWWA*（《美国自来水协会杂志》）25（Oct. 1933）：1566；Chevalier，*Londons Water Supply*（《伦敦供水》），p. 7；Rideal and Rideal，*Water Supplies*（《供水》），p. 97；M. N. Baker，"Sketch of the History of Water Treatment"（《水处理的历史札记》），*JAWWA*（《美国自来水协会杂志》）26（July 1934）：904. 其他的水净化方法也曾在欧洲大陆尝试过。1806 年，第一家澄清厂在巴黎的塞莱斯汀码头建立。过滤器由砾石、木炭和沙子层组成，然后将水放回装有海绵的铅容器中。1823 年，在鲁昂和图卢兹建造了其他类似的净化厂。过滤污水的另一种选择是挖自流井，但技术问题和相互竞争的供水方式阻碍了自流井的广泛使用。参见 Goubert，*Conquest of Water*（《对水的征服》），pp. 53 - 54；Kirby and Laurson，*Early Years*（《现代土木工程的早期》），pp. 185，196 - 197。

47. 虽然泰晤士河仍然是伦敦管道供水的主要来源（1828 年为 56%，1898 年为 59%），但从利亚河取水的数量越来越少（1828 年为 44%，1898 年为 25%）。到世纪之交，来自深井的水约占伦敦总供应量的 16%。参见 Anne Hardy，"Parish Pump to Private Pipes：Londons Water Supply in the Nineteenth Century"（《从教区水泵到私人管道：19 世纪的伦敦供水》），in Bynum and Porter eds. ，*Living and Dying in London*（《伦敦的生与死》），pp. 77 - 80。

48. Stephen F. Ginsberg，"The History of Fire Protection in New York City，1800 - 1842"（《纽约市消防的历史，1800—1842 年》），Ph. D. diss. ，New York：New York University，1968，p. 318. 另外参见 Terry S. Reynolds，"Cisterns and Fires：Shreveport，Louisiana，as A Case Study of the Emergence of Public Water

Supply Systems in the South"(《水池和火灾:路易斯安那州什里夫波特——作为一个出现在南方公共供水系统的案例研究》),*Louisiana History*(《路易斯安那州史》)22(Fall 1981):337 - 367,其中讨论了什里夫波特第一个市政供水系统是为了消防而不是为了家庭使用或公共卫生。

49. Letty Donaldson Anderson, "The Diffusion of Technology in the Nineteenth Century American City:Municipal Water Supply Investments"(《19 世纪美国城市技术传播:市政供水投资》),Ph. D. diss. ,Evanston:Northwestern University,1980,pp. 87 - 88.

50. Ginsberg,"History of Fire Protection"(《纽约市消防的历史》), p. 338.

51. 消防方面的其他技术创新增加了对水的需求。例如,19 世纪 50 年代出现了蒸汽动力消防车,它比旧型号需要更多的水供应。参见 Anderson,"Diffusion of Technology"(《19 世纪美国城市技术传播》),pp. 89 - 90。

52. Harrison P. Eddy, "Water Purification-A Century of Progress"(《净水——一个世纪的进步》),*Civil Engineering*(《土木工程》)2(Feb. 1932):82;J. J. R. Croes, *Statistical Tables from the History and Statistics of American Water Works*(《美国水利工程历史与数据统计表》),New York, 1885, pp. 4 - 69.

53. Joel A. Tarr, James McCurley, and Terry F. Yosie,"The Development and Impact of Urban Wastewater Technology:Changing Concepts of Water Quality Control, 1850 - 1930"(《城市污水处理技术的发展与影响:改变水质控制的概念,1850—1930 年》),in Martin V. Melosi ed. ,*Pollution and Reform in American Cities, 1870 - 1930*(《美国城市污染与改革,1870—1930》),Austin:University of Texas Press, 1980, pp. 59 - 60.

54. George W. Fuller, "Water-Works"(《水的工程》),*Proceedings of the ASCE*(《美国土木工程师协会会刊》)53(Sept. 1927):1587.

55. 其他城市声称是第一个建立市政自来水厂的城市,但他们没有建立一个像费城那样规模的系统。1652 年,波士顿铺设了第一条木管道,并在全国建造了第一家自来水厂,通过重力从泉水中取水。1754 年,为宾夕法尼亚州伯利恒的摩拉维亚定居点建造了一座自来水厂。1776 年,北卡罗来纳州的温斯顿-塞勒姆用原木管道建立了一个覆盖全市的分销网络。参见 George S.

Davison,"A Century and a Half of American Engineering"(《一个半世纪的美国工程》),*Transactions of the ASCE*(《美国土木工程师协会会刊》)(Oct. 5,1926):560。

56. John C. Trautwine Jr.,"A Glance at the Water Supply of Philadelphia"(《费城供水一瞥》),*Journal of the New England Water Works Association*(《新英格兰供水协会学报》)22(Dec. 1908):421.

57. 参见 Michal McMahon,"Fairmount"(《费尔蒙特》),*American Heritage*(《美国资产》)30(April/ May 1979):100 - 101;Donald C. Jackson,"' The Fairmount Waterworks,1812 - 1911 ',at the Philadelphia Museum of Art"(《"1812—1911 年费尔蒙特水厂"——费城艺术博物馆》),*Technology and Culture*(《技术与文化》)30(July 1989):635。

58. City of Philadelphia,Department of Public Works,Bureau of Water,"Description of the Filtration Works and Pumping Stations,Also Brief Historical Review of the Water Supply,1789 - 1900"(《过滤工程和泵站的描述及简要的供水历史回顾,1789—1900》),1909,pp. 57 - 59;Michal McMahon,"Makeshift Technology:Water and Politics in Nineteenth-Century Philadelphia"(《权宜的技术:19 世纪费城的水与政治》),*Environmental Review*(《环境评论》)12(Winter 1988):24.

59. Jackson,"Fairmount Waterworks"(《1812—1911 年费尔蒙特水厂》),p. 635;McMahon,"Makeshift Technology"(《权宜的技术》),pp. 25 - 26. 拉特罗布最初建议将距离城市 12 英里的春磨坊溪作为主要水源。当市议会拒绝了他的建议后,他转向了离城市更近的斯库尔基尔河。他后来形容那里的水"异常纯净"。参见 City of Philadelphia,Bureau of Water,"Description of the Filtration Works and Pumping Stations"(《关于过滤工程和泵站的描述》),pp. 59 - 60。

60. Fern L. Nesson,*Great Waters:A History of Bostons Water Supply*(《伟大的水域:波士顿供水史》),Hanover,N. H. UP of New England,1983,p. 3;Terry S. Reynolds,"The Engineer in Nineteenth Century America"(《19 世纪美国的工程师》),in Reynolds ed.,*The Engineer in America*(《美国的工程师》),Chicago:University of Chicago Press,1991,pp. 10 - 15. 正如特里·雷诺兹

（Terry Reynolds）所指出的：“传统上，工程学的出现与大规模组织的出现有关。（如军事）或大型项目，其中的资本投资和风险水平高到足以证明全职技术专家的费用是合理的。但在殖民时期的美国，大型组织和大型项目都不常见。”美国革命改变了这一趋势，特别是土木工程在 19 世纪早期得到了推动，因为交通网络的改善和发展，包括 1816 年开始的伊利运河等项目。参见 Terry S. Reynolds，“The Engineer in Nineteenth Century America”（《19 世纪美国的工程师》），in Reynolds ed. , *The Engineer in America*（《美国的工程师》），pp. 10 - 11。

61. 参见 Edward C. Carter II，“Benjamin Henry Latrobe and Public Works：Professionalism，Private Interest，and Public Policy in the Age of Jefferson”（《本杰明·亨利·拉特罗布与公共工程：杰斐逊时代的专业主义、私人利益与公共政策》），*Essays in Public Works History*（《公共工程史》），Washington，D. C. Public Works Historical Society，1976。

62. McMahon，“Fairmount”（《费尔蒙特》），pp. 100 - 101.

63. Goubert，*Conquest of Water*（《对水的征服》），p. 56；Turneaure and Russell，*Public Water-Supplies*（《公共供水》），1911，p. 9.

64. Fuller，“Water-Works”（《自来水厂》），1594；Turneaure and Russell，*Public Water-Supplies*（《公共供水》），1911，pp. 10 - 11.

65. Turneaure and Russell，*Public Water-Supplies*（《公共供水》），1911，pp. 10 - 11；Anderson，“Diffusion of Technology”（《19 世纪美国城市技术传播》），p. 15；Fuller，“Water-Works”（《自来水厂》），1594；Philadelphia，Bureau of Water，“Description of the Filtration Works and Pumping Stations”（《关于过滤工程和泵站的描述》），p. 63.

66. Frederic P. Stearns，“The Development of Water Supplies and Water-Supply Engineering”（《供水与供水工程的发展》），*Transactions of the ASCE*（《美国土木工程师协会会刊》）56（June 1906）：455 - 456；F. E. Turneaure and H. L. Russell，*Public Water Supplies：Requirements，Resources，and the Construction of Works*（《公共水供应：需求、资源与工程建设》）4th ed. ，New York：Wiley，1948，p. 8. 直到 19 世纪末，木材都是经济的基础。木材是房屋和其他建筑、家具、轮船、小船、手推车、马车、工具和玩具的主要建筑材料。它

是钾肥、单宁、木炭和其他化学产品的来源。它是那个时代最重要的燃料,直到本世纪中叶以后,它开始被煤炭选择性地取代。参见 Martin V. Melosi, *Coping with Abundance：Energy and Environment in Industrial America*（《应对富裕:美国工业的能源与环境》）, New York：Knopf, 1985, pp. 18 – 19。同时参见 Brooke Hindle,"The Artisan During Americas Wooden Age"（《美国木制时代的工匠》）, in Carroll W. Pursell Jr. ed., *Technology in America*（《美国技术》）, Cambridge：MIT Press, 1981, p. 9。

67. Fuller,"Water-Works"（《自来水厂》）, p. 1594.

68. Jackson," Fairmount Waterworks"（《1812—1911 年费尔蒙特水厂》）, p. 635；Trautwine,"Glance at the Water Supply"（《费城供水一瞥》）, p. 425.

69. Ellis Armstrong, Michael Robinson, and Suellen Hoy eds. , *History of Public Works in the United States, 1776 – 1976*（《美国公共工程史, 1776—1976》）, Chicago：APWA, 1976, p. 232；Griffith and Adrian, *History of American City Government*（《1775—1870 年美国城市政府的历史》）, p. 73.

70. M. J. McLaughlin,"142 Years of Water Distribution"（《142 年的供水分配》）, *American City*（《美国城市》）58（Dec. 1943）：50；Armstrong et al. eds. , *History of Public Works*（《美国公共工程史》）, p. 233；Stearns, "Development of Water Supplies and Water-Supply Engineering"（《供水与供水工程的发展》）, p. 455；Turneaure and Russell, *Public Water Supplies*（《公共供水》）, 1948, p. 7.

71. Joel A. Tarr,"The Evolution of the Urban Infrastructure in the Nineteenth and Twentieth Centuries"（《19 世纪和 20 世纪城市基础设施的演变》）, in Royce Hanson ed. , *Perspectives on Urban Infrastructure*（《城市基础设施透视》）, Washington, D. C. ：National Academy Press, 1984, p. 19；"Golden Decade for Philadelphia Water"（《费城水资源的黄金十年》）, *Engineering News-Record*（《工程新闻》）159（Sept. 19, 1957）：37.

72. 自来水厂的财务保障比人们接受供水的时间要长。1803 年,一个耗资约 30 万美元的项目每年只收取 960 美元的租金。1814 年,筹集了 18 000 美元,而每年的供水费用为 24 000 美元。然而,到 1827 年,每年的支出只有

1 478 美元，而租金却高达 33 560 美元。参见 Martin J. McLaughlin，"Philadelphias Water Works from 1798 to 1944"（《费城的自来水厂——从1798年到 1944 年》），*American City*（《美国城市》）59（Oct. 1944）:86 - 87。

73. 特拉华州的威尔明顿是一个重要的例外，这个城市在地理上与费城非常接近，相对较早地借鉴了费城的系统。第一次有组织的供水始于 1804 年威尔明顿泉水公司的特许经营。木管连接到蓄水池，市民用手抽水。1810年，市政府收购了该公司，但社区的迅速发展很快导致市政府决定放弃原有的供水系统，代之以模仿费城的供水系统。1820 年，镇政府的一个委员会报告赞成将白兰地酒河的水抽到城市最高处的水库。威尔明顿系统采用了一个连接在双作用力泵上的超冲水车，将水通过铁管推到附近的两个水库。重力将水通过较小的铁管输送到城市。直到 19 世纪 40 年代，新制度才被证明是有效的。参见 Carol Hoffecker，" Water and Sewage Works in Wilmington，Delaware，1810 - 1910"（《德拉维尔威尔明顿市水务及污水处理厂，1810—1910 年》），*Essays in Public Works History*（《公共工程历史论文集》）12，Chicago：Public Works Historical Society，1981，pp. 1 - 2。

74. Anderson，"Diffusion of Technology"（《19 世纪美国城市技术传播》），p. 1。

75. Charles Jacobson，Steven Klepper，and Joel A. Tarr，" Water，Electricity，and Cable Television：A Study of Contrasting Historical Patterns of Ownership and Regulation"（《水、电和有线电视:所有权和管制的历史模式对比研究》），*Technology and the Future of Our Cities*（《技术与我们城市的未来》）3（Fall 1985）：9；Anderson，"Diffusion of Technology"（《19 世纪美国城市技术传播》），pp. 103 - 108。

76. Nelson Manfred Blake，*Water for the Cities：A History of the Urban Water Supply Problem in the United States*（《城市用水:美国城市供水问题的历史》），Syracuse：Syracuse UP，1956 ，pp. 44 - 62，101 - 120；J. Michael LaNier，"Historical Development of Municipal Water Systems in the United States，1776 -1976"（《美国城市供水系统的历史发展，1776—1976 年》），*JAWWA*（《美国自来水协会杂志》）68（ April 1976）：174 - 175；Gustavus Myers，"History of Public Franchises in New York City"（《纽约市公共特许经营的历史》），

Municipal Affairs(《市政事务》)4（March 1900）：85－87；Ginsberg，"History of Fire Protection"（《纽约市消防的历史》），p. 318ff.

77. Nesson，*Great Waters*(《伟大的水域》)，p. 1.

78. 水务委员会发现印第安人把长池叫作"cochitate"。市长提议将其更名为科奇塔特湖——这条渡槽也因此得名。有关波士顿供水的资料，参见 Blake，*Water for the Cities*(《城市用水》)，pp. 172－198；LaNier，"Historical Development of Municipal Water Systems"（《美国城市供水系统的历史发展》），p. 174；John B. Blake，"Lemuel Shattuck and the Boston Water Supply"（《莱缪尔·沙特克和波士顿供水系统》），*Bulletin of the History of Medicine*（《医学史公报》）29（1955）：554－562；Griffith and Adrian，*History of American City Government*(《美国城市政府的历史》)，pp. 70－71。

79. John W. Hill，"The Cincinnati Water Works"（《辛辛那提自来水厂》），*JAWWA*(《美国自来水协会杂志》)2（March 1915）：42－53；Bert L. Baldwin，"Development of Cincinnatis Water Supply"（《辛辛那提的供水发展》），*Military Engineer*(《军事工程师》)22（July/ Aug. 1930）：320－321；Richard Wade，*The Urban Frontier*(《城市前沿》)，Cambridge：Harvard UP，1959，pp. 294－295.

80. Wade，*Urban Frontier*(《城市前沿》)，p. 297；LaNier，"Historical Development of Municipal Water Systems"（《美国城市供水系统的历史发展》），p. 176；Gordon G. Black，"The Construction and Reconstruction of Compton Hill Reservoir"（《康普顿山水库的建造与重建》），*Journal of the Engineers Club of St. Louis*(《圣路易斯工程师俱乐部学报》)2（Jan. 2, 1917）：4－8.

81. Gary A. Donaldson，"Bringing Water to the Crescent City：Benjamin Latrobe and the New Orleans Waterworks System"（《为新月城供水：本杰明·拉特罗布和新奥尔良自来水厂系统》），*Louisiana History*(《路易斯安那州史》)28（Fall 1987）：381－396.

82. Wade，*Urban Frontier*(《城市前沿》)，pp. 294－295；James C. OConnell，"Chicago's Quest for Pure Water"（《芝加哥对洁净水的追求》），*Essays in Public Works History*(《公共工程历史论文》)1，Washington，D. C.：Public Works Historical Society，1976，p. 3；Tarr，"Evolution of the Urban

Infrastructure"(《19 世纪和 20 世纪城市基础设施的演变》), p. 14；Tarr et al. ,
"Development and Impact"(《城市污水处理技术的发展与影响》), p. 60；
Warner, *Urban Wilderness*(《城市荒野》), p. 202.

83. Fred B. Welch, "History of Sanitation"(《卫生的历史》), paper read at
the First General Meeting of the Wisconsin Section of the National Association of
Sanitarians, Inc. Milwaukee, Dec. 1944, 39, 41；Hopkins ed. , *Elements of
Sanitation*(《卫生要素》), pp. 51 – 52, 104；*Sanitary Industry*(《卫生工业》),
pp. w1-w3；Frederick Charles Krepp, *The Sewage Question*(《污水问题》),
London, 1867, p. 7；Melosi, *Garbage in the Cities*(《城市里的垃圾》), pp. 4 – 6；
Benjamin Freedman, *Sanitarians Handbook*：*Theory and Administrative Practice*
(《卫生手册：理论和行政实践》), New Orleans：Peerless, 1957, pp. 2 – 4；
Baldwin Latham, *Sanitary Engineering* (《卫生工程》), London, 1878,
pp. 21 – 22.

84. Barrie M. Ratcliffe, "Cities and Environmental Decline：Elites and the
Sewage Problem in Paris from the Mid-Eighteenth to the Mid-Nineteenth Century"
(《城市与环境衰退：18 世纪中期至 19 世纪中期巴黎的精英和污水问题》),
Planning Perspectives(《规划展望》)5（1990）：190 – 191；Kirby and Laurson,
Early Years(《现代土木工程的早期》), pp. 227 – 228；Krepp, *Sewage Question*
(《污水问题》), p. 7；Cosgrove, *History of Sanitation*(《环境卫生的历史》),
pp. 85– 86,91；Mansfield Merriman, *Elements of Sanitary Engineering*(《环境卫生
工程的要素》)4th ed. ,New York,1918, p. 141.

85. 伦敦博物馆的罗斯玛丽·温斯坦（Rosemary Weinstein）指出,伦敦公
司处理市民健康需求的传统可以追溯到中世纪。这座城市的档案包含从 13
世纪开始的几项有关供水、街道清洁和垃圾清除的条例。这些活动主要是在
选定区域中组织的,而不是在全市范围内组织的。参见她的"New Urban
Demands in Early Modern London"(《早期现代伦敦的新城市需求》),
pp. 29 – 31。

86. 伦敦的第一个公共下水道建于 1666 年的卢德盖特。参见 Kirby and
Laurson, *Early Years*(《现代土木工程的早期》), p. 230。

87. Krepp, *Sewage Question*(《污水问题》), p. 12；Henry Jephson, *The

Sanitary Evolution of London（《伦敦的卫生演变》），London，1907，p. 14；
Charles J. Merdinger，"Civil Engineering Through the Ages"（《土木工程的历史》），*Transactions of the ASCE*（《美国土木工程师协会会刊》）CT（1953）：95；
Leonard P. Kinnicutt，C. E. A. Winslow，and R. Winthrop Pratt，*Sewage Disposal*（《污水处理》），New York，1919，p. 8；Latham，*Sanitary Engineering*（《卫生工程》），p. 35；H. B. Hommon，"Brief History of Sewage and Waste Disposal"（《污水和废物处理简史》），*Pacific Municipalities*（《太平洋自治市》）42（May 1928）：161；"The London Water Supply"（《伦敦供水》），*Engineering Magazine*（《工程杂志》）2（Jan. 1870）：82.

88. Melosi，Garbage in the Cities（《城市里的垃圾》），pp. 7－9.

89. Tarr et al.，"Development and Impact"（《城市污水处理技术的发展与影响》），pp. 59－60.

90. Eddy，"Sewerage and Drainage"（《城镇污水和排水》），p. 1603.

91. Tarr et al.，"Development and Impact"（《城市污水处理技术的发展与影响》），pp. 60－61；Duffy，*The Sanitarians*（《卫生工作者》），pp. 13，29.

92. Samuel A. Greeley，"Street Cleaning and the Collection and Disposal of Refuse"（《街道清洁与垃圾的收集和处理》），*Proceedings of the ASCE*（《美国土木工程师协会会刊》）53（Sept. 1927）：1621.

93. Howard P. Chudacoff and Judith E. Smith，*The Evolution of American Urban Society*（《美国城市社会的演变》）4th ed.，Englewood Cliffs，N. J. Prentice-Hall，1994，p. 11.

94. Melosi，*Garbage in the Cities*（《城市里的垃圾》），pp. 14，43；Duffy，*The Sanitarians*（《卫生工作者》），pp. 16，28.

第二章

把蛇尾放进蛇嘴里：
埃德温·查德威克和英格兰的"卫生理念"

19世纪中期，英格兰的"卫生理念"带动了一种新型观念，即自然环境对个人的健康有着深远的影响，而健康依赖于卫生设施。这一观念重塑了人们对净水输送、污水处理以及垃圾收集和处理的思考。正如一位作家所说，卫生理念的最大贡献在于"用一种控制自然环境的科学力量新信念取代了……宿命论"[1]。

卫生理念的出现为改善卫生服务提供了更为清晰的理论基础和更为新颖的策略，首先是在英格兰，然后是在全世界。然而历史学家安·F.拉·贝尔热（Ann F. La Berge）令人信服地指出，18世纪末和19世纪初的法国是第一个从理论上、制度上和实践上提供公共卫生模式的国家。她指出，一直到19世纪30年代，法国人（从巴黎开始）始终是公共卫生理论和改革的领导者，"而在19世纪20年代和30年代，英国和法国的公共卫生倡导者之间进行了大量的思想交流"。到了19世纪50年代，英国人宣称他们在公共卫生实践方面处于领先地位，如污水的处理和水的供应。而他们也接替法国人成为这一领域的领导者[2]。

由于疾病因果理论植根于卫生理念，这使得英国在公共卫生实践的主导地位取得了一定的胜利,尽管是暂时的。其中一个关键的结果就是维多利亚时代的城市从狄更斯式的阴郁转型为更宜居的环境。历史学家阿萨·勃里格斯(Asa Briggs)以一种谨慎而浪漫的方式描述了这一进步:

> 城市的建设是维多利亚时代特有的成就,规模宏大但视野有限,尽管创造了新的机遇,但也带来了大量新问题。也许它们的突出特点被隐藏在公众视线之外——它们隐藏的管道、排水管和下水道网络,这是那个时代最大的技术和社会成就之一,一个比交通系统更全面的卫生"系统"。[3]

　　然而在19世纪70年代以前,伦敦根本无法解决贫困地区的许多卫生问题,虽然它在19世纪中叶的卫生改革中受益良多。[4]尽管如此,通过环境卫生来预防疾病的时代显然正在到来。

　　卫生理念最伟大的倡导者和推广者是律师出身的卫生主义者埃德温·查德威克。1800年1月24日,查德威克出生于曼彻斯特近郊,他是詹姆斯·查德威克(James Chadwick)的长子,而詹姆斯是"直言不讳的激进分子、亲法派、托马斯·潘恩(Thomas Paine)的追随者"。埃德温的母亲去世后,詹姆斯举家迁往伦敦,在经济上遭受了一些挫折。不久,詹姆斯成为《政治家》杂志的编辑。1816年,詹姆斯开始担任《西方时报》的编辑,而后在埃克塞特(Exeter)再婚,并开始抚养更多的孩子。此时,埃德温与父亲的接触较少,尤其是在詹姆斯和他的新家庭于19世纪30年代末搬到纽约之后。[5]

　　埃德温幼年和青年时期接受教育的机会都很有限,他对"受过古典教育的精英"越来越不满。基本上属于自学成才的他,18岁时开始进入律师事务所当学徒。五年后,他把眼光放得更远,并于

1823 年被伦敦中殿律师学院接收,准备成为一名律师。查德威克为几家大城市的报纸撰写短文来维持生计,并与伦敦的一些法律系和医学院的学生建立了联系。在 1824 年,他接连认识了托马斯·索斯伍德·史密斯(Thomas Southwood Smith)和约翰·斯图亚特·米尔(John Stuart Mill),这两位都是哲学激进分子。通过他们,他第一次接触了边沁主义的相关内容。[6]

哲学激进分子公认的领袖杰里米·边沁(Jeremy Bentham)是一位法学家、法律改革家和功利主义哲学家。他对传统的宪法思想加以批判,并提出自己的理论主张,正如一位作家所说:"凡是那些对促进最大多数人的幸福最有用的行为,就是正确的行为。"他对将自己的想法应用到刑罚改革中特别感兴趣。[7]

从边沁和经济学家大卫·李嘉图(David Ricardo)那里,查德威克获得了——或者至少强化了——对激进中央集权政府的信仰,这一观点在他的几篇著作中都有提及。1829 年 11 月,随着查德威克的名声在边沁主义者中越传越广,他应邀在伦敦辩论社就济贫法展开了一场辩论。两年后,他成为边沁本人的秘书,协助这位年事已高的功利主义者起草他的《宪法法典》(Constitutional Code)。虽然他们在一些问题上存在分歧,但查德威克始终与边沁共同开展对国家效率与专制本质的研究。[8]

伦敦贫民窟的状况成为查德威克的一个主要研究方向。在从事这项工作的时候,他染上了斑疹伤寒,后来得以完全康复。1832 年,也就是边沁去世的那一年,查德威克被任命在一个调查英国济贫法状况的委员会就职,后来他出版了《1834 年济贫法报告》。在从事了 20 多年的公共服务后,查德威克在 1854 年回归个人生活。名义上是出于健康考虑辞去了在卫生局的职务,实际上也与众多反对者的因素有关。[9]

批评家们认为查德威克的社会观点具有一定的压制性。但作为济贫法的改革专家,他的地位还是因此有所提高。1834 年,当时为了实施新法律而设立了三个济贫法委员职位,查德威克原本以为他会得到其中的一个。但是很显然,出身和财富决定了这类任命,而他完全被忽视了。在已经是风雨飘摇的辉格党政府看来,他在关键问题上的强硬立场也使得他不那么有吸引力了。考虑到需要倚重他的工作能力,查德威克被任命为新成立的济贫法律委员会秘书。起初,他对这份工作犹豫不决,但在确信自己的权力将大于头衔之后,他重新考虑了这一任命。虽然查德威克在委员会中发挥了不可或缺的作用,但他并未获得自己所期望的决策影响力。虽然有时他的建议会被采纳,但是他经常认为那些建议执行得非常糟糕,尤其是在济贫和治安方面。即便如此,批评家们仍然认为他一直在压迫穷人。[10]

查德威克一生都在与政府官员、医生和工程师进行斗争。有些人认为他是一个非常严格的人,很难相处。一位观察家说:"从来没有人因为查德威克有一颗仁慈的心而指责他。"[11]他对这些批评感到疑惑,不明白为什么他对社会变革的努力会引发如此强烈的情绪反应。

查德威克最终转向了政府的行动部门,在那里,他在公共卫生领域留下了自己最为永久的遗产,尽管他给世人留下的印象是对穷人的需求漠不关心,而且他极为鄙视那些对预防医学毫不关心的医生。在 1837 年至 1838 年流感爆发之后,委员会受命调查贫困和卫生条件之间的关系。查德威克被委派负责完成这项工作。为了能完成这项任务,他聘请了三位以致力于研究环境对健康影响而闻名的医生——詹姆斯·凯(James Kay)、尼尔·阿诺特(Neil Arnott)和托马斯·索斯伍德·史密斯。对查德威克来说,他并不愿意与他人分享开展重大全国卫生调查的机会,尤其是与那些凭借自己的权利迅速成为医疗改革杰出代言人的人——也就是那三名医生。[12]

尽管如此,在《大不列颠劳动人口卫生状况报告》(*Report on*

the Sanitary Condition of the Labouring Population of Great Britain，1842 年）中，查德威克依然成功地把人们的注意力引向了贫困带来的破坏力和令人沮丧的工业城市健康状况。这份文件被广泛传播，比以往任何时候的政府出版物卖得都好。查德威克进行了充分的研究和论证，生动地描绘了一幅末日城市的画面，并强调了疾病预防的重要性。[13] 作为一名优秀的边沁主义者，查德威克也提出了"公民经济"的概念，在这种情况下，意味着产生疾病比预防疾病要昂贵得多。[14]

尽管查德威克喜欢强调这份报告是由他个人独立完成的，但事实上这份报告是委员会几位成员共同亲手编撰的。更确切地说，这是公共卫生领域一场新兴运动的高潮，而不是任何一位改革者脑力劳动的产物。[15] 正如历史学家安东尼·沃尔（Anthony S. Wohl）所说："公共卫生……成为一种根本性改革，是所有其他改革的基础和必要条件。"[16]

这份报告之所以产生如此巨大的反响，是因为它否定了疾病的宿命论，也就是所谓上帝的意志，同时也因为它否定了一种更为流行的观点，即贫困是疾病的主要原因。[17] 它彻底推翻了这一论点，指出疾病是贫困的原因之一，疾病的根源是环境问题。因此，这份报告被看作对工业贫民窟不卫生的生活条件的有力控诉，同时也是对忽视传染病起因的医生和不作为的地方卫生委员会的尖锐批评。[18] 正如一位观察家所指出的，政府是由"一个高高在上、目空一切的阶层控制的，他们几乎不考虑普通人的舒适与否，既不关心人们的受教育情况，也不关心公共卫生状况"[19]。

19 世纪初英国爆发的霍乱疫情印证了该报告的有力论述。19 世纪 20 年代后期，许多人对于慢性痢疾和其他地方病习以为常，他们对改革者关于大城市，特别是伦敦日益严重健康问题的警告不加理会。1831 年至 1832 年流行的霍乱改变了这一切，改革家们立刻受到了重视。这次霍乱夺去了 6 万人的生命，其中很多是穷人。在接下来的数年中,霍乱多次在英国肆虐。在1848年至1849年,1854年和1867年,霍乱不断袭击不列颠群岛。

受污染的水是霍乱的传播媒介。而一旦查明了原因,问题就能够得到有效解决。虽然霍乱的预防被认为相对简单,在统计学上不如斑疹伤寒或痨病那样严重,但霍乱依然使人胆战心惊,因为它发作得突然而猛烈,并且极具传染性。[20]

虽然对传染病的细菌学起源并不了解,但当时的英国卫生工作者很快就把污染和疾病直接联系起来。[21]比尔·瑞克金(Bill Luckin)正确地将查德威克的观点描述为"原始环境主义",因为它虽然确定了疾病发生的环境原因,但不了解致病微生物的确切原因,也不了解与疾病相关的生态因素。[22]此外,查德威克是典型的边沁主义者和中产阶级改革者,正如玛格丽特·佩林(Margaret Pelling)所说,他"拥有有限的大众同情心,除可能存在于所有群体都有天生的幸福能力的假设之外,他根本没有平等主义……一个自然的生命周期不应该在效率最高和最具有生产力的时候被切断或中断。贫穷和疾病非常相似,它们毫无理由,同时也是可以被预防"[23]。

直到20世纪后期,所谓的污秽或瘴气理论一直主导着卫生学者的思想。因为人们认为疾病是由腐烂的有机废物、难闻的气味(瘴气)和下水道里的气体引起的——而且不可能从一个人传染给另一个人——污秽理论是反对与传染者接触的。这些早期的卫生工作者面对的许多疾病是肠道疾病,因此人们认为环境卫生处理是相当成功的。[24]

1877年7月5日,本杰明·理查森博士(Dr. Benjamin Richardson)在英国卫生研究所发表的演讲抓住了污秽理论的精髓。下面是他的演讲节选:

随着卫生科学的进步,预防医学必将占据主导地位。

治疗工作会减少,而预防工作会不断发展。人为造成的流行病,像伦敦大瘟疫,就是用多年积攒的有机垃圾成功培养出来的,或者像现代伤寒,是饮用了掺杂着人类排泄物的不洁净水造成的,这种人为产生的流行病可以通过简单的机械技术有效预防。而由不良的娱乐和嗜好,或是过度劳累所造成的疾病,也可以通过道德影响和原因的认知而消除;并且我相信,那些持续不断的灾祸,如同天上的雷电一样,并非由人类的行为或者过失造成,所以也会慢慢得以规避,即使这些灾难没有被清除,它们持续的时期也将会变得很短。[25]

查德威克在其报告中为确定疾病和损害健康的原因提供了基本的环境背景,并开始设计处理这些问题的行政结构和实施新的疾病预防方法的技术反应。通过强调环境而不是个人卫生方面,他设想医生和其他医务人员将他们的作用从对病人的具体治疗扩展到更广泛的社会行动,特别是接种计划和环境卫生。作为一个边沁主义者,他拒绝接受当时盛行的工业生活或公民生活的自由放任思想。他认为少数人的权利应当让位于多数人的需要。因此,必须由强有力的中央当局来监督地方实施卫生服务。这意味着需要雇用领薪水的检查员——这是一个早于现代公务员制度的先例。[26]

对于查德威克来说,应对不卫生条件的合理技术措施应当是改善公共工程,包括自来水厂、下水道、铺有路面的街道和通风的建筑物。[27]他规划出一个水务(或干线-支线)系统,通过配备水箱,将饮用水引入千家万户,并且将污水排放到公共下水道,最后作为"液体肥料"输送到邻近的农田。[28]

在构思这个计划时,查德威克深受约翰·罗伊(John Roe)的影响。约翰·罗伊是一位铁路和运河工程师,他曾是霍尔本与芬斯伯里下水道管理委员会的测量员。罗伊向查德威克揭示了一位作家所称的"当时下水道的所有罪恶"。罗伊亲自把查德威克带到下水道里,让他验看旧下水道里的寄生虫和松动的砖块。罗伊的一个解决方案是使用小的、蛋形的砖制下水道来增加水流的速度,从而增加下水道的承载能力,而不是圆形或是方形下水道。这个概念很符合查德威克力推的干线系统,它打破了当时的许多传统思维。[29] 随着实践工作的不断开展,查德威克指出:"我们完成了这个循环,实现了埃及式的永恒形态,就像把蛇尾放进蛇嘴里。"[30]

许多与查德威克同时代的人,包括可预见的既得利益者,都声称他的计划在技术上是不切实际的,成本太高,并且难以实施。最后,他的综合水利系统并没有被采用。由于地方政府不愿让国家决定其公共工程项目的类型或范围,且考虑到预算额度或别的限制以及其他优先事项,结果地方政府不断地对其施加压力。

尽管如此,查德威克的报告和他随后实施水利系统的尝试依然是近代卫生服务发生转折的重要标志。服务覆盖整个城市的4个基本标准第一次形成了联动:清晰的环境脉络(健康取决于卫生)、行政结构(需要集中的公共控制)、大量技术响应(投资新的基础设施),以及对于提供服务范围的认知(通过关注公共健康)。直到1875年《公共卫生法》的通过,这些标准才趋于一致,是查德威克的努力,才使得它们付诸实施。

新的卫生服务的发展是在19世纪中后期重要的公共卫生立法的背景下发生的。虽然查德威克对卫生运动本身的影响在19世纪40年代后期已经有所减弱,但1848年的《公共卫生法》被许多人看作他在卫生领域工作的巅峰之作。该法案标志着英国政府历史性地承担起保护公民健康的责任。与1866年的《卫生法》一样,1848年的《公共卫生法》是处理卫生问题的现代法律机制的起点——不再仅与普通法中的妨害概念相联系。[31] 立法引入了"法定公共妨害"的法律概念,至少在理论上涵盖了查德威克和他的同侪在 1842 年报告中指出的所有环境问题。[32]

从另一种意义上说,1848 年的法案没有达到查德威克本人设想的能够主导卫生改革的预期。中央集权的反对者赢得了主动权,该法案未能建立一个全国性的地方政府框架。只有当超过 10% 的纳税人提出申请,或者死亡率超过 23‰时,才会设立地方卫生局。此外,卫生局被授予(但不是必须)任命卫生官员的权力以及承担铺路、排水和供水项目的责任。[33] 政府设立了一个相对影响力较弱的中央卫生局,但其最初的任期仅有 5 年。[34]

从某种程度上来讲,查德威克做了什么以及没有做成什么,共同促成了中央集权反对者的成功。报告没有明确说明中央机构将如何实施卫生计划,也没有说明该计划比过去和现在的地方行动到底强在哪里。查德威克的传记作家安东尼·布伦戴奇(Anthony Brundage)认为:"查德威克不愿直接与'中央协调机构'打交道,可能是因为他害怕再次被看作渴望攫取权力的家伙,这一指责曾让他屡次遭到抨击。"他首先要做的是为其本人对于公共卫生状况的分析赢得支持,然后"当然会有一个只有查德威克才能正确指挥的行政机器"。如果这曾经是他的计划,那么很遗憾它并没有实现,而中央集权反对者最终赢得了胜利。[35]

继 1848 年的法案之后,又有几项立法相继出台,其中许多涉及与卫生服务有关的具体问题,尤其是关于污水处理方面。然而,卫生运动工作真正得以完善的标志是 1875 年的《公共卫生法》,而这已经是查德威克退出参与公共活动 20 年以后的事情了。几乎所有早期的立法都得到了整合(共有 22 项议会法案),并被扩展到一个非常全面的卫生法规中。随着 1875 年法案的颁布,英国在很长一段时间没有针对卫生问题进行立法。在 19 世纪晚期细菌学出现之前,新法案是公共卫生思想最广泛的表述,并为环境卫生固有的原则提供了主要动力。[36]

在 1842 年的报告发表后的十多年里,查德威克的社会活动主要包括准备建立一种新的卫生系统，与立法进行持续不断的斗争，以及努力保住自己在这一领域的事业。历史学家克里斯托弗·哈姆林（Christopher Hamlin）令人信服地指出，关于查德威克水务计划的争论已经结束，而结束的标志"不是查德威克体系的胜利，而是对于灵活的、以客户为驱动的英国工程实践的肯定"。换句话说，英国工程师习惯于处理客户定义的问题（而不是倡导他们自己的技术愿景），并在没有单一技术解决方案的环境中工作。查德威克的系统设想了一个解决城市卫生问题的单一方案，正如哈姆林总结的那样，"查德威克的'干线-支线'系统的组成部分整合得如此之好，以至于没有明确的设计起点"[37]。

尽管如此，关于集合卫生系统的争论对英国卫生服务的发展以及英格兰的公共卫生设施观念向世界的传播依然产生了深远的影响。丰富的净水供应是查德威克体系的核心，也是英国持续关注的主题，但人们更为关心污水的处理和利用问题。垃圾处理，或者狭义上说公共街道的清洁和处理垃圾的个人责任，从来都不是查德威克的卫生计划中不可分割的部分。在某些方面，垃圾和其他固体废弃物在当时只是被当作碍事的东西处理，而没有被看成健康的威胁，这与人们看待下水道中携带病菌的污水的眼光大不相同。[38]

获取和分配洁净水源的原则在19世纪初就已经基本确定。虽然直到1850年也很少有社区能满足自身的用水需求，但其做法和机制似乎已被充分接受。如果说供水问题在关于污水处理的争论中占有一定的分量，那应该是与不断变化的污水处理情况有关，这种变化因用水量的增加而不断加剧。19世纪，新的中央供水系统改变了许多城市居民的生活习惯，因为不断增长的需求（洗涤、洗澡、抽水马桶）导致了更大的抽水量。旧的污水处理系统根本无法处理从装有管道的家庭和企业排出的大量污水。[39]

从1842年到1845年，城镇健康委员会成为有关污水处理的争论的焦点,这标志着输水系统逐渐普及的开始。[40]起初,污水流的问题引起查德威克的兴趣主要是因为现有的公共下水道和污水坑使得地表水和它所携带的物质很容易渗入地面,而不是在某些排水口沉积下来,并且根据查德威克的干线-支线系统设计,理论上提供了一种收集污水的方法,使之用于农田,为城市发展提供可能的收入。[41]

查德威克需要工程师的帮助来实施他的系统设计。而土木工程是近年来才在英国出现的一个公认的工程学分支。1828 年土木工程师学会在伦敦成立,标志着公众对这一学科的认可。土木工程与其他工程分支的区别在于其研究主要集中在道路、桥梁和隧道等基础设施,以及供水和污水处理系统。

18 世纪英国工商业的扩张刺激了政府以外的新项目发展。在 18 世纪 50 年代以前,国家——尤其是军队——是整个欧洲工程的主要出资人。[42]而早在 19 世纪以前,从事"民用"(土木)工程的英国工程师们就已经开始交流思想,并确立自己的专业身份。[43]

尽管土木工程专业在 19 世纪中期是相对较新的事物,查德威克和罗伊关于干线系统的观点还是挑战了当时的工程专业知识。大伦敦区有 7 个下水道委员会(查德威克认为这是腐败和低效的,确实有一定道理)。作为任命机构,他们经常维护那些为委员会服务的建筑师、建筑商和测量员的利益。他们同时也是"准司法机构",负责管理而非建造或控制辖区内的下水道。尽管委员会和土木工程师之间的联系微不足道,但查德威克仍然对大多数工程师不接受他的水务循环系统加以抨击,就像他批评医生不从事预防医学一样。

于 1847 年成立的、旨在改革伦敦下水道管理的大都会卫生委员会成为查德威克攻击传统工程师的工具。由于查德威克的改良主义历史,再加上最近的一些追随者的怂恿,查德威克的攻击不仅针对对手工作技术上的低劣,还指出他们未能履行改善卫生条件的道德义务。他甚至抛弃了原来的一些旧盟友,包括他一度用约翰·菲利普斯(John Phillips)取代的罗伊。这位新来的技术专家原本是个泥瓦匠,后来自学了水力学,进而被提升为威斯敏斯特委员会的测量员。蛋形下水道被淘汰,釉面陶制管道取而代之。于是提高水流的速度成了查德威克的头等大事。

1849年,由查德威克主导的都市下水道委员会正式成立,其目的是修建大伦敦地区下水道系统。罗伊也于同期返回负责污水流动的实验。与此同时,干线系统也在接受测试。但事实证明从设计到施工是非常困难的。他们所收集的数据并不能支撑查德威克实施的方法。工程师们认为如果遵照他的原则,根本无法解决在施工中遇到的实际问题。查德威克的方法也在伦敦以外的地方施行。这项工作得到了卫生局的批准,后者负责修建卫生设施。根据哈姆林的形容,那是"查德威克最后的堡垒"。到了1852年,当大量完工的下水道足以用来评估这一方法时,结果令人失望。水路堵塞和中断现象经常发生。

查德威克接着又提出了加强行政控制的建议,他认为保持下水道畅通的方法是教育公众如何使用这些管道,并定期检查家庭之间的联系。大多数工程师和负责的行政机构对这些想法并没有多大热情,因此拒绝接受它们。意愿和执行之间的差距使查德威克的污水处理计划注定会失败——至少在赢得工程师的支持,使其能够以独特的方式解决垃圾处理问题方面是这样的。哈姆林认为,查德威克试图改变下水道的用途,"从原本的清除地表和土壤中的水分,转为利用下水道快速清除废物"。虽然这两种功能都是必需的,但查德威克"不愿意承认需要独立的厕所和雨水下水道"[44]。

然而,反对者批评查德威克只是设计了一种补充性的处理系统,而不是一种独特的处理系统。他们忽略了一个事实,即关于下水道设计的争论对于决定如何处理液体废物和应对不断增加的水量是至关重要的。查德威克强烈反对只是单纯为了排水而铺设下水道,因此下水道成为营造良好公共卫生斗争中的一个主要焦点。尽管他的技术方案、他对工程师的粗暴抨击以及他的专制管理方式使得人们并不看好他所设计的自由流动系统,但毫无疑问,他改变了人们对下水道价值的看法。

尽管如此,在 19 世纪后期和 20 世纪,作为开发集成的供水和下水道系统的对立方,渐进式修建下水道的方法成为公共工程的主要实践操作。查德威克未能顺利完成一项试点计划,这使得他的信誉大为受损。他的计划最大的缺点是过于雄心勃勃。在一个地方当局刚刚开始控制其公共工程、国家政府刚刚批准新的卫生规则的时代,很难想象会在这样规模的技术系统上进行投资。

虽然大多数英国城镇当时忽略了查德威克集成系统的细节,但在 19 世纪中叶开始的水运系统时代,下水道的建设得到了蓬勃发展。[45]尤其是在 1847 年,在议会授权地方当局可以直接往河流海洋排放污水之后,水运系统变得至关重要。以前的立法似乎更关心尽量减少住所附近的土壤污染和减少街道排水沟带来的困扰。[46]

铺设输水系统不仅要求注意排水技术,而且要注意排水口和排水点的位置,还要注意新出现的、不同形式的水污染。伯明翰和曼彻斯特等城市相对较早地开始应对这些问题。[47]

在霍乱流行之后,议会于 1855 年通过了《公共妨害清除法案》,该法案设立了伦敦市政工程委员会,用以建设完善的伦敦市排水系统。法律明确强调了建造下水道和利用下水道妥善处理废物的要求。约瑟夫·威廉·巴扎尔杰特(Joseph William Bazalgette)在那一年成为伦敦市政工程委员会的总工程师,并于 1859 年开始建设伦敦的污水处理工程。该工程的主要排水系统在 1865 年基本完成。[48]

巴扎尔杰特曾是威斯敏斯特的一名咨询工程师,主要从事铁路方面的工作。28 岁时,他因为身体状况辞去了工作。第二年,他重返工作岗位,职位是伦敦城市污水处理委员会的工作人员。不久,他被任命为总工程师。[49]巴扎尔杰特不赞同查德威克式的排水系统。相反,他提议为伦敦修建一整套主要污水截流系统,该系统为东西走向,在污水进入泰晤士河之前进行截流。[50]排放的污水将被输送到离城市很远的河流下游排水口。在退潮时可以通过重力流动带走污水,而在涨潮时需要使用水泵将污水导入河中。

排水口的位置设置是一个争议的焦点。在得到市政委员会的支持后,巴扎尔杰特提出了雄心勃勃的建议。起初这项提议并未被通过。而在两年后,政府的决策发生了大逆转,这主要是因为1858年发生了历史上著名的"大恶臭"。炎热的天气和成千上万个抽水马桶的使用产生了持续两年的恶臭,这是由河流潮汐到达处的污水腐烂变质造成的。船上的工作人员感到头痛和恶心,议会召开会议的时候也只能在开着的窗户上悬挂浸泡了漂白粉水的窗帘来勉强忍受。[51]威廉·巴德博士(Dr. William Budd)是这样记述的:

> 在人类历史上,近300万人所排放的污水第一次被带到一个巨大的露天阴沟中,在烈日下沸腾、发酵。结果我们都知道了。我们完全可以相信,这种臭气,以前从来没有污染到这种程度。至少在此之前,还从未有一场恶臭上升到历史事件的高度。[52]

虽然工程图纸和游说没能取得成功,但是对鼻孔的直接攻击帮助巴扎尔杰特获得了胜利。在接下来的20年里,伦敦大约铺设了83英里的下水道,排干了100平方英里的城市污水。[53]

抽水马桶使用量的增加和输水系统的实施使得污染问题从家庭转向河流和小溪。英国再次出现了上一代人对供水可能受到污染的担忧。因此,旨在大幅改善城市卫生条件的技术得以应用。查德威克的水务系统为在城市的卫生基础设施中设计一个完整的污水处理机制提供了理论的框架。但巴扎尔杰特的具体实施使得"管道的末端"不再成为问题。而围绕污水处理的斗争确实在降低死亡率方面产生了积极的效果。一项对英国的 12 个大型城镇在采用污水处理系统前后的研究表明,死亡率从 26‰ 下降到 17‰。[54]

尽管查德威克的想法获得了当地政府委员会和许多官方研究的支持,但关于他将污水用作农业肥料的设想未能真正实现。到 1880 年,大约有 100 个城镇尝试用污水灌溉农场。那些接受过重复灌溉的作物,其产量增加的数量非常有限,而且城镇外围那些曾经用过污水灌溉的土地,但现在往往因为利益的关系而不再耕种。[55] 当时一些英国农民使用新的浓缩肥料,如人工过磷酸钙或南美鸟粪,而不是哈姆林所说的稀释污水肥料,"不管是否需要,肥料一直是不请自来"。其他可用的解决办法还包括在液体污水中添加化学物质,产生沉淀或絮凝以回收肥料材料,或以干燥的形式收集废物。这些办法费用较高,效果也不太理想。[56]

直到 19 世纪 80 年代和 90 年代,维多利亚人才开始利用生物化学方法处理污水。威廉·约瑟夫·迪布丁(William Joseph Didbin)是伦敦市政工程委员会的一位化学家,他是最早猜测细菌可能适用于污水净化的人之一。[57]

通常,污水污染不仅是一个技术问题,还是政治和司法问题。溪流和河流的污染在英国尤其严重,因为英国的陆地面积有限,河道两旁的人口稠密,河岸两旁的数个市政当局共用水源。[58] 对许多已经把纳税人的钱投资在水运系统上的城镇来说,向水道排放污水既便宜又省事。一旦废物被冲进了抽水马桶或通过管道离开了房子,市民对最终处理的兴趣就急剧下降——尤其是当他们的废物顺流而下时。当然,沿河和下游城镇的地主们对于这种有意无意的忽视非常抵触。

早在委员会的报告出台 25 年或 30 年以前,人们就开始关注河流的污染问题。但最激烈的争论始于 19 世纪 50 年代。比尔·瑞克金将伦敦关于河流污染的辩论与英国北部工业区针对该话题的辩论进行了有趣的区分。在19世纪中叶,伦敦的主导经济和社会结构显然是非工业化的;特别是当这个城市缺乏一个统一的自由制造业阶层的时候。因此,伦敦人是从商业和消费而不是生产的角度来看待河流污染。不断增长的郊区圈也使城市与农村的经济利益和价值产生隔离。因此,在伦敦最令人讨厌的污染源是人类的排泄物,而不是制造业的废物。人们的注意力主要集中在抽水马桶和家庭污水的问题上,这个问题使当地各种既得利益者之间相互对立。

在工业发达的北部和西米德兰兹郡(West Midlands),新兴工业资产阶级和那些想要限制制造业阶级权力的政府官员之间的斗争(或者想要获得对制造业的一些控制)的焦点集中在工业污染上,而不是人类的排泄物上。从本质上说,阶级利益和司法纠纷使19世纪英国对抗河流污染的过程变得错综复杂。[59]

由于河流污染问题具有全国普遍性的意义,因此,为解决这一日益严重的问题,英国开展了咨询、调查和新的立法。1857年,皇家污水处理委员会正式成立,其目的在于确定如何保护河流,以及如何确定处理污水的最佳方法。委员会指出,"我国河流和小溪日益严重的污染产生了一种具有国家级别的罪恶,迫切需要采取补救措施"。它认识到,"城镇的日益清洁和内部排水系统的改善,在很大程度上加剧了这种罪恶;它的增长将继续与这些改进成正比"。1865年形成的最终报告建议对污水进行土地化处理,但它对污水养殖的盈利能力并不十分关心。它明确表示应当禁止城镇持续产生污染,并指出污水池对当地的环境健康有害,应该用更现代化的排水系统来代替。这样的结论并没有有效地解决输水系统的污染能力,也没有提供有效的转变机制。[60]

11年后,《河流污染防治法》正式通过。作为水污染基本法,它一直使用了75年。然而,该法律保留了数条保护行业利益的法条,而执行该法律的权力则被几家地方行政当局瓜分了。[61]

英格兰发展输水系统的经验可谓喜忧参半。家庭和商业机构安装了输水管道,拥有了一种有效排放污水的方法,这显然比老式旱厕和污水池有优势。但是这种出现在市中心的高效装置的代价就是几乎所有主要水道都出现了污染问题。污染负荷的增加直接威胁到供水的洁净,使上游和下游地区之间的关系恶化,并导致这些水道出现各种竞争性的使用。

1855 年,《笨拙》(Punch)杂志刊登了一幅描绘泰晤士河肮脏状况的漫画,并配了一首题为"泰晤士王"的小诗,部分内容如下:

> 泰晤士王这个老头不常见,
> 他躺在泥床上,
> 他的脸是讨厌的黄色,
> 除了被黑泥弄脏的地方。
> 好哇!好哇!为了那烂泥汤![62]

就在一年前,伦敦发生了历史上著名的"宽街水井事件"(Broad Street Pump)。约翰·斯诺(John Snow)是伦敦的一位内科医生,他一直在研究霍乱的病因。在 1849 年出版的小册子《论霍乱的传染方式》中,他猜测霍乱是由一种有机毒素引起的,这种毒素可以随着人体排泄物排出。他相信,如果受感染的粪便进入公共供水系统,就一定会引发一场流行病。

在调查宽街附近发生的严重霍乱疫情时,他了解到在同一地区(拥有自家的水井)作坊里的工人中并没有发现霍乱病例。这使得斯诺找到了被污染的井。仅仅通过拆掉水井泵的手柄,他就结束了这场灾难。斯诺将污染的水和流行病联系起来,极大控制了霍乱的传播,并启发其他人开始研究水传播疾病。[63]

像宽街水井事件这样的负面案例反映了受污染的水供应对健

康的持续威胁。在这种情况下，政府当局从 19 世纪 40 年代末和
50 年代前期发生的霍乱流行中吸取了教训。1852 年，议会通过了
《都市水法》(*Metropolis Water Act*)，要求所有从泰晤士河（以及其他
供应城市用水的河流）抽取的水必须在 1856 年 1 月 1 日前进行过
滤。1855 年，作为对宽街水井事件的直接回应，伦敦市政当局要求
所有的自来水公司提供过滤水。在接下来的 10 年内，英国和欧洲
的许多城市都安装了过滤器或滤水渠。[64] 按照当时的标准，过滤水
是确保"安全"供水的最佳方式。直到 19 世纪 80 年代和细菌学的
产生，人们才清楚地认识到，虽然过滤在与许多污染物作斗争方面
很有价值，但它本身无法避免疾病通过水进行传播。[65]

　　在 19 世纪，英国人一直致力于确保洁净水的供应，并提供有
效的污水处理，这对欧洲大陆特别是北美卫生系统的发展产生了
巨大的影响。首先是技术上的改进，如抽水马桶、水泵、污水管道
和慢速砂过滤器的出现，同时制定了普遍适用的标准。其次，立法
和司法行为确立了基准，在某些情况下显示了政府和司法行动的
局限性，因为在这个时代，自由放任的理念与大型公用事业监管和
其他服务功能的需求是彼此抵触的。

　　19 世纪中期英格兰新卫生设施的发展留下了一份重要的遗
产，并对美国产生了深刻的影响。首先，卫生理念与适当的卫生基
础设施和服务需求之间的相互关联成为人们的信条。洁净水的供
应不仅带来方便，还成为健康的必要条件。无论其用途如何——
用于防火、工业生产或个人消费——获取足够数量的水必须与获
得高质量的水相匹配（至少在当时条件下是这样）。正确的污水处
理与健康也有很大的关系。将废物从家中清走，可确保家庭不受
水媒疾病的侵害，并且人们已经认识到腐败的废弃物会招致疾病。

　　遗产的另一个部分就不是那么明确了，但其意义仍然非常重
大——提供新的卫生服务方式。回想起来，查德威克设计的水务
系统显然是当时环境最复杂的概念。将卫生功能与一个单一的封

闭系统相连接,听起来非常美妙,但被证明是难以实施的。

许多工程师不愿意开发一个超出他们与客户正常关系的系统,在这个系统中,由客户提出产品要求,工程师负责满足客户的愿望。许多工程师也不相信查德威克的系统能够奏效,即使他们有权力和资金来实施。这样一个庞大的建设项目的财政预算是非常难以计算的,更不用说由几方分摊了,即使分成几年来做也很难实现。

最重要的是,查德威克在实施他的系统时所期待的那种中央集权在一个充满强烈的分权倾向的社会中并不存在。在这个社会中,私营公司在提供服务,尤其是供水方面发挥了极其重要的作用。由于涉及许多复杂问题和既得利益,英国卫生服务是一个由地方政府、私营公司和议会共同控制和管理的产物——根据地点的不同,采取的方法也不尽相同。

不幸的是,卫生服务的无法整合——或者至少无法协调——可能会使公共卫生状况的改善推迟数年。哈桑的点评可谓恰如其分:

> 在包括污水处理和河流保护的整个供水服务实现现代化之前,为卫生设施增加供水所带来的直接环境效益可能是很有限的。事实上,一项不平衡的卫生改革计划可能在短期内加剧公共卫生问题。"自来水在上层人群中流淌,却污染了穷人的环境。"[66]

但至少查德威克把蛇尾放进蛇嘴里的构想开启了一场对话,在这场对话中,现代卫生服务可以通过一种有意义的方式被关注和评价。他通过卫生理念帮助建立了公共卫生改革的环境背景。他提出了一个重要的问题,即建立一个可行的行政结构来实施变革。他把对洁净和充足的水供应的需求与设计一个与之配套的废水排泄系统的必要性联系起来。

在英格兰人努力将卫生理念转化为国内的行动计划的同时，它也在世界其他地方推动了一场卫生革命，这里面也包括美国。

注　释

1. Charles-Edward Amory Winslow, *The Conquest of Epidemic Disease* (《传染病的征服》), 1943; New York: Hafner, 1967, p. 243.

2. Ann F. La Berge, *Mission and Method: The Early Nineteenth-Century French Public Health Movement* (《使命与方法: 19 世纪早期法国公共卫生运动》), New York: Cambridge UP, 1992, pp. xiii, 3, 283 – 284.

3. Asa Briggs, *Victorian Cities* (《维多利亚城市》), 1963; Berkeley: University of California Press, 1993, pp. 16 – 17.

4. Asa Briggs, *Victorian Cities* (《维多利亚城市》), 1963; Berkeley: University of California Press, 1993, p. 19.

5. Anthony Brundage, *Englands "Prussian Minister": Edwin Chadwick and the Politics of Government Growth, 1832 – 1854* (《英格兰的"普鲁士大臣": 埃德温·查德威克与政府增长的政治, 1832—1854》), University Park: Pennsylvania State UP, 1988, p. 4.

6. Anthony Brundage, *Englands "Prussian Minister": Edwin Chadwick and the Politics of Government Growth, 1832 – 1854* (《英格兰的"普鲁士大臣": 埃德温·查德威克与政府增长的政治, 1832—1854》), University Park: Pennsylvania State UP, 1988, pp. 4 – 5.

7. D. D. Raphael, "Jeremy Bentham" (《杰里米·边沁》), *The Collegiate Encyclopedia* (《大学百科全书》) vol. 2, New York: Grolier, 1971, pp. 518-519.

8. Anthony Brundage, *Englands "Prussian Minister": Edwin Chadwick and the Politics of Government Growth, 1832 – 1854* (《英格兰的"普鲁士大臣": 埃德温·查德威克与政府增长的政治, 1832—1854》), pp. 7 – 11.

9. Anthony Brundage, *Englands "Prussian Minister": Edwin Chadwick and the Politics of Government Growth, 1832 – 1854* (《英格兰的"普鲁士大臣": 埃德温·查德威克与政府增长的政治, 1832—1854》), pp. 150 – 157. 1889 年, 查

德威克被授予爵士爵位,布伦戴奇认为:"这是对他许多重要贡献的迟来的认可。然而,这并不能证明他关于政府角色和结构的概念是正确的,因为他的专制、高度集中的方法在几十年前就已经被否定了。"参见 Anthony Brundage, *Englands"Prussian Minister"*: *Edwin Chadwick and the Politics of Government Growth*, *1832 - 1854*(《英格兰的"普鲁士大臣":埃德温·查德威克与政府增长的政治,1832—1854》),p. 171。

10. Anthony Brundage, *Englands"Prussian Minister"*: *Edwin Chadwick and the Politics of Government Growth*, *1832 - 1854*(《英格兰的"普鲁士大臣":埃德温·查德威克与政府增长的政治,1832—1854》),pp. 35 - 77。

11. C. Fraser Brockington, *The Health of the Community*(《社区健康》)3d ed. , London: J. and A. Churchill, 1965, pp. 29, 32 - 33; Margaret Pelling, *Cholera*, *Fever*, *and English Medicine*, *1825 - 1865*(《霍乱、发烧和英国医学,1825—1865 年》), London: Oxford UP, 1978, p. 7; Winslow, *The Conquest of Epidemic Disease*(《传染病的征服》),pp. 242 - 243; W. M. Frazer, *A History of English Public Health*, *1834 - 1939*(《英国公共卫生史,1834—1939 年》), London: Bailliere, Tindall and Cox, 1950, pp. 13, 15.

12. Anthony Brundage, *Englands"Prussian Minister"*: *Edwin Chadwick and the Politics of Government Growth*, *1832 - 1854*(《英格兰的"普鲁士大臣":埃德温·查德威克与政府增长的政治,1832—1854》),pp. 79 - 81. 还有一些查德威克的其他传记,特别是 S. E. Finer, *The Life and Times of Sir Edwin Chadwick*(《埃德温·查德威克爵士的生活和时代》),London: Methuen, 1952 和 R. A. Lewis, *Edwin Chadwick and the Public Health Movement*, *1832 - 1854*(《埃德温·查德威克和公共卫生运动,1832—1854》),London: Longmans, 1952。

13. Anthony Brundage, *Englands"Prussian Minister"*: *Edwin Chadwick and the Politics of Government Growth*, *1832 - 1854*(《英格兰的"普鲁士大臣":埃德温·查德威克与政府增长的政治,1832—1854》),pp. 83 - 84.

14. 参见 Briggs, *Victorian Cities*(《维多利亚城市》), p. 21; John H. Ellis, *Yellow Fever and Public Health in the New South*(《新南部的黄热病与公共卫生》),Lexington: UP of Kentucky, 1992, pp. 3, 5 - 6。

15. Edwin Chadwick, *Report on the Sanitary Condition of the Labouring*

Population of Great Britain(《大不列颠劳动人口卫生状况报告》)ed. with an introduction by M. W. Flinn，Edinburgh：UP，1965，p.1. 查德威克一些同事的研究早于 1842 年的报告,也有助于关注公共卫生问题。例如,尼尔·阿诺特和詹姆斯·凯发表了《大都市某些发热生理原因的流行情况》;托马斯·索斯伍德·史密斯发表了《疾病和死亡的某些生理原因(可通过卫生条例消除)》和《20 个大都市联盟和教区的发热流行情况》;以及下议院特别委员会关于城镇埋葬的报告。参见 C. W. Hutt and H. Hyslop Thompson eds.，*Principles and Practices of Preventive Medicine*(《预防医学原理与实践》)vol. 1，London：Methuen，1935，p.7。

16. Anthony S. Wohl，*Endangered Lives：Public Health in Victorian Britain*(《濒危的生命：维多利亚时代英国的公共卫生》)，Cambridge，Mass. J. M. Dent，1983，p.7.

17. 在此之前,医生们对个人幸福感和环境之间的关系一无所知,但直到 1842 年的报告之后,它才主导了人们对疾病因果关系的思考。参见 Roy Porter，"Cleaning Up the Great Wen：Public Health in Eighteenth-Century London"(《清理巨大的拥挤城市：18 世纪伦敦的公共卫生》)，in W. F. Bynum and Roy Porter eds.，*Living and Dying in London*(《伦敦的生与死》)，London：Wellcome Institute for the History of Medicine，1991，p.69。

18. 查德威克对身居高位的医生的批评与他对贫法医务人员的尊重形成了鲜明对比。参见 Pelling，*Cholera，Fever，and English Medicine*(《霍乱,发烧和英国医学》)，pp.12 - 13。

19. D. B. Eaton，"Sanitary Legislation in England and New York"(《英格兰和纽约的卫生立法》)，paper read before the Public Health Association of New York，1872，p.6. 在 19 世纪早期,公共卫生被视为地方事务,地方卫生委员会往往是流行病时期成立的临时机构。虽然改革者经常嘲笑地方政府腐败或不积极,但缺乏资金使得维持一个健康委员会变得困难。正如弗林(M. W. Flinn)所说:"换句话说,公共卫生问题提出了重要的政治原则。事实上,到 20 世纪,这个棘手的问题被决定支持国家或地方当局对个人的强制,这不应该让我们忽视 19 世纪在这个问题上长期而频繁的激烈斗争,这些斗争必须在地方当局被强迫和充分装备之前得到解决,才能成功地解决他们的公共卫生问题。此外,他们不愿意把纳税人的钱花在不会给纳税人自己带来一些明显和直接好处的服务上;而且,缴纳税款通常仅限于居住质量较好的住房的人。"参见 M. W. Flinn, *Public Health Reform in Britain*(《英国的公共卫生改革》), London:Macmillan, 1968, p. 14。

20. Daniel E. Lipschutz, "The Water Question in London, 1827 – 1831"(《伦敦的水问题,1827—1831 年》), *Bulletin of the History of Medicine*(《医学史公报》)42(Sept. Oct1968):510, 523 – 525;M. W. Flinn, *Introduction to Report on the Sanitary Condition of the Labouring Population of Great Britain*(《英国劳动人口卫生状况报告导论》),hereafter Flinn, introduction, pp. 9 – 10;Brian Read,*Healthy Cities:A Study of Urban Hygiene*(《健康城市:城市卫生研究》), Glasgow:Blackie, 1970, p. 9.

21. William Hobson ed. ,*The Theory and Practice of Public Health*(《公共卫生理论与实践》),New York:Oxford UP, 1979, p. 4.

22. Bill Luckin,*Pollution and Control:A Social History of the Thames in the Nineteenth Century*(《污染与控制:19 世纪泰晤士河的社会历史》),Bristol: Adam Hilger, 1986,p. 4.

23. Pelling,*Cholera, Fever, and English Medicine*(《霍乱、发烧和英国医学》),p. 10.

24. 污秽究竟如何影响疾病传播是这些年来人们猜测的基础。正如克里斯托弗·哈姆林所说,查德威克和索斯伍德·史密斯主要关注的是"有毒或令人窒息的无机腐烂产物浓度"。德国化学家李比希(Justus von Liebig)率先提出了腐败本身是"典型的病理过程"的概念。由于无法判断腐烂何时处于"病理模式",卫生工作者有义务清除分解物质并防止其腐烂。19 世纪 50 年代中期,李比希的"酵素类比"开始主导英国卫生科学,并被证明是疾病细菌理论发展的重要环节。参见 Christopher Hamlin, "Providence and Putrefaction: Victorian Sanitarians and the Natural Theology of Health and Disease"(《天命与腐败:维多利亚卫生学家与健康和疾病的自然神学》),*Victorian Studies*(《维多利亚时代的研究》)28(Spring 1985):381 – 386.

25. Benjamin W. Richardson, "The Future of Sanitary Science-Political, Medical, Social"(《卫生科学的未来——政治、医学、社会》),*Nature*(《自然》)

（July 5，1877）：189 - 190.

26. Brockington，*Health of the Community*（《社区健康》），p. 30；Frazer，*History of English Public Health*（《英国公共卫生史》），pp. 14 - 15；Hobson ed.，*Theory and Practice*（《公共卫生理论与实践》），p. 4；Pelling，*Cholera，Fever，and English Medicine*（《霍乱、发烧和英国医学》），p. 12；Flinn，*introduction*（《英国劳动人口卫生状况报告导论》），pp. 58 - 67.

27. Christopher Hamlin，"Edwin Chadwick and the Engineers，1842 - 1854：Systems and Antisystems in the Pipe-and-Brick Sewers War"（《埃德温·查德威克和工程师：管道和砖块下水道战争中的系统和反系统，1842—1854 年》），*Technology and Culture*（《技术与文化》）33（Oct. 1992）：680.

28. 查德威克认为，该系统可以通过 30 年期贷款提供资金。参见 Finer，*Life and Times*（《埃德温·查德威克爵士的生活和时代》），pp. 226 - 229。

29. Read，*Healthy Cities*（《健康城市》），p. 1012；W. H. G. Armytage，*Social History of Engineering*（《工程社会史》），London：Faber and Faber，1976，pp. 140 -141；Lewis，*Edwin Chadwick*（《埃德温·查德威克》），pp. 33，52 -53，58-59，105. 根据布伦戴奇的说法，除了新系统在技术上的承诺，"它向查德威克推荐自己还有另一个原因——它倾向于将卫生运动从医疗问题和解决方案转移到新兴的土木工程科学将发挥关键作用的领域"。这可能是真的，但查德威克是否有意为之尚不确定。参见 Anthony Brundage，*Englands"Prussian Minister"：Edwin Chadwick and the Politics of Government Growth，1832 - 1854*（《英格兰的"普鲁士大臣"：埃德温·查德威克与政府增长的政治，1832—1854》），pp. 81 - 82。

30. 引自 Finer，*Life and Times*（《埃德温·查德威克爵士的生活和时代》），p. 222。

31. 关于妨害法的讨论见第一章。

32. 这种法律上的改进本身并不足以保护公众免受环境危害。

33. 关于地方对卫生服务的控制，参见 Christopher Hamlin，"Muddling in Bumbledom：On the Enormity of Large Sanitary Improvements in Four British Towns，1855 - 1885"（《混乱中的混乱：1855—1885 年四个英国城镇大规模卫生改善的严重性》），*Victorian Studies*（《维多利亚时代的研究》）32（Autumn

1988）：59 - 60。通过对 1860 年至 1885 年间英国城镇进行的六个大型市政卫生改善项目的研究,哈姆林试图扭转这样一种观点,即英国地方政府在 19 世纪实现卫生改革的努力中的"疏忽、无能和阻碍"。

34. Flinn, *Public Health Reform*（《英国的公共卫生改革》）,pp. 31 - 32；Flinn, *Introduction*（《英国劳动人口卫生状况报告导论》）, p. 1；Frazer, *History of English Public Health*（《英国公共卫生史》）, pp. 108, 110, 135；Albert Palmberg, *A Treatise on Public Health and Its Applications in Different European Countries*（《公共卫生及其在不同欧洲国家的应用》）,London, 1895, pp. 7 - 8；Brockington, *Health of the Community*（《社区健康》）, pp. 35 - 38；Arthur J. Martin, *The Work of the Sanitary Engineer*（《卫生工程师的工作》）,London：MacDonald and Evans,1935, p. 5；Eaton, "Sanitary Legislation in England and New York"（《英格兰和纽约的卫生立法》）,pp. 15 - 18；Anthony Brundage, *Englands "Prussian Minister"：Edwin Chadwick and the Politics of Government Growth, 1832 - 1854*（《英格兰的"普鲁士大臣"：埃德温·查德威克与政府增长的政治, 1832—1854》）,pp. 113 - 133.

35. Anthony Brundage, *Englands "Prussian Minister"：Edwin Chadwick and the Politics of Government Growth, 1832 - 1854*（《英格兰的"普鲁士大臣"：埃德温·查德威克与政府增长的政治,1832—1854》）,p. 85. 布伦戴奇用了整整一章的篇幅来描述 19 世纪 40 年代中期查德威克生活中一个奇怪的阶段。由于意识到执政的保守党政府不太可能推进卫生改革——因此他几乎没有晋升的机会——查德威克在 1844 年和 1845 年参与了城镇改善公司计划。这家公司的目的是给城镇提供服务,而不是采取公共行动。查德威克对私人企业的参与似乎与他对边沁主义的承诺背道而驰。布伦戴奇认为,查德威克无法在皮尔政府中找到一个重要的公职人员的位置,这实际上导致他追求实用主义而不是原则——至少直到公司未能吸引到主要投资者,以及在政府中以卫生总委员会委员的形式重新出现的机会。

36. George Rosen, *A History of Public Health*（《公共卫生史》）,New York：MD Publications, 1958, p. 232；George Newman, *The Building of A Nations Health*（《一个国家的健康建设》）,London：Macmillan, 1939, p. 24；Armytage, *Social History of Engineering*（《工程社会史》）, p. 142, 244；Brockington, *Health of the*

Community(《社区健康》),pp. 39 – 40;Martin,*The Work of the Sanitary Engineer* (《卫生工程师的工作》),pp. 6 – 8.

37. Hamlin,"Edwin Chadwick"(《埃德温·查德威克》),pp. 682,695.

38. 根据布莱恩·里德(Brian Read)的说法,公共当局的垃圾处理在 19 世纪 50 年代才刚刚开始,直到 1875 年的《公共卫生法》强制规定才普及。在较富裕的社区,私人承包商——"夜工"——经常收集夜土。对于许多人来说,将垃圾储存在一个由砖或石板制成的结构中是很典型的。一些社区——特别是中上层阶级居住的地区——定期进行街道清洁,在查德威克斯时代,一些机械扫地机被使用,但更典型的是,街道被不定期地打扫,经常被用作各种废物的倾倒场。参见 Read,*Healthy Cities*(《健康城市》),pp. 57 – 60;Flinn, *Public Health Reform*(《英国的公共卫生改革》),p. 11;John F. J. Sykes,*Public Health Problems*(《公共卫生问题》),London,1892,p. 291;Albert Palmberg,*A Treatise on Public Health and Its Applications in Different European Countries*(《公共卫生及其在不同欧洲国家的应用》),pp. 116 – 117,209;John V. Pickstone, "Dearth,Dirt and Fever Epidemics:Rewriting the History of British 'Public Health',1780 – 1850"(《饥荒、污秽和热病:改写英国"公共卫生"的历史, 1780—1850》),in Terrence Ranger and Paul Slack eds. ,*Epidemics and Ideas: Essays on the Historical Perception of Pestilence*(《流行病与思想:对瘟疫的历史看法》),Cambridge:Cambridge UP,1992,p. 137。

39. 参见 Flinn,*Public Health Reform*(《英国的公共卫生改革》),pp. 17 – 18。

40. Charles J. Merdinger,"Civil Engineering Through the Ages"(《土木工程的历史》),*Transactions of the ASCE*(《美国土木工程师协会会刊》)CT (1953):22,98.

41. Hamlin,"Edwin Chadwick"(《埃德温·查德威克》),pp. 683 – 684.

42. 法国的工程传统比英国更古老,到 1800 年在法国已经成为一种成熟的职业。然而,土木工程的传统在英国比在欧洲大陆发展得更好、更早,而且工程向所有阶层开放。参见 Terry S. Reynolds ed. ,*The Engineer in America* (《工程师在美国》),Chicago:University of Chicago Press,1991,pp. 7 – 9。

43. Terry S. Reynolds ed. ,*The Engineer in America*(《工程师在美国》),

Chicago：University of Chicago Press，1991，pp. 8 – 9；Merdinger，"Civil Engineering Through the Ages"(《土木工程的历史》)，pp. 3 – 4，18 – 19；Martin，*The Work of the Sanitary Engineer*(《卫生工程师的工作》)，pp. 24 – 26. 在罗马历史的早期,市政官——卫生工作者和建筑工程师的结合——负责监督和维护城市的沟渠和下水道。因为他们是受雇于国家的,所以他们不能像我们讨论的 19 世纪英国工程师那样被认为是土木工程师。参见 Freedman，*Sanitarians Handbook*(《卫生手册》)，pp. 3 – 4。

44. Hamlin，"Edwin Chadwick"(《埃德温·查德威克》)，pp. 681 – 706.

45. 1842 年,汉堡成为德国第一个引入精心设计的污水处理系统的城市。1851 年,第一条现代下水道在巴黎里沃利街建成,1856 年,贝尔格兰德计划的新下水道系统被采用。罗马直到 1871 年才有现代化的下水道。参见 William Paul Gerhard，*Sanitation and Sanitary Engineering*(《环境卫生与卫生工程》)，New York,1909，p. 100。

46. George W. Fuller and James R. McClintock，*Solving Sewage Problems*(《解决污水问题》)，New York：McGraw-Hill，1926，pp. 3，22 – 23；Hamlin，"Providence and Putrefaction"(《天命与腐败》)，p. 393；Gerhard，*Sanitation and Sanitary Engineering*(《环境卫生与卫生工程》)，p. 100.

47. Flinn，*Public Health Reform*(《英国的公共卫生改革》)，pp. 40 – 41，44.

48. Richard Shelton Kirby and Philip Gustave Laurson，*The Early Years of Modern Civil Engineering*(《现代土木工程的早期》)，New Haven：Yale University Press,1932，p. 231；H. B. Hommon，"Brief History of Sewage and Waste Disposal"(《污水和废物处理简史》)，*Pacific Municipalities*(《太平洋自治市》)42 (May 1928)：161；Leonard Metcalf and Harrison P. Eddy，*American Sewerage Practice*(《美国污水处理实践》)vol. 1 ,New York，1914,pp. 5，10.

49. Read，*Healthy Cities*(《健康城市》)，pp. 15，20.

50. 在此之前,伦敦的下水道从北向南在泰晤士河上方、城市下方,直接向泰晤士河排水。

51. Armytage，*Social History of Engineering*(《工程社会史》)，p. 141；L. T. C. Rolt，*Victorian Engineering* (《维多利亚工程》)，London：Allen Lane，1970，

p. 143；Flinn，*Public Health Reform*（《英国的公共卫生改革》），pp. 37 - 40；Fred B. Welch，"History of Sanitation"（《卫生的历史》），paper read at the First General Meeting of the Wisconsin Section of the National Association of Sanitarians，Inc. Milwaukee，Dec. 1944，pp. 43，45.

52. 引自 Harold Farnsworth Gray，"Sewerage in Ancient and Medieval Times"（《古代和中世纪的污水处理》），*Sewage Works Journal*（《污水工程杂志》）12（Sept. 1940）：945。

53. Armytage，*Social History of Engineering*（《工程社会史》），p. 141.

54. S. H. Adams，*Modern Sewage Disposal and Hygienics*（《现代污水处理与卫生》），London：E. and F. N. Spon，1930，p. 52.

55. Nicholas Goddard，"Nineteenth-Century Recycling：The Victorians and the Agricultural Utilisation of Sewage"（《19 世纪的循环利用：维多利亚时代和污水的农业利用》），*History Today*（《今日历史》）31（June 1981）：36.

56. Christopher Hamlin，"William Didbin and the Idea of Biological Sewage Treatment"（《威廉·迪布丁和生物污水处理的想法》），*Technology and Culture*（《科技与文化》）29（April 1988）：191 - 192；Hamlin，"Providence and Putrefaction"（《天命与腐败》），pp. 393 - 394.

57. Hamlin，"William Didbin"（《威廉·迪布丁》），pp. 189 - 218；Read，*Healthy Cities*（《健康城市》），pp. 26 - 33.

58. J. J. Cosgrove，*History of Sanitation*（《环境卫生的历史》），Pittsburgh，1909，p. 113.

59. Luckin，*Pollution and Control*（《污染与控制》），pp. 49，141 - 143.

60. Metcalf and Eddy，*American Sewerage Practice*（《美国污水处理惯例》），1：1 - 2；Kirby and Laurson，*Early Years*（《现代土木工程的早期》），p. 235；T. H. P. Veal，*The Disposal of Sewage*（《污水处理》），London：Chapman and Hall，1956，pp. 2 - 4，16 - 17；Frazer，*History of English Public Health*（《英国公共卫生史》），p. 225.

61. Elizabeth Porter，*Water Management in England and Wales*（《英格兰和威尔士的水资源管理》），Cambridge：Cambridge UP，1978，p. 26；F. T. K. Pentelow，*River Purification：A Legal and Scientific View of the Last 100 Years*（《河流净化：过去 100 年的法律和科学观点》），London：Edward Arnold，

1953, p. 9; Fuller and McClintock, *Solving Sewage Problems*(《解决污水问题》),
pp. 29 – 30; William Oswald Skeat ed. , *Manual of British Water Engineering
Practices*(《英国水工程实践手册》) vol. 1, Cambridge: Heffer, 1969, p. 9; "The
London Water Supply"(《伦敦供水》), *Engineering Magazine*(《工程杂志》) 2
(Jan. 1870): 82 – 83; Clement Higgins, *A Treatise on the Law Relating to the Pollution
and Obstruction of Watercourses* (《关于污染和阻碍水道的法律的论文》), London,
1877, pp. 1 – 2; Julius W. Adams, *Sewers and Drains for Populous Districts* (《人口稠
密地区的下水道和排水系统》), New York, 1880, p. 39; W. Santo Crimp, *Sewage
Disposal Works*(《污水处理工程》), London, 1894, pp. 7 – 30.

62. H. W. Dickinson, *Water Supply of Greater London* (《大伦敦供水》),
London: Newcomen Society at the Courier Press, 1954, p. 106.

63. Stuart Galishoff, "Triumph and Failure: The American Response to the
Urban Water Supply Problem, 1860 – 1923"(《胜利与失败:美国对城市供水问
题的回应,1860—1923 年》), in Martin V. Melosi ed. , *Pollution and Reform in
American Cities, 1870 – 1930*(《美国城市污染与改革,1870—1930》), Austin:
University of Texas Press, 1980, p. 38.

64. 到 1856 年,柏林已经开始过滤供水。而巴黎早在 1826 年就开始进行
供水的过滤。

65. 参见 M. N. Baker, "Sketch of the History of Water Treatment"(《水处
理的历史札记》), *JAWWA*(《美国自来水协会杂志》) 26 (July 1934): 905。

65. 参见 Luckin, *Pollution and Control*(《污染与控制》), pp. 35 – 37, 41,
45, 48. 为了仔细研究水分析的发展,参见 *Christopher Hamlin, A Science of
Impurity: Water Analysis in Nineteenth-Century Britain* (《杂质的科学:19 世纪英
国的水分析》), Berkeley: University of California Press, 1990. 根据哈姆林的说
法,在 19 世纪 90 年代之前,专家们声称在分析水,但没有任何可靠的科学依
据来确定污染物。在大多数情况下,分析不是由无私的公共卫生专家进行的,
而是由那些相互竞争并代表不同利益的人进行的。参见第 3 – 9 页。

66. J. A. Hassan, "The Growth and Impact of the British Water Industry in
the Nineteenth Century"(《19 世纪英国水工业的增长和影响》), *Economic
History Review* (《经济历史评论》) 38 (Nov. 1985): 543.

第三章

跨越大西洋的"卫生理念"

从 19 世纪 30 年代开始,美国城市发展的规模在不断扩大,人们开始形成将废物与疾病联系起来的模糊概念,这使得很多城市开始兴建服务范围能够覆盖全城的卫生系统,尤其是供水系统。在接下来的十年中,这些系统的设计和发展深受埃德温·查德威克开创的英国"卫生理念"的影响。美国城市在 1830 年至 1880 年间经历了首次重大的卫生观念的觉醒,这一变化影响非常深远,它为未来持续多年的现代环境服务确立了蓝图。

环境卫生新技术的基本特征是在瘴气时代产生和定义的,当时环境卫生的原则为其形式和功能提供了存在的理由。卫生工作者(来自公共卫生领域的新兴领域和医学界)大力宣传环境卫生作为抗击流行病的基本武器的价值。土木工程师们致力于为设计和建造洁净用水的输送系统和高效的排污系统提供专业技术知识。私营企业和地方政府投入了大量资源来实施这些改革。卫生改革的背景从未如此清晰。

瘴气时代的现代卫生服务是在美国加速城市发展的背景下发展起来的。从 1830 年到 1880 年,城市迅速扩张,人口增长率飙升,城市犹如巨大植物般稳步向上和向外生长。从 1830 年到 1860 年，超过 2 500 人的城市数量从 90 个增加到 392 个。事实上，从 1830 年到 1880 年的每十年中，城市数量的增长从未低于 41.6%。当时的城市依旧主要集中在东北部，南部城市的发展相对滞后，西部的城市边界逐渐向加利福尼亚州推进。[1]

从 1830 年到 1860 年，美国城市人口增长了 552%（从 110 万增长到 620 万），这是美国历史上城市化速度最快的时期。从 1820 年到 1870 年，城市人口增长速度是全国人口增长速度的 3 倍。

商业的持久重要性和制造业基地的扩大是推动城市人口增长的主要经济力量。到 1860 年，在 15 个最大的城市里，有 5 个城市超过 10% 的人口从事制造业。[2]

以西欧的标准来衡量的话，美国的城市人口总数是很小的。尽管如此，在 19 世纪中叶，美国拥有的这一数字也取得了很大的进步，尤其是与普鲁士、俄罗斯、奥地利及丹麦等国家相比。

随着时间的推移，美国的城市在外观上越来越不像欧洲的城市了，它们更倾向于向外扩张，尤其是那些大城市的郊区发展更为迅速。例如，在 19 世纪 40 年代，纽约（包括布鲁克林）的市区人口增长率为 64.9%，而郊区的增长率超过了 130%。波士顿的市区人口增长率为 61%，郊区增长率为 84.7%。最引人注目的是费城，虽然市区人口增长率仅为 29.6%，但郊区人口扩大了接近 75%。[3]

人口的迅速增长和城市的迅速扩张大大增加了疾病滋生的可能，同时也增加了人们对改善卫生条件和卫生措施的需求。尽管在当时没有一个美国城市的发展规模能与伦敦相比，但英格兰的卫生改革还是引起了美国社会的广泛关注。卫生的观念非常具有说服力，因为在 1830 年之后，比较城市之间存在的问题比从前的城市欠发达时期要容易得多。

查尔斯·罗森伯格（Charles E. Rosenberg）在他的经典研究《霍乱年代》（*The Cholera Yeas*）一书中指出，在 1832 年到 1866 年

间,美国人对疾病的认识发生了转变。在重点研究了纽约在 1832 年、1849 年和 1866 年霍乱流行的主要影响后,他指出:"1866 年的霍乱是一个社会问题;而 1832 年的霍乱,对许多美国人来说,仍然主要是一个道德难题。"疾病已成为人类与环境相互作用的结果,它不再只是道德选择和灵魂救赎戏剧中的一个突发事件。这种心态的改变是渐进的,不经意间的,但是把疾病视为上帝之愤怒的年代已经过去了。[4]

在 19 世纪的大部分时间里,社会上依旧简单地把流行病的祸害归罪于穷人、弱者或非白种人。正如罗森伯格进一步指出的:"1832 年春天,美国人等待着霍乱的到来,他们相信这种新的瘟疫只会袭击那些肮脏、饥饿和无知的人。"新到的移民引起了极大的恐惧,尤其是当他们被塞在肮脏破旧的房子里的时候。讽刺的是,霍乱——"穷人的瘟疫"——导致的受害者正是那些被指为携带这一疾病的人。在纽约,黑人和爱尔兰移民是最常见的受害者。纽约超过 40% 的死亡病例发生在爱尔兰人身上。在费城,黑人的发病率几乎是白人的两倍。[5]

在南方城市,霍乱也被认为是一种阶级疾病,尤其是一种种族疾病。正如霍华德·拉比诺维茨(Howard N. Rabinowitz)所指出的那样:"尽管在工厂区和其他不怎么令人愉快的地方附近有可能找到贫穷的白人,但城市的小巷和后方住宅几乎完全是黑人的地盘。"这些地区是霍乱潜伏的地方,而糟糕的居住条件往往意味着高死亡率。在里士满、纳什维尔、亚特兰大和其他南方城市,霍乱首先出现在城市的黑人区。[6]内战前查尔斯顿等南方城市的地方政府强调,要把提高社会凝聚力作为一个主要目标。因此,当恶劣的卫生条件威胁所有公民的时候,公共资源和私人基金试图共同建立一个有效的卫生保健系统。一些历史学家甚至认为,南方城市的卫生和疾病控制设施往往比北方更为先进。在那里,疾病是一个"长期的伴侣",因为那些能够杀死细菌和病毒的寒冷气温往往在深秋时节才姗姗来迟。然而那里抗击流行病的情况也不怎么成功,尤其是在人们对传染病的认识还处于初级阶段的情况下。[7]

与霍乱不同,黄热病对于黑人的致死率远低于白人。带有西非血统的人受到的影响最小。在黄热病大流行的 1878 年,尽管新奥尔良市 1/3 的人口是黑人,但在 4 046 名受害者中只有 183 人是黑人。在孟菲斯,2 万人口中至少有 1.4 万人是黑人。在该市 5 000 多例黄热病死亡病例中,有 946 例来自"有色人种"。[8]

尽管反传染病论最终被证明是错误的,但它在 19 世纪受到了广泛的推崇,在当时的社会,经验主义和理性主义依然比说教和道德义愤更具有说服力。人们仅凭简单的逻辑和感觉来处理环境卫生问题,这为人们参与城市清洁提供了一种直接的方式,根除疾病只是表面上流于形式。由于歪曲了致病的根本原因,它最终导致了严重的(有时是致命的)缺陷。但它要求清除和处理废物,这一点还是非常可取的。

随着英格兰卫生观念的觉醒,在查德威克的报告发表之后,正如一位作家所指出的那样,瘴气致病论在 19 世纪 50 年代"焕发出实用的生命力"。这一理论起初以对污物与疾病之间关系的经验观察作为基础,论据略显粗糙,它推断出有机物的成分本身会导致疾病,也就是说,在分解物质的种类与某种疾病之间不存在具体的关系。最终,污秽被认为是传播疾病的媒介,而不是主要的传染源。这一观点最终使得细菌理论被接受。[9]

虽然传染病的概念至少从 16 世纪就开始以各种形式流传起来,但直到 1880 年以后,细菌理论才得以真正建立。在此之前,对于这方面的研究在细节上都经不起推敲。直到路易斯·巴斯德(Louis Pasteur)和罗伯特·科赫(Robert Koch)明确地将特定的有机体与特定的疾病联系起来。1871 年,《科学美国人》杂志上刊登了一篇文章,严厉地抨击了一位倡导细菌学说的学者,因为他推测黄热病是由一种活体组织引起的。仅仅几年后,在 1878 年和 1879

年的流行病期间,病菌引起黄热病的观点得到了更为广泛的接受。[10]

19世纪中叶关于传染论的争论,特别是关于处理活体微粒繁殖理论之间的争议,使得反传染病理论更容易为人接受。[11]在19世纪四次主要的霍乱大流行中,前两次赢得了反传染论者的支持。欧文·阿科涅希特(Erwin H. Ackerknecht)敏锐地指出,反传染论者"受新时代的批判科学精神所激励"[12],而传染论者则支持那些似乎从未被仔细检验过的旧理论。

《大不列颠劳动人口卫生状况报告》(1842年)对环境的关注超过了对个人卫生习惯的重视,这为在接下来的一个世纪中制定对抗疾病和改善卫生状况的战略奠定了总的基调。然而,并不是所有的报告信息都如同环保主义那样容易被接受。很少有美国人愿意分享环保主义社会的观点,对查德维克提倡的中央集权行政管理观点几乎毫不感兴趣。公共卫生历史学家霍华德·克雷默(Howard Kramer)说:"尽管《英国报告》所呈现的图景让他们目瞪口呆,但他们的目光依然高高地注视着自己脚下的东西。新大陆的评论家们洋洋得意地热烈感谢美国的制造业阶级摆脱了欧洲的贫困和衰退。"[13]

后来的传染病学家不愿意完全相信是查德威克和卫生理念通过环境卫生的应用改善了美国的公共卫生。著名卫生学者查尔斯·查宾(Charles Chapin)1902年观察到,"查德威克和他的追随者带来的实际改革改善了穷人居住条件,提高了废物处理,引入了排水系统,改进了自来水供应,这当然增加了生活的舒适,也构成我们所说的'文明'进步。但是他们并没有像希望和承诺的那样消灭传染病"[14]。

最早通过图片记述查德威克在美国产生影响的图书可能是由纽约市检查员约翰·格里斯科姆(John Griscom)在1945年出版的《纽约劳动人口的卫生状况》(*The Sanitary Condition of the Laboring*

Population of New York)。格里斯科姆是土生土长的纽约人,他毕业于宾夕法尼亚大学医学院,后来成为一名药剂师,专门为穷人服务。从 19 世纪 20 年代开始,他就和欧洲的同事们与查德威克保持通信,并一起关注城市生活的严酷性。在 19 世纪 40 年代,他与其他医生一起成立了纽约医学院,并积极参与了广泛的社会问题研究,包括贫困救济、监狱改革和移民管理。

1842 年,作为城市检查员,在他的第一次报告中,他附加了城市卫生状况的简要介绍。这份文件包含一个着重强调穷人状况的述评。市议会对格里斯科姆对该市卫生条件的描述和他对预防措施的呼吁非常不满,所以他们决定不再任命他担任检查员一职。格里斯科姆却毫不在意,他把述评扩编成一本小册子,其中的细节让人想起查德威克的报告。[15]

这是第一次对纽约市卫生问题开展的深入研究,内容涉及很多的主题。它要求扩大公共供水量,建设一个地下的排水系统,并制定一个街道清洁和垃圾清除计划。这项研究借鉴了关于疾病的环境观点,并建立在历史学家约翰·达菲所说的"对于身体和道德健康之间共生关系普遍接受"的基础上。通过这种方式,格里斯科姆比大多数美国人更倾向于接受查德威克的社会观点。他强烈谴责那些造成穷人普遍患病和过早死亡的、原本可以避免的疾病,以及随之而来的道德沦丧。预防疾病是他扭转这些负面情况趋势的最大愿望。[16]

尽管查德威克和其他欧洲卫生专家披露了惊人的事实,并提供了变革的动力,但格里斯科姆的努力几乎没有起到什么立竿见影的效果。纽约市因为超级肮脏而声名狼藉,它的问题与当地政治势力网具有相当错综复杂的联系,一份报告根本无法改变根深蒂固的做法,或逆转长期被忽视的政策。[17]

莱缪尔·沙特克(Lemuel Shattuck)长期与查德威克保持书信往来,同时他也是格里斯科姆的朋友,他成功地使民众更加关注在美国新出现的公共卫生运动。与查德威克和格里斯科姆不同,沙特克对于卫生改革的社会正当性并不认可。在他生命的大部分时间里,他始终表现出强烈的本土主义,认为移民要为疾病和贫困的蔓延负责。[18]

沙特克于 1793 年出生在马萨诸塞州的阿什比,在新罕布什尔州新伊普斯维奇的一个农民家庭中长大。在那里,第二次大觉醒塑造了他的宗教和道德观念,使他充满了从生命的危险中产生的虔诚。历史学家芭芭拉·古特曼·罗森克兰茨(Barbara Gutmann Rosenkrantz)将他的信仰描述为"将秩序和美德有机结合起来的道德观",并从"超乎寻常地虔诚信仰上帝"发展而来。[19]长大以后,沙特克最初选择在学校教书。对于他来说,教书是出于一种责任感,而不是将其视为一种打算终生从事的职业。他起初在特洛伊、奥尔巴尼、纽约任教,随后来到底特律。19 世纪 30 年代初,他回到了马萨诸塞州,在康科德以经商谋生。

由于有很强的条理感和对细节敏锐的洞察力,他成了一位著名的非职业历史学家和系谱学家,并在 1835 年出版了一部康科德的周年志。[20]同年,沙特克在波士顿定居并想办法成为一名图书出版商。那时他在学术界就已经很有名气了。

由于从事的工作与系谱学相关,他对数据统计十分着迷。1839 年,他成为美国统计协会的创始人之一。1837 年,通过运用自己对细节的把握和对秩序的理解,沙特克制定了一项计划,内容涉及波士顿城市文件的整理、印刷和保存,并在 1841 年编制了一份市政规章制度登记簿——这可能是有史以来第一次。1837 年,他在波士顿市议会任职,并于次年在普通法院(作为辉格党人)任职时完成了这些任务。

在沙特克的敦促下,州议会于 1842 年通过了一项法律,对于出生、死亡和婚姻登记等方面进行规定。1845 年,按照波士顿市的要求,他进行了第一次全面的城市人口普查。其中一项重要的内容是城市卫生调查。沙特克认为,最令人感到不安的一个数据,就是波士顿有 1/3 的人口是国外的移民或者是移民的后代,他们生活的环境对整个城市非常不利。他的结论是,应该促使市政府消除所有可能导致疾病的原因。这份报告并非危言耸听,它有充分的统计学方面的依据,但它同时也与沙特克带有典型家长式作风的总体社会观点一致。[21]

沙特克的观点在许多方面超越了早期的道德绝对主义和当时社会对于环境问题的坚持。在统计学方面的专业知识使他的研究结果清晰而具有说服力,且多年来一直有很大的影响。1849 年,沙特克再次当选为高等法院法官。同年 5 月,作为联邦健康与卫生问题研究委员会的主席,他推动通过了一项国家卫生调查计划。[22]

1850 年,沙特克和他的同事小纳撒尼尔·P. 班克斯(Nathaniel P. Banks Jr.)以及杰希尔·阿博特(Jehiel Abbott)共同完成了马萨诸塞州卫生局报告。该报告重新审视了欧洲的公共卫生进展,概述了该州的卫生历史,并呼吁建立一个全面的公共卫生管理机构。这份报告并不像查德威克报告那样形象生动而富有情感冲击力(尽管沙特克大量引用了其中的话),而是非常直截了当,实事求是。正如霍华德·克雷默所说,它"吸引的是头脑而不是心灵"[23]。虽然沙特克接受了流行的反传染论的观点,但他的报告对于可以运用统计数据衡量的人际关系更为关注。[24]

1850 年的报告强调了沙特克的观点,即移民是造成城市退化和疾病传播的主要原因。他依旧反对查德威克的观点,即贫困可能是引起发病率和死亡率上升的一个重要原因,但他几乎完全接受了这位英国改革家关于行政集权的观点。沙特克的结论是,由于大部分人口不遵守适当的卫生原则,那么国家必须承担相关责任,以确保公共卫生。[25]

沙特克认为,这份报告将会吸引许多不同的社会群体,其中包括医生、神职人员、所有阶层受过教育的人、有钱人和有慈悲之心的人、期刊出版社、城镇和州。他强调说,"我们提倡的卫生改革不同于当时一些流行的改革"。

> 它不是建立在空幻的理论上的,也不是在密室里凭空想出来的,或者是由一些不切实际的好事者提出来的。它的目的是建立实际的应用,而非抽象和虚无缥缈的。它在性质上或倾向上并不激进,不寻求推翻或颠覆任何社会、政治或宗教制度,也不废除任何宪法或者成文法。它并不干预人权——包括金钱、社会、政治或宗教方面的权利。但它接受事物本身应有的特性,以它发现的人的本来面目来看待人,允许人类享受他们所偏爱的环境;使他们活得更长久,活得更快乐。在这一点上,没有任何的先验论或是其他的主义或学说可以提出任何合理的反对。它具有先进、简单、实用、适用性广、十分常见以及其他很多方面的优点。在每个岗位的每个人,都可以为推动这一改革做些事情。如果指导正确,那么每一分这样的努力,都将增加其个人的收益,并将增加整个联邦的总体收益。[26]

尽管存在一些基本的假设,但作为一份具有开创性意义的文件,该报告一经问世就引起广泛关注,尤其是在当时没有任何州或联邦公共卫生计划的情况下。地方卫生局在很大程度上只有在紧急情况下才召开会议。这些建议的范围很广,而且超出了联邦的范围。为了管理公共卫生实践,该报告呼吁建立州和地方卫生局以及卫生检查员制度。报告认为,每个州都应该有一个州卫生局,有权任命一名全职秘书。沙特克明确必须制定关于收集和分析生命统计数据的规定以及在不同实体之间交换数据的制度(以及大量关于结核病、学龄儿童健康和移民等问题的研究)。

公共卫生的定义被扩展到包括可预见的措施,如城镇和建筑物的卫生计划、公共浴室和洗衣房、海上检疫、接种天花疫苗、促进婴幼儿健康和控制食品掺假。它还囊括了其他的内容,如控制吸烟的妨害,控制含酒精的饮料,监控精神疾病,建立示范房屋,以及重视城市规划。

通过呼吁建立护士培训学校,在医学院教授卫生科学,并将预防医学纳入临床实践,公共卫生与医学领域紧密联系到了一起。归纳起来,该报告共提出了 36 项建议,其中有几项被证明是不切实际的或基本上是错误的。[27]

这是一份综合性的文件,它远远超出了当时公共卫生的概念,并为马萨诸塞州和其他州提供了一个详尽的计划。不管沙特克是否有意为之,该报告涉及查德威克、格里斯科姆和其他人所研究的许多社会问题。它也突出强调了对疾病的预防而不是治疗的重要性,这也是污秽理论的核心观点。

尽管沙特克的报告非常具有开创性,但它未能促使立法机构立即行动起来。在比较沙特克和查德威克的报告时,公共卫生专家约翰·汉隆(John J. Hanlon)认为"这两份报告……尽管它们都很了不起,但它们都为我们提供了管理失败的例子,一个是因为推动不足,另一个是因为推动过度"。他表示,查德威克要求政府立即采取行动,但是英国人还没有准备好。结果,英国卫生总署(General Board of Health)仅仅运行了几年就解散了,这导致"英国最终形成了健全的国家卫生计划"。他总结道,如果沙特克的报告"可以向读者描绘现有条件的景象,并可与理想条件的未来前景进行对比"[28],则可能会产生立竿见影的效果。

相比之下,罗森克兰茨认为沙特克的报告应该被搁置在一边。

> 这倒不是因为沙特克所担心的过于空泛,而是因为它根本就无关紧要。沙特克计划的核心是虔诚的传统,

它把健康等同于清洁和美德。他的调查最终使他认识到社会和物质环境深受腐败的影响。尽管他的建议比较切合实际,但在一个连他自己都认为疾病和贫穷是对罪恶的惩罚的时代,根本没有说服力。[29]

一个比汉隆和罗森克兰茨的说法更有说服力的解释是,沙特克的报告实在是太大了,不可能一蹴而就。它建议对当时采取的公共卫生方式进行根本性的改变,并呼吁社会投入巨大的热情和资金来解决经常被人们忽视的问题(紧急情况除外)。如果马萨诸塞州的立法机关在19世纪50年代对所有的建议都采取了行动,其效果会相当明显。

正如许多学者认可的那样,19世纪50年代的政治环境对于理解当时社会对公共卫生改革的反应是很重要的。在马萨诸塞州,数代以来一直控制着州政的新教精英不得不面对大规模的天主教移民。约翰·达菲"更关心的是选票而不是卫生习惯"[30]。在国家层面上,奴隶制、妇女权利、禁酒和监狱改革都在争取公众的关注。从商业的角度来看,内容宽泛的环境卫生建议让出租房屋的房主们感到了威胁。他们憎恨住房改革的想法,也对新建供水系统、下水道和排水系统的大型私人和公共评估深感恐惧。[31]

然而沙特克的计划并没有被草率地否决。从某些方面来讲,它只是被推迟了。正如一位著名的医生和卫生学者1877年所记录的那样,"这份报告从马萨诸塞州的印刷商手中死而复生。尽管它的建议被无视了,但其中所包含的思想还是缓慢而坚定地产生了萌芽"[32]。

早在1848年,美国医学协会(the American Medical Association,简称AMA)就成立了一个公共卫生委员会,该委员会对沙特克提到的几个目标非常感兴趣。但是,当马萨诸塞州最高法院未能就1850年的报告采取任何行动时,美国医学协会的公共卫生改革动力也随之减弱。在内战之前,查德威克、格里斯科姆和沙特克的思想在费城(1857年)、巴尔的摩(1858年)、纽约(1859年)以及波士顿(1860年)举行的系列卫生大会中得以延续,大多数与会者都是医生。作为一个整体,这些会议建议美国公共卫生的重点从隔离转向环境卫生。

这些会议重新唤起了医学界对公共卫生的兴趣。约翰·威尔逊·朱厄尔博士(Dr. John Wilson Jewell)是费城卫生委员会的一名成员,他的言行举足轻重。19世纪50年代,美国几个港口一连串爆发了黄热病疫情,受1851年和1852年在巴黎召开卫生会议的影响,朱厄尔认为有必要通过在美国召开类似会议来改革检疫措施。虽然直到第三届美国大会在纽约(1859年)召开以后这项改革才得以实施,但是从隔离到"内部"卫生条件的转变是显而易见的。[33]

在纽约召开的大会上,许多分会专门讨论了卫生法规、污水处理系统、供水、通风、公园、埋葬死者以及屠宰场、市场和住房建设的管理。此外,大会与会者还呼吁各州政府设立州卫生局。随着每一次会议的举行,公众对公共卫生的兴趣日益浓厚。最后一次会议于1860年6月在波士顿举行,吸引了191名代表参加,而在费城举行的第一次会议仅有73名代表参加。如果没有内战的干预,这些大会很可能会说服政府成立一个国家公共卫生组织。[34]

战争的爆发阻止了大会发展的势头。然而,公共卫生领域的一些实际改进恰恰源自战场上的经验,这也为政府对卫生大会形成的意见作出正式的反应创造了条件——在格里斯科姆和沙特克的报告中也提到了这一点。正如历史学家哈罗德·海曼(Harold M. Hyman)所指出的:"美国历史上最大的危机——内战给了卫生主义者前所未有的机会,因为它在爱国者中概括了卫生主义者的基本主张,即公共权力必须保护公共利益。"[35]支持改革主义的美国卫生委员会——陆军伤病员救助妇女中心协会的产物——促使陆军成为半官方的附属机构,并推动在北方的陆军驻扎地和南方的军事占领区实行良好的公共卫生措施。成千上万的工人阶级和中产阶级的妇女对于军队医院和作战士兵的健康需求极为关注。[36]

1865年,由卫生委员会促成的社会倾向和在战争中获得的关于清洁和疾病的大量实践经验,使得美国的几个公共机构很大程度上接受了卫生理念。同年,纽约市民协会调查了该市的卫生状况。这份300多页的报告印证了格里斯科姆和沙特克的结论:

> 不管发生什么事件可能影响身体、社会、政治或城市的商业利益,记住,卫生科学及其预防技能使得我们的生命更有价值,它们超越了这个城市所有的医学和手术的治疗技术;那些曾经沉重地压在穷人阶级身上的罪恶,已经严重危及所有其他阶级的卫生安全,并增加了城市的社会危险和公共负担;在具体的改进工作中,切实而全面地应用卫生知识是十分必要的,也有能力把城市从现存的罪恶中拯救出来,使它免遭迫在眉睫的更大危险;对人类生命和福利的关注才是社会进步的正确目标;寻找和制止那些可以预防的疾病、堕落和贫困的根源是文明的迫切需要,也是人类的责任,而在纽约市,这三者是紧密联系在一起的。[37]

受益于这份报告,再加上格里斯科姆前期的努力、医生们的支持以及多尔曼·伊顿(Dorman B. Eaton)律师的工作,1866年,纽约州议会通过了《纽约大都会卫生法》。[38]该法建立了一个在纽约市和布鲁克林拥有广泛权力的大都会卫生局。事实证明,这是大城市中第一个行之有效的卫生部门,并很快成为其他市卫生局的范例。[39]

以前地方局的运营主要依赖政府拨款是出了名的,并且很少得到有效管理。由于手上没有足够的权力,他们不得不依靠警方来执行当地的法令,而这些法令很少被人们重视。卫生局的成员有时会拿着钱去支付清理垃圾或维持街道卫生的费用。[40]尽管如此,卫生改革者对大都会卫生局依然抱有较高的期望,尤其是期待它能够成为卫生理念的先锋。从某些方面来说,这一时期美国卫生科学的兴起帮助恢复了在几次毁灭性的传染病后医生们逐渐衰落的形象。[41]

1869 年,马萨诸塞州成立了卫生局,为现代公共卫生机构确立了明确的概念。从沙特克报告的发表到马萨诸塞州卫生局的成立,中间相隔了 19 年,但在此期间,这个州保持了相对健康卫生的声誉,并设立了一些有利于维护城市卫生的项目。

作为沙特克理念的传承者,爱德华·贾维斯(Edward Jarvis)博士——一位对生理学、精神病治疗和生命统计数据感兴趣的医生——通过收集和分析统计数据,成为公共卫生界的一支重要力量。和沙特克一样,他把道德和个人健康联系起来,主张个人的首要责任是维持精神和身体的正常状态。贾维斯认为,国家的作用本质上是保护和促进公共卫生的中间人。

通过贾维斯和其他人的努力,以及内战中积累的经验,越来越多的人开始支持基于科学原理的卫生项目,也就是流行的关于疾病的污秽理论。与在纽约一样,伴随着医生地位的提高,卫生项目得以顺利推广,这也得益于医生们在内战中面对严酷条件和巨大痛苦时的杰出表现。

成立卫生局是与内战结束后马萨诸塞州议会重组州政府的努力相一致的。1869 年 9 月,卫生局第一次召开了会议,亨利·英格索尔·鲍迪奇博士(Dr. Henry Ingersoll Bowditch)当时担任卫生局主席。鲍迪奇是一位精力充沛的领导人,他积极推动卫生改革工作。起初,卫生改革的目标是建立高效的地方委员会,结果证明这是一项难度极大的任务。一些地区考虑成本问题或者认为常设卫生局没有什么意义,因而极力反对变革。由于当地反应不太热情,卫生局还探讨了其他问题,包括住房、穷人的生存条件、卫生教育、屠宰动物的方法、有毒物品的销售以及对各种疾病开展调查。改变并不是容易的事。许多个人和团体反对卫生局负责管理公共卫生事务。而行政部门经常介入委员会的工作,也使得委员会权威受损。但是委员会还是成功地经受住了各种生与死的考验——尽管它并不总能取得胜利——但毕竟维持了卫生改革者的战斗热情。[42]

到了 19 世纪 70 年代,美国的卫生机构已经普遍接受了卫生理念,污秽理论的主导地位也达到了顶峰。尽管纽约和马萨诸塞州在建设有效的地方卫生局时都遇到了一定的困难,但那些大城市都倾向于建立常设的卫生局。芝加哥和密尔沃基(Milwaukee)在 1867 年、路易维尔(Louisville)在 1870 年、印第安纳波利斯(Indianapolis)在 1872 年、波士顿在 1873 年分别成立了卫生局。[43]

1872 年,美国公共卫生协会(the American Public Health Association,简称 APHA)的成立也促进了卫生社区的专业化。公共卫生协会是战前卫生会议的产物。在第一次会议上,代表们讨论了当时所有的卫生问题:公共卫生教育、人口统计、传染病的控制、检疫、环境卫生、伤寒和有争议的细菌理论。[44]

卫生改革在美国传播最具有代表性的标志是 1879 年国家卫生局的成立。截至 1873 年,联邦政府有两个机构专门从事医疗工作,且都与军队有关:美国海军陆战队医院服务和美国陆军医疗队。这些机构负责进行流行病研究和统计研究,但由于它们的职责范围不够宽,因而不能算是广义上的卫生机构。卫生改革活动在各州的传播,特别是在纽约和马萨诸塞州,以及美国公共卫生协会的成立,一定程度上引起了全国对各种公共卫生问题的关注。然而,没有什么比流行病更能使人们关心健康问题了。1873 年,密西西比河流域爆发了一场霍乱疫情,造成约 3 000 人死亡,新奥尔良和孟菲斯市也爆发了黄热病疫情。1878 年国家检疫法通过后不久,南方遭受了该国历史上最严重的黄热病疫情。[45]

这些令人瞩目的事件使成立一个全国卫生局的想法成为最为重要的问题,尽管人们也非常关心由 1873 年大恐慌造成的严重经济混乱。虽然国家卫生局只成立了四年,但它提供的许多服务通过其他机构得以继续实施,包括海军陆战队医院服务和国会常设委员会。至少联邦政府为国家的健康承担部分责任开了一个先例,正如 1848 年英国的《公共卫生法》所做的那样。靠自己的设施来保持健康的个人责任的日子正在减少,整个城市范围的环境卫生程度正在上升。[46]统计结果显示了这样一个事实,即卫生的方法正在取得预期效果。在 1860 年和 1880 年期间,除少数城市外,大部分城市的死亡率都从 25‰至 40‰下降到 16‰至 26‰。[47]

从 1830 年到 1880 年,卫生工作者们通过坚持污秽致病理论和致力于环境卫生的不懈实践,终于使卫生服务成为覆盖全市范围的系统。新兴的土木工程专业在促进和实施环境卫生项目和开发卫生新技术方面发挥了主导作用。正如历史学家特里·雷诺兹所述,在 19 世纪早期到中期,土木工程通过其在建造运河和铁路,以及建造大部分城市基础设施方面的表现,进入"一个充满活力的青春期"。除了接受过职业培训的欧洲工程帅和美国工程师,城市里还涌现出一大批接受过国内教育的工程师。

在 1820 年到 1860 年之间,美国西点军校培养的土木工程师在全国的比例越来越大。"点"也是把法国在工程学上的影响带到美国的最重要组成部分,它强调运用数学和理论的方法进行培训。1820 年后,从西点军校毕业的工程师人数超过了军队的需求数量,因此许多毕业生离开军队,投身城市建设之中。在 19 世纪 30 年代,西点军校有超过 100 名毕业生担任了土木工程师。在美国内战前,西点军校培养的土木工程师的人数多达全国的 15%。[48]

由于美国的大学一般都强调古典文学、神学和理论科学,因此美国的第一个民用工程专业是在技术学院诞生的。1820年,第一所民用工程学院在诺威奇大学成立。起初,该学院的成立是为本州的民兵组织培养军官,但与西点军校相比,它对理论的学习并不十分看重。1825年,诺威奇开设了工程学专业,并在1834年设立了正式的三年学习课程。1835年,伦斯勒理工学院开设了一年的土木工程课程,1850年开始开设三年的专业课程。

在19世纪50年代以前,像弗吉尼亚大学和阿拉巴马大学这样的学校曾经尝试设立工程专业,但是收效甚微。在19世纪50年代,一些传统的学术机构,包括密歇根大学、哈佛大学、耶鲁大学、达特茅斯学院和联合学院相继开始设立长期的专业项目。他们聘请了西点军校的毕业生讲授相关的课程;到了1868年,有139名西点军校的毕业生在大学任教。内战结束后,传统大学的这些专业逐渐开始成为工程领域的主导。

土木工程师获得职业声望和社会认可的过程并不是一蹴而就的,就如同发展本土教育体系一样需要循序渐进。1860年以前,美国的工程师很少,并且因为国家很大,所以地区和全国性的专业组织花了好几年才扎下根来。地区间与城市间的竞争形成的政治分裂,以及各个地方在工程哲学上的差异,也使得这一新兴的职业不断传播开来。19世纪30年代末,美国一直没能成功地建立一个全国性工程学会。直至19世纪60年代,地方团体才占据主导地位。1824年,费城富兰克林学院成立,它是最为成功的地方组织。

1867年,美国土木工程师协会(the American Society of Civil Engineers,简称ASCE)成为美国第一个成功的国家专业工程协会。1871年,矿业工程师脱离了该协会,成立了独立的美国矿业工程师协会。1880年,机械工程师组织了美国机械工程师协会。在1850年至1880年间,工程师的人数从512人(包括机械和土木工程师)增至8 261人(仅包括土木工程师)。其中有许多顾问工程师,他们把自己的专业知识卖给了全国各地的客户。[49]

教育和专业协会的机构变迁促成了雷诺兹所说的美国工程"风格"，"与传统的建筑相比，它更强调降低劳动力成本和建筑的经济性，而对强度、持久性、美学吸引力和安全性则相对关注较少"[50]。这个定义虽然正确地强调了工程的美国化，但是显得过于笼统。正如在后面的章节中所看到的，强调持久性是供水和排水系统建设的核心。美国的工程师们在发展卫生服务的过程中也继续大量借鉴欧洲同行的做法，但是有一点很重要，那就是他们必须适应自己城市的现状，包括变幻无常的城市政治。[51]

19世纪中期，城市政治经历了巨大的变化，周围的环境令提倡良好卫生习惯的人深感不安。许多政府继续推动经济活动，地方企业领导人担任关键的行政职位。这些政府表现出对市中心和精英住宅区的服务偏好。[52]随着19世纪50年代至90年代间大量移民的涌入，城市越来越无力于开展有效的自我管理，一些社区团体、城市范围内的机器和州立法机关的影响力不断强化。[53]19世纪50年代在纽约市发展的第一批政治机器，致力于通过给周边带来好处来培养自己的政治势力。在1866年，城市机器的原型——威廉·马西·特威德（William Marcy Tweed）领导下的特威德集团接管了纽约市。由于权力成为一种可以买卖的商品，所以在较贫穷的社区里，恩惠是用来换取选票的，许可证、执照、专营权和其他授权在整个城市里被交换给各个阶层的各种各样的人。任命——不是政治机器发明的，但肯定被他们利用得淋漓尽致——是获得支持者的一种最受欢迎的方式。把人安排在市政工资名单上是培养忠诚和获得盟友的极好方法。市政工程尤其能够提供大量的任命机会（垃圾收集者、消防检查员、自来水厂监督员）和颁发特许经营权、合同及许可证的机会。

在这些年市政府的政治转变中，州立法机关也找到了控制地方服务或夺取地方权力的方法，并极力摆脱被地区或市政府的政客所掌控。然而，城市政治转型的结果并不是简单地将服务的优先次序从一个阶级转移到另一个阶级,也没有完全忽视基础设施的发展。[54]

与以往任何时期一样,卫生新技术的支持者必须非常了解政治才能实现他们的目标——或尽可能接近这些目标的实现。并非所有的大城市都有运转良好的政治机器。正如城市历史学家近年来所指出的,城市机器通常是"脆弱的联盟"或"临时联盟",这些联盟或是可能遭受内部冲突,或是被对立党派和派别削弱。[55]任何自称为改革派或其他派别的市政府,如果不能以公开的政治机器的方式为支持者创造就业机会,都可能以某种方式在分配合同和专营权时使用任命权或产生偏袒行为。在市政府工作的越来越多专业人员常常会采用更微妙的方法对城市服务实施的政策展开谈判。[56]

包括土木工程师在内的整个公共卫生界都乐于接受反传染致病理论者的观点,并把它归于卫生观念中,以形成他们对城市卫生需求、提供服务的质量和类型的理解。他们还利用这些观点说服政治领导人支持环境卫生的目标。当然,在使城市摆脱目前的不健康状态,并保证有充足和安全的水和有效的废物处理方法方面,环境卫生这种工具显得过于简单了。然而,它把改善公共环境的责任交给了人,并通过人的行动来承担。这一事实使它在改革派圈子里具有了巨大的力量和影响。它在现代卫生服务中的印记变得不可磨灭。

注　释

1. Zane L. Miller and Patricia M. Melvin, *The Urbanization of Modern America: A Brief History*(《现代美国的城市化:简史》)2d ed. , San Diego: Harcourt Brace Jovanovich, 1987, pp. 31 - 32, 48 - 49, 57; Blake McKelvey, *American Urbanization: A Comparative History* (《美国城市化:比较历史》), Glenview, Ill. Scott, Foresman, 1973, p. 26; David R. Goldfield and Blaine A.

Brownell, *Urban America: A History*(《美国城市:一段历史》)2d ed. ,Boston:
Houghton Mifflin, 1990, pp. 104 – 105.

2. Miller and Melvin, *Urbanization of Modern America*(《现代美国的城市化》),p. 32; Goldfield and Brownell, *Urban America*(《美国城市》),p. 79; Howard P. Chudacoff ed. ,*Major Problems in American Urban History*(《美国城市历史的主要问题》),Lexington, Mass. D. C. Heath, 1994, p.93.

3. Ernest S. Griffith and Charles R. Adrian, *A History of American City Government, 1775 – 1870: The Formation of Traditions*(《1775—1870 年美国城市政府的历史:传统的形成》),1976;Washington, D. C. UP of America,1983, p. 19.

4. Charles E. Rosenberg, *The Cholera Years: The United States in 1832, 1849, and 1866*(《霍乱年代:1832 年、1849 年和 1866 年的美国》),1962; Chicago: University of Chicago Press, 1987, p. 228.

5. Charles E. Rosenberg, *The Cholera Years: The United States in 1832, 1849, and 1866*(《霍乱年代:1832 年、1849 年和 1866 年的美国》),pp. 7, 37 – 38, 55 – 57, 59 – 62, 135 – 137.

6. Howard N. Rabinowitz, *Race Relations in the Urban South, 1865 – 1890*(《1865—1890 年南方城市的种族关系》),Urbana: University of Illinois Press, 1980, pp. 114 – 121.

7. David R. Goldfield, *Urban Growth in the Age of Sectionalism: Virginia, 1847 - 1861*(《地方主义时代的城市增长:弗吉尼亚,1847—1861》),Baton Rouge: Louisiana State UP, 1977, pp. 152 – 153, 160;William H. Pease and Jane H. Pease, *The Web of Progress: Private Values and Public Styles in Boston and Charleston, 1828 - 1843*(《进步的网络:波士顿和查尔斯顿的私人价值和公共风格,1828—1843》),New York: Oxford UP, 1985, pp.90, 93, 99.

8. Khaled J. Bloom, *The Mississippi Valleys Great Yellow Fever Epidemic of 1878*(《1878 年密西西比河流域的黄热病大流行》),Baton Rouge: Louisiana State UP, 1993, pp.10 – 11,Notes to pp. 55 – 60,445.

9. Charles-Edward Amory Winslow, *The Conquest of Epidemic Disease*(《传染病的征服》),1943;New York: Hafner, 1967,p. 266.

10. Howard D. Kramer,"The Germ Theory and the Public Health Program in the United States"(《美国的细菌理论和公共卫生计划》),*Bulletin of the History of Medicine*(《医学史公报》)22(May-June 1948):234 – 235.

11. 在 19 世纪中期,几个传染论理论都在争取人们的认可。参见第六章的相关内容,以及 J. K. Crellin,"The Dawn of the Germ Theory:Particles,Infection and Biology"(《微生物理论的黎明:微粒、感染和生物学》),in F. N. L. Poynter ed.,*Medicine and Science in the 1860s*(《19 世纪 60 年代的医学与科学》),London:Wellcome Institute of the History of Medicine,1968,pp.57 – 67,71 – 74;J. K. Crellin,"Airborne Particles and the Germ Theory:1860 – 1880"(《悬浮粒子与微生物理论:1860—1880》),*Annals of Science*(《科学年鉴》)22(March 1966):49,52,56 – 57;Mazyck P. Ravenel ed.,*A Half Century of Public Health*(《半个世纪的公共卫生》),New York,1921,pp.66 – 67。

12. Erwin H. Ackernecht,"Anticontagionism between 1821 and 1867"(《1821 年至 1867 年之间的反传染论》),*Bulletin of the History of Medicine*(《医学史公报》)22(Sept. Oct. 1948):567 – 568,575,578,580 – 582,587 – 589. 也参见 John H. Ellis,*Yellow Fever and Public Health in the New South*(《新南部的黄热病与公共卫生》),Lexington:UP of Kentucky,1992,pp.3 – 4。

13. Howard D. Kramer,"The Beginnings of the Public Health Movement in the United States"(《美国公共卫生运动的开端》),*Bulletin of the History of Medicine*(《医学史公报》)21(May/ June 1947):354.

14. Charles V. Chapin,"The End of the Filth Theory of Disease"(《疾病的肮脏理论的终结》),*Popular Science Monthly*(《大众科学月刊》)60(Jan. 1902):234.

15. Stanley K. Schultz,*Constructing Urban Culture:American Cities and City Planning,1800 – 1920*(《建构城市文化:美国城市与城市规划,1800—1920》),Philadelphia:Temple UP,1989,pp.132 – 133.

16. Introduction by C. -E. A. Winslow to Lemuel Shattuck,*Report of the Sanitary Commission of Massachusetts,1850*(《马萨诸塞州卫生委员会报告,1850 年》),Cambridge:Harvard UP,1948,p. 237(hereafter Winslow,introduction);John Duffy,*The Sanitarians:A History of American Public Health*

(《卫生工作者:美国公共卫生史》),Urbana: University of Illinois Press, 1990, pp. 96 - 97, 137;Ellis, *Yellow Fever and Public Health*(《新南部的黄热病与公共卫生》),p. 7;Goldfield and Brownell, *Urban America*(《美国城市》),p. 153.

17. 参见 Charles E. Rosenberg, *Explaining Epidemics and Other Studies in the History of Medicine*(《医学史上的流行病和其他研究的解释》),New York: Cambridge UP, 1992, pp. 126 - 127。

18. Schultz, *Constructing Urban Culture*(《建构城市文化》),p. 137.

19. Barbara Gutmann Rosenkrantz, *Public Health and the State: Changing Views in Massachusetts, 1842 - 1936*(《公共卫生与州:马萨诸塞的观点变化,1842—1936》),Cambridge: Harvard UP, 1972, p. 16.

20. 1844 年,新英格兰历史与宗谱学会在他的家中成立。

21. Rosenkrantz, *Public Health and the State*(《公共卫生与州》),pp. 19 - 20.

22. Winslow, introduction, vi-vii;John J. Hanlon, *Principles of Public Health Administration*(《公共卫生管理原理》)4th ed. ,St. Louis: C. V. Mosby,1964, pp. 49 - 50;Schultz, *Constructing Urban Culture*(《建构城市文化》),pp. 131 - 132;Rosenkrantz, *Public Health and the State*(《美国公共卫生与州》),pp. 14 - 23.

23. Kramer, "Beginnings of the Public Health Movement"(《公共卫生运动的开端》),p. 362.

24. Hugo Muench, "Lemuel Shattuck-Still A Prophet: The Vitality of Vital Statistics"(《先知莱缪尔·沙特克:生命统计的生命力》),*AJPH*(《美国公共卫生杂志》)39 (Feb. 1949): 152.

25. Rosenkrantz, *Public Health and the State*(《公共卫生与州》),p. 31.

26. Shattuck, *Report of the Sanitary Commission of Massachusetts, 1850*(《马萨诸塞州卫生委员会报告,1850 年》),pp. 301 - 302.

27. Shattuck, *Report of the Sanitary Commission of Massachusetts, 1850*(《马萨诸塞州卫生委员会报告,1850 年》) Vii-ix, p. 109ff;John B. Blake, "The Origins of Public Health in the United States"(《美国公共卫生的起源》),*AJPH*(《美国公共卫生杂志》)38 (Nov. 1948): 1539;Hanlon, *Principles of Public*

Health Administration(《公共卫生管理原理》), pp. 50 - 51；Edwin D. Kilbourne and Wilson G. Smillie eds. , *Human Ecology and Public Health*(《人类生态与公共卫生》)4th ed. , New York：Macmillan, 1969, p. 115；Abel Wolman, "Lemuel Shattuck-Still A Prophet：Sanitation of Yesterday-But What of Tomorrow?"(《先知莱缪尔·沙特克：昨天的卫生,但明天呢?》), *AJPH* (《美国公共卫生杂志》) 39 (Feb. 1949)：145；C. -E. A. Winslow, "Lemuel Shattuck-Still A Prophet：The Message of Lemuel Shattuck for 1948"(《先知莱缪尔·沙特克：1948 年的讯息》), *AJPH* (《美国公共卫生杂志》)39 (Fall 1949)：158；George Rosen, *A History of Public Health*(《公共卫生史》), New York：MD Publications, 1958, pp. 241 - 243.

28. Hanlon, *Principles of Public Health Administration*(《公共卫生管理原理》), p. 51.

29. Rosenkrantz, *Public Health and the State*(《公共卫生与州》), p. 36.

30. Duffy, *The Sanitarians*(《卫生工作者》), p. 99. 罗森克兰茨在《公共卫生与州》中使用了几乎相同的语言。

31. Kramer, "Beginnings of the Public Health Movement"(《美国公共卫生运动的开端》), pp. 362 - 363.

32. Henry I. Bowditch, *Public Hygiene in America* (《美国的公共卫生学》), Boston, 1877, p. 31.

33. 在巴尔的摩(1858 年)的会议上,一个负责外部卫生(检疫)的委员会和一个负责内部卫生(卫生实践)的委员会被任命。

34. Kramer, "Beginnings of the Public Health Movement"(《美国公共卫生运动的开端》), pp. 370 - 371；John Duffy, "The American Medical Profession and Public Health：From Support to Ambivalence"(《美国医学界与公共卫生：从支持到矛盾》), *Bulletin of the History of Medicine*(《医学史公报》) 53 (Spring 1979)：2；Duffy, *The Sanitarians* (《卫生工作者》), pp. 102 - 108；Bowditch, *Public Hygiene in America*(《美国的公共卫生学》), p. 35；Schultz, *Constructing Urban Culture*(《建构城市文化》), pp. 144 - 146.

35. Harold M. Hyman, *A More Perfect Union：The Impact of the Civil War and Reconstruction on the Constitution* (《一个更完美的联盟：内战和重建对宪法

的影响》),New York：Knopf, 1973, p.320.

36. Harold M. Hyman, *A More Perfect Union：The Impact of the Civil War and Reconstruction on the Constitution*（《一个更完美的联盟：内战和重建对宪法的影响》),pp. 320 - 322,331 - 336. 参见 Ernest A. McKay,*The Civil War and New York City*（《南北战争与纽约市》),Syracuse：Syracuse UP, 1990, p.296；J. Matthew Gallman, *Mastering Wartime：A Social History of Philadelphia during the Civil War*（《掌握战争：内战时期费城的社会史》),New York：Cambridge UP,1990, pp. 146 - 169；Suellen Hoy, *Chasing Dirt：The American Pursuit of Cleanliness*（《追逐污秽：美国人对清洁的追求》),New York：Oxford UP, 1995, pp.29, 36-38, 46, 59 - 61. 美国卫生委员会是美国有史以来规模最大、权力最大、组织最严密的慈善机构,它由社会精英主导,他们的动机比那些卷绷带、包装药品的妇女要复杂得多。委员会并不把减轻苦难作为目的本身,他们更感兴趣的是教导人们秩序和纪律等保守价值观的重要性。参见 George M. Fredrickson, *The Inner Civil War：Northern Intellectuals and the Crisis of the Union*（《国内战争：北方知识分子与联盟危机》),Urbana：University of Illinois Press, 1993, pp.98 - 112。

37. Citizens Association of New York, *Report of the Council of Hygiene and Public Health of the Citizens Association of New York, upon the Sanitary Condition of the City*（《纽约公民协会卫生和公共卫生理事会关于纽约市卫生状况的报告》),New York, 1866, pp. cxlii-cxliii.

38. 伊顿起草了 1864 年的公共卫生法案,以及 1866 年的法案。

39. 1855 年,路易斯安那州建立了第一个永久性的州卫生委员会,但收效甚微。有关南方公共卫生运动的更多信息, 参见 Ellis, *Yellow Fever and Public Health*（《新南部的黄热病与公共卫生》),pp.12, 35 - 36。

40. Ellis, *Yellow Fever and Public Health*（《新南部的黄热病与公共卫生》),pp.9 - 10.

41. Rosen, *History of Public Health*（《公共卫生史》),pp. 244 - 248；Gert H. Brieger, "Sanitary Reform in New York City：Stephen Smith and the Passage of the Metropolitan Health Bill"（《纽约市的卫生改革：斯蒂芬·史密斯和都市健康法案》),in Judith Walzer Leavitt and Ronald L. Numbers eds. , *Sickness and*

Health in America(《美国疾病与健康》),Madison：University of Wisconsin Press,1985,408;Blake,"Origins of Public Health"(《美国公共卫生的起源》),p.1540;Duffy,"American Medical Profession"(《美国医学界》),p.3;Duffy,*The Sanitarians*(《卫生工作者》),p.120;Schultz,*Constructing Urban Culture*(《建构城市文化》),p.121.

42. Rosenkrantz,*Public Health and the State*(《公共卫生与州》),pp.1,37 - 73.

43. Hanlon,*Principles of Public Health Administration*(《公共卫生管理原理》),p.49.同时参见 Judith Walzer Leavitt,*The Healthiest City：Milwaukee and the Politics of Health Reform*(《最健康的城市：密尔沃基和医疗改革的政治》),Princeton：Princeton UP,1982,pp.42 - 75。

44. Sam Bass Warner Jr.,"Public Health Reform and the Depression of 1873 - 1878"(《公共卫生改革和 1873—1878 年的大萧条》),*Bulletin of the History of Medicine*(《医学史公报》)29（Nov.-Dec. 1955）：512 - 513;Kilbourne and Smillie eds.,*Human Ecology and Public Health*(《人类生态与公共卫生》),p.115;Duffy,*The Sanitarians*(《卫生工作者》),pp.130 - 132.

45. 从 1800 年到大约 1880 年,黄热病几乎每年都袭击该国。新奥尔良的一次疫情导致 29 000 多例病例,8 100 例死亡。在孟菲斯,单次疫情就造成了 17 600 例病例和 5 150 例死亡。埃利斯的《新南部的黄热病与公共卫生》是对这一主题最彻底的论述。

46. Warner,"Public Health Reform"(《公共卫生改革和 1873—1878 年的大萧条》),pp.504,515 - 516.

47. Kramer,"Germ Theory"(《美国的细菌理论和公共卫生计划》),pp.235 - 236.

48. Terry S. Reynolds,"The Engineer in Nineteenth-Century America"(《19世纪美国的工程师》),in Reynolds ed.,*The Engineer in America*(《美国的工程师》),Chicago：University of Chicago Press,1991,pp.15 - 17.

49. Terry S. Reynolds,"The Engineer in Nineteenth-Century America"(《19世纪美国的工程师》),pp.19 - 20,23 - 24;Martin V. Melosi,*Garbage in the Cities：Refuse,Reform,and the Environment,1880 - 1980*(《城市里的垃圾：废弃

物、改革与环境,1880—1980 年》), College Station: Texas A&M UP, 1981 , pp. 84 - 85; Letty Donaldson Anderson, " The Diffusion of Technology in the Nineteenth-Century American City: Municipal Water Supply Investments"(《19 世纪美国城市技术传播:市政供水投资》), Ph. D. diss. Northwestern University, 1980, pp. 30 - 33.

50. Reynolds,"Engineer in Nineteenth-Century America"(《19 世纪美国的工程师》),p. 25.

51. 参见 Joel A. Tarr, "Bringing Technology to the Cities"(《把技术带到城市》),unpublished paper, p. 5。

52. 参见 Stuart Galishoff,*Newark: The Nations Unhealthiest City*(《纽瓦克:美国最不健康的城市》),New Brunswick, N. J. Rutgers UP, 1988, pp. 16 - 17, 66 - 67;David R. Goldfield, "The Business of Health Planning: Disease Prevention in the Old South"(《健康计划的商业:旧南部地区的疾病预防》),*Journal of Southern History*(《南方历史期刊》)42 (Nov. 1978): 557 - 570;Harriet E. Amos, *Cotton City: Urban Development in Antebellum Mobile*(《棉花城:南北战争前的流动城市发展》),Tuscaloosa: University of Alabama Press, 1985, pp. 136 - 137。

53. 根据艾伦·马库斯(Alan I. Marcus)的说法,19 世纪移民的涌入导致了大量订购城市服务。参见 Plague of Strangers: *Social Groups and the Origins of City Services in Cincinnati, 1819 - 1870*(《陌生人的瘟疫:辛辛那提的社会群体和城市服务的起源,1819—1870 年》),Columbus: Ohio State UP, 1991。

54. Kenneth Fox, *Better City Government: Innovation in American Urban Politics, 1850 - 1937*(《更好的城市政府:美国城市政治的创新,1850—1937》),Philadelphia: Temple UP, 1977 , pp. 5 - 16;Griffith and Adrian, *History of American City Government*(《1775—1870 年美国城市政府的历史》),pp. 91 - 92, 133 - 138;Maury Klein and Harvey A. Kantor, *Prisoners of Progress: American Industrial Cities, 1850 - 1920*(《进步的因徒:美国工业城市,1850—1920》), New York: Macmillan,1976, pp. 338 - 364.

55. Howard P. Chudacoff and Judith E. Smith, *The Evolution of American Urban Society*(《美国城市社会的演变》)4th ed. , Englewood Cliffs, N. J.

Prentice-Hall, 1994, pp. 165 – 166.

56. 对机器政治的传统解读在 20 世纪 70 年代受到了挑战。老板-改革者模式被更复杂的城市政治评估所取代。一些历史学家认为,机器的真正全盛时期发生在 1920 年之后。参见 Philip J. Ethington, *The Public City: The Political Construction of Urban Life in San Francisco, 1850 – 1900*(《公共城市:旧金山城市生活的政治建构, 1850—1900》), New York: Cambridge UP, 1994, pp. 24, 26 – 27; M. Craig Brown and Charles N. Halaby, "Machine Politics in America, 1870 – 1945"(《美国机器政治, 1870—1945》), *Journal of Interdisciplinary History*(《跨学科历史期刊》)17(Winter 1987): 587 – 588, 609 – 611; M. Craig Brown, "Bosses, Reform, and the Socioeconomic Bases of Urban Expenditure, 1890 – 1940"(《领导、改革和城市支出的社会经济基础, 1890—1940》), in Terrence J. McDonald and Sally K. Ward ed., *The Politics of Urban Fiscal Policy*(《城市财政政策的政治》), Beverly Hills, Calif. Sage Publications, 1984, pp. 69 – 70。

第四章

洁净的和丰富的：
从原型系统到现代自来水厂，1830—1880 年

在 19 世纪早期，一些供水原型系统（由基本的供水网络、水泵、新的地表和地下供水系统组成）开始出现在美国的主要城市。[1]尽管费城的中心广场/费尔蒙特项目在当时并没有引起全国的响应，但它毕竟为原型系统设定了标准。到 1880 年，一些供水系统演变成现代的城市供水系统。它们不仅在更大的范围内输送了更多的水，还采取了基本的安全措施以确保水的纯度。人们对水质越来越关注——这是卫生运动的直接结果——并开始关注过滤技术和水处理的新方法。城市领导人和卫生工作者都对供水服务提出了更高的要求，而不是首先关注自来水的便利。

从 1830 年到 1880 年，自来水厂的数量以越来越快的速度增长（见表 4-1 和 4-2）。起初，在 20 年里几乎翻了一番；仅在 19 世纪 70 年代，这一数字就翻了一倍多。然而在 19 世纪 50 年代到 60 年代之间，自来水厂的数量并没有跟上新城市的扩张步伐。城市人口的增长速度超过了自来水厂的数量，直到 1870 年，这一趋势才开始扭转。

表4-1 美国城市中自来水厂的比例

（单位：个）

年份	自来水厂数量	城市数量*	自来水厂数量占城市数量比例（%）
1830 年	45	90	50
1840 年	65	131	50
1850 年	84	236	36
1860 年	137	392	35
1870 年	244	663	37
1880 年	599	939	64

注：* 表示人口数量超过 2 500 人的城市。

资料来源：U. S. Bureau of Census, *Census of Population：1960, vol. 1*（《人口普查：1960 年》）第 1 卷, *Characteristics of the Population*（《人口特征》）, Washington, D. C.：Department of Commerce, 1961, pt. A, pp. 1 - 14 - 15, Table 8；Earle Lytton Waterman, *Elements of Water Supply Engineering*（《给水工程原理》）, New York：Wiley and Sons, 1934, p. 6.

表4-2 与城市人口相关的自来水厂数量

年份	自来水厂数量（个）	城市人口（人）
1830 年	45	1 127 000
1840 年	65	1 845 000
1850 年	84	3 544 000
1860 年	137	6 216 000
1870 年	244	9 902 000
1880 年	599	14 130 000

资料来源：U. S. Bureau of Census, *Census of Population：1960, vol. 1*（《人口普查：1960 年》）第 1 卷, *Characteristics of the Population*（《人口特征》）, Washington, D. C.：Department of Commerce, 1961, pt. A, pp. 1 - 14 - 15, Table 8；Earle Lytton Waterman, *Elements of Water Supply Engineering*（《给水工程原理》）, New York：Wiley and Sons, 1934, p. 6.

19 世纪中期,新的供水系统的发展势头逐渐形成。一些增长缓慢的地区继续依赖水井和其他当地供水设施,或者依靠特许经营的私营公司提供供水服务。然而,即便是那些正在经历快速扩张的城市,也往往对整个城市系统所需的巨额资本投资心存疑虑。

到了19世纪70年代,越来越多的公共供水逐渐成为一种趋势。在此期间,私人所有制逐渐向公共所有制转变,到1880年两者基本保持均等。(见表4-3)

表4-3 公共及私人自来水厂

(单位:个)

年份	自来水厂数量	公共自来水厂数量	私人自来水厂数量
1830年	45	9(20.0%)	36(80.0%)
1840年	65	23(35.4%)	42(64.6%)
1850年	84	33(39.3%)	51(60.7%)
1860年	137	57(41.7%)	80(58.3%)
1870年	244	116(47.5%)	128(52.5%)
1880年	599	293(48.9%)	306(51.1%)

资料来源:Earle Lytton Waterman, *Elements of Water Supply Engineering*(《给水工程原理》), New York:Wiley and Sons, 1934, p.6.

供应充足的水对于满足公民、商业机构和工业的需求至关重要,而城市保护公众健康的新使命意味着大城市地区的当局希望将中央系统置于他们的直接控制之下。民众的积极支持只是一个额外的动机,因为一个有效的水系统本身就是一个强有力的宣传工具,它可以为领导人发展城市提供经济基础。尽管许多水务公司的利润丰厚,但对于更现代化的系统——有水库、水泵和精心设计的配电网——资本投资十分庞大,运营成本也在不断上升。因此,一些地区逐渐取消了私人服务。此外,公共对供水(和其他服务)的控制增强了市政府相对于立法机构或竞争城市的权威,因此私人业主经常面临价格的压力,特别是通过利润较低的特许经营权。

城市领导人要将私人系统转变成公共系统,或者建立新的公共系统的愿望,更多的是出于他们自身的意愿。关键在于城市是否有能力承担债务,为大型项目提供资金,并承担运行卫生新技术的高昂成本。随着19世纪的不断发展,城市财政经历了大范围和复杂性的变化,最终使公共卫生系统的发展成为可能。

1873 年的恐慌暂时削弱了政府的动力,在这段时间里市政府的财政岌岌可危。在恐慌过后,紧缩和更为保守的财政政策带来了"量入为出"的哲学论调。此外,在 1875 年以前,水务特许经营权的设计非常具有吸引力,它吸引了私人公司提供水和提供足够数量的消防栓进行消防。然而,这种做法逐渐发生了改变。[2]

征税权是市政当局预算程序的核心。在美国各地的城市,所有权而不是所得收入成为征税的基础。"绝对所有权"的土地所有制确立了一种模式,即把私营企业作为一种经营方式和生活方式。在其他方面,这一观点从对商业收入的评估(如土地销售、贸易特权、租金、许可证以及市场和码头的运营)转向了更普遍的税收。在 1870 年以前,市民们期望市政服务在"服务成本"的基础上支付,而不是在城市收益上。因此,随着服务业的扩张,税收的增加变得不可避免。一般性财产税成为财政增收的基本机制。在英格兰,地方税收是根据房产的出租价值来确定的,而在美国,总的房产财富(不动产和个人财产)成为标准。[3]虽然财产税是 19 世纪中叶最重要的地方收入来源,但征税的权力通常由各州控制和限制。在某些情况下,州政府在没有额外财政支持的情况下将额外的责任强加给市政府。例如,当时的流行病常常导致城市请求州政府的援助,但通常都没什么结果。

尤其是在供水系统和污水系统等基本建设方面,专门评估(直接征税)成为增加财产税的重要财政手段。随着城市服务范围的扩大,从各种来源获得更多收入的需求也随之增加。以波士顿为例,在 1821 年到 1873 年间,城市开支急剧增长。1821 年的人均开支是每年 4 美元;1859 年,增至 20 美元;1873 年,达到 65 美元。

城市发展的需求意味着依靠税收和特别评估来满足城市的需要可能令市民和当地的商业机构都不能感到满意。增加市政债务在 19 世纪变得更加普遍。"融资"债务以债券或其他类似工具的形式,在几年的时间里产生了市政负债。"浮动"债务类似于融资债务,但不一定与债券或其他债务的正式证据挂钩。

到1870年,经过全民公投,城市开始利用发行债券进行筹措资金。19世纪中后期,许多城市一方面通过举债为市政建设提供资金,另一方面又通过补贴铁路等方式开展商业活动。最重要的是,1870年流行的税收方法和市政资金的分配方式为其后的一个多世纪以来的城市金融业确立了模式。[4]

19世纪市政府的角色发生了巨大的转变,出于提供更好服务的目的,政府开始尝试充分运用税收和公债的力量。[5]大财团是这一目标的主要支持者,而政府也常常依赖他们。地方政府的助推作用也非常重要,他们的初衷是促进经济增长和削弱来自其他城市的竞争压力。为此,市政府越来越积极地为公共工程项目和基础设施(包括运河、铁路、桥梁、道路和港口)以及公共卫生、警察和消防等服务项目筹集资金。在公共卫生方面,这些项目的实施恰逢卫生观念出现的时机,当时的人们已经普遍认同环境卫生是对付流行病的有效武器。

然而,许多前工业化城市的行政结构是围绕市议会和作风软弱的市长们建立的,很少能提供高效和具有实效的领导。市议会通常身兼多职,包括立法和执行法律,以及承担地方法院职能,但它们的权力往往有限。一方面,在选区代表制中,党派主义会破坏市议会的凝聚力。另一方面,以乡村为主导的立法机关也不愿意赋予城市更大的权力。[6]

政党机器规则使得大型资本密集型项目的开发变得更加困难。当地的大佬们花了相当多的时间处理他们党派的问题,包括个人福利和工作问题。例如在19世纪70年代的费城,共和党的政党机器使水利部几乎没有任何维修或扩建的资金,因为水利部的利润以及公共工程合同的回扣被用来维持机器的运转了。[7]另一些人干脆直接利用水利部进行贪污。特威德集团要求商人们以每只

60 美元的价格购买价值 18 美元的水表,而那水表根本毫无作用。[8]

历史学家罗宾·艾因霍恩(Robin Einhorn)在一个有关利用融资改善芝加哥城市环境的重要案例研究中,提出了一个令人印象深刻的私有化替代案例。在 1845 年到 1865 年间,市政府利用特别评估方式,主要通过她所称的"分段系统"来进行运作。艾因霍恩说:

> 这个体系之所以被称为"分段的",而不是简单的精英主义,是因为在决策过程中的发言权掌握在具有财产所有权的人手中,而不是"可变的"或是"感兴趣的"。业主必须证明他拥有可接受特别评估的大量土地,才有权参与征收评估费用。

例如,对于街头铺地砖的工程来说,在这个分段系统中"相邻业主里谁有能力支付铺路的费用,就可以决定是否铺路,每个相邻业主拥有多少财产,就对这个决定有多大的影响力"。艾因霍恩的结论是,这种分割的体系并没有剥夺无产者的公民权,而是在有产阶层中分配成本和决策权的一种方式。此外,艾因霍恩的分段系统通过将政治决策降为"由'利益相关'的财产所有者直接指挥的行政过程"[9],使市政府失去了政治主导地位。

艾因霍恩的分析非常适用于诸如街道铺设和桥梁建设等公共工程项目。然而,正如她所说的那样,供水与排水系统不能按照街道项目的严格程度或消防限令进行分割,因为它们需要中央规划和巨额初始投资。[10] 在当时,政府想要为发展全市供水系统进行巨额投资是非常困难的,因为除财政极为健全的大城市外,几乎所有城市都受到各种各样的行政限制。如果立法机关不能阻止市政权利的不断扩张,那么市议会就会整天讨论是否应该扩大该市的债务,或是进行党派之争。

毫无疑问,危机(如火灾和流行病)常常迫使人们面对发展或控制现有供应的问题。在一座城市里,把供水变成公共事业通常与为这种冒险行为提供的财力支持密切相关。至少从1855年开始,公共供水系统的比例就一直随着城市的总体财务状况变化而变化。这种情况持续到19世纪80年代。同时,其他一些问题也对决策造成影响。[11]此外,为了提升包括供水在内的市政建设质量,政府一直在逐步增加举债。到了1860年,市政债务是联邦债务的3倍,几乎等于州债务总额。[12]

颁发特许状和其他财政改革的自由化也为城市提供了开展供水系统和其他公共工程建设的资金。直到19世纪60年代,立法救济或宪章自由化才在全国范围内出现明显的趋势。在大多数情况下,当地的大环境和其他城市的经验均对从私人经营到公共管理的转变产生了重大影响。[13]

根据1834年的一项法案,纽约市成立了水务委员会。该法案还制定了法律和相关行政手段,其直接结果之一就是完成了老克罗顿渡槽的建设,这是缓解纽约市供水需求的重要一步。克罗顿渡槽和水库于1842年建成,为该市第一个可行的市政系统奠定了基础。[14]

在19世纪40年代建立供水系统之前,波士顿也深受多年的供水政治之苦。1796年,马萨诸塞州州长塞缪尔·亚当斯批准了成立渡槽公司的方案,该公司修建了一条从罗克斯伯里的牙买加池到城市的水渠。该系统在1803年得到扩展,增加了新的输水干线和消火栓。到了1825年,人们开始试图进一步改进这一输水模式。从1825年(这一年城市遭受了一场大火)到1846年(这期间城市发生了几次流行病),城市的领导人一直针对供水的问题进行争论。

市议会对多个备选的供应方案进行了研究调查。经过多次商讨,他们进一步确定了四个备选水源,最终选择了斯伯特池和长池

（后来改名为科齐图尔湖）。市政委员会里面的不同派系围绕着水源的选择不断进行明争暗斗，而私人水务公司则密切关注公众对供水日益高涨的需求。1839年，由于特别委员会要求开展更为深入的研究，立法机构未能实现自己的设想。1840年，由于经济萧条，市长乔纳森·查普曼（Jonathan Chapman）取消了一个市政工程项目，使市政供水的努力再次搁浅。

由于人们的始终坚持，市政供应的提议一直到19世纪40年代仍没有被放弃。1844年12月，一场关于水的全民公投使市政系统的支持者取得了重大胜利。长池被选为城市的水源地，由城市出资购买。但是，谁应该对供水系统拥有整体的权力却一直没有确定下来。直到1846年，该城市才获得建设市政供水设施的合法权力。[15]在那一年，联邦最高法院通过了《波士顿水法》，该法案规定在水务委员会的管理下开发长池，并授权市政府用300万美元的市政债券为建设供水系统提供融资（整个设计系统耗资近400万美元）。

1848年10月，科奇图尔渡槽开通，开启了由波士顿市政对供水进行控制的时代。取得这场显著进步的原因并不仅仅是从私人管理向公共管理的转变。正如历史学家弗恩·尼森（Fern Nesson）所说，科奇图尔供水系统的建成也改变了供水争论的焦点。它把水系统的控制和监测交给了专家。他们来负责，可以使波士顿避免未来的水资源短缺和流行病的破坏。她说："曾经一个热度很高的政治问题，如今变成了一个要求常设法院批准增加供水系统的技术问题。"[16]因此，波士顿系统的成功提高了技术专家的地位，也加强了人们对环境卫生的信心。

虽然与其他公司相比，巴尔的摩自来水公司没有受到什么损失，但在整个19世纪30年代和40年代，它一直饱受公众的批评。像大多数城市一样，业务的扩展受到盈利能力的限制。根据该公司保守的延长服务政策，巴尔的摩周围边远地区或较贫困地区的许多居民被排除在服务之外。持续的增长也刺激了人们对公共服务的需求。巴尔的摩的人口在1830年至1850年间翻了一番。然而,该市的市政直到1854年才拥有了巴尔的摩自来水厂。[17]

除了东部工业地区新兴的主要城市核心和国内的其他几个城市,19世纪60年代末以后,大量的公司私营转变为市政服务。例如,直到1868年,布法罗(Buffalo)才通过收购一家私有工厂建立了市政系统。早在1826年,欢乐泉自来水公司(Jubilee Spring Water)就通过木质管道输送泉水,随后是布法罗自来水公司(Buffalo Water Company,1849年)从尼亚加拉河开始取水。该公司的设施成了公共系统的前身。[18]

直到1840年,芝加哥的第一座自来水厂才依靠芝加哥城市水利公司的赞助建立起来。该公司建造了该市第一个泵站和水库,并将密歇根湖用作主要水源。自来水的分配管线只能满足南部和西部一小部分地区的需要,而城市4/5的水继续从被污染的芝加哥河或运水工那里获得。在1852年霍乱流行之后,城市官员行使他们的权力接管了这个系统。由于这种流行病被认为是由水井引起的,密歇根湖的供水在1852年后变得更加重要。[19]

密尔沃基第一个被认可的自来水厂建于1840年,起初用于向美国酒店供水。大多数市民仍是从当地的泉水和水井中取水。由于市民一直向政府施压,市议会于1857年通过了一项法令,授权通过发行债券向密尔沃基水利公司注资。它还为公司提供了一些资金用于建造一座水塔。然而这个项目一直没有完成。波士顿哈伯德匡威公司(1859年)也曾经尝试建设公共自来水厂,但是该项目因为内战而搁浅。1861年3月,州立法会通过了一项法案,禁止发行新的市政债券。直到1868年,自来水厂的建设才开始有了真正的进展。[20]

圣路易斯水厂建于19世纪30年代。其实早在1821年,对火灾危险的恐惧就已经使人们对改善供水条件有了更为迫切的需求。1823年,圣路易斯市市长开始推广全市范围供水系统的主张,

1829 年,市议会为最佳方案提供了现金奖励。市议会还指定一个委员会在费城和新奥尔良等城市进行了调查。[21] 在很短的时间内,圣路易斯的官员就与威尔逊公司签订了合同。这项工程始于 1830 年,但"直到 19 世纪 40 年代,管道里才流出水来"[22]。

南方的城市供水系统在这一时期比较少见。当时的亚特兰大正处于重建时期,也计划推进新的自来水厂建设。但它的主要目的是满足商业、工业和消防的需要,而不是提供饮用水。由于没有可靠的市政供水,较富裕的人转而购买泉水或其他纯净水源,或依靠自己的水井取水。然而,黑人地区的排水系统很差,下水道的排水口经常倾倒垃圾,水井受到了严重污染。在孟菲斯,同样很少有人关注住宅供水服务。[23]

虽然水务管理的变化在 19 世纪中后期发生了缓慢的演变,但供水技术的变化要小得多。当旧的供应来源不能满足日益增长的需求或受到严重污染时,就需要新的供应来源。这些是关于数量和质量的问题。唯一可行的替代方案是:(1)放弃旧的水源,然后挖新井;(2)从附近的湖泊、江河、小溪抽水;(3)寻找更远的水源;(4)过滤(但那是 19 世纪 70 年代以后的事情了)。对于被迫改变或增加供水的城市来说,良好的地理位置是一个重要的优势。然而,过滤(和处理)技术最终突破了地理位置的限制。

在某些情况下,很多城市只采取了一定程度的预防措施,以确保良好的供水。例如,圣路易斯在 1871 年以前一直将浑浊的河水注入一个容量为 33 万加仑的小型水库。这个水库也是一个沉淀池。最初购买的两个旋转泵白天抽水用于消防,夜间抽水用于其他供应。[24]

对于芝加哥来说,其地理位置提供了接近人口中心的新水源。当 1833 年建立芝加哥城的时候,芝加哥河——一条流动相对缓慢的河流——被认为是洁净的,它的两条支流将城市分开。每一季的水质都有所不同。水也是从浅井里抽取的,因为小镇的所在地仅仅比密歇根湖高出几英尺。

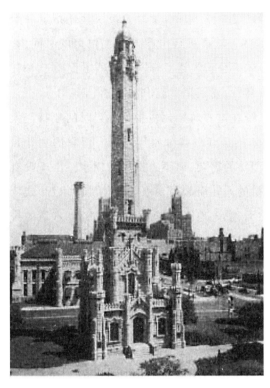

芝加哥大道水塔从 1871 年的大火中幸存下来,至今仍是城市的一个重要地标。

　　在 19 世纪 50 年代,当芝加哥河成为一个开放的下水道时,公共供水从芝加哥大道临近密歇根湖的一个盆地抽上来(距离芝加哥河口约 3 000 英尺)。密歇根湖是一个巨大的替代水源,其面积超过 22 400 平方英里,流域面积达 69 000 平方英里。

　　随着城市的发展(1860 年超过 10 万人),靠近湖岸的湖水日益受到污染,抽水管也移到了湖的深处。1863 年,市议会批准了一项计划,在湖底挖一条 2 英里长的隧道,并将其连接到一个新的取水口。1866 年,第一条湖底隧道竣工,造价约 60 万美元。事实证明,这项工程比任何人想象的都要困难和复杂得多。最终,来自宾夕法尼亚州哈里斯堡的迪尤尔与格温工程公司赢得了这份合同。最困难的是需要把湖滨连接成一条直线。尽管任务艰巨,这条湖隧道最终在 1871 年实现了城市的需求。在芝

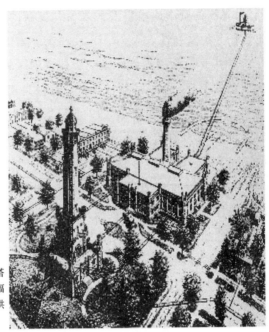

芝加哥大道抽水站、水塔和2英里长的引水槽。这幅图画（1869年）提供了早期供水系统的一个很好的范例。

加哥遭遇大火之后，市政府于当年在城市的西部修建了一条新的隧道和一个泵站。[25]

表4-4　1854—1880年的芝加哥供水

	1854年	1860年	1870年	1880年
城市用水人口（人）	65 000	109 000	307 000	503 000
日均泵水量（千加仑）	591	4 704	21 766	57 384
日均消费（加仑）	9.1	43.1	70.9	114.1
管道距离（英里）	30	91	272	455
消防栓数（个）	123	415	1 552	3 361

资料来源：Chicago, Bureau of Engineering, Department of Public Works, *A Century of Progress in Water Works*, *1833 - 1933*（《水利工程的世纪进步，1833—1933年》），Chicago：Department of Public Works, 1933, p.44.

大多数像芝加哥一样快速发展的大城市没有这样一个方便的水源来满足日益增长的需求。他们必须考虑从更远的水源取水。但这些城市发展有效的城市服务时，面临着与芝加哥同样的两个问题:飞涨的资本成本以及大规模开发新的供应和分配系统所需工程任务的复杂性。

老克罗顿渡槽被认为是一个伟大的工程,并作为征服自然的象征服务于急剧增长的城市人口。它也是现代供水系统规模和复杂性增大的一个主要案例。19 世纪初,几次尝试解决纽约市水资源问题的努力都宣告失败。曼哈顿公司规划了从布朗克斯河(Bronx River)到曼哈顿岛修建输水管道的计划,但这个计划一直未能实现。19 世纪 20 年代,曾经有人试图恢复该计划,结果同样以失败告终。1835 年,这座城市的命运发生了变化。民众对井水的匮乏感到沮丧,并对最近爆发的严重霍乱感到非常恐惧,他们准备开展一项新的计划。在一个罕见的政治和谐时刻,选民、州立法机关和纽约市议会一致同意在威彻斯特郡克罗顿河到纽约市之间修建一条水道,全长 41 英里。

克罗顿河之所以在布朗克斯项目中胜出,是因为它的水资源要丰富得多(估计每天 4 000 万加仑),而且不需要水泵就可以输送到城市。然而,即便算上建造和维护这些机器所节省的费用,渡槽也要花费 900 万到 1 000 万美元。[26]建造渡槽的任务首先委托给了戴维·贝茨·道格拉斯少校(Maj. David Bates Douglass)。但是他缺乏大型公共工程的经验,尤其是这种需要建造大坝、封闭的砖石管道、桥梁和堤岸以及大型水库等多种结构的工程。道格拉斯是一名优秀的测量员,他曾为多个铁路和运河项目提供咨询,并在西点军校和纽约大学教授土木工程课程,但他从未实施过如此庞大的项目。此外,他与水务委员会主席私下里也非常不合。1836 年10 月,道格拉斯被委员会解雇。不过在他离开之前,他已经铺设了大部分的渡槽。

委员们令约翰·杰维斯(John Jervis)接替道格拉斯。杰维斯是一位自学成才的工程师,他有着丰富的工作经验,曾在伊利运河(1823 年)的一段水域担任监理工程师,并担任特拉华-哈德逊运河

(1827年)的总工程师。随着项目等级的不断攀升以及自己的努力,他的影响力也不断地提高。由于他在运河施工方面非常有经验,因此许多类似的项目都点名聘用他。正如历史学家拉里·兰克顿(Larry Lankton)谈到杰维斯在接受克罗顿项目时指出的那样:"这不是一项普通的工程工作,也不是一条普通的铁路或运河。它简直成了曼哈顿的生命线,维持着成千上万人的生命。它必须特别可靠和耐用。它必须有效,也必须持久。"[27]

　　杰维斯泰然自若地接受了建造世界上最大的现代渡槽的任务。为了确保渡槽能在各种地形中保持运行,并能承受强烈的冬季寒冷,工程必须采用创新的设计技术。为了保持一个统一的坡度,引水渠需通过挖在山上的隧道和建造在峡谷及溪流上的桥梁进行运输。1842年7月4日,克罗顿水渠正式开放。它每天可以安全输送7 500万加仑的水,比杰维斯最初估算的多1 500万加仑。当时,这个项目似乎可以满足城市未来几年的需求。但到了1860年,克罗顿输水管道达到了最大流量。在新管道建成之前,它每天能提供多达1.05亿加仑的水。[28]

　　在19世纪70年代以后,纽约越发需要在克罗顿渡槽供水的基础上增加其他的供水。当干旱和寒冷的冬季来临的时候,纽约消耗的水量远高于供水量,这就需要从城市的其他来源获取额外的供水。由于引水渠的容量有限,水库重新蓄水需要很长时间。而数百万加仑的水从克罗顿大坝流过,却根本无法得到利用。[29]

　　尽管总体上取得了巨大的成功,但在建立克罗顿河供水系统时也遇到了技术上的困难,还有一些特殊利益集团的投入、合同上的违规行为以及服务提供方面的歧视等问题。例如,为了减少火灾损失索赔,保险业在确保渡槽迅速完工方面发挥了巨大的影响力。工业地区也同样渴望得到洁净而充足的水源。然而,建筑工作有时存在一定的偶然性,比如通过水管将水排到下水道的管线问题。尽管引水渠使总水量显著增加,但供水的便利性往往偏向

于中产阶级,而不利于穷人。富人中的较低收入人群对接的管道
也比穷人中的较高收入人群对接的数量要多。[30]

紧随克罗顿渡槽建设之后的是其他几个城市的项目。波士顿
在 1848 年建成了它的渡槽(长度约为克罗顿河的一半)。另一项
重大工程是大部分的科齐图尔渡槽需要穿过被泥土覆盖的深沟。
它的终点是布鲁克林的一个 20 英亩的水库。在那里,水被沿着大
型干线输送到两个小型水库。该项目的费用约为 400 万美元。[31]华
盛顿渡槽于 1857 年开始建设,并于 1863 年 12 月完工。建造它是
为了从波托马克河(Potomac River)的大瀑布中为这个国家的首都
提供水源。该瀑布距离华盛顿 14 英里。[32]

各大城市均对距离较为遥远的水源高度重视,因为它们提供
了大量可靠的用水,同时它们也为当地受污染的水源提供了替代
解决办法。由于没有足够的税基或其他财政资源,较小的地区很
难找到并利用较远一点的水源。对许多地区来说,早期系统中最
薄弱的一环就是无法选择被污染的水源供应。将原系统改造成现
代自来水厂需要保证(或至少改善)水质的方法。而逐步采用过滤
和水分配的新技术有望实现这一目标。

在瘴气理论盛行的年代,由于很难确定污染水源的来源,人们
寻找洁净水的工作变得更加复杂。人们只是通过味觉和嗅觉来对
大多数的水质进行评价而并非采用科学测试手段。一些医生警告
患者不要喝硬水或含有植物和动物物质的水,因为他们担心会损
害肾脏或产生胃和肠道疾病。1873 年,纽约卫生局的新任局长,一
位哥伦比亚大学的化学教授倡导使用湖泊或河流的水。他声称:
"虽然河流里面有大量自然的和城镇的排水,但是经过大自然的净
化过程,在大多数情况下,这些污水变得无害,不会再伤害人的
身体。"[33]

如第二章所述,直到 19 世纪 50 年代,通过英国医生约翰·斯
诺对霍乱的研究,人们才发现流行病和污染的水之间有明显的联

系,而这并不仅是简单的感官测试。斯诺在水传播疾病方面的工作启发了威廉·巴德博士,当时他正致力于研究伤寒。和斯诺一样,巴德也认为伤寒是通过被人类粪便污染的水源传播的。[34]在威胁美国城市的可能的水传播疾病中,伤寒是最为严重的。历史学家迈克尔·麦卡锡(Michael McCarthy)说:"这种疾病对我们今天来说意义不大,因为它不再是现代城市的威胁,但它使19世纪后期整个城市化的世界产生恐慌。"[35]

伤寒杆菌可通过与"带菌者"直接接触或通过受污染的食品,如牛奶、经粪便施肥的生水果和蔬菜,以及在受污染水域发现的贝类等引起感染。最常见的传播方式是通过受害者的排泄物直接进入供水系统或作为未经处理的污水传播。检测这种疾病存在一定的困难,因为这种疾病的潜伏期大约是14天。伤寒引起呕吐和腹泻,导致脱水,并伴有高烧。尤其是儿童最易患这种疾病。[36]这种疾病不仅威胁人类的生命,而且可能严重损害一个试图吸引新市民和新企业的城市的声誉。[37]必须竭尽所能避免这种灾祸的发生。

从周边河流和湖泊取水的城市通常是黄热病发病率最高的地方,而那些依赖较远水源的城市通常情况要好得多。由于这种微生物直到1880年才被发现,因此在此之前的统计资料是不完整的。不过依旧可以通过表4-5提供的表格了解到一些城市的死亡率情况。

在19世纪末20世纪初,由马萨诸塞州卫生局等机构出资建立的细菌和化学实验室研究出多种确保纯净水供应和减少水传播疾病的方法。但是在19世纪后期,首个容易被城市所采用的净水方法——一个符合污物处理理论的方法——是通过沙砾过滤来改进水的清澈度、气味与颜色。

早在9世纪,威尼斯人就使用沙床过滤水箱中的水。如前文所述,第一个公共供水过滤系统可能是1804年在苏格兰佩斯利建立的。

位于伦敦的切尔西水厂（1827 年）使用了一种"慢砂"——或英式——过滤器，这就是后来过滤器的原型，并最终在美国找到了自己的方式。柏林在 1856 年开始对水进行过滤，到了 1865 年，许多欧洲城市也纷纷开始效仿。[38]

表 4 - 5　部分城市的伤寒死亡率（% , 每 10 万人）

城市	1846—1849 年	1850—1854 年	1855—1859 年	1860—1864 年	1865—1869 年	1870—1874 年
波士顿	17.4	8.2	5.0	5.7	5.6	7.6
纽约市	6.7	2.6	2.5	5.0	4.8	3.3
布鲁克林	6.1	2.8	1.9	4.6	4.8	2.5
芝加哥	—	10.2	6.8	6.9	7.9	8.4
新奥尔良	13.8	8.3	9.6	11.5	5.7	3.8
伦敦	11.5	9.9	8.5	9.5	8.4	4.9
法兰克福	—	8.1	9.1	5.0	6.1	7.1
慕尼黑	—	12.5	25.4	16.2	13.0	15.3

资料来源：William P. Mason, *Water-Supply*（《供水》）, New York：Wiley and Sons, 1897, p. 466.

1835 年，著名的美国工程师塞缪尔·斯托罗（Samuel Storrow）首先提倡在美国使用过滤系统。斯托罗在他的一本关于水务的书中写道："如果供应最初是从一条河开始，也许河水在某个季节会有很多杂质，那么在将其导入输水管道之前通过水库和过滤箱来进行净化是非常有必要的。"[39]

1832 年，里士满自来水厂的设计者阿尔伯特·斯坦因（Albert Stein）是第一个尝试对美国公共供水进行过滤的人。从詹姆斯河抽出水后，斯坦因在水库中准备了一个砂子过滤器，但是效果并不理想。在接下来的 40 年里，包括波士顿、辛辛那提和费城在内的几个主要城市都考虑过安装砂子过滤器，但在当时它们过于昂贵了。[40]

当时还有一项重要的进步，那就是由圣路易斯市水务委员会（1869 年）发表的《关于供应欧洲的河水过滤报告》，作者是布鲁克林的工程师詹姆斯·柯克伍德（James P. Kirkwood）。但是那份报告在当时并没有受到足够的重视。1865年,柯克伍德主导在辛辛那提和圣路易斯的供水系统中安装了过滤器。当时柯克伍德在市议会的一个联合委员会任职,同时是辛辛那提自来水厂的代理人。当时在辛辛那提发现了一个新的水源。他曾建议委员会的一个或多个成员到欧洲亲自考察过滤器,但没什么结果。

随后,圣路易斯市聘请柯克伍德勘察密西西比河沿岸的供水地点。根据他提出的关于供水和过滤的建议,水务委员会指示他前往欧洲,"并在那里获得澄清河水用于城市供水的最佳技术,无论是单独沉积法,还是沉积和过滤法相结合"。然而,当他离开的时候,委员会中反对柯克伍德计划的人占据了绝对上风,这些人不愿意承担过滤产生的费用。他的报告甚至没能作为城市文件发表,而这座城市直到50年后才开始对水进行过滤。[41]

柯克伍德的报告最终成为那些有兴趣复制欧洲经验的城市的经典之作。然而,在它完成后的数年里,人们几乎没有收集到任何关于各种欧洲体系的第一手资料。[42]到19世纪70年代初,一些城市开始认识到过滤水的价值。1870年至1872年,纽约州的波基普西市（Poughkeepsie）根据柯克伍德的报告设计建造了美国第一座慢砂过滤器。这个决定在当时引起了社会的特别关注,因为过滤器将用于过滤哈德逊河的水,而那里的水因为受到严重污染而广受诟病。[43]

截至1880年,美国仅有3个慢速滤砂器,加拿大则完全没有。虽然实施的过程非常缓慢,但这方面的实践一直在继续。与之相对的,欧洲人在这方面跑到了前头,他们比北美洲多使用了数个慢速砂过滤器。19世纪80年代,人们在布宜诺斯艾利斯（Buenos Aires）对各种过滤材料的适用性进行了实验。在美国供水工程协会（1881年）和新英格兰供水工程协会（1882年）的组织下,有关过滤试验的资料以及关于供水的其他重要资料得到了更有效的传播,他们也相继发表了论文。19 世纪 80 年代以后,其他工程学会和公共卫生组织也加入了这一丰富的数据体系,该数据体系的影响力甚至传到了最小的城镇。

在这段时期,一些美国人率先开展有关水质和过滤价值的信息传播工作。麻省理工学院的教授威廉·里普利·尼科尔斯(William Ripley Nichols)是水质方面的权威,他认为砂子是大型过滤操作中唯一实用的介质,但是关于砂子过滤是否能有效净化污水的证据不足。约翰·范宁(John Fanning)上校是一位德高望重的水利工程师,他在 1877 年发表了一篇关于水利设施的重要论文,其中讨论了欧洲使用的水净化方法。[44]

除了过滤实验,各种泵送技术和管道技术的变化也助推了把古老的原型系统改造成现代化的集中式自来水厂。除了重力系统,蒸汽泵也越来越多地直接用于水源(特别是在 19 世纪 70 年代),并通过它将水输送到水库、水箱和水塔里。[45]木质水管在低压重力系统中是足够的,但无法承受高压泵的压力。而有时用铁条捆扎木质水管会导致其变形。到了 1850 年,铁管开始在美国广泛使用,特别是应用在高压系统中。然而并不是全国都把木质水管换成铁质的。直到 19 世纪 30 年代仍有一些自来水公司继续使用木管。特别是在西部,那里的木材被用于大型渡槽、灌溉、水力发电厂和水力采矿。

最初用于输水的铁管并不是美国厂商制造的。人们在一开始不得不从英国进口铁管。即使在国内生产商提供了管道之后,其成本也没有竞争力。此外,还必须解决一些技术问题。最终,管道的垂直铸造工艺取代了厚度不规范的水平铸造工艺。在欧洲的试验证明,使用垂直铸造可以造出更轻、更长、更坚固的管道。第二个问题是"腐蚀",即在管道中形成氧化铁结壳,使管道质量恶化,降低其承载能力,并在水龙头处产生变色和有异味的水。到了 19 世纪 40 年代,管道内衬开始添加类似柏油的材料,以保护管道内部表面不受水中矿物质的侵蚀。[46]

　　随着价格的持续下跌,铸铁管变得比较普遍。在美国内战刚结束的时候,铸铁管的价格为每吨 70 美元或更高;到了 20 世纪 20 年代,它已跌至每吨 50—60 美元。[47] 1870 年以后,管道成本的降低是扩建供水系统的主要因素。[48]

　　尽管通过市政特许经营的支持,私营公司的所有业务都有所改善,但供水的分配在很大程度上仍与阶层密切相关。富裕的地区和中央商务区获得了最大份额的水,而工人阶级所处的地区往往依赖受到污染的水井和其他可能引起健康问题的当地水源。正如山姆·巴斯·沃纳后来敏锐观察到的那样,“供水和排水系统的建设模式将责任划分为两部分,一边是市政资本,另一边是中产阶级房主和房屋建筑商为中产阶级市场安装的个人设施”[49]。这一观察结果也适用于 1880 年以前的私人供水公司,因为中产阶级和上层阶级以外的人无法得到供水,而那时供水只对有限的市场开放(见表 4 - 6)。[50]

表 4 - 6　美国城市用水量（人均每日加仑数）

城市	1850 年	1860 年	1870 年	1880 年
波士顿(科齐图尔水厂)	42	97	66	87
波士顿(美思提克水厂)	—	—	44	87
芝加哥	—	43	73	112
费城	—	36	55	68
布鲁克林	—	12	47	54
圣路易斯	—	—	35	72
辛辛那提	20	30	48	76
底特律	—	52	64	130
路易维尔	—	—	23	42

资料来源:Dexter Brackett, “Consumption and Waste of Water”(《水的消耗与浪费》),*Transactions of the ASCE*(《美国土木工程师协会会刊》) 34 (1895): 186; A. Prescott Folwell, *Water-Supply Engineering*(《供水工程》) 2 d ed. ,New York:Wiley and Sons, 1912, p. 36; James H. Ralow, “The Consumption and Waste of Water”(《水的消耗与浪费》),*Transactions of the ASCE*(《美国土木工程师协会会刊》) 6 (1877): 108 - 111.

虽然现代水厂在 19 世纪末和 20 世纪初蓬勃发展,但它们的基本形式和功能是在 1880 年确立的。各大城市开始根据增加的收入和长期债务制定财政计划,规划新系统的建设和维护,或使用私营公司手中的旧系统。供应来源不再局限于当地的水井、池塘和溪流。分布范围变得更加广泛,这在一定程度上归功于使用了铁管和各种抽水技术。人们对水质的关注也促进了对过滤器的研究和应用。所有这些变化都发生在瘴气时代,人们将洁净而充足的水源放在环境卫生最重要的位置上。

注　释

1. 参见 Charles Jacobson, Steven Klepper, and Joel A. Tarr, "Water, Electricity, and Cable Television: A Study of Contrasting Historical Patterns of Ownership and Regulation"(《水、电和有线电视:所有权和管制的对比历史模式的研究》),*Technology and the Future of Our Cities* (《技术和我们城市的未来》)3(Fall 1985): 9。

2. Letty Donaldson Anderson, "The Diffusion of Technology in the NineteenthCentury American City: Municipal Water Supply Investments"(《19 世纪美国城市技术传播:市政供水投资》),Ph. D. diss. Northwestern University, 1980, pp. 102 - 104, 117; Letty Anderson, "Hard Choices: Supplying Water to New England"(《艰难的抉择:向新英格兰供水》),*Journal of Interdisciplinary History*(《跨学科历史期刊》)15 (Autumn 1984): 218; Joel A. Tarr, "The Evolution of the Urban Infrastructure in the Nineteenth and Twentieth Centuries" (《19 世纪和 20 世纪城市基础设施的演变》), in Royce Hanson ed., *Perspectives on Urban Infrastructure*(《城市基础设施透视》),Washington, D. C. National Academy Press,1984, pp. 30 - 31。

3. 除了商业和工业资产,个人财产从来没有产生过多少税收。

4. 参见 Ernest S. Griffith and Charles R. Adrian, *A History of American City Government, 1775 - 1870: The Formation of Traditions* (《1775—1870 年美国城市政府的历史:传统的形成》),1976;Washington, D. C. UP of America, 1983,

pp. 198 - 217。

5. 历史学家大卫·戈德菲尔德和布莱恩·布劳内尔认为,1830 年后,随着中产阶级改革者将地方政府视为促进城市经济发展和提供服务的机构,城市作为服务提供者的角色越来越重要。参见 *Urban America：A History*(《美国城市：一段历史》)2d ed. ,Boston：Houghton Mifflin, 1990, p. 151。

6. David R. Goldfield and Blaine A. Brownell, *Urban America：A History* (《美国城市：一段历史》)2d ed. ,pp. 151 - 152.

7. Michal McMahon, "Makeshift Technology：Water and Politics in NineteenthCentury Philadelphia"(《权宜的技术：19 世纪费城的水与政治》), *Environmental Review* (《环境评论》)12 (Winter 1988)：30 - 33.

8. Alexander B. Callow Jr. ,*The Tweed Ring* (《特威德之环》),New York：Oxford UP, 1965, p. 195. 关于供水发展的党派争论,参见 Carol E. Hoffecker, *Wilmington ,Delaware：Portrait of an Industrial City, 1830 - 1910* (《特拉华州威尔明顿：工业城市的肖像, 1830—1910 年》),Charlottesville：UP of Virginia, 1974, pp. 50 - 52。

9. Robin L. Einhorn,*Property Rules：Political Economy in Chicago ,1833 - 1872*(《产权规则：芝加哥的政治经济学,1833—1872 年》),Chicago：University of Chicago Press, 1991, pp. 16 - 19.

10. Robin L. Einhorn,*Property Rules：Political Economy in Chicago ,1833 - 1872*(《产权规则：芝加哥的政治经济学,1833—1872 年》),p. 133.

11. M. N. Baker,"Public and Private Ownership of Water - Works"(《公共和私人的水利工程所有权》),*The Outlook* (《展望》)59 (May 7, 1898)：79.

12. 水债券是收入债券,也就是说,债务是从公用事业的收入中支付的,而不是市政当局的一般义务。在一些情况下,水债券是由抵押留置权担保的,尽管取消抵押品赎回权的情况很少见。到 1880 年,超过一半的州对城市债务设置了宪法限制,通常是作为税基的一部分。税基有限的城市在向资本密集型公共工程项目提供资金方面面临着艰难的选择。参见 Anderson,"Diffusion of Technology"(《19 世纪美国城市技术传播》), pp. 106, 108, 112;Tarr, "Evolution of the Urban Infrastructure"(《19 世纪和 20 世纪城市基础设施的演变》),pp. 26, 30;Baker,"Public and Private Ownership"(《公共和私人的水利工程所有权》),p.78。

13. 参见 Anderson,"Diffusion of Technology"(《19 世纪美国城市技术传播》),p.108。

14. Nelson Manfred Blake,*Water for the Cities: A History of the Urban Water Supply Problem in the United States*(《城市用水:美国城市供水问题的历史》),Syracuse: Syracuse UP, 1956, pp.44-62, 101-20;Michael LaNier,"Historical Development of Municipal Water Systems in the United States, 1776-1976"(《美国城市供水系统的历史发展,1776—1976 年》),*JAWWA*(《美国自来水协会杂志》)68(April 1976): 174-175;Gustavus Myers,"History of Public Franchises in New York City"(《纽约市公共特许经营的历史》),*Municipal Affairs*(《市政事务》)4(March 1900): 85-87;Stephen F. Ginsberg,"The History of Fire Protection in New York City, 1800-1842"(《纽约市消防的历史,1800—1842 年》),Ph. D. diss. New York University, 1968, p.318ff. 19 世纪 30 年代,美国第七大城市布鲁克林以曼哈顿的水问题为参照,寻求解决自身水问题的方法。参见 Jacob Judd,"Water for Brooklyn"(《布鲁克林之水》),*New York City*(《纽约市》)47(Oct. 1966):362-371。

15. 如前所述,水务委员会发现印第安人称长池为"cochitate"。市长提议将其更名为科奇图尔湖——这条渡槽也因此得名。关于波士顿供水系统的相关信息参见 Blake, *Water for the Cities*(《城市用水》),pp.172-198;LaNier,"Historical Development of Municipal Water Systems"(《美国城市供水系统的历史发展》),p.174;John B. Blake,"Lemuel Shattuck and the Boston Water Supply"(《莱缪尔·沙特克和波士顿供水系统》),*Bulletin of the History of Medicine*(《医学史公报》)29(1955):554-562。

16. Fern L. Nesson,*Great Waters: A History of Bostons Water Supply*(《伟大的水域:波士顿供水的历史》),Hanover, N. H. UP of New England, 1983, pp.6-12.

17. Blake, *Water for the Cities*(《城市用水》),p.219. 参见 *City of Baltimore, Water Commission, Report of the Commissioners to Examine the Sources from Which a Supply of Pure Water May Be Obtained for the City of Baltimore* (*1854*)(《调查巴尔的摩市纯水供应来源的委员报告,1854 年》),pp.5-13。

18. George C. Andrews,"The Buffalo Water Works"(《布法罗自来水厂》),
JAWWA(《美国自来水协会杂志》)17（March 1927）：280;"History of the
Buffalo Water Works"(《布法罗自来水厂的历史》),*Engineering Record*(《工程
记录》)38(Sept. 24, 1898)：363 - 364.

19. James C. OConnell,"Chicagos Quest for Pure Water"(《芝加哥对洁净
水的追求》),*Essays in Public Works History*（《公共工程历史论文集》)1,
Washington, D. C. Public Works Historical Society, 1976, pp. 1 - 3;W. W.
DeBerard,"Expansion of the Chicago, Ill. Water Supply"(《伊利诺伊州芝加哥
的扩张：供水》),*Transactions of the ASCE*(《美国土木工程师协会会刊》)CT
（1953）：588 - 593;LaNier, "Historical Development of Municipal Water
Systems"(《美国城市供水系统的历史发展》),p. 176.

20. Bruce Jordan,"Origins of the Milwaukee Water Works"(《密尔沃基自来
水厂的起源》),*Milwaukee History*(《密尔沃基历史》)9（Spring 1986）：2 - 5;
Elmer W. Becker, *A Century of Milwaukee Water* (《密尔沃基的水世纪》),
Milwaukee：Milwaukee Water Works, 1974, pp. 1 - 3. 由于内战的影响,孟菲斯
和其他南方城市也面临着建立供水系统的计划推迟。参见 William Wright
Sorrels, *Memphis Greatest Debate*：*A Question of Water*(《孟菲斯最伟大的辩论：
水的问题》),Memphis：Memphis State UP, 1970, pp. 15 - 24。

21. 尽管费城做出了开创性的努力,但它的供水系统在 19 世纪中期恶化
了。供水系统出现短缺,污染肆虐斯库尔基尔河和德拉瓦河,而这两条河曾经
是纯净的水源。参见 Sam Bass Warner Jr. , *The Private City*：*Philadelphia in
Three Periods of Its Growth*(《私人城市：费城的三个增长时期》) rev. ed. ,
Philadelphia：University of Pennsylvania Press, 1987, pp. 108 - 109。

22. Richard Wade,*The Urban Frontier* (《城市前沿》),Cambridge：Harvard
UP, 1959, p. 297;LaNier, "Historical Development of Municipal Water Systems"
(《美国城市供水系统的历史发展》), p. 176;Gurdon G. Black, "The
Construction and Reconstruction of Compton Hill Reservoir"(《康普顿山水库的建
造与重建》),*Journal of the Engineers Club of St. Louis* (《圣路易斯工程师俱乐
部学报》)2 (Jan. 2, 1917)：4 - 8.

23. John Ellis and Stuart Galishoff, "Atlantas Water Supply, 1865 - 1918"

（《亚特兰大的供水，1865—1918》），*Maryland Historian*（《马里兰州历史学家》）8（Spring 1977）：6-7；Ellis，*Yellow Fever and Public Health*（《新南部的黄热病与公共卫生》），p.29，142.

24. Black，"Construction and Reconstruction"（《康普顿山水库的建造与重建》），p.4.

25. 如果不是内战肆虐，修建隧道的费用就会少一些，因为所用的一些材料需求量很大。Louis P. Cain，*Sanitation Strategy for a Lakefront Metropolis：The Case of Chicago*（《湖滨都市的卫生策略：以芝加哥为例》），Chicago：Northern Illinois UP，1978，pp.37 – 51；W. W. DeBerard，"Expansion of the Chicago，Ill. Water Supply"（《伊利诺伊州芝加哥的扩张：供水》），*Transactions of the ASCE*（《美国土木工程师协会会刊》）CT（1953）：593 – 597；Frank J. Piehl，"Chicagos Early Fight to 'Save Our Lake'"（《芝加哥早期为"拯救我们的湖泊"而战》），*Chicago History*（《芝加哥历史》）5（Winter 1976 – 1977）：223 – 224；Samuel N. Karrick，"Protecting Chicagos Water Supply"（《保护芝加哥的供水》），*Civil Engineering*（《土木工程》）9（Sept. 1939）：547 – 548；John Ericson，*The Water Supply System of Chicago*（《芝加哥供水系统》），Chicago，1924，pp. 11 – 13.

26. 选民以 3:1 的比例赞成该项目，除了人口稀少的城市北部地区，那里有良好的井水。参见 Larry D. Lankton，"1842：Old Croton Aqueduct Brings Water，Rescues Manhattan from Fire，Disease"（《1842 年：老克罗顿渡槽供水，于火灾和疾病中拯救曼哈顿》），*Civil Engineering*（《土木工程》）47（Oct. 1977）：93. 克罗顿河供应的水资源，参见 C. F. Chandler，"Report Upon the Sanitary Chemistry of Waters，and Suggestions with Regard to the Selection of the Water Supply of Towns and Cities"（《关于水的卫生化学的报告，以及关于城镇和城市供水选择的建议》），*APHA Reports*（《美国公共卫生协会报告》）1（1873）：533 – 563. 在克罗顿渡槽建成多年后，一些人认识到从远处取水的潜在危险，特别是如果水源流经已开发的土地。纽约市卫生专员指出："纽约一向对其克罗顿供水感到自豪，但有时必须承认，这是没有充理由的。多年来，克罗顿流域一直被农业人口占据，大量的城镇和村庄在那里发展起来。这大大增加了污染的危险。"参见 Ernest J. Lederle，"New York Citys Sanitary

Problems, and Their Solutions"(《纽约市的卫生问题及其解决方案》),*Annals of the American Academy*(《美国科学院年鉴》)23(March 1904):120。

27. Lankton,"1842"(《1842 年》),p. 94.

28. Lankton,"1842"(《1842 年》),pp. 95 – 96;Stuart Galishoff,"Triumph and Failure:The American Response to the Urban Water Supply Problem,1860 – 1923"(《胜利与失败:美国人对城市供水问题的反应,1860—1923 年》),in Martin V. Melosi ed.,*Pollution and Reform in American Cities,1870 – 1930*(《美国城市污染与改革,1870—1930》),Austin:University of Texas Press,1980,p. 36. 关于工程细节参见 Edward Wegmann,*The Water-Supply of the City of New York,1658 – 1895*(《纽约市的供水,1658—1895 年》),New York,1896,pp. 81 – 116。

29. Edward Wegmann,*The Water-Supply of the City of New York,1658 – 1895*(《纽约市的供水,1658—1895 年》),p. 90.

30. Eugene P. Moehring,*Public Works and the Patterns of Urban Real Estate Growth in Manhattan,1835 – 1894*(《曼哈顿的公共工程与城市房地产增长模式,1835—1894 年》),New York:Arno Press,1981,pp. 31 – 32,44 – 45,47,50.

31. Blake,*Water for the Cities*(《城市用水》),pp. 199 – 218;Nesson,*Great Waters*(《伟大的水域》),pp. 11 – 12. 1878 年,从萨德伯里河取水的萨德伯里系统补充了科奇图尔湖。

32. William R. Hutton,"The Washington Aqueduct,1853 – 1898"(《华盛顿渡槽,1853—1898 年》),*Engineering Record*(《工程记录》)40(July 29,1899):190 – 193.

33. Cited in John B. Blake,"The Origins of Public Health in the United States"(《美国公共卫生的起源》),*AJPH*(《美国公共卫生杂志》)38(Nov. 1948):1541.

34. Galishoff,"Triumph and Failure"(《胜利与失败》),pp. 37 – 38.

35. Michael P. McCarthy,*Typhoid and the Politics of Public Health in Nineteenth Century Philadelphia*(《19 世纪费城的伤寒与公共卫生政治》),Philadelphia:American Philosophical Society,1987,p. 1. 除伤寒外,还有其他几种水媒疾病,但伤寒杆菌相对较强。亚洲霍乱是由罗伯特·科赫于 1883 年发

现的一种微生物开始的,它通过污水或被人类粪便污染的水传播。1832 年至 1873 年间,它在美国最为严重,但 1873 年后主要局限于亚洲。副伤寒是伤寒的一种较温和且较不致命的亲戚。痢疾偶尔会在大西洋沿岸达到流行病的程度,但很少会蔓延到内陆社区。而作为腹泻疾病的肠胃炎,也没有出现严重问题。参见 F. E. Turneaure and H. L. Russell, *Public Water Supplies*: *Requirements*, *Resources*, *and the Construction of Works*(《公共水供应:要求、资源和工程建设》)4th ed. , New York:Wiley, 1948,pp. 121 – 123;AWWA, *Water Quality and Treatment*(《水质与处理》) 2d ed., New York:AWWA, 1951, pp. 42 – 43.

36. McCarthy, *Typhoid*(《19 世纪费城的伤寒与公共卫生政治》), p. 1.

37. Galishoff, "Triumph and Failure"(《胜利与失败》), pp. 37 – 38.

38. 几千年前,中国和印度可能出现了对水净化的第一次尝试。在中国和埃及,将明矾放入水中澄清是很常见的。1627 年,弗朗西斯·培根(Francis Bacon)爵士写了一篇关于水净化实验的文章,在他去世一年后发表。1685 年,意大利医生吕克·安东尼奥·波尔齐奥(Luc Antonio Porzio)发表了第一份关于沙子过滤器的插图描述。关于过滤历史参见"Community Water Supply"(《社区供水》), in Ellis Armstrong, Michael Robinson, and Suellen Hoy eds. , *History of Public Works in the United States*, *1776 – 1976*(《美国公共工程史, 1776—1976》), Chicago:APWA, 1976, pp. 235 – 236;M. N. Baker, " Sketch of the History of Water Treatment"(《水处理的历史札记》), *JAWWA*(《美国自来水协会杂志》)26 (July 1934):904 – 905;Harold E. Babbitt and James J. Doland, *Water Supply Engineering* (《供水工程》), New York:McGraw-Hill, 1949, pp. 4 – 5;John W. Clark and Warren Viessman Jr. , *Water Supply and Pollution Control* (《供水与污染控制》), Scranton, Pa. International Textbook, 1965, pp. 2 – 4; George W. Fuller, "Progress in Water Purification"(《水净化的进展》), *JAWWA* (《美国自来水协会杂志》)25 (Oct. 1933):1566.

39. Cited in Baker, "Sketch of the History of Water Treatment"(《水处理的历史札记》), p. 905.

40. 斯坦因于 1829 年为林奇堡设计了美国第一个沉降式过滤器。参见 "Community Water Supply"(《社区供水》), p. 236;Baker, " Sketch of the History

of Water Treatment"(《水处理的历史札记》),pp. 906 - 908;George E. Symons,
"History of Water Supply 1850 to Present"(《1850 年至今的供水史》),*Water and Sewage Works*(《水厂与污水厂》)100（May 1953）：191;M. N. Baker, *The Quest for Pure Water*(《寻求洁净水》)vol. 1, 1948;*The History of Water Purification from the Earliest Records to the Twentieth Century*(《从最早的记录到 20 世纪的净水史》),New York：AWWA, 1981,p. 127.

41. Baker,"Sketch of the History of Water Treatment,"(《水处理的历史札记》),pp. 908 - 910. 同时参见 Harrison P. Eddy,"Water Purification-A Century of Progress"(《净水——进步的一个世纪》),*Civil Engineering*（《土木工程》)2（Feb. 1932）：83;Baker, *Quest for Pure Water*(《寻求洁净水》),pp. 133, 135;City of Cincinnati, Water Commission, *Report of the Commission to Take into Consideration the Best Method of Obtaining an Abundant Supply of Pure Water*（《水务委员会考虑获得充足纯水最佳方法的报告》)(1865)：3 - 9.

42. 1878 年,威廉·里普利·尼科尔斯教授为马萨诸塞州卫生委员会研究了欧洲的水净化。他在一份州报告中发表了他关于过滤和相关问题的发现,五年后,他在一本书中扩展了他的观察结果。参见 George C. Whipple,"Fifty Years of Water Purification"(《水净化的五十年》),in Mazyck P. Ravenel ed. , *A Half Century of Public Health*(《公共卫生的半个世纪》),New York,1921,p. 163。

43. 参见 Baker, *Quest for Pure Water* (《寻求洁净水》),p.148。在慢砂过滤器中,砂床的设计是为了消除河水携带的轻沉积物,这些沉积物在自然条件下需要较长时间才能沉降。在英国,最成功的慢砂过滤器是与沉降或沉降水库配合使用的,在那里捕获了最重的沉积物。柯克伍德在《关于从城市供水中过滤河水的报告》(1869 年,纽约）中对这一过程进行了很好的描述。此外,在慢砂过滤器中,砂层被放置在水密储水罐里面。底部有一排排水沟,上面铺着石头、砾石和越来越大的沙子。过滤速率由调节装置控制。参见 F. E. Turneaure and H. L. Russell, *Public Water-Supplies：Requirements, Resources, and the Construction of Works* (《公共供水：需求、资源和工程建设》),New York,1911,pp. 451 - 452。

44. Baker,"Sketch of the History of Water Treatment"(《水处理的历史札

记》),pp.912 – 914;Baker,*Quest for Pure Water*(《寻求洁净水》),pp.136 – 138.

45. 参见 J. Leland Fitz Gerald, "Comparison of Water Supply Systems from A Financial Point of View"(《从财务视角看供水系统的比较》),*Transactions of the ASCE*（《美国土木工程师协会会刊》）24（April 1891）：252 – 256。

46. Armstrong et al. eds., *History of Public Works*(《美国公共工程史》), pp.232 – 233;Frederic P. Stearns, " The Development of Water Supplies and Water-Supply Engineering"(《供水与供水工程的发展》), *Transactions of the ASCE*（《美国土木工程师协会会刊》）56（June 1906）：455;Turneaure and Russell, *Public Water-Supplies*（《公共供水》）(1911), pp. 7 – 8;Jean-Pierre Goubert, *The Conquest of Water*: *The Advent of Health in the Industrial Age*（《对水的征服：工业时代健康的来临》）, Princeton：Princeton UP, 1986, pp. 56-58;Anderson, " Diffusion of Technology "（《19 世纪美国城市技术传播》）, pp.10 – 14.

47. Allen Hazen, "Public Water Supplies"(《公共供水》), *Engineering News- Record*（《工程新闻》）92（ April 17, 1924）：696;John W. Alvord, " Recent Progress and Tendencies in Municipal Water Supply in the United States"（《美国城市供水的最新进展与趋势》）,*JAWWA*（《美国自来水协会杂志》）4（Sept. 1917）：291 – 292. 铸铁管通常是模型铸造法的,但在 20 世纪 20 年代初,离心铸造管成为可能。它坚固耐用,很快就成为最常用的管道。参见 Armstrong et al. eds., *History of Public Works*(《美国公共工程史》), p.233。

48. 用于大型管道的铆接钢管是在 19 世纪 90 年代引入的。先驱是纽瓦克供应总管(1892 年),直径 48 英寸,长 21 英里。其他钢管道在纽约州罗彻斯特市、宾夕法尼亚州阿勒格尼市、马萨诸塞州的剑桥、俄勒冈州的波特兰和不列颠哥伦比亚省的温哥华等地使用。参见 "Present Tendencies in Water Works Practice"(《水利工程实践的当前趋势》), *Engineering News*（《工程新闻》）37（April 15,1897）：233。

49. Sam Bass Warner Jr. , *The Urban Wilderness*：*A History of the American City*（《城市荒野：美国城市的历史》）, New York：Harper and Row, 1972, p.202.

50. Wade, *Urban Frontier*（《城市前沿》）, pp. 294 – 295;OConnell,

"Chicagos Quest for Pure Water"(《芝加哥对洁净水的追求》), p. 3; Tarr, "Evolution of the Urban Infrastructure"(《19 世纪和 20 世纪城市基础设施的演变》), p. 14; Joel A. Tarr, James McCurley and Terry F. Yosie, "The Development and Impact of Urban Wastewater Technology: Changing Concepts of Water Quality Control, 1850 - 1930"(《城市污水处理技术的发展与影响:改变水质控制的概念,1850—1930 年》), in Melosi ed., *Pollution and Reform*(《美国城市污染与改革,1870—1930》), p. 60.

第五章

地下管网:
不断发展的污水处理系统,1830—1880年

　　与水厂取得的进步相比,地下污水处理系统在1830年至1880年间发展较为缓慢。著名的卫生工程师威廉·保罗·格哈德(William Paul Gerhard)在1909年评价,下水道建设的进展比供水系统慢得多。"这在某种程度上解释了为什么纳税人每年愿意缴纳小额的水税。"他说,"因为很少有人质疑这样一个(供水)项目的财务问题,而人们很难意识到一个投资巨大的排水系统的回报。但事实上恰恰相反,建造排水系统,以及连接地区与下水道系统才是一件更困难的事情。"[1]

　　格哈德认同历史学家山姆·巴斯·沃纳所说的"先做重要的事"的论点,即污水处理的基本改善工作只能等到"供水问题得到解决"之后再考虑。[2]虽然建造一个新的自来水厂本身并不能减轻一个地区的所有供水问题,但很少有城市能够出资以同时提高两项主要的卫生技术水平。供水系统的早期发展主要依靠私人公司的出资(有时也可以获得城市和州政府的支持),但是采用类似的方式建设排水系统是不太可能的。因为很少有私人投资者能够认识到在开发排水系统方面的巨大创收潜力,特别是当时的供水系

统已经出现从私人投资和运营向政府转移的趋势的时候。

人们最终认识到,地下水道在抵御流行病、防止地下室被地下水淹没以及为人们提供诸如抽水马桶这样便利的设施方面具有重要价值。但是最初公众对此并不十分支持。尽管现在看起来很原始,但旱厕和粪坑一直是相对有效和廉价的选择,至少在管道输水普遍进入城市之前是这样。在还没有经历快速扩张的地区,明渠已经足够用来排水。在19世纪50年代的纽约,许多业主拒绝在房屋里连接下水道,因为法律没有强迫他们这么做。尤其是那些租给穷人房子的房东不愿意这么做,宁愿让他们的房客忍受厕所和污水坑的恶臭。[3]

从本质上说,许多人认识到供水服务的好处是因为它为家庭带来的帮助是显而易见的,但人们往往看不到排水系统的好处,因为排水系统的作用是将废水和污水等不需要的东西排出,而似乎其他处理方法也足够应对这些问题。在19世纪中期,美国和英国一样,没有人赞同查德威克提倡的蛇形闭环。在20世纪,供水和废水处理系统之间的相互关系已经得到社会广泛认同,但在当时并没有被证实。供水和污水处理在整个19世纪被视为毫不相关的操作。为了说服一个城市从一个私人排污系统(粪坑和旱厕)转向一个昂贵的公共系统(下水道),仅仅靠宣传介绍新方法的优点来进行推广是不够的,还需要它提供旧方法无法提供的好处。

带着这种难以克服的惰性,"前下水道"时代一直延续到19世纪晚期。在大多数情况下,人类的排泄物被倾倒在旱厕和粪坑里,而雨水则会流到街道上或流入地面排水沟。即使在一些有地下管道和大型地面排水系统的地方,法令也常常禁止将粪便排入下水道(伦敦直到1847年都是如此)。直到1842年,圣路易斯才修改了相关法律,而巴尔的摩直到1909年才对法律进行了修改。[4]

早在19世纪30年代,不断增长的城市人口和管道输送的水就对美国一些城市原有的污水处理旧方法提出了调整。在英国,在供给自来水变得更为便利之后,一些中产阶级家庭很快就出现了抽水马桶。这些便利设施由于早期市场很小,对整个污水处理习惯的最初影响并不大。例如,纽约市在 1856 年只有大约 1 万个抽水马桶,供 63 万人口使用。1864 年,波士顿(18 万人)只有 1.4 万个抽水马桶。1874 年,布法罗(12.5 万人)只有 0.3 万个抽水马桶。

到了 19 世纪 80 年代,自来水在美国的城市变得越来越普遍,老式的粪坑——旱厕系统开始失灵。1880 年,大约 1/3 的城市家庭都开始拥有抽水马桶,导致用水量迅速增加。家庭、企业和工厂的用水量越来越大,淹没了粪坑和旱厕,淹没了院子和空地,不仅造成了麻烦,而且造成了重大的健康危害。[5]

技术系统之间的无法兼容导致旧的污水处理方法走向崩溃。家庭旱厕和粪坑无法应对水量如此急剧增加的供水系统。然而,正是这种技术冲突的环境影响提供了变革的动力。早期下水道系统的崩溃直接导致污水的泛滥,特别是形成对健康的威胁。被腐烂排泄物淹没的院落成为环境卫生规划的新战场。其明确的目标就是在最短的时间内,尽可能有效地将这些废物从城市中排出。

由于建造和维护全市污水收集系统需要高昂的费用和严谨认真的谋划,因此在全美范围短时间内并没有发生明显的变化。早在 19 世纪 50 年代,公共卫生官员和工程师就一直在努力转变城市官员固有的处理废物方法观念。他们大声呼吁,尽管从短期来看,地下污水收集系统需要大量资金投入,但从长期来讲,其平均成本将远低于每年收集和处理污水的成本。[6]

由于原有的卫生运动做法已经根深蒂固,到 19 世纪 50 年代,国内关于建设下水道系统必要性的争论与英国正在进行的争论非常一致。与很多英国人相似,美国人并没有很快接受供水与排水系统一体化的想法,但下水道可以在改善城市卫生方面发挥重要作用的想法得到了广泛的认同。

争论的主要技术要点集中在组合式（而不是分离式）排水系统上——这是英国人自 1840 年以来一直在争论的问题。[7]这场争论在 19 世纪 80 年代的美国达到了高潮，但之前的小冲突表明，对环境卫生的承诺已经框定了关于下水道设计替代方法利弊的讨论范围。历史学家乔尔·塔尔的论证很有说服力：

> 从某种工程选择模型的角度对城市的需求进行评估，在不同类型的下水道之间做出决定似乎是一种简单的工程设计。这种以初步成本效益计算为基础的模式主要用于污水处理的选择。然而，对于现有的设计选择来讲，并不存在这样的模式。[8]

缺乏这种模式的部分原因是，组合式地下排水系统是本世纪中期的新概念。工程师们才刚刚开始研究这个系统的基本功能（如清除雨水、处理废水，以及可能的污水处理或污水利用），所以也就谈不上对其达成一致意见。卫生工作者也在努力挖掘系统中各种潜在的有益健康的因素。

人们首先采用的是组合式系统，即用一条大管道同时处理生活垃圾和雨水。而新型技术采用的是独立的系统，通常使用两条管道——一条小一点的管道用来收集生活污水，另一条大一点的管道用来收集雨水。在一些独立的系统中，雨水并不是用管道输送的，而是直接排入街道的水沟。在英格兰和欧洲大陆，在房屋安装了自来水和抽水马桶后，户主将管道连接到现有的下水道，基本上都是默认采用组合式系统。[9]

起初，美国的工程师们一直在努力适应之前在欧洲行之有效的系统，但现在需要在不同的环境下运行。例如，英美两国降雨特征的对比是设计组合式下水道需要考虑的一个重要因素。最典型的是，英国虽然经常下雨，但是雨量通常并不大。因此，雨水渠的建设尺寸可能要小于美国降雨量更大的地区。由于缺乏倾盆大雨的自然冲洗作用,英国的系统需要更频繁的手动冲洗。[10]

在 19 世纪 50 年代之前,美国的几个城市已经铺设了一些地下排水管道,但是第一个计划中的系统(虽然没有覆盖整个城市或与供水系统相结合)出现在 19 世纪 50 年代后期到 19 世纪 70 年代:布鲁克林(1857 年)、芝加哥(1859 年)、普罗维登斯(1869 年)、纽黑文(1872 年)、波士顿(1876 年)、辛辛那提(1870 年)和印第安纳波利斯(1870 年)。[11]在 19 世纪 60 年代和 70 年代早期,美国只成功地建造了 11 套组合系统,这主要是由于独立系统成本较高,且缺乏成功运行的先例。

1857 年,布鲁克林开始建设美国第一个有效的污水收集系统,旨在清除生活垃圾和雨水。[12]詹姆斯·柯克伍德当时是纽约市的水务工程师,他聘请了土木工程师朱利叶斯·亚当斯(Julius Adams)负责下水道的设计(亚当斯因设计水渠而闻名)。在任命之前,柯克伍德从英国议会的报告和其他地方收集了有关城市排水的信息。他与几位英国工程师进行了通信联络,其中包括查德威克的忠实拥趸者罗伯特·罗林森(Robert Rawlinson),罗林森向他提供了有关英国几项污水工程的信息。

在写给水务委员会主管的一份报告中,查德威克理论的忠实拥护者柯克伍德极力推荐将供水系统与排水系统相连接:“建造这个系统,可以确保任何城市随时而稳定的用水供应,这种系统必须包含建造必要的排水系统以处理使用后的水。很明显,如果没有排水系统,随意用水是行不通的。”在健康问题上,他注意到来自旱厕和渗入地下土壤的粪坑以及污染水井的废物的长期有害影响。“毫无疑问,在变得明显可察觉或令人讨厌之前,它们长期以来一直对健康有害。”[13]

依据柯克伍德的发现,亚当斯决定建造一个管道系统,但为了避免污染潮水区域,他选择了大型截流式下水道。使用截流式下水道清楚地反映了约瑟夫·威廉·巴扎尔杰特的想法。巴扎尔杰特曾是查德威克的竞争对手,1858 年,他通过使用截流式下水道来治理伦敦的那场"大恶臭"。[14]

直到 1876 年,效仿布鲁克林实践的第一个伟大的截流污水管道工程才开始正式实施。当时的马萨诸塞州立法机关批准了在波士顿实施这项工程。在此之前,下水道系统的排水设计主要是考虑清除街道上多余的雨水。虽然波士顿在 1833 年解除了禁止将排泄物排入任何公共下水道的禁令,但该市仍然严格禁止房屋与雨水渠相连。然而事实上有人依然是阳奉阴违。由于监督并不规范,各种各样的废物流入雨水渠。因为缺乏有效的污水处理系统,不仅城市本身受到威胁,就连边远地区也长期抱怨波士顿的污水涌入他们的河流和沼泽。[15]

由工程师埃利斯·切斯布罗夫(Ellis Chesbrough,以其在芝加哥的创新和波士顿的前总工程帅头衔而闻名)、摩西·莱恩(Moses Lane,密尔沃基市城市工程师)和查尔斯·福尔瑟姆博士(Dr. Charles Folsom,马萨诸塞州健康委员会秘书)共同撰写了一份报告。根据这份报告,马萨诸塞州健康委员会决定建造截流污水管系统。这份报告为波士顿和邻近地区未来的都市污水收集系统奠定了基础。它提倡将 100 多条排水管道整合到波士顿港的一个排污口,理由如下:

> 过去的多年里,我们这片地区不断变得更加智慧,尤其要感谢医生们的不懈努力,日常的学习习惯使他们高度重视公共卫生情况。我们越来越感觉到,地区的高死亡率或多或少与我们的排水系统的缺陷和弊端有关,尤其是在低洼和原有的潮汐区,致病率在逐年增加,它们在过去和现在的意义上都是如此明显,因此在这里没有必要过多地强调它们的存在。[16]

正如委员们所看到的那样，欧洲现有系统的主要目标是"在污水开始腐败发臭之前将其排走，使其远离人们的接触范围"。这也成为委员们的目标。[17]

报告强调了使新系统能够适应发展中城市需求的重要性。这一点特别重要，因为委员们认为以前在排放污水方面的零星努力并没有实现这一目标：

> 城市向四面八方发展，人们开始填海造地……就当时已知的污水收集原理知识而言，当时的排水系统已经完全不能满足我们目前的需要，因此，非常有必要对其进行升级。[18]

在早些年里，由于开垦和填海造地，城市的轮廓发生了变化。随着填海工程的进行，旧的污水渠需要扩建，否则它们的排水口会被切断。但这一过程并没有系统地进行。许多旧的下水道没有检修孔，在一些街道上有几条下水道是并排或是上下建造的。负责填海工程的公司在没有规划的情况下随意铺设延长线。它们由木头或一些劣质材料制成，底部是平的，非常容易堵塞。委员会的结论是，"波士顿污水系统出现的主要问题来自不断增加的城市领土面积，下水道从这些地势较低的地区（'人造陆地'）中穿过，地面过于平坦，也没有一个比较明确的综合系统"[19]。

约瑟夫·P. 戴维斯（Joseph P. Davis）指导设计和部分建造了截流式下水道。他本人从切斯布罗夫和柯克伍德那里学习掌握了污水处理技术，并最终成为波士顿的城市工程师。[20]但这项工作的完成并非一帆风顺。1872 年，州立法会试图授权任命一个委员会，对波士顿污水收集系统的综合计划进行报告，但遭到了市政领导人的反对，因为调查的费用是需要邻近的城镇分担的。在市卫生局的敦促下，1876 年，州立法会再次尝试任命了一个委员会。

当委员会的工作完成以后,负责下水道项目的威廉·布拉德利(William Bradley)在几位大商人的支持下,率先反对该计划的实施。布拉德利在这个项目中拥有个人股份,他不想支持一个指责下水道导致死亡率上升的计划。他说,如果死亡率和污水之间有联系的话,那么,房子里糟糕的管道系统应当负最大的责任,但他对这种联系持怀疑态度。与商人们的想法一致,布拉德利认为这个项目成本太高。

然而公众并没有接受布拉德利和商人们的批评,1877年该项目的资金被如期拨付使用,项目的核心系统在1884年得以完成。1873年,波士顿的下水道大约有125英里;1885年,总长度超过了225英里,里面有超过10万个抽水马桶倾倒的排泄物。[21]

芝加哥建造了当时最先进的排水系统,它满足了对于公共卫生和工程界的所有设想,该系统的建造方式与1801年在费城建造的供水系统非常相似。在19世纪中叶以后的改良系统出现之前,芝加哥的排水系统一直很差,只有市中心地区才使用输水管道。但因为市中心的建筑物需要更多的供水,这些输水管道根本不够用。[22]

埃利斯·切斯布罗夫是这个新系统的首席建筑师。他被公认为是芝加哥第一条水渠的建造者,同时也因为卓越的排水工作而闻名。他于1813年出生在马里兰州巴尔的摩县,早年接受过铁路工程专业的培训。1846年,他被任命为波士顿水厂西区总工程师,1851年成为波士顿的城市工程师。在那里,他有幸结识了约翰·杰维斯,并向他学到了很多关于水利工程的知识。

1855年10月,切斯布罗夫接受了芝加哥污水处理委员会总工程师的职位,这至少在一定程度上得益于他在波士顿工作时期撰写的一份关于英国污水处理方法的杰出报告。1856年至1857年,他受委员会委派前往欧洲,考察当时的大城市排水系统。在污水处理委员会任职期间,他向水务委员会积极建言献策。1861年,公共工程委员会取代了原来的污水处理委员会和水务委员会,他顺理成章地成了总工程师。根据当时的情况,切斯布罗夫建议在湖底修建一条隧道(1867年完工),在距离海岸2英里的湖底设计一个取水口。他还计划提升改造城市供水系统,包括隧道、芝加哥大道泵站和旧水塔。1872年,也就是芝加哥大火后的那一年,人们开始修建一条新的湖底隧道和西边的取水口。1879年1月,切斯布罗夫被任命为新的公共工程委员会成员,但在这个岗位上他只干了4个月,之后就转为顾问。在1886年去世之前,他一直从事各种供水和排水工程的实践,令人非常钦羡。[23]

经济学家路易斯·凯恩高度评价切斯布罗夫的工作"是芝加哥无限制的城市发展的最主要创新;使得城市摆脱了不利的自然地形所造成的限制"。尽管这个评估有点夸大,并且弱化了对交通等技术的作用,但是它依然有力地证明了芝加哥新型供水和排水系统的重要性,尤其是考虑到建造这些系统的难度。这座城市地势平坦,仅略高于芝加哥河和密歇根湖的海拔高度,土壤和地表土质坚硬,吸水和排水都很差。径流最终汇集到湖泊,而那里也是最大的饮用水来源。[24]

芝加哥的排水问题已经变得非常严重,因此整个城市都在努力寻找办法以解决日益严重的健康问题。在1854年,每18个芝加哥人中就有1个死于霍乱。霍乱的流行和痢疾的严重形势促使伊利诺伊州的立法会在第二年设立了芝加哥排水委员会。切斯布罗夫在1855年发表了一份报告,重申了之前提交给委员会的几项提案中的建议,并且指出美国和欧洲其他城市面临的健康和卫生问题。

切斯布罗夫的报告首次提出了美国主要城市的全面污水收集计划。他建议通过芝加哥河将废水排放到密歇根湖。他很清楚这个计划会使水道变浅,可能会造成潜在的健康危害和航行障碍,但是其他方案的风险可能更大。例如,他反对直接排入湖中,因为下水管道的成本更高,而且可能会污染泵站附近的水。他认为修建一条引水渠将芝加哥河的污水引到德斯普兰斯河实在是"遥不可及"。[25]他还反对利用污水灌溉农田,因为它会散发出难闻的气味,而且未来对化肥的需求也不确定。尽管城市面临着许多挑战,但是切斯布罗夫认为他的计划还是可行的,委员会也赞同这个计划。[26]

该系统始建于1859年,在10年内建成了152英里的下水道。当时,这个城市向北延伸了大约2英里,向南延伸了2英里,向西延伸了2英里到密歇根湖。[27]然而,切斯布罗夫的规划并没有完全得到实现。地方排水委员会否决了他的系统中一些成本最高但最有价值的部分。例如,切斯布罗夫曾建议建造两条冲水管道,以确保足够稀释污水和保护供水质量。委员会接受了他提出的总体稀释方案,但不同意修建管道。[28]

切斯布罗夫计划的一个相当独特的特点是提升城市,也就是说,提升城市的水平(在一些地区高达12英尺),为修建适当的下水道、保障排水和保持街道干燥提供足够的高度。正如芝加哥历史学家弗兰克·皮尔(Frank Piehl)所观察到的,在建设阶段,这个计划让这座城市在大约10年的时间里呈现出一种古怪的、"矮胖"的样子。当时,人们更多关注的是下水道的排水口,而不是修建城市建筑的计划。虽然该项目最终取得了成功,但很少有人意识到这样做所需要付出的代价。[29]

芝加哥使用的是一种截流污水管,它是根据组合型排污系统模式建造而成的。当线路接近河流时,街道被抬高到下水道下面,然后用泥土覆盖下水道,形成新的路基,最后再铺上新的街道。空地被填满,框架结构的建筑或者被提升到新的高度,或者被拆除。而用砖块或石头建造的建筑基本上保持了原来的水平,这导致了城市和业主之间的一些冲突,但最终结果还是倾向有利于城市。切斯布罗夫还计划疏浚芝加哥河,以便能承受更大排放量的污水。[30]

切斯布罗夫最初设计的系统的负荷是有限的。由于污水处理计划自身的缺陷,加之城市人口增长的压力,以及食品加工厂、酿酒厂和其他企业数量的大量增加,芝加哥河的污染问题迅速增加。密歇根湖的污染也日益严重,人们对水质的抱怨已成为一种常态。[31]在这种情况下,把污水渠排入离岸较远的地方似乎是缓解问题最直接的办法,但这并没有解决污水排放的本质问题。

此外,从财政角度看,新的系统并没有确保芝加哥的所有公民参与其中,也没有像人们希望的那样带来快速的发展。排水委员会成立了一个铺设管道的服务部门,其运营资金来自税收债券、专项经费和联络经费。但是,他们征收水费的款项不能够满足该系统的日常运营,必须还要依靠综合资金提供支持。在这种情况下,下水道系统的日常维持必须与其他的城市服务共同争取资金。此外,一些房屋的业主不愿连接到该系统,因为这将需要花费他们更多的钱。虽然委员会可以强迫业主连接排水系统,但这期间的谈判过程减缓了污水管道的布局进程。[32]

政治和经济环境也同样影响了纽约市下水道系统的发展,尽管有时在形式上不尽相同。[33]城市中最富裕的地区并不总是最先修建新型下水道的,这在很大程度上是因为它们不像贫民窟或穷人地区那样存在排水问题。[34]此外,政党机器倾向于资助那些能够满足他们自己的政治或经济需要的服务设施。例如,特威德集团不仅通过回扣、虚高的建筑成本和其他手段赚取了数百万美元,而且通过房地产交易获取了巨额利益。无疑,哈勒姆郊区配有大量的水管和下水道网络,因为特威德集团等在那里投入了大量资金。在担任公共工程专员的时候(1870 年),威廉·马西·特威德在调查城市服务需求方面有明显的优势。[35]

在切斯布罗夫关于芝加哥的计划中,通过稀释来处理污水是当时比较常见的做法,也就是说,简单地将废弃物排放到流水中。

污水灌溉和化学沉淀法在英国和欧洲大陆都已经很成熟了,爱德华·弗兰克兰爵士(Sir Edward Frankland)早在1868年就开始研究间歇式砂滤装置。但在19世纪80年代之前,这些方法在美国并没有得到广泛应用。在许多工程师看来,由污水排放造成的美国污染规模还不算大,没有必要对其进行稀释。然而早在19世纪70年代,马萨诸塞州健康委员会就预见到了一些潜在的污染问题,开始研究欧洲相关的处理技术,并且在一些地方进行了灌溉和过滤的实验。但直到马萨诸塞州的一些河流承受了非常严重的污染负荷之后,稀释法才被广泛接受。柯克伍德等专家随后对此进行了更为细致的研究。[36]

值得注意的是,为了平衡高质量的供水和有效的排水系统需求,切斯布罗夫有时不得不临时进行拍板,这使得芝加哥发展成为全国第一个主要的综合卫生系统。虽然这个过程是渐进的,但供水和排水系统的互补性显而易见。芝加哥邻近密歇根湖,芝加哥河是连接它们之间的纽带,这使人直接联想到,将水和下水道计划结合起来,可以切实地解决这个独特的地区问题。当时很少有人认识到系统集成对其他城镇需求的潜在影响。

人们最终更加清楚地认识到了供水需求和废水处理两者之间的关系,并且认识到废水处理不会造成二次污染问题。在1880年以前,美国的一些城市才刚刚开始通过地下管道系统和相配套的地沟来处理污水。人们仍在针对究竟什么是"废物问题"而开展激烈的辩论。

环境卫生实践背后的卫生原则似乎明确表明,需要尽快、尽可能方便地从家庭和企业中排出液体废物,至于这些废物到达管道的末端以后,如何被处理却并不确定。尽管稀释法已经被广泛采用,但它的成功与否,在某种程度上显然取决于是上游还是下游,以及河道究竟是作为供应源还是作为废物的储存处。

那么垃圾呢?液体废物和固体废物之间有功能上的联系吗?

垃圾在多大程度上是一种健康风险？如果它们确实构成威胁,需要使用什么样的环境卫生技术来消除它们？在细菌学领域发生革命前夕,至少在供水和下水道领域,人们已经研发了新的卫生技术。为了实现环境卫生的目标,为了应对一系列的需要与期望,技术在不断进行革新。居住在都市的人们开始意识到它们的价值,但他们仍然不知道这些卫生技术的全部潜力——它们既是公共卫生的保障,也是新的环境挑战的来源。

注　释

1. William Paul Gerhard, *Sanitation and Sanitary Engineering* (《环境卫生与环境卫生工程》), New York, 1909, p. 99.

2. Sam Bass Warner Jr., "Public Health Reform and the Depression of 1873 - 1878"(《公共卫生改革和 1873—1878 年的大萧条》), *Bulletin of the History of Medicine* (《医学史公报》)29 (Nov. Dec. 1955)：507.

3. Edward K. Spann, *The New Metropolis：New York City, 1840 - 1857* (《新都市:纽约, 1840—1857》), New York：Columbia UP, 1981, p. 133.

4. 巴尔的摩是最后一个放弃用粪池处理粪便的大城市。1879 年, 这个城市有 8 万人。参见 Leonard Metcalf and Harrison P. Eddy, *American Sewerage Practice*《美国污水处理实践》, vol. 1, New York, 1914, p. 15。

5. Joel A. Tarr and Francis Clay McMichael, "Decisions about Wastewater Technology：1850 - 1932"(《关于废水处理技术的决定, 1850—1932》), *Journal of the Water Resources Planning and Management Division* (《水资源规划与管理部期刊》)(May 1977)：48 - 51; Joel A. Tarr and Francis Clay McMichael, "Historic Turning Points in Municipal Water Supply and Wastewater Disposal, 1850 - 1932"(《市政供水和废水处理的历史转折点, 1850—1932》), *Civil Engineering - ASCE* (《土木工程—美国土木工程师协会》)47 (Oct. 1977)：82 - 83. 讨论一个失败的抽水马桶替代品——土厕所——参见 Brian M. Sipe, "Earth Closets and the Dry Earth System of Sanitation in Victorian America" (《美国维多利亚时代的土厕所和干土卫生系统》), *Material Culture* (《物质文化》)20(Summer/ Fall 1988)：27 - 37。

6. 参见 Tarr and McMichael,"Historic Turning Points"(《市政供水和废水处理的历史转折点,1850—1932》),p. 83。

7. 根据一位英国土木工程师的说法,"联合系统不是故意采用的,而是以一种随意的方式发展起来的"。随着地区的建设,自然水道被涵养,房屋的排水沟与之相连。这些涵洞通向最近的河流。随着大型城镇的发展,河流污染变得无法忍受,于是在河流平行的地方修建了截流下水道,将污水输送到下游偏远地区,在那里可以对污水进行土地处理。J B. White, *The Design of Sewers and Sewage Treatment Works* (《污水处理厂的设计》), London: Edward Arnold,1970, p. 3.

8. Joel A. Tarr,"The Separate vs. Combined Sewer Problem: A Case Study in Urban Technology Design Choice"(《独立与组合下水道问题:城市技术设计选择的个案研究》), *Journal of Urban History* (《城市史杂志》) 5 (May 1979): 312.

9. Tarr and McMichael, "Decisions about Wastewater Technology: 1850 – 1932"(《关于废水处理技术的决定,1850—1932》),p. 52.

10. 参见 Metcalf and Eddy,*American Sewerage Practice* (《美国污水处理实践》), 1:24。

11. Jon A. Peterson,"The Impact of Sanitary Reform upon American Urban Planning,1840 – 1890"(《1840—1890 年卫生改革对美国城市规划的影响》), *Journal of Social History* (《社会史杂志》) 13 (Fall 1979): 88; Gerhard, *Sanitation and Sanitary Engineering*(《环境卫生与环境卫生工程》), pp. 102 – 103; Harrison P. Eddy,"Sewerage and Sewage Disposal"(《排水和污水处理》), *Engineering News-Record*(《工程新闻》)92 (April 17, 1924): 693; Metcalf and Eddy, *American Sewerage Practice* (《美国污水处理实践》), 1: 21; Charles Gilman Hyde, "A Review of Progress in Sewage Treatment During the Past Fifty Years in the United States"(《美国近 50 年来污水处理技术的进展综述》), in Langdon Pearse ed. , *Modern Sewage Disposal* (《现代污水处理》), New York: Federation of Sewage and Industrial Waste Associations, 1938, p. 1. 马萨诸塞州的几个工业城市在 19 世纪 70 年代实施了下水道计划,包括劳伦斯、洛厄尔、斯普林菲尔德和伍斯特。

12. 历史学家乔恩·彼得森曾写道,泽西市是美国规划污水系统的先驱。1853 年,工程师威廉·惠特韦尔(William Whitwell)的报告借鉴了 19 世纪 40 年代英国主要的卫生调查,这是美国同类报告中的第一份。1855 年至 1859 年间,该市修建了惠特威尔斯系统的大部分,但没有修建一条运河来冲洗浅斜的下水道,因此工程失败了。参见 Peterson,"Impact of Sanitary Reform"(《卫生改革的影响》),pp. 87 – 88。

13. Brooklyn, Board of Water Commissioners, *The Brooklyn Water Works and Sewers*, *A Descriptive Memoir*(《布鲁克林供水工程和下水道,一份描述性回忆录》),New York, 1867, pp. 71 – 72.

14. Brooklyn, Board of Water Commissioners, *The Brooklyn Water Works and Sewers*, *A Descriptive Memoir*(《布鲁克林供水工程和下水道,一份描述性回忆录》),New York, 1867, pp. 71 – 72.

15. Morris M. Cohn, *Sewers for Growing America* (《发展中的美国的下水道》),Ambler, Pa. Certain-teed Productions,1966, pp. 46-47.

16. City of Boston, *The Sewage of Boston*:*A Report by a Commission Consisting of E. S. Chesbrough, C. E. Moses Lane, C. E. and Charles F. Folsom, M. D.*《波士顿的污水:一份由切斯布罗夫、莱恩和福尔瑟姆组成的委员会的报告》,1876),pp. 1 – 2.

17. City of Boston, *The Sewage of Boston*:*A Report by a Commission Consisting of E. S. Chesbrough, C. E. Moses Lane, C. E. and Charles F. Folsom, M. D.*《波士顿的污水: 份由切斯布罗夫、莱恩和福尔瑟姆组成的委员会的报告》,1876),p. 4.

18. City of Boston, *The Sewage of Boston*:*A Report by a Commission Consisting of E. S. Chesbrough, C. E. Moses Lane, C. E. and Charles F. Folsom, M. D.*《波士顿的污水:一份由切斯布罗夫、莱恩和福尔瑟姆组成的委员会的报告》,1876),p. 7.

19. Eliot C. Clarke, *Main Drainage Works of the City of Boston* (《波士顿的主要排水工程》),Boston,1885, pp. 12 – 15.

20. Metcalf and Eddy, *American Sewerage Practice* (《美国污水处理实践》),1:15;Eddy,"Sewerage and Sewage Disposal"(《排水和污水处理》),p. 693.

21. Clarke, *Main Drainage Works of the City of Boston*(《波士顿的主要排水工程》),p. 16；Warner,"Public Health Reform"(《公共卫生改革和 1873—1878 年的大萧条》),p. 508.

22. Robin L. Einhorn, *Property Rules：Political Economy in Chicago, 1833 - 1872*(《产权规则：芝加哥的政治经济学,1833—1872》),Chicago：University of Chicago Press,1991, pp. 137 - 138.

23. Chicago, Bureau of Engineering, Department of Public Works, *A Century of Progress in Water Works, 1833 - 1933*(《水厂的百年历程,1833—1933》),Chicago：Department of Public Works,1933, p. 7；Louis P. Cain, "Raising and Watering A City：Ellis Sylvester Chesbrough and Chicagos First Sanitation System"(《养育和浇灌一座城市：埃利斯·切斯布罗夫和芝加哥的第一个卫生系统》),*Technology and Culture*《科技与文化》13（July 1972）：354 - 356.

24. Cain,"Raising and Watering A City"《养育和浇灌一座城市》,pp. 353 - 354,356.

25. 19 世纪 80 年代,修建卫生运河的想法在芝加哥重新出现了。1871 年以前,芝加哥河的流向是反向的,以防止废物进入供水系统,但 1879 年异常的大雨迫使该市试图通过开发运河来增加污染控制问题。参见 Louis P. Cain, "The Creation of Chicagos Sanitary District and Construction of the Sanitary and Ship Canal"(《芝加哥卫生区的创建与卫生和船舶运河的建设》),*Chicago History*(《芝加哥历史》）8 （Summer 1979）：98 - 110；Samuel N. Karrick, "Protecting Chicagos Water Supply"(《保护芝加哥的供水》),*Civil Engineering*(《土木工程》)9(Sept. 1939)：547 - 548。

26. Cain, "Raising and Watering A City"（《养育和浇灌一座城市》）,pp. 358 - 359.同时参见 Ellis S. Chesbrough, *Chicago Sewerage：Report of the Results of Examinations Made in Relation to Sewerage in Several European Cities, in the Winter of 1856 - 1857*(《芝加哥污水处理：1856—1857 年冬季几个欧洲城市污水处理的检查结果报告》),Chicago,1858。

27. George C. D. Lenth, "The Chicago Sewer System"(《芝加哥的下水道系统》),*Journal of the Western Society of Engineers* (《西方工程师学会学报》)28（April 1923）：103；C. D. Hill, "The Sewage Disposal Problem in Chicago"(《芝

加哥的污水处理问题》),*AJPH*(《美国公共卫生杂志》)8（Nov. 1918）：834.

28. Einhorn,*Property Rules*(《产权规则》),p.139.

29. Frank J. Piehl,"Chicagos Early Fight to'Save Our Lake'"(《芝加哥早期为"拯救我们的湖泊"而战》),*Chicago History*（《芝加哥历史》)5（Winter 1976－1977）：225；Einhorn, *Property Rules*(《产权规则》),p.139.

30. Cain," Raising and Watering a City"(《养育和浇灌一座城市》), pp.360－364.关于芝加哥下水道的信息,参见 J. H. Rauch, "The Sanitary Problems of Chicago,Past and Present"(《芝加哥的卫生问题,过去和现在》), *Public Health：Reports and Papers*(《公共卫生：报告和论文》)4(1880)：11。

31. Cain," Raising and Watering a City"(《养育和浇灌一座城市》), p.365.

32. Einhorn, *Property Rules*(《产权规则》),pp.139－140.

33. 为了深入讨论纽约下水道的发展,包括合同流程,参见 Joanne Abel Goldman, *Building New Yorks Sewers：Developing Mechanisms of Urban Management*(《纽约下水道建设：城市管理的发展机制》),West Lafayette, Ind. Purdue UP,1997。高盛辩称,纽约支离破碎的决策过程导致了下水道的建设毫无规划性。

34. 这并不是说美国城市的下水道服务对下层阶级有利。服务不公平的问题相当普遍。下水道排水口常常设置在贫困或少数族裔社区周边。在亚特兰大,位于城市地势最底层的黑人社区被污水淹没。里士满和其他南方城市一样,将黑人社区列为修建下水道的最低优先级。参见 John H. Ellis, *Yellow Fever and Public Health in the New South* (《新南部的黄热病与公共卫生》), Lexington：UP of Kentucky,1992,p.142；Howard N. Rabinowitz, *Race Relations in the Urban South, 1865－1890* (《南部城市的种族关系,1865—1890》), Urbana：University of Illinois Press, 1980,pp.122－123。

35. Eugene P. Moehring,*Public Works and the Patterns of Urban Real Estate Growth in Manhattan,1835－1894* (《曼哈顿的公共工程与城市房地产增长模式,1835—1894》),New York：Arno Press,1981,pp. 317－322. 关于华盛顿特区公共工程腐败的例子,参见 Constance McLaughlin Green, *Washington：Village and Capital, 1800－1878* (《华盛顿：村庄和首都,1800—1878》),Princeton：

Princeton UP,1962, pp. 349 – 353,359 – 361。

36. Metcalf and Eddy,*American Sewerage Practice*（《美国污水处理实践》）1:29;Metcalf and Eddy,*American Sewerage Practice*（《美国污水处理实践》）,vol. 2,New York,1915,p. 8;Eddy,"Sewerage and Sewage Disposal"（《排水和污水处理》）,p. 693;Hyde,"Review of Progress in Sewage Treatment"（《污水处理技术之研究进展》）,pp. 1 – 2;C. D. Hill,"The Sewerage System of Chicago"（《芝加哥的污水系统》）,*Journal of the Western Society of Engineers*（《西方工程师学会学报》）16(Sept. 1911):566.

第二部分

细菌学的革命

（1880—1945 年）

第六章

在新公共卫生的顶端：
细菌学、环境卫生和对持久性的追求，1880—1920 年

到 19 世纪后期，人们不再把环境卫生当作对付疾病的主要武器，尤其在医学界更是如此。细菌学着重强调寻找治疗疾病的方法，而不是预防。后者自 19 世纪 40 年代以来一直是卫生改革的重点。尽管如此，城市依然不断发展精细的城市供水和污水处理设施，并力图最终实现垃圾处理。到 1920 年，许多美国城市都以拥有丰富的净水资源和比以往任何时候都要有效的废物处理方法而自豪。

为什么环境卫生运动持续到 20 世纪？它究竟是如何改变的？环境卫生工作之所以得以持续开展是因为：第一，城市的快速发展增加了市政官员的压力，他们需要充足纯净的水和废水处理配套服务，以使城市能够高效地运转；第二，渐进式改革促进了良好自然环境的维护，满足了社会目标，即通过在城市服务的开发和管理中使用技术专长，对城市居民施加"文明影响"；第三，反应更迅速的市政府——拥有新的财政权力——出现在一个"地方自治"的年代，它有权力来设定地方目标，包括更好的卫生服务。

环境卫生的作用开始发生变化，因为细菌学的出现使人们开

始质疑反传染致病理论及其在防治流行病中的作用,从而改变了公共卫生界的工作重点。人们开始更为关注水的供应、污水和垃圾中的生物污染物,而不是简单地通过清除废物或提供看起来比较干净的水来预防疾病。到 20 世纪初,管理卫生服务的主要责任转为由市政工程师承担,或者至少是由他们分担。细菌学实验室承担了检测生物污染物的任务;卫生工程师则专门负责卫生技术的高效可靠运作。

在细菌学时代,这些力量集中在一起,形成一个应对生产水供应、排放废水和固体废物的整体系统,这些系统越来越依赖于集中的组织结构和资本密集型的技术创新。该系统的基本职能依旧包括传统的供水、疏散废物和维持高水平的市政卫生,以及监控各种污染风险。早在 1880 年,供水和地下污水处理系统的基本形式和功能就已经确立,而类似的垃圾收集和处置系统在 1880 年以后才开始逐渐成形。19 世纪晚期和 20 世纪早期的主要目标——至少在主要城市——是将不断发展的卫生技术转化为更全面的城市公共系统,为卫生服务提供永久性的解决方案。这样,具体的项目设计优于长期的城市规划。在 1880 年到 1920 年之间,人们只是考虑了眼前的需要,但没有仔细预测这些需要是否会在未来发生改变。

公共卫生服务是"技术网络化城市"的一部分,它出现于 19 世纪,并在 20 世纪的欧洲和美国蓬勃发展。尽管国家各不相同,但"北美和西欧的大多数大中型城市已经装备了由管道、轨道和电线组成的基础设施",这是工业化带来的影响,它提供了"以前无法获得的一系列材料和技术"。[1]

美国城市的技术转型是在城市数量和人口迅速增长的背景下发生的,而这正是 19 世纪 30 年代以来城市发展的主要特征。从 1880 年到 1910 年,城市中心数量从 939 个增加到 2 262 个,人口超过 10 万的城市数量从 19 个增加到 50 个。[2] 1880 年,大约有 1 400 万人居住在城市。到 1920 年,这个数字增加到 5 400 多万,这是美国历史上首次超过一半的美国人(51.2%)生活在城镇。虽然每十年总人口的增长稳步下降(从 1880 年的 30.1% 下降到 1920 年的 14.9%),但城市居民每十年的增长速度比总人口快了 30.9%(1890 年),平均每十年增长 18.3%。来自南欧和东欧的移民,以及从农村到城市的移民,占了当时增长的大部分。

城市边界也不断向外延伸。很多大城市扩张的面积超过 20 平方英里。交通的改善,更广泛的服务提供,以及激进的房地产开发,这些都被认为是影响经济增长的主要因素。通过兼并或合并调整城市边界也非常重要。例如,芝加哥在 1899 年通过兼并把面积从 36 平方英里扩大到 170 平方英里。在这一时期最著名的整合中,纽约大都市区成立于 1897 年,由曼哈顿、布鲁克林、长岛市、里士满县、皇后县的大部分、韦斯特切斯特县的部分地区和国王县的部分地区组成。[3]

在这一时期,工业化与城市发展紧密相连,特别是在东北部和五大湖沿岸地区,城市发展最具活力。到了 1900 年,城市工厂占美国工业产出的 90%。从纽约到芝加哥的新型城市带成为聚集资源和劳动力、发展广泛的交通和通信系统以及开拓新市场的中心。到了 1920 年,所有东北部的州(除了缅因州和佛蒙特州),以及所有大西洋中部的州(除了西弗吉尼亚州),城市化率均达到 50% 或更高。俄亥俄州、密歇根州、印第安纳州和伊利诺伊州也是如此。全国十大城市中有九个位于制造业带。[4]

面对快速的物质增长、不断变化和扩大的人口基础以及充满活力的经济力量,城市领导人承受着巨大的压力。城市生活的这种转变迫使新的政治和官僚集团作出反应。到 19 世纪后期,政治机器(或党派市长和以行政区为基础的市议会)面对来自多方面的挑战,这些挑战通常是打着改革的旗号。[5]历史学家乔恩·蒂福德(Jon Teaford)说:"快速的城市化和史无前例的工业化造就了一个不和谐的城市,但是很多享受舒适、安全和自信生活的中上层阶级相信他们可以重塑城市,创造一个更好、更少分歧的城市社区。"[6]

城市的政治改革者们严厉抨击所谓的老板制度,声称这是对市政府的破坏,不仅效率极低,而且极度腐败。几个改革团体(包括市区的商人)的目标经常是希望摆脱政党机器的严格管制,采用的手段包括推动无党派的选举,将代表模式由乡村改为城市的政府系统(如政府委员会),启动公务员改革和非竞争性合同制度等。虽然这些团体公开批评庇护制度并主张精简政府,但他们也担心移民和工人阶级在政治上的影响——或所谓的影响。在他们看来,老板制度代表着对广大工人阶级选民的控制和对城市选民提出改进要求的轻视。然而,我们对老板制度的了解大多源于改革言论,而从我们如今对市政府的最新研究结果来看,与旧有的老板和改革者的二分法相比,政府的政治安排更为复杂。[7]

这个时代的城市环境改革比前几十年的环境卫生运动范围更为广泛,主要是因为进步主义的影响更大。进步人士认为,一个良好的社会是"高效、有组织、有凝聚力的"[8]。这表明了一种通过秩序来加以改进的信念,也表明了一种通过改善环境来控制人类行动的概念。与英国的福利国家主义不同,卫生改革对于进步派更有吸引力,因为它跨越了阶级界限,并承诺给整个社会带来利益。[9]

高速和大规模的城市增长不仅有可能滋生新的流行病,还会进一步恶化空气、水和土地。那些对城市环境改革感兴趣的人宣扬要保护城市生活。对于他们来说,在这个肮脏的、群体性的工业城市中,有些东西令人感到困惑,而不是令人反感。他们可以接受城市的发展和扩张,这不仅是因为他们别无选择,而且因为他们相信城市是值得保护的。进步派试图在不改造城市环境的情况下,尽量消除那些对城市及其人民产生威胁的因素。改革者们并不是第一批直面威胁的人,但他们更加有组织,更倾向于把污染和健康危害视为影响整个城市的问题,而不是仅仅影响个人或社区。令人鼓舞的是,一些决策者的态度正在发生改变,为了响应整个地区范围的呼吁,他们愿意优先考虑环境的问题。

在 19 世纪末和 20 世纪初,有两个比较特别但又不是完全独立的团体在积极地倡导城市环境保护主义。一个团体由在地方市政和州政府官僚机构内工作的、掌握科学和技术的专业人员和准专业人员组成。他们的身份主要是公共卫生官员、卫生保健专家、效率专家,大部分是工程师。他们的主要职能是改进那些防治疾病和污染的系统,编纂人口统计,监测社区保健和卫生。他们可以将自己的想法直接传达给政府的决策者和专业组织,但对于与公众沟通方面的工作不怎么在行。

还有一个团体是由公民组成的,他们通常都非常热心公益,并且审美水平普遍较高。他们一般是开展政府之外的活动,通过有组织的抗议、社区项目和公共教育制造社会影响力。由于大多缺乏实施改革的专业知识或权力,他们通常选择支持政府中那些志同道合的官员。公民环保主义者主要来自两个方面:自发组成的公民协会、改革俱乐部和对广泛而多样的城市生活感兴趣的公民组织;还有一些环境保护团体,如烟雾和噪音控制联盟及环境卫生组织,他们对于城市问题更为专业。所有这些公民团体的成员主要来自中产阶级和中上层阶级,其中妇女占多数。(关于市政管理更详细的内容将在后面的第九章中介绍。)民间团体从 1894 年初的不到 50 个增加到年底的 180 多个。到了 1896 年,每个大城市和许多小城市都至少有一个改革组织。到了 1909 年,美国共有上百种讨论城市事务的期刊。19 世纪 90 年代中期,全国性的公民网络组织也出现了。

由于不同类型的渐进式改革都植根于工业城市,因此,城市环保主义者对于当时盛行的改革精神非常认同。在某些情况下,环境改革者属于城市里的抗议者,他们接受进步的意识形态,明确了解所面临的问题。在其他情况下,那些自称进步人士的人对城市环境问题也非常感兴趣。这两种观点都有一个共同的基本前提,最明显的一个愿望就是要从 19 世纪经济革命引起的混乱中恢复到正常秩序。他们对人性和环境决定论有共同的信念,这种信念使他们相信,如果消除了不完美的社会、政治和物质环境所产生的邪恶,人类的善良就会战胜邪恶。他们还相信精英专家和科学的方法可以解决社会问题。在他们的目标中,贫穷、不公、腐败和疾病是要受到唾弃的,但他们并不主张让少数的族裔通过直接进入政府来影响变革。因此,进步主义为那些支持环境改革的人提供了一个友好的框架(无论是在字面上还是在实践上),并提供了一套适用于对抗污染和疾病的概念及价值观。然而,进步人士虽然倡导环境改革,但他们对社会福利项目普遍缺乏热情,这削弱了他们引导政治和社会变革的能力。[10]

这种改革精神的核心是认为城市问题是基于环境的。在这个问题中可以找到一个有利的点——"我们怎样才能最好地创造或培育公民自豪感?"一个同时代的人回答说:

> 这个问题的真正解决办法在于对个人进行更高水平的公民生活和公民内务管理教育。教他们如何惩罚无效率,如何奖励美德。吸引他们的精神、情感或身体方面。不要通过立法或起诉。告诉一个人,改变坏习惯就会给他自己或他的家庭带来健康和幸福,那么他就会倾听,而且可能会遵从。如果只是下命令,那么他就会背过身去,缴纳罚款,然后去咒骂那些当权者。[11]

历史学家 M. 克里斯汀·博耶(M. Christine Boyer)认为:"在那些试图改善城市环境的人的心目中,美国城市生活的糟糕与病态的社会是分不开的。早在贫穷、糟糕的住房和贫民窟被视为经济和政治症状之前,那些改善者们就认识到了环境条件和社会秩序之间的联系,以及物质和精神污染之间的联系。"因此,良好的环境条件可以帮助解决这些问题。一个清洁、有秩序的环境可以有效阻止那些负面问题的发展,从而使那些具有社会责任感的人们"脱离堕落的恶习"。如果实现了外部效应,那么像贫困这样的问题就会迎刃而解。[12]

在城市中迅速发展的进步主义概念在某些方面与早期查德威克主义非常相似,后者将贫困和疾病联系在一起。虽然它无法与现代意义上的生态视角相提并论,但它促进了城市复兴的整体战略。它不仅追求社会整体素质的提升,而且希望保护城市生活环境,尽量恢复原生态的环境标准。

在 19 世纪后期,城市的官僚机构经历了巨大的变化,更加能够适应城市范围内卫生服务的发展。专业化的官僚在市政府中变得根深蒂固。在正式的公务员法实施之前,"市长和委员们听从于专业工程师、风景园林师、教育工作者、医生和消防队长的专业知识与判断。尽管行政和立法部门发生了政治动荡,但许多这样的人可以在市政职位上服务几十年"[13]。此外,正如肯尼思·芬戈尔德(Kenneth Finegold)所言,将专家纳入城市政治,极大地推动了城市的进步。[14]

在权力逐渐从州议会转移到市政厅的背景下,城市领导人可以更好地利用日益发展的专业官僚机构。从 19 世纪 70 年代开始,一些城市开始努力摆脱所在州对其事务的干涉,要求更多的"地方自治"。这一运动采取了多种形式,包括努力增加市长的任命权和控制每一个服务部门。起初,给予地方自治权力是相对有选择性的。有时,一个州会授予一个或多个城市某种特定的权力。例如,得克萨斯州减少了处理城市特别法案的数量,使它从 1873 年的 71件降到 1874 年的 10 件。它还制定了一项可选择性宪章,如果市议员愿意,他们就可以采纳这项宪章。

出于各种各样的原因,自治在一些大城市的州被证明是可行的。在某些情况下,这些城市显示出了它们可以在州一级层面行使的政治影响力。在科罗拉多州,丹佛市在 1889 年被授予了一些地方自治的权力,其实这一行为实质上是对这个城市已经积累的权力的默认。然而,当一个新的政党上台时,丹佛需要暂时执行州议会制度,这就削弱了它的地方权力。在一个完全不同的案例中,路易斯安那州在 1896 年授予了除新奥尔良以外的所有城市自治权。在一些拥有小城市的州,或者公共服务标准较高的州,立法机关通常保留特别立法的权利,但在行使这些权利时非常谨慎。[15]

到 19 世纪末,城市与州致力于改革的不懈努力取得了成功,这为地方自治创造了有利的政治环境。许多市政改革者把地方自治作为优先要解决的问题,并在州一级层面赢得支持,从而导致许多限制性的、专门指定的权力的终结。但如果追溯到 1873 年经济危机,当时出现的财政问题也助推了第一个宪政地方自治条款的出台。19 世纪 70 年代出现的通货紧缩增加了许多城市的债务负担,使它们不愿或不能承担州立法机构规定的额外财政或服务责任。密苏里州和加利福尼亚州是首先制定宪法自治计划的州,接下来是伊利诺伊州、明尼苏达州和华盛顿州。其他州的类似计划在 19 世纪与 20 世纪之交的时期加速形成了一场运动。1901 年,科罗拉多州授予丹佛市宪法自治权。1906 年,俄勒冈州授予其所辖城市特许经营权。其他州如俄克拉荷马州、密歇根州、亚利桑那州、威斯康星州、内布拉斯加州、俄亥俄州、得克萨斯州、弗吉尼亚州和马里兰州,都在 1907 年至 1915 年期间制定了相关的宪法条款。虽然这一运动在第一次世界大战期间有所衰落,但后来又有所抬头。[16]

虽然扩大地方自治权利并不能确保城市的政治和金融稳定,但它确实允许在设定地方优先项方面具有一定的灵活性,或者至少在响应地方需求方面有一定的灵活性。作为对人口增长和工业活动增加的回应,市政开支早在 19 世纪 50 年代就开始稳步增长。这些支出是为了满足一系列服务日益增长的需求。由于需求基本上是非弹性价格,即提供服务的费用增加,而需求仍然很高,因此人均支出水平迅速增加。[17]

尽管19世纪70年代经济非常动荡,但许多服务的支出一直很高。而虽然19世纪80年代比较繁荣,理论上可能会激发对服务的更多需求,但支出相对较低。到了19世纪90年代,它们总体上又开始上升。这种波动可能是由于19世纪70年代城市的总体物价水平下降了34%,造成了城市沉重的债务负担。作为房产税的基础,房产的估价也有所下降。价格水平在1875年到1900年之间相对稳定,随后在1900年和1920年之间消费者价格指数急剧上升(这是到1920年人均服务成本跃升的主要原因)。[18](见表6-1)

表6-1　某些服务的人均费用

(单位:美元)

	1875年	1885年	1890年	1900年	1920年
消防	1.87	0.99	0.80	0.99	2.37
健康	—	—	0.04	0.19	1.04
下水道	2.82	0.68	0.72	1.16	2.87[a]
街道(包括清扫和垃圾处理)	3.24	2.47	2.69	3.04	6.29
自来水	4.86	8.09	6.53	3.84	3.83[b]
债务	85.90	39.55	33.75	39.06	51.97

注:a 主要是建设成本;B 仅包含收据。
资料来源:Ernest S. Griffith, *A History of American City Government*: *The Conspicuous Failure*, *1870 - 1900*(《美国城市政府的历史:明显的失败,1870—1900》), Washington, D. C. : University Press of America, 1974, p.163.

从整体上看,1900年至1920年间,市政开支有了大幅增长。1905年至1919年间,市政总开支翻了一番。运营成本增加超过了资本成本(125%,而不是52%)。在20世纪初期,在地方上仅与非学校有关的开支就超过了联邦政府的预算。[19]

随着支出的增加(特别是在大城市),以及地方自治条款的增加,城市领导人在提供服务时获得了更多的自主权。有一些管辖权上的争议需要处理(比如来自县政府和一些州指定的委员会)。

并且正如我们将在后面看到的,对于服务的选择上有非经济因素的限制。"进步时代的改革情绪体现在加大了对诚信的检查力度,也体现为一种强制执行财政责任的倾向,同时允许城市有越来越多的财政支配来发展其功能。"[20]

细菌学的出现给世界对待健康和疾病的方式带来了颠覆性的变化。起初它对卫生服务的影响并不明显,并没有削弱环境卫生的价值,但是它确实使环境卫生在日益扩大的卫生领域的地位有所下降。最终,细菌学挑战了反传染论的核心理念,并质疑供水、废水和废物处理系统在维护城市健康中究竟应扮演何种角色。

到了19世纪80年代,疾病的微生物理论或细菌学理论已被公认为科学的事实。仅仅在20年前,一些理论与新兴的微生物理论还在进行激烈的争论,试图在与反传染论的竞争中突出传染论的观点。细胞理论(细胞是物质的基本单位)被搁置在一边,因为人们越来越相信原生质是生命的基本单位。这是思想上的一个重大变化,因为人们认识到微观粒子有可能是生命的物质。人们把发酵病等同于发酵的疾病,其观点侧重于自我繁殖的有机物颗粒。但这一理论未能解释可再生粒子的性质。腺理论大肆宣扬从"蛋白"中提取的有机的、有毒的分泌物,而英国显微镜学家莱昂内尔·比尔(Lionel Beale)认为,病菌实际上是退化的原生质构成的活粒子。比尔关于可见粒子可能导致疾病的观点是传染病学理论的重要一步,但它并不完善。第四种假说则认为生物是自发出现的,但它也未能提供完整的解释。

相比之下,新兴的微生物理论"与其他理论相比具有通俗简单的特性",并且有动物与人类身上存在真菌疾病的事例支撑,这些使得微生物理论具备一定的优势。但是,由于缺乏对付微生物、特别是细菌的足够的技术手段,因此解决真菌疾病问题的进展非常缓慢。[21]从1860年到1880年,处于萌芽阶段的病菌理论成功推翻了自然发生学说,但它本身在细节上仍然存在大量错误。当时人们对于空中悬浮颗粒进行直接检测的研究还很少。大量的争论使得关于不可见病菌的旧观念又被提起。按照当时的说法，病菌是看不见的，因为它们是"超微型的"。约瑟夫·李斯特（Joseph Lister）应该是第一个正确鉴定出细菌是空气污染的原因的人。"病菌"一词——有时是"真菌"——仍然是描述细菌的常用词汇，尽管这一表述在逐渐成形的现代传染理论中并不十分精确。[22]

通过路易斯·巴斯德和罗伯特·科赫等人的研究，19世纪80年代成为细菌学发现最丰富的时期。炭疽热是第一个被证实由微生物引起的疾病。巴斯德早在1866年和1867年就开始了对炭疽的研究，并以此为基础开展了相关的实验。1885年以前，美国在应用细菌学原理或利用研究实验室开展公共卫生工作方面几乎没有取得什么成就。细菌学说依然遭到了强烈的抵制。[23]

卫生专家和公共卫生官员最终接受了细菌学，并将其作为对抗传染病的主要工具，但是反传染论并没有随即转变为传染论。虽然人们没有放弃旧有的做法，但已经开始着手重新确定环境卫生的价值和用途。人们不断努力，通过甄别对于环境和个人健康的关注点，将卫生/预防医学与卫生健康相区分。[24]在《新公共卫生》（1916）一书中，希伯特·温斯洛·希尔（Hibbert Winslow Hill）谈道："旧有的公共卫生关注的是环境；而新的关注的是个人。旧有的公共卫生从周围的环境中寻找传染病的源头；而新的是从人类自身寻找它们。"希尔接着对环境卫生提出了严厉的批评，他指出，基于"环境万能"信念的措施试图"重塑整个人口的生活和直接的家庭环境，以符合一系列所谓的'卫生健康法'"。他总结道，对于那些为这些定律的含义寻找科学依据的人来说，他们"只会发现一个'模糊地带'，在那里，模糊的影子会随着探索而逐渐消失"[25]。

在查德威克时期之前，污秽的定义等同于妨害，但卫生观念将环境问题提升为疾病的诱因。在新兴的细菌学时代，污秽不仅是一种令人讨厌的东西，而且作为一种健康危害，它的地位也有所降

低。1906年,工程师欧内斯特·麦卡洛(Ernest McCullough)声称,
"气味并不危险","它们很少会引起疾病。只是让我们在感官上感
到不舒服"。他补充道:"不卫生的环境,并不像以前认为的那样对
健康构成可怕的威胁。"现在随着社会对这类事情的了解不断增
加,麦卡洛承认,太多的垃圾毕竟是一个"明显的威胁",城市应该
花大量的钱来杜绝垃圾的积累。然而,他总结道:"城市的危险来
自穷人的聚集,他们必须住在离工作地点较近的地方。"[26]这段关于
污秽危险的描述远比自《济贫法》通过以来,卫生工作者所认为的
威胁要小得多。

　　普罗维登斯的查尔斯·查宾医生成了新的公共卫生的热心发
言人。在1907年的一次演讲中,他说道:"当我在1884年当选为
卫生官员时,市政卫生是市政清洁的同义词……教科书告诉我们,
保持纯净的土壤、纯净的水和纯净的空气是卫生的全部。但是,污
秽理论已经成为过去时,我们知道肮脏很少是疾病的直接原因。"虽
然他承认,城市清洁有助于促进个人清洁,个人清洁可以预防疾病,
但大多数卫生项目"也可以通过其他方式做得更好,卫生官员应该可
以按照自己的意愿,把更多精力投入那些非他不可的工作上"[27]。

　　多年来,尽管受到传染病学者的一直批评,但由于卫生工作者
做了大量行之有效的推广工作,因此,环境卫生作为一种预防疾病
措施的价值已经被公众接受。1911年《工程记录》中的一篇文章写
道:"(环境卫生)是如此坚定地根植于公众信仰……成堆的腐烂的
垃圾与传染病的爆发、'有缺陷的管道'与各种疾病、普通市民的
'垃圾处理'和'管道检查'之间的联系,环境卫生工作几乎成了市
政卫生部门唯一或是最主要的活动。"[28]

　　提倡环境卫生的人不愿接受对他们工作的批评,也不接受任
何反驳。著名的卫生专家乔治·惠普尔(George Whipple)早在
1925年就指出:"一些卫生官员有一种轻视卫生设施的倾向,他们
只是强调人际关系中的传染病,但忽视环境条件与传染之间的重

要关联。从疾病的角度来看,他们是正确的;但从健康的角度来看,我认为他们是错误的。"[29]

环境与个人的争论反映了公共卫生界之间的理念差异日益增大。一部分专家相信改善环境条件即使不能预防疾病,至少也可以对健康有所改善;而另一部分专家则声称必须摒弃旧的预防方法,要对那些疾病媒介进行研究与测试。在新公共卫生时代,公共卫生界最终达成了某种妥协,即环境卫生学虽然不是与疾病做斗争的主要武器,但在维持社区健康方面可以为细菌学发挥补充作用。[30]

公共卫生专业和卫生机构在自身的改革中,充分体现了将细菌学作为根除疾病的主要工具这一理念。随着越来越多的医生和科研人员投身新公众健康之中,志愿者的作用不再显得很重要。[31] 在美国,内科医生在公共卫生方面一直扮演着重要的角色,而随着细菌学的出现,他们的影响更是急剧增加。1900 年,医生占所有受过专业培训的卫生工作者人数的 63%。几乎所有早期美国公共卫生协会的主席和官员都加入了美国医学协会。然而也有人担心因为吸纳更多的医生和发展公共卫生活动可能会导致与私人医疗的利益相冲突。因此,并不是所有的医学协会都积极参与公共卫生改革。[32]

地方的卫生委员会积极开展行动,以履行在 19 世纪后期对预防和根除疾病的公共责任日益增加的承诺。1890 年,292 个人口超过 1 万的城市向美国人口普查局报告了有关卫生局的情况。其中有 276 个城市设立了固定的卫生局,其成员总数为 1 403 人(其中 348 人是医生)。[33]设立卫生局是美国开展公共卫生活动的关键节点。虽然新的疾病理论在地方一级产生很大的影响,但诸如井水、污水、住房和垃圾清除等卫生问题仍然受到高度重视。到第一次世界大战时,卫生部门对环境卫生的兴趣大大降低,并把这些问题留给了工程和公共工作部门。[34]

由于在卫生领域的工作不被信任,卫生局的管理权限也大打折扣,特别是在移民和劳工之间。同时,一些城市卫生法规执行不公等长期问题也暴露出来。新的移民往往不理解强制执行卫生措施的原因,因此常常有意隐瞒他们的疾病或无视对于他们的健康警告。他们有时拒绝卫生检查员进入家中,并对强制接种天花等疾病的工作人员提出抗议。种族和民族偏见也可能导致对底层社区健康危害的过度关注,或者是走向另一个极端——对于可能产生的健康威胁视而不见,尤其是在实施种族隔离政策的南部地区。[35]

新理论的战斗堡垒就是细菌实验室,它最终与卫生委员会的工作紧密地联系在了一起。1888 年,人们在罗德岛州的普罗维登斯建立了第一个诊断实验室,用以追踪伤寒传播到城市供水系统的路径。马萨诸塞州健康委员会于 1886 年成立了劳伦斯实验站,旨在对水进行化学分析。不久以后,由于发现了饮用水与伤寒之间的联系,劳伦斯实验站开始把注意力集中到细菌学问题上。公共卫生历史学家约翰·布莱克(John Blake)指出了实验室一个非常现实的优势:"新建一个自来水厂需要巨大的花费,并且运营的不确定性常常可能会给投资,尤其是私人投资带来巨大的损失。而设置细菌实验室的成本相当便宜,而且几乎不会损害到个人的利益。"[36]

在此期间,公共卫生仍然是地方和州(在一定程度上)关注的问题。在第一次世界大战之前,国家对于公共卫生领域的领导是温和的。在 19 世纪和 20 世纪之交,联邦政府的公共卫生活动分布在几个部门。例如,内政部对学校的卫生状况很感兴趣,农业部在下设的化学局里建有一个食品实验室,陆军部有一个由卫生局办公室出资筹建的医学图书馆,人口普查局则保存着重要的统计数据。联邦政府中负责公共卫生管理的最大的部门是海军医院服务处,它承担了短暂的国家卫生委员会的责任。但是,关于设立国家卫生部或卫生局的建议一直没能够实现。[37]

1912年,美国公共卫生署将一些公共卫生活动纳入法律法规,联邦政府开始不断介入公共卫生领域的工作。[38]到一战时期,公共卫生服务的范围不断扩大,从围绕营地和军工企业开展的灭蚊运动,到更多地关注军队内部的性病传播。最严峻的考验来自1918年至1919年席卷全球的流感大流行。[39]

随着新公共卫生运动的开展,公共卫生项目的责任越来越多地落在市政工程师身上。从19世纪环境卫生作为一项重大改革出现以来,工程师的技术专长就被用来设计和实施新的供水和排水系统。到19世纪后期,市政工程师不仅是卫生改革运动的技术力量,而且是环境卫生本身的首要支持者。

19世纪后期,整个工程行业经历了快速的发展。1900年,在所有的职业中,工程学的数量仅次于教学。那年美国共有4.5万名工程师。而到了1930年,全国工程师的数量达到23万名。[40]他们主要受雇于当时占主导地位的公共和私人机构(包括市政府),而不是作为独立顾问和业主工程师开展工作。[41]

受雇于城市的工程师主要是技术管理的精英,他们负责建设和管理新的城市基础设施,并与新兴的官僚阶层——城市的永久雇员一起工作。工程师获得这个职位是因为他们的独特技能,也因为他们成功地将自己提升为问题解决者,特别是通过他们不断增长的专业网络和组织。[42]大卫·诺布尔(David Noble)甚至认为工程师们试图把自己描述成"技术本身,以及现代文明的伟大动力"[43]。

这样的描述抓住了人们对"通过技术进步"的强烈信念,这种信念由工程师提出,并为那个时代的许多改革者所认同。工程革新论"期望社会由技术精英来拯救"[44]。与此同时,市政工程师也获得了管理职责,这使得他们更加了解管理城市的政治、财政和社会压力。[45]依靠技术解决问题是进行决策的一个中心力量。而赋予工程师新地位的则是 1918 年《科学美国人》杂志上的一篇评论："因为我们生活在工程师的时代。他可以被定义为做事情的人,而不是仅仅了解事情的人。"[46]

毫无疑问,市政工程师成了 19 世纪末 20 世纪初美国城市环境管理(如果不是保护)的核心人物。惠普尔认为:"如果不考虑环境因素,人们就无法开展深入讨论。""事实上,很难想象一个人离开了他所处的环境会变得怎样……而环境因素对卫生工程师来说尤其重要。"[47]

"卫生工程师"这个描述性的头衔代表了 20 世纪早期大部分市政工程的发展。一位作者在《慈善与公共利益》杂志上写道:卫生工程是"一种新型的社会职业,它既不是医生,也不是工程师或者教育家,而是三者兼而有之"[48]。发表在《科学美国人》杂志上的一篇文章指出,卫生工程属于"通过土木和水利工程,结合化学、生物学和生理学,涉及公共卫生原则的实际应用"[49]。卫生工程师威廉·保罗·格哈德又把他的专业提升了一个档次,他建议说:"卫生工程师的大部分工作都必须具备传教士式的特性,因为公众必须通过接受教育才能体会到卫生设施带来的好处。"[50]

这种新型职业是独特的,因为它代表了当时唯一一个对城市生态系统拥有相对广泛知识的群体。[51]卫生工程师掌握了工程专业知识和当前的公共卫生理论与实践。有些人在工作中因为工作需要而获得了这些技能。一些人先是被培养成为土木工程和水利工程师,然后开始学习化学和生物学。另一些人原本是化学家和生物学家,后来又接受了工程培训。美国许多顶尖的学校——包括麻省理工学院、卡内基梅隆大学、哈佛大学、耶鲁大学、康奈尔大学、哥伦比亚大学、俄亥俄州立大学、伊利诺伊州和密歇根大学——在 20 世纪早期就开始开设卫生工程课程。第一次世界大战之前,美国大学卫生工程专业的毕业生人数稳步增长。[52]

卫生工程绝不是一门狭隘的专业,它把人们对于环境条件的看法与实用的技术诀窍结合起来。正如著名的卫生工程师亚伯·沃尔曼(Abel Wolman)所言:"卫生工程师提供的工程工具,比任何其他单一的专业团体都多,这些工具可以用来破坏与人类疾病传播密切相关的物理环境。"[53]

作为那些主要负责开发卫生新技术的人,市政工程师显然是使环境卫生目标永久化的标准制定者,即使在细菌学新时代也是如此。面对疾病预防和个人健康之间的分歧,他们坚持认为环境卫生是保护公众健康的组成部分。他们基本上认同细菌学这门新科学,但与医学界和科学界的许多同行相比,他们也很少看到新旧公共卫生目标之间的矛盾。曼斯菲尔德·梅里曼(Mansfield Merriman)在1899年出版的一本书中说得非常透彻:

> 卫生科学包含那些促进社区健康和防止疾病传播的原则和方法。卫生保健与个人或家庭有一定的相关性,但卫生科学的范围更广,包括村庄、城市和整个社区。卫生保健是在医生规定的前提下保持个人的健康,而卫生科学的目的是在医生、工程师和民事当局的共同行动下保持和保护社区的健康。[54]

工程师们在寻找切实解决诸如污水或垃圾堆积等环境问题的技术方案上表现出了极大的信心。毕竟,新开发的卫生技术是他们的努力和影响的纪念碑,因此,他们极为重视卫生服务在预防疾病和减少污染方面的作用。

尽管工程师们充满热情,但有点讽刺意味的是,从1880年到1920年,现代卫生服务在美国得到了蓬勃发展。至少从表面上看,新的公共卫生和细菌学的兴起会减弱人们对在各种卫生技术上投入巨资的热情。然而毫无疑问,早期的原型系统以及后来改良的系统的价值在几个层面上得到了认可:作为必要的供水服务的提供者,作为疏散废物的有效手段,作为公共卫生的保护者,等等。梅里曼将卫生科学描述为一种大众健康的工具,这是可以理解的,虽然这一概念的表述不怎么清晰。在瘴气时代的基础上,许多城市在细菌学时代完成了建立永久性的、全市范围的卫生系统。

注 释

1. Joel A. Tarr and Gabriel Dupuy eds. , *Technology and the Rise of the Networked City in Europe and America*(《技术与欧美网络化城市的崛起》),Philadelphia: Temple UP, 1988, xiv-xvi.

2. Blake McKelvey, *American Urbanization: A Comparative History*(《美国城市化:比较历史》),Glenview, Ill. Scott, Foresman, 1973, pp. 73, 104.

3. Ernest S. Griffith, *A History of American City Government: The Conspicuous Failure, 1870 – 1900*(《美国城市政府的历史:明显的失败,1870—1900》),Washington, D. C. UP of America, 1974, p. 152;Zane L. Miller and Patricia M. Melvin, *The Urbanization of Modern America: A Brief History*(《现代美国的城市化:简史》)2d ed. ,San Diego: Harcourt Brace Jovanovich, 1987, pp. 72, 79; Howard P. Chudacoff and Judith E. Smith, *The Evolution of American Urban Society*(《美国城市社会的演变》), 4th ed. ,Englewood Cliffs, N. J. Prentice-Hall, 1994, p. 90.

4. Chudacoff and Smith, *The Evolution of American Urban Society*(《美国城市社会的演变》),pp. 105 – 107;Ernest S. Griffith, *A History of American City Government: The Progressive Years and Their Aftermath, 1900 – 1920* (《美国城市政府的历史:进步年代及其后果,1900—1920》),1974;Washington, D. C. UP of America, 1983, p. 5;David R. Goldfield and Blaine A. Brownell, *Urban America: A History*(《美国城市:一段历史》)2d ed. ,Boston: Houghton Mifflin, 1990, p. 180.

5. Kenneth Finegold, *Experts and Politicians: Reform Challenges to Machine Politics in New York, Cleveland, and Chicago*(《专家与政治家:纽约、克利夫兰和芝加哥的改革对机器政治的挑战》),Princeton: Princeton UP, 1995, pp. 3, 11 – 12.

6. Jon C. Teaford, *The Unheralded Triumph*：*City Government in America*, *1870 - 1900* (《不声不响的胜利：美国市政府, 1870—1900》), Baltimore：JohnsHopkins UP, 1984, p. 30.

7. 肯尼思·芬戈尔德认为, 进步时代出现了三种城市改革政治模式：(1) 传统改革主要由本土人士和精英力量组成；(2) 来自新移民和上层工人阶级的城市民粹主义；(3) 结合了其他两种元素的进步联盟, 但频率较低。参见 Kenneth Finegold, *Experts and Politicians*(《专家与政治家》), pp. 13 - 22。

8. Morton Keller, *Regulating A New Society*：*Public Policy and Social Change in America*, *1900 - 1933* (《规范新社会：美国的公共政策和社会变化, 1900—1933》), Cambridge：Harvard UP, 1994, p. 4.

9. 参见 Morton Keller, *Regulating A New Society*：*Public Policy and Social Change in America*, *1900 - 1933* (《规范新社会：美国的公共政策和社会变化, 1900—1933》), pp. 190 - 191；Goldfield and Brownell, *Urban America*(《美国城市》), p. 230；William D. Miller, *Memphis During the Progressive Era*, *1900 - 1917* (《进步时代的孟菲斯, 1900—1917》), Memphis：Memphis State UP, 1957, p. 113。

10. Martin V. Melosi, "Battling Pollution in the Progressive Era"(《与进步时代的污染作斗争》), *Landscape* (《景观》)26(1982)：36-37.

11. Henry W. Webber, "Civic Pride in New York City"(《纽约市民的骄傲》), *Forum* (《论坛》)53(June 1915)：731.

12. M. Christine Boyer, *Dreaming the Rational City*：*The Myth of American City Planning* (《理性城市之梦：美国城市规划的神话》), Cambridge：MIT Press, 1983, p. 17. 对罗伊·卢博夫(Roy Lubove)来说, 改革者改善城市生活的努力, 其影响远比博耶所认为的要广泛得多。他认为, 进步派是美国自由主义传统中第一个充满爱意地拥抱城市的团体, 他们接受城市是潜在的文明的火炬手、文化的女祭司、民主的先驱。他总结道, 对于进步主义者来说, "有机城市"——社会一体化和自然美丽——将"恢复曾经由上帝无形之手保证的社会和谐"。参见 Roy Lubove, "The Twentieth Century City：The Progressive as Municipal Reformer"(《20 世纪城市：市政改革者的进步派》), *Mid-America* (《中美洲》)41(Oct. 1959)：199 - 200, 203。

13. Teaford, *Unheralded Triumph*(《不声不响的胜利》), p. 7.

14. Finegold, *Experts and Politicians*(《专家与政治家》), p. 15.

15. Griffith, *Conspicuous Failure*(《美国城市政府的历史:明显的失败, 1870—1900》), p. 215;Griffith, *Progressive Years*(《美国城市政府的历史:进步年代及其后果,1900—1920》), p. 124;Charles N. Glaab and A. Theodore Brown, *A History of Urban Americ*a(《美国城市史》), 2d ed., New York: Macmillan, 1976, pp. 174 – 176.

16. Teaford, *Unheralded Triumph*(《不声不响的胜利》), pp. 105, 122; Griffith, *Progressive Years*(《美国城市政府的历史:进步年代及其后果,1900—1920》), pp. 124 – 125, 128.

17. Alan D. Anderson, *The Origin and Resolution of the Urban Crisis*: *Baltimore, 1890 – 1930*(《城市危机的起源与解决:巴尔的摩,1890—1930》), Baltimore: Johns Hopkins UP, 1977, pp. 9, 13.

18. Griffith, *Conspicuous Failure*(《美国城市政府的历史:明显的失败, 1870—1900》),p. 163.

19. Anderson, *Origin and Resolution*(《城市危机的起源与解决》), p. 10; Griffith, *Progressive Years*(《美国城市政府的历史:进步年代及其后果,1900—1920》), pp. 171 – 176.

20. Griffith,*Progressive Years*(《美国城市政府的历史:进步年代及其后果, 1900—1920》),p. 189. 同时参见 Griffith,*Conspicuous Failure*(《美国城市政府的历史:明显的失败,1870—1900》), pp. 153 – 155。公共工程的发展通常由特别委员会或委员会负责,而不是通过市议会本身。在若干情况下,这些实体获得的权力完全独立于理事会的权力。参见 M. N. Baker, *Municipal Engineering and Sanitation* (《市政工程与卫生》), New York, 1902, pp. 240 – 241。

21. J. K. Crellin,"The Dawn, of the Germ Theory: Particles, Infection and Biology"(《微生物理论的曙光:微粒、感染和生物学》), in F. N. L. Poynter ed., *Medicine and Science in the 1860s*(《19 世纪 60 年代的医学与科学》), London:Wellcome Institute of the History of Medicine, 1968, pp. 57 – 74. 同时参见 Mazyck P. Ravenel ed. ,*A Half Century of Public Health* (《半个世纪的公共

卫生》),New York,1921,pp. 66 - 67。

22. J. K. Crellin,"Airborne Particles and the Germ Theory:1860 - 1880"（《空气悬浮粒子和细菌理论:1860—1880》),*Annals of Science*（《科学年鉴》)22（March 1966):49,52,56 - 57,59 - 60.

23. C. W. Hutt and H. Hyslop Thompson eds. ,*Principles and Practices of Preventive Medicine*（《预防医学的原则和实践》)vol. 1 ,London:Methuen,1935,pp. 13 - 14;Carl E. McCombs,*City Health Administration*（《城市健康管理》),New York:Macmillan,1927,p. 6;Howard D. Kramer,"The Germ Theory andthe Early Public Health Program in the United States"（《美国的细菌理论和公共卫生计划》),*Bulletin of the History of Medicine*（《医学史公报》)22（May/June 1948):234,241;Ravenel ed. ,*Half Century of Public Health*（《半个世纪的公共卫生》),pp. 69 - 71,78;John Duffy,*The Sanitarians:A History of American Public Health*（《卫生工作者:美国公共卫生史》),Urbana:University of Illinois Press,1990,p. 193.

24. Edwin D. Kilbourne and Wilson G. Smillie eds. ,*Human Ecology and Public Health*（《人类生态与公共卫生》)4th ed. ,New York:Macmillan,1969,p. 116. 同时参见 Nancy Tomes,"The Private Side of Public Health:Sanitary Science, Domestic Hygiene, and the Germ Theory, 1870 - 1900"（《公共卫生的私人方面:卫生科学、家庭卫生和细菌理论,1870—1900》),*Bulletin of the History of Medicine*（《医学史公报》)64（Winter 1990):509 - 539。

25. Hibbert Winslow Hill, *The New Public Health*（《新公共卫生》),New York,1916,pp. 8 - 13.

26. Ernest McCullough, *Engineering Work in Towns and Small Cities*（《小城镇工程》),Chicago,1906,p. 62.

27. Charles V. Chapin,"Sanitation in Providence"（《普罗维登斯的卫生设施》),*Proceedings of the Providence Conference for Good Government and the 13th Annual Meeting of the National Municipal League*（《普罗维登斯善政会议及全国市政联盟第十三届年会论文集》)（Nov. 19 - 22, 1907),pp. 325 - 326.

28. "Profitable and Fruitless Lines of Endeavor in Public Health Work"（《公共卫生工作中有益而徒劳的工作》),*Engineering Record*（《工程记录》)63

（April 22，1911）：434.

29. George C. Whipple，"Sanitation—Its Relation to Health and Life"（《卫生——它与健康和生命的关系》），*ASCE Transactions*（《美国土木工程师协会会刊》）88（1925）：94.

30. 参见 George C. Whipple，"Sanitation—Its Relation to Health and Life"（《卫生——它与健康和生命的关系》），*ASCE Transactions*（《美国土木工程师协会会刊》）88（1925）：95。为了很好地讨论细菌理论如何从瘴气理论的应用中借鉴思想，参见 Nancy Tomes，*The Gospel of Germs：Men，Women，and the Microbe in American Life*（《细菌的福音：美国生活中的男人、女人和微生物》），Cambridge：Harvard UP，1998。

31. George M. Price，*Handbook on Sanitation*（《卫生手册》），New York，1905，p.241；Barbara Gutmann Rosenkrantz，"Cart Before Horse：Theory，Practice and Professional Image in American Public Health，1870－1920"（《马前面的马车：美国公共卫生的理论、实践和专业形象，1870—1920 年》），*Journal of the History of Medicine and Allied Sciences*（《医学和相关科学史杂志》）29（Jan. 1974）：62.

32. Milton Terris，"Evolution of Public Health and Preventive Medicine in the United States"（《美国公共卫生和预防医学的演变》），*AJPH*（《美国公共卫生杂志》）65（Feb. 1975）：165；John Duffy，"The American Medical Profession and Public Health：From Support to Ambivalence"（《美国医学职业与公共卫生：从支持到矛盾心理》），*Bulletin of the History of Medicine*（《医学史公报》）53（Spring 1979）：7，16；Duffy，*The Sanitarians*（《卫生工作者》），pp. 196－197；James G. Burrow，*Organized Medicine in the Progressive Era：The Move Toward Monopoly*（《进步时代的有组织的医学：走向垄断的行动》），Baltimore：Johns Hopkins UP，1977，pp.88－89.

33. 1890 年，美国有 345 个这样规模的城市。

34. John B. Blake，"The Origins of Public Health in the United States"（《美国公共卫生的起源》），*AJPH*（《美国公共卫生杂志》）38（Nov. 1968）：1547－1548；Duffy，*The Sanitarians*（《卫生工作者》），p.205.

35. 参见 Stuart Galishoff，*Newark：The Nations Unhealthiest City，1832－*

1895（《纽瓦克市：美国最不健康的城市，1832—1895》），New Brunswick：Rutgers UP，1988，p. 103；John Duffy，*A History of Public Health in New York City,1866 - 1966*（《纽约市公共卫生史，1866—1966》），New York：Russell Sage Foundation，1974，p. 191；Carl V. Harris，*Political Power in Birmingham*，*1871 - 1921*（《伯明翰的政治权力，1871—1921》），Knoxville：University of Tennessee Press，1977，pp. 155 - 156，238 - 239；Judith Walzer Leavitt，*The Healthiest City：Milwaukee and the Politics of Health Reform*（《最健康的城市：密尔沃基和医疗改革的政治》），Princeton：Princeton UP，1982，pp. 35，263；Don H. Doyle，*Nashville in the New South*，*1880 - 1930*（《新南部的纳什维尔，1880—1930》），Knoxville：University of Tennessee Press，1985，p. 86；Joy J. Jackson，*New Orleans in the Gilded Age：Politics and Urban Progress*，*1880 - 1896*（《镀金时代的新奥尔良：政治和城市进步，1880—1896》），Baton Rouge：Louisiana State UP，1969，p. 183. 唐·H. 道尔（Don H. Doyle）声称，隔离和种族隔离在南方是密切相关的：吉姆·克劳（Jim Crow）的系统性统治在法律和实践中出现的同时，细菌理论正在获得普遍接受，这不仅仅是巧合（争论种族隔离起源的历史学家在很大程度上忽略了这一点）。参见 New Men，*New Cities*，*New South：Atlanta*，*Nashville,Charleston*，*Mobile*，*1860 - 1910*（《新人类、新城市、新南方：亚特兰大、纳什维尔、查尔斯顿、莫比尔，1860—1910 年》），Chapel Hill：University of North Carolina Press，1990，pp. 280 - 281。

36. Kilbourne and Smillie eds. ，*Human Ecology and Public Health*（《人类生态与公共卫生》，p. 115；Blake，"Origins of Public Health"（《美国公共卫生的起源》），pp. 1545 - 1547；Duffy，*The Sanitarians*（《卫生工作者》），pp. 194，201 - 202.

37. Duffy，*The Sanitarians*（《卫生工作者》），p. 239；John J. Hanlon，*Principles of Public Health Administration*（《公共卫生管理原理》）4th ed. ，St. Louis：C. V. Mosby，1964，pp. 53 - 54；Manfred Waserman，"The Quest for a National Health Department in the Progressive Era"（《在进步时代对国家卫生部门的追求》），*Bulletin of the History of Medicine*（《医学史公报》）49(Fall 1975)：355 - 357；Burrow，*Organized Medicine in the Progressive Era*（《进步时代的有组织医学》），pp. 100 - 102.

38. Kilbourne and Smillie eds. , *Human Ecology and Public Health*(《人类生态与公共卫生》), p. 18；Hanlon, *Principles of Public Health Administration*(《公共卫生管理原理》), p. 54.

39. 参见 Duffy, *The Sanitarians*(《卫生工作者》), pp. 242 - 244. 在国际上，第一次现代卫生大会于 1903 年在巴黎召开。这是第一个对霍乱和鼠疫传入采取统一行动的国家。在 1907 年的罗马会议上，美国与其他国家一起组织了国际公共卫生办公室。参见 Ralph Chester Williams, *The United States Public Health Service, 1798 - 1950*(《美国公共卫生服务，1798—1950》), Washington, D. C. Commissioned Officers Association of the USPHS, 1951, pp. 441 - 442。

40. David Noble, *America by Design*(《设计的美国》), New York：Knopf, 1977, pp. 38 - 39.

41. 在这一时期，联邦政府除了征用陆军工程兵团，还雇用了少量的工程师。Terry S. Reynolds ed. , *The Engineer in America*(《美国的工程师》), Chicago：University of Chicago Press, 1991, pp. 25 - 26, 169, 173 - 174, 178.

42. Stanley K. Schultz, *Constructing Urban Culture：American Cities and City Planning, 1800 - 1920*(《建构城市文化：美国城市与城市规划，1800—1920》), Philadelphia：Temple UP, 1989, pp. 187 - 189；Goldfield and Brownell, *Urban America*(《美国城市》), p. 245.

43. Noble, *America by Design*(《设计的美国》), p. 44. 同时参见 Olivier Zunz, *The Changing Face of Inequality：Urbanization, Industrial Development, and Immigrants in Detroit, 1880 - 1920*(《不平等的变化：底特律的城市化、工业发展和移民，1880—1920》), Chicago：University of Chicago Press, 1982, p. 113；Maury Klein and Harvey A. Kantor, *Prisoners of Progress：American Industrial Cities, 1850 - 1920*(《进步的囚徒：美国工业城市，1850—1920》), New York：Macmillan, 1976, pp. 145 - 146, 163。

44. Edwin T. Layton Jr. , *The Revolt of the Engineers：Social Responsibility and the American Engineering Profession*(《工程师的反抗：社会责任与美国工程专业》), 1971；Baltimore：Johns Hopkins UP, 1986, vii.

45. 参见 Stanley K. Schultz and Clay McShane, "To Engineer the Metropolis：Sewers, Sanitation, and City Planning in Late-Nineteenth- Century America"(《设

计 19 世纪晚期美国大都市的下水道、卫生设施和城市规划》),*Journal of American History*（《美国历史期刊》)65（Sept. 1978）：389－411。

46."The Sanitary Engineer"（《卫生工程师》),*Scientific American*《科学美国人》118（Feb. 16, 1918）：142.

47."The Sanitary Engineer"（《卫生工程师》),*Scientific American*《科学美国人》118（Feb. 16, 1918）：90.

48."Sanitary Engineer—A New Social Profession"（《卫生工程师———一种新的社会职业》),*Charities and the Commons*（《慈善与公众》)（The Survey）16（June 2, 1906）：286.

49.R. Winthrop Pratt,"The Industrial Need of Technically Trained Men：Sanitary Engineering"（《技术培训人员的工业需要：卫生工程》),*Scientific American Supplement*（《科学美国人》)77（March 7, 1914）：150.

50.William Paul Gerhard, *Sanitation and Sanitary Engineering*（《环境卫生与环境卫生工程》), New York, 1909, pp. 58－59. 同时参见 George C. Whipple," The Training of Sanitary Engineers"（《卫生工程师的训练》),*Engineering News*（《工程新闻》)68（Oct. 31, 1912）：802。

51.参见 Martin V. Melosi,*Garbage in the Cities：Refuse, Reform, and the Environment, 1880－1980*（《城市里的垃圾：废弃物、改革与环境,1880—1980年》),College Station：Texas A&M UP, 1981, pp.79－80, 89－92。

52.Pratt,"Industrial Need of Technically Trained Men"（《技术培训人员的工业需要》),p. 150；Whipple,"Training of Sanitary Engineers"（《卫生工程师的训练》),p. 803；W. B. Bizzell,"Sanitary Engineering as a Career"（《作为职业的卫生工程》),*AJPH*（《美国公共卫生杂志》)15（June 1925）：510.

53.Abel Wolman," Contributions of Engineering to Health Advancement"（《工程学对健康进步的贡献》),*ASCE Transactions*（《美国土木工程师协会会刊》)CT（1953）：583－584.

54.Mansfield Merriman, *Elements of Sanitary Engineering*（《卫生工程要素》)2d ed. ,New York,1899, p. 7.

第七章

通过市政企业开展供水,1880—1920 年

到了 19 世纪后期,市政领导人深刻认识到,任何有些影响力的地区都需要匹配具有全市范围供水能力的自来水厂。[1]1870 年,美国总共有 244 座水厂;到了 1890 年,这一数字增长了数倍(1 879座)。截至 1924 年,美国已经建造了大约 9 850 座水厂。1880 年的时候,64% 的城市有自来水厂,10 年后,这个数字是 72%(见图 7 - 1)。

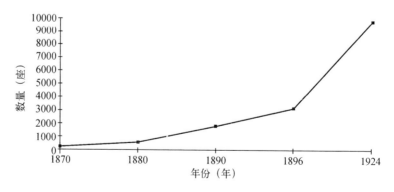

图 7 - 1 美国自来水厂的数量

从1880年到1890年，自来水厂的数量增长幅度比人口增长更快。尽管19世纪末和20世纪初的总趋势表明，供水系统从分散逐步走向集中，并且完成了从劳动密集型到资本密集型的转变，但自来水厂数量激增的结果是产生了各种不同的供水系统。[2]它们中有些是原型供水系统的升级版本，具有数量更大的、越来越远的地表供水，更多更大的水库和沉淀池，以及扩张的供水网络。由于技术不断得到改进，人们开始使用更高效的水泵，并增加了电力的使用。对于许多税收基数有限的小城镇和城市（如人口较少的东部和南部）以及那些新城市（特别是西南部和西部），旧式的供水系统为发展公共供水提供了直接便捷的途径。

一些当时非常先进的系统也做出重大的改进，提供了更多的供水量和更广泛（甚至更公平）的供水网络。人们还通过引进过滤器和各种形式的水处理方式来提高水的纯度。然而，即使是在最具前瞻性的地区，技术的改进也常常只是增加了对水的需求，并不能确保人们免受传染病或污染的影响。不断增长的人口对用水产生了几乎不可抑制的渴望，远远超出了当时负责建造系统的人的预期。推动美国进入工业时代的经济和人口力量也增加了许多水道的污染负荷，包括那些作为主要饮用水来源的水道。具有讽刺意味的是，供水系统在19世纪曾是城市扩张的重要力量，但有时成了过度增长的牺牲品。

1956年，在美国水利工程协会成立75周年之际，费城美国水利工程服务公司顾问约翰·小默多克（John Murdoch Jr.）对过去几十年所取得的成果持有相当怀疑的态度。他说："1880年以后，美国建立了更多的公共供水系统，但直到1900年，这些系统才在一定程度上被公众接受为饮用水的主要来源。"他以宾夕法尼亚州的几个小城市为例进行说明，如华盛顿县直到1900年才有过滤系统；而巴特勒县，经过20年的发展，这个人口超过9 000人的地区却只有500个水龙头，而且直到1902年才装配了过滤器;莫农加希拉市的服务开展了9年,却只有149名用户。他说:"这些系统就是那个时代的典型代表。在安装滤水器前,污水的浊度较高;在早期历史中,人口与用户之间的比例非常高,在改进服务后,这一比例得到了改善;这些特征是必然规律,而绝非特例。"[3]

默多克的批评是有道理的,尤其是对小城市而言。但他只关注了它们在20世纪早期的举步维艰,没有认识到几个大中城市供水系统的重要演变。[4]19世纪后期是扩展原型系统的关键时期,也是建立起第一个覆盖全市供水系统的起点。从1872年应用新型抽水发动机开始,到1907年采用实验过滤设施,辛辛那提被认为是当时拥有最全面的水厂改进计划的城市。1871年火灾后,人们在芝加哥的西边修建了一条新的隧道和一个泵站。在19世纪80年代,随着大量的土地被兼并,城市吸收了一些小型的水系统。在东部的小城市和西南部的一些新兴城市应用了新的供水系统,如马萨诸塞州的劳伦斯市和路易斯安那州的什里夫波特市。[5]

供水是美国首个重要的公共事业,也是第一个体现城市发展承诺的市政服务。[6]城市官员和城市的赞助者如商会、贸易委员会和商业俱乐部,在与竞争对手的竞争中促进了市中心各种条件的改善。他们与卫生工作者和市政工程师都支持利用卫生服务改善卫生条件,并借此夸耀其城市的清洁程度。[7]

健康的地区是发展过程中必不可少的组成部分。许多城市领导人得出结论,如果供水仍然掌握在私人手中,就很难控制供水的卫生质量。[8]因此,推动城市所有权改革既是为了解决与私人公司在某种缺陷上的争端,也是为了城市未来的发展。[9]在讨论圣地亚哥的供水控制权之争时,一位历史学家对水的"政治本性"进行了敏锐的评判。[10]市政所有权的问题当然是政治性的,尽管辩论常常被掩盖在更高尚的言辞中。

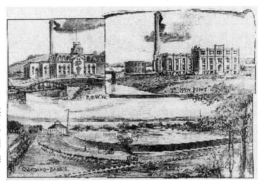

1887 年的堪萨斯城自来水厂、泵站和蓄水池。堪萨斯河被选为这座城市的水源,因为从密苏里河取水困难且昂贵,而且堪萨斯河携带的泥沙较少。

与其他任何类型的城市相比,大城市更早倾向于支持公共系统。1890 年,人口超过 3 万的城市中拥有公共系统的占 70%以上。1897 年,50 个最大的城市中有 41 个(占 82%)拥有公共系统。由于大部分城市人口都居住在大城市,因此,在 1890 年虽然只有 43%的美国城市有公共供水系统,但 66.2%的城市人口接受公共供水系统提供服务,这一点也就不奇怪了。(见表 7 – 1)[11]

表 7 – 1　公有和私营自来水厂的数量

(单位:个)

年份	自来水厂数量	城市数量	自来水厂数量占城市数量比例(%)
1870 年	244	116(47.5%)	128(52.5%)
1880 年	599	293(48.9)	306(51.1%)
1890 年	1 879	806(42.9%)	1 073(57.1%)
1896 年	3 197ᵃ	1 690(52.9%)	1 490(46.6%)
1924 年	9 850	6 900(70.0%)	2 950(30.0%)

注:a 包括 17 个未登记的系统。
资料来源:Earle Lytton Waterman, *Elements of Water Supply Engineering*(《供水工程要素》),New York:Wiley and Sons,1934,p. 6.

　　从区域的角度来看,在 19 世纪 90 年代末,中西部表现出对公共系统的强烈兴趣与它在商业监管改革方面的努力是一致的。在一项重要研究中,73%的中西部城市拥有公共系统。五大湖地区的沿岸新兴工业州,尤其是俄亥俄州、密歇根州和伊利诺伊州,对公共系统表现出了强烈的支持,爱荷华州、明尼苏达州和内布拉斯加州等农业大州也是如此。东部比例为42%,南部为38%,西部为40%。[12]

有几个因素可以解释19世纪后期日益有利于公共制度的政治和经济气候:(1)城市财政状况的改善;(2)加强大城市和州议会在发展和扩大服务业方面的合作;(3)怀疑私营企业能否提供公平和全面的服务;(4)扩大城市特别是州对公用事业的管理权力。

正如第四章所指出的,一个城市愿意将供水变成一种公共事业与它资助这种冒险的能力之间有密切的关系。通过扩大城市举债的规模会使得这一点变得更加容易。1860年至1922年间,市政债务从2亿美元增加到30多亿美元。立法机构在允许城市发行水务浮动利率债券方面比其他形式的公共债务更为宽容。水务债券和其他公用事业债券非常稳定,并且具有良好的付款记录。在工业时代,投资银行的发展也建立了国家债券市场,使更多的资金流向了城市。[13]

城市和州议会之间的和解具有重大的时代意义,这与过去几十年尖锐的城乡对抗形成了鲜明对比。如前文所述,人口不断增长的城市受益于立法机构愿意修改城市章程,以便让市政当局自行应对增长问题。

随着对私营公司的批评越来越多,公共系统变得更加普及。从某种意义上来说,政治环境的改变对私营企业不利,特别是当具有改革意识的领导人批评特许经营者是腐败或社区剥削(特别是高税率或有限的服务)的来源时。在其他情况下,私营公司的不良业绩使得人们开始重新考虑一般性的公共服务。[14]起初,自来水厂的特许经营延长了很长时间(有时是永久的),为公司提供了免税的优惠条件,而且几乎没有对价格进行任何控制。最终,当地政府做出了规定,对合同的期限有了更多的限制。[15]到第一次世界大战时,已有 14 个州根据普通法的规定对合同的期限进行了限制,但仍有 18 个州允许发放永久特许经营权。[16]从 1880 年到 1890 年,多达 850 家新的自来水厂特许经营权被出租,但它们并不像过去那样能够获得慷慨的条件。

特许经营权的期限通常是争论的焦点,特别是在市政官员意识到永久合同实际上使他们失去对自来水公司的控制权之后。其他关键问题还包括控制费率的能力,以及如果公司没有履行合同义务,是否可以选择购买水厂等。在费率方面,城市有独特的杠杆作用。在 19 世纪 90 年代,私营公司收取的费用比市政工程高出40% 到 43%。与私营企业不同,城市可以承担运营上的损失,用税收来弥补差额。对于城市来说,利率的灵活性有时可以帮助其预防私人公司过度收费,而且经常使终止特许经营的威胁变现。[17]

随着公共系统在 19 世纪 90 年代变得更有竞争力,对自由供水合同的敏感性常常导致争夺市政所有权的斗争。例如,1895 年,纽约议会特许瑞曼波水务公司为纽约地区的客户提供服务。一位批评家指出,瑞曼波水务公司被授予了"最全面的权力"来进行商业活动——最明显的是在该州任何流域的绝对征用权,以及在 40 年内向该州任何社区供水的权利。此外,瑞曼波水务公司希望对每百万加仑的供水收取 70 美元的费用,而当时纽约市的零售水价平均为每百万加仑 50 美元。一个公民监察委员会指控在政府授予合同的过程中存在政治腐败。1899 年 8 月,市议会通过了一项决议,要求市政具有排他性的专有权。[18]

在某些情况下,对地方控制的担忧比要求市政所有权更有说服力。加利福尼亚州弗雷斯诺市自 1876 年起就将市政供水系统视为市政企业,并在 1882 年的一场大火后再次将这个问题加以考虑。但该市在 19 世纪 80 年代只安装了公共水井和消防栓,并且由私营的弗雷斯诺自来水厂向居民区供水。1889 年,一部分人向市政委员会请愿,要求将供水业务转为市政所有。这些自称为民族主义者的人,呼应了19世纪90年代全国各地的一种普遍呼声,他们要求政府在提供服务方面承担更大的责任。大多数弗雷斯诺当地人支持小政府和低税收,也没有对私营公司有很大的意见。当地曾多次开展市政所有制运动,但唯一可行的折衷办法是推广地方企业所有制的概念以保护所在地区的利益。1902年,弗雷斯诺的水电公司破产后,由当地一位经营公共设施的商业巨头进行重组,并在20世纪20年代被国有公司收购。直到那个时候,人们才强化了对市政所有权的需求。[19]

在一些像旧金山那样的大城市,当地人们由于对当地水务公司的业绩感到满意,因而对市政所有的呼声没有那么强烈。人们普遍认为这座城市的供水是干净卫生的,这抑制了人们对改变控制方式的需求。附近的圣何塞也从私人公司获得了大部分的供水,并且持续到现在。[20]这些加利福尼亚州的案例属于例外情况。在19世纪90年代,多种因素的综合作用使大多数主要城市的发展势头决定性地转向了市政所有权。在那些对私营公司的不满日益增长、供水的质量有问题、费率较高或当地对掌控供水服务日益产生兴趣的地方,人们倾向于认可市政所有权的优势。在当时,城市已经增加了对建造、租赁、购买和运营自来水厂、照明工厂和城市电车轨道的授权。发行超过以往授权限额和给予债券税收地位也产生了额外的资本。

诸如公投等进步时代的改革被用来批准购买或授予新的特许经营权。从1891年到1901年,允许拥有、建立和购买自来水厂或照明工厂的范围扩大到24个州的自治市。加利福尼亚州和堪萨斯州通过了特别普通法,授予了市政所有权。一些城市在他们新的法律章程中增加了所有权条款。明尼苏达州允许公民投票决定是否在村庄或在有独家经营权的地方购买或建设水电厂或照明工厂。伊利诺伊州、新泽西州和堪萨斯州也出台了针对自来水厂的类似法律。在爱荷华州,公民投票被限定在决定市政当局能否出售工厂。在内布拉斯加州,任何法令都需要得到至少15%的选民支持,而在印第安纳州,法令需要得到40%的选民支持才可以购买工厂。

为了顺应当时的监管趋势,特别是在监管铁路方面开创先例之后,几个州设立了对自来水厂拥有管辖权的委员会。他们出现在纽约州、威斯康星州和佐治亚州。通常是各州的四种独立委员会之一对自来水厂实施管理:卫生、供水/保护、公用事业或会计/审计委员会。然而,州法规削弱了地方在控制公共设施方面的作用,这使人不由得回想起立法机构在没有城市大力投入的情况下制定公共服务的时代。[21]

从私人服务到公共服务的转变主要不是州政府控制对地方控制的胜利,也不是州和地方监管对自由市场的胜利。总的来说是因为迅速增长的用水需求超出了大多数私营公司的能力。这种情况提供了一个支持城市取得所有权的机会,因为这是能够同时满足需求和允许城市发展的唯一手段。[22]

19 世纪初以来,美国的政治气候发生了很大变化。渐进式改革引起了许多都市人的共鸣,他们认识到改革目标的多样性,认识到改革是对公民权利和责任的坚定承诺。通过工作高效的政府、依靠技术专家和专门知识以及公平分配服务来满足提高生活质量的需求,增加了对供水等市政责任的支持。此外,托拉斯的垄断盘剥和公众对"强盗大亨"的谴责也给私人水务公司蒙上了一层阴影。"那些能被(大型私人公司)牢牢控制的人,完全不适合在他们本应服务的地区工作,"公共卫生学家 M. N. 贝克(M. N. Baker)情绪激动地说,"但他们保护了自己真正主人的利益。"[23]

城市所有权并不能在实践中自动纠正水系统中的不公平现象。在改善服务方面,郊区往往比中心城市的工薪阶层社区更加受益。例如在底特律,在分配和改善供水服务方面,那些具有潜力进行新开发的无人居住的土地比城市的工人阶级地区得到了优先考虑。[24]此外,还有人质疑市政当局对公共服务能否始终出于公心。

当一个工厂由市政府经营时,就会有一种互相踢皮球的倾向,而且每一次行政管理的变动都可能使这个部门的所有重要机构发生变动。其结果是,没有固定的责任或权力,税收收入被忽视,利率没有根据情况进行调整,而且在许多情况下,用于债券退休的资金完全没了踪迹。[25]

但在一个明显倾向于城市所有化的时代,即便是合理的批评,也被大多数大城市和一些较小城市对公共管理服务的热情所淹没。水成为一个特别受欢迎的政治问题,因为它包含许多与公民福祉以及政府为公民服务的角色相关问题。[26]

计量用水已成为市政公用事业供水管理的有力工具。直观看来,水表的使用是一种设定费率的有效方法,但作为一种检查是否浪费和预测供水系统未来发展的手段,水表同样具有重要的作用。[27]

水表的第一个专利是1824年在英国颁发的,但是这个"流量表"对后来的设计影响不大。在1837年至1890年之间,美国专利局共颁发了678项关于水表的专利。[28]19世纪70年代中期以前,水表没有清晰的刻度盘,并被放置在混浊或有沉淀物的水中。水表的功能很差。在相当多的情况下,大量的水流经水表却没有留下记录。随着技术的改进,这些装置在监测水流方面变得非常实用。[29]

水表的市场定位是"消费者的朋友""永久发票"或"防止浪费"。水资源管理官员强调,水表不仅能节约用水,还能降低水费,从而使服务更加公平。1919年出现在《美国城市》的一组漫画展示了两个画面:"安装水表之前"和"安装水表之后"。在第一幅画中,一位女士在丈夫去上班的时候对他说:"约翰!去找个水管工来修理漏水的水龙头。"他回答说:"担心什么啊?漏水又没花我们一分钱。"在第二幅图中,丈夫正从房子里跑出来,他的妻子在后面叫他:"天哪! 约翰,你这么急着要去哪儿?""去找水管工,"他喊道,"修理漏水的水龙头! 我们现在有水表了!"[30]

　　消费者对于使用水表相当反感。他们比较习惯于之前的诸如对天然气和电力使用的计量形式,对这种新型的监测方式不太适应,认为这是对隐私的侵犯,是对他们认为已经太贵的服务榨取更多钱的一种方式。[31]一些人认为,通过使用水表来鼓励节约,可能会迫使那些节俭的人和穷人使用更少的水,而这将无法满足健康和卫生的最低需求。一位评论家指出:"不应该限制人们洗澡或冲洗管道设备。任何不鼓励自由用水的东西都是社会进步的障碍。"[32]有一个比较极端的例子是俄勒冈州波特兰市的自由用水协会。其成立的目的是给所有公民提供免费用水。该计划的成本将通过对所有应税财产征收单一税来支付。[33]

　　向消费者宣传节省水费并不是使用水表计量的主要目的,支持安装水表的人们也非常清楚这一点。俄亥俄州哥伦布市的水务监督官说:"毫无疑问,我们不能回到过去的统一费率。如果这样做,我们将不得不储存更多的水,并制作巨大的预算以满足增加的需求。除了使用水表,我真的看不到这个问题的任何解决方案。"宾夕法尼亚州自来水公司的总负责人威尔金斯堡(Wilkinsburg)说:"这不仅是一个消费者节省水费的问题,也是工厂节省追加投资的一种解决途径。"[34]

　　支持安装水表的人认为,随着城市的发展,供水的成本在不断增加。首先,城市的向外扩张和建造高层建筑影响了水压。其次,供水质量总体上在恶化,即使是在那些较为原始和未被开发的水域,那里的常住居民和夏季居民也正在加快建设住房和其他设施。再次,社区越来越需要清洁卫生的水供应,尤其是在对疾病传播有了更多了解之后。

　　计量水表提供了一种节约用水的方法,从而有助于将开发新水源的成本降到最低。至少在理论上,没有用于供应新的用水的资金可以用来解决系统中的其他问题,最明显的用途是保持高水压和防止污染。尽管有反对的声音,一些大城市和一些较小的城市还是在 20 世纪晚些时候在供水管线安装了计量水表。他们通常从大客户开始安装,然后向小用户普及。有的城市会对大型服务设施进行计量检测,并通过检查来控制使用。而公共建筑无疑往往是不受监控的。[35]

19 世纪 90 年代期间,美国在安装计量水表方面只取得了很小的进步。在 50 个最大的城市中,只有 4 个城市的水龙头安装的水表数量超过 50%;只有 12 个城市安装的水表数量超过 10%。到了 1920 年,采用水表计量的规模已经取得了显著的进步。虽然只有 30% 的城市使用水表对水泵进行计量监控,但在 1 000 个接受调查的城市中,有 600 多个城市在水龙头上安装了水表;有 279 个城市的水龙头全部安装了水表。[36]

计量水表为管理现代供水系统提供了一种工具,但城市不断向外和向上增长的压力带来了一系列新的挑战。当旧的供应源不能满足需求或受到严重污染时,就需要寻找新的水源。在过去的时候,唯一可行的替代方法是挖新井,从附近的湖泊和河流抽水,或者寻找更远的水源。新的社区水井只是短期的解决方案,尤其是对大城市来说,水井根本无法满足增长的需求。而在小城市里,水井仍然比较受欢迎。

对许多大城市来说,从附近的湖泊和溪流抽水并不比挖新井更加可行。作为当地水文系统的一部分,这些水源往往受到废水和工业排放的严重污染。城市的流水方便了废物的处理,但也因此使其无法成为净水的来源。

对大城市来说有两个比较好的选择,一是新的远距离水源,二是进行过滤和水处理。尽管克罗顿渡槽的建设和使用非常成功,然而到了 19 世纪 80 年代,由于干旱、不断增加的消耗、供水系统的泄漏和人口迅速增长的影响,纽约市面临着一场用水危机。1883

年,州立法机关批准建造新的克罗顿渡槽,该渡槽历时 10 年建成,并将每日的供水量增加到 30 万加仑。由于修建了几座蓄水水库和新的克罗顿大坝,该流域的供水量大大增加。克罗顿大坝是当时世界上最高的砖石结构,建成于 1906 年。与旧克罗顿渡槽不同,新的渡槽是一条主要由砖石砌成的隧道(长度为 33 英里)。它流入中央公园水库和杰罗姆公园的一个新水库。

随着纽约 5 个行政区的合并,对扩大供水的需求再次出现。这次合并使 350 万人聚集在一起,每天消耗大约 3.7 亿加仑。服务于曼哈顿和布朗克斯部分地区的克罗顿系统几乎达到了最大效用,而从长岛的水井和溪流取水的较小系统无法满足新大都会地区的需求。那些诸如 1899 年瑞曼波水务公司提出的增加供水计划被认为很难具有操作性,要么是供水量不够,要么就是价格过于昂贵。1905 年,纽约通过了一项建立水务局的法令,用以监督供水的发展策略,同时成立州供水委员会以分配整个州的供水资源。

1905 年至 1914 年间,纽约市在北部大约 100 英里的卡茨基尔流域修建了斯科哈里和阿肖肯大坝,并耗资 2.2 亿美元兴建了一条新渡槽及一个深隧道供水系统。直到 20 世纪 20 年代,卡茨基尔流域的工程一直在不断开展。自 1917 年从卡茨基尔引来了第一批水开始,这座城市的用水量每年增加了 3 000 万加仑。[37]

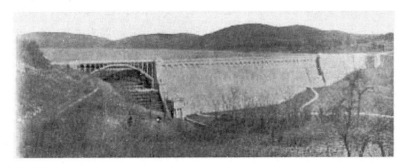

位于纽约的克罗顿大坝,容量为 300 亿加仑。1906 年建成时,它是世界上最高的石坝。克罗顿大坝与新克罗顿渡槽相连,它是一条长 33 英里的砖砌隧道,汇入中央公园水库和杰罗姆公园的新水库。

在有关增加纽约供水的争论中,贝克指出,来自遥远水源的供水有很多缺点,其中之一就是"为了将单位成本控制在合理的水平,必须进行大规模的投资"。然而,在为城市带来大量的新水源时,这些新增的设施"使得现有的限制浪费的措施难以为继,更不用说实施新的措施了;而大量新的水源供应也的确加快满足用水的需求"[38]。这就是城市既要鼓励增长又要控制资本成本的两难处境。

洛杉矶是太平洋沿岸地区渗入内陆粗暴寻找水源的最好例子。这件事传播范围很广,并在 1974 年的电影《唐人街》中被改编成剧本。在有关加利福尼亚州和水资源的文学作品中也有大量描写。[39]在 19 世纪和 20 世纪之交,洛杉矶开始崛起并成长为美国的重要城市。它大约有 20 万人口,可以想象得到,它缺乏一样重要的物质——水。1892 年至 1904 年的干旱也有力地证明了这一点。

市民对于水的渴求掌握在当地自来水厂老板威廉·穆尔霍兰德(William Mulholland)的手中。他是一名爱尔兰移民。1877 年,他来到洛杉矶。这位自学成才的工程师在 9 年后升任水务公司主管。1902 年,在这家私人公司被市政府收购后,他成了市政自来水厂的厂长。由于具有高超的工程技术水平,同时总是对自己充满信心,他得到了市政官员的支持,并被授予做出重大决策的权力。

1904 年夏天,由于整个地区都陷入缺水的困境,穆尔霍兰德开始寻找新的水源。前洛杉矶市长、同时也是他的朋友弗雷德·伊顿(Fred Eaton)告诉他,内华达山脉东部有一个巨大的水源。在 9月份的时候,他们两人向北走到山区,进入欧文斯谷。他们发现的水量可以满足比当时的洛杉矶大 100 倍的城市的用水需求。穆尔霍兰德把这个计划卖给了城市的领导们,而伊顿则获得了欧文斯谷的用水权。1905 年,当《洛杉矶时报》发布"为城市修建一条河流的泰坦尼克工程"的消息时,这件事才为公众所知。喜悦的心情传遍了整个城市,但同时也引发了山区里的人们对伊顿的愤怒。

那里的人们发誓绝不让他们宝贵的资源流出来供城市使用。当得知洛杉矶引水渠最早引自欧文斯谷的用水不是供给了洛杉矶市民,而是引给了洛杉矶北面的圣费南多谷(San Fernando Valley)用于谷地大片的农业灌溉时,一场接近于战争的战斗爆发了。"巧合"的是,在穆尔霍兰德的计划公布之前,一个由城市商人组成的财团在圣费尔南多谷买下了 1.62 万英亩土地。欧文斯谷的原住民意识到对土地的掠夺也是对水资源的掠夺。他们的山谷将服务于 100 英里外城市的发展,他们的水将帮助一个竞争对手的地区变得具有生产力。

这个问题很快引起了国家的注意。欧文斯谷的居民试图阻止穆尔霍兰德为修建渡槽而申请横跨联邦土地的通行权。西奥多·罗斯福(Theodore Roosevelt)对该法案提出了一项修正案,禁止洛杉矶市向公司或个人转售水。虽然该法案于 1906 年修订通过,但没有禁止在圣费尔南多谷使用欧文斯谷的水进行灌溉。1908 年,洛杉矶又一次成功地占据了主动权,当时的林务长官吉福德·平肖特(Gifford Pinchot)将塞拉森林保护区扩大到包括欧文斯谷的平地,从而禁止私人进入供水附近的土地。

这个城市开始准备利用它的有利地位发动攻势,其代价是牺牲欧文斯谷。渡槽将跨越大约 240 英里的山脉和沙漠。穆尔霍兰德在欧文斯谷建造了两座水电站,使渡槽成为国内首个主要通过电力建造的大型工程项目。在 1913 年的 11 月 5 日,为洛杉矶供水的艰巨任务变成了现实。一座渴望水的城市现在正在水中纵情欢乐。两年内,市政府官员吞并了几个大的地区,并保证所有加入的人都有充足的水源。圣费尔南多谷曾经是一个半干旱的谷物种植区,现在变成了卡车农场和果园的农业天堂。而欧文斯谷这个极不情愿的合作者,在洛杉矶计划中一无所获。

在接下来的几年里,穆尔霍兰德面临着一个开发水库的紧急任务,1923 年,他又一次进入了欧文斯谷。这一次,这个山谷的居民不再那么听话了,一场口水战变成了一场枪战。最终,几乎没有任何悬念地,洛杉矶再次赢得了与欧文斯谷的战斗。南加州的城市发展力量实在太强大了。[40]

洛杉矶寻找水源的故事,以及纽约市为寻找新的水源而在周边的山峦和山谷中不断努力的经历,都是这一时期最具戏剧性的事件,但这些并非个别事例。波士顿也发现自己已经耗尽了早期开发的水源供应,并准备在威尔和斯威夫特山谷的康涅狄格河流域上打主意。尽管波士顿在 1895 年试图通过新的较远的水源来扩大供水——就像它在 1846 年所做的那样,并准备在 1926 年再次这样做——但在每个不同情况下所做的决定都取决于当时所处的条件。而 1895 年的决定是基于对一位德高望重的工程师弗雷德里克·斯特恩斯(Frederic Stearns)所做报告的信任,以及人们坚信如果采用另一个计划——将梅里马克河的水改道——就不得不使用过滤技术。而地方当局并不信任这种技术。

较小的城市和城镇有时会寻找更遥远的水源来满足他们对水的需求。阿拉巴马州的伯明翰市在其泵站东北 6 英里处扩建了一条运河。在爱荷华州的艾尔山,由于地层中没有浅层水井,人们就把目光投向城市边界之外去寻找新的水源。[41]

当时所有这些地区都认识到,为了促进其城市的提升与发展,充足的水供应是地方政府的最优先考虑的事项之一。在 1914 年美国城市的一篇文章中,一位纽约的土木工程与景观工程师谈道:"一个城市绝不可能在超出其供水能力的情况下继续发展,因为供水限制了人口的增长。"[42]

供水的扩大是增加消费的最重要变量。一项估计显示,1916 年,美国的人均耗水量为 50 亿加仑(共计 5 000 万人,每人 100 加仑)(见表 7 - 2)。但是,作为用水的绝对衡量标准,人均消费数字可能具有误导性。通常,商业和工业消费也被计算在内。家庭和城市使用的淡水只占总用水量中相对较小的一部分。此外,供应来源的突然增加或管道设备种类的增加——如抽水马桶和浴缸——影响了总的用水数量，漏水的管道也是如此。[43]

表 7-2　选定城市的用水量（人均每日耗水量）

（单位：加仑）

城市	1880 年	1890 年	1893 年	1905 年	1920 年
波士顿[a]	87	83	107	151	126
布鲁克林	54	68	86	0	99
芝加哥	112	127	147	200	264
辛辛那提	76	115	124	130	137
克利夫兰	65	106	130	137	176
底特律	130	155	145	188	144
费城	68	132	150	230	171
圣路易斯	72	78	95	92	137

注：a 由科齐图尔渡槽提供服务的人口。

资料来源 A. Prescott Folwell, *Water-Supply Engineering*（《供水工程》）2d ed., New York：Wiley and Sons, 1912, pp. 36, 45, 549；"Consumption of Water and Use of Meters"（《水的消耗和水表的使用》），*Engineering News*（《工程新闻》）27（Jan. 16, 1892）：62；F. E. Turneaure and H. L. Russell, *Public Water-Supplies：Requirements, Resources, and the Construction of Works*（《公共供水：需求、资源与工程建设》），New York, 1911, p. 23；"Water-Supply Statistics of Metered Cities"（《计量城市的供水统计》），*American City*（《美国城市》）23（December 1920）：614 - 620 and 24（January 1921）：41 - 49；William P. Mason, *Water-Supply*（《供水》），New York：Wiley and Sons, 1897, pp. 442 - 443；Dexter Brackett, "Consumption and Waste of Water"（《水的消耗与浪费》），*Transactions of the ASCE*（《美国土木工程师协会会刊》）34（September 1895）：186；Perry Hopkins, "Origin and Growth of Public Water-Supply：Part II"（《公共供水的起源与发展：第二部分》），*American City*（《美国城市》）36（January 1927）：51.

水消耗量的相对变化显示，所有接受调查的城市（布鲁克林除外）的用水量都大幅增加，增幅从 229% 至 442% 不等。随着水表的普及，在 19 世纪末期，用水量的增速开始减慢，甚至出现用水量下降的情况。

输水网络的延伸也使现代供水系统更加复杂。技术的创新产生了三种类型的供应系统：重力（纽约、洛杉矶、旧金山）；直接泵送（芝加哥、底特律、得梅因）；高架储水罐（圣路易斯、克利夫兰、锡达拉皮兹、堪萨斯城）。供应方式影响了系统中管道的数量和种类，街道的规划和地形决定了供水的布局。因此，网络不可能统一，城市必须使供水网络与供应来源严格匹配。[44]人们还必须考虑到对供应的各种要求。例如，消防用水的使用仍然十分广泛。在安装消火栓方面，中央配水系统在提供高效率的服务方面非常有价值（见表7-3）。[45]

表7-3　美国和德国城市主要输水管道的英里数

城市	1889—1992年			1902年		
	人口（人）	英里数（英里）	人均英里数（英里）	人口（人）	英里数（英里）	人均英里数（英里）
纽约	1 515 301	660	0.000 4	3 623 160	1 706	0.000 5
芝加哥	1 099 850	678	0.000 6	1 815 445	1 918	0.001 1
费城	1 046 964	930	0.000 9	1 343 043	1 419	0.001 1
圣路易斯	451 770	336	0.000 7	599 932	709	0.001 2
波士顿	448 477	631	0.001 4	583 376	727	0.001 2
巴尔的摩	434 439	407	0.000 9	523 861	634	0.001 2
克利夫兰	261 353	301	0.001 2	403 032	577	0.001 4
柏林	1 578 794	424	0.000 3	1 888 326	629	0.000 3
汉堡	569 260	253	0.000 4	705 738	339	0.000 5
莱比锡	357 122	89	0.000 2	455 089	55	0.000 6
慕尼黑	349 024	123	0.000 4	499 959	285	0.000 6
布雷斯劳	335 186	102	0.000 3	422 738	171	0.000 4
科隆	281 681	88	0.000 3	372 229	209	0.000 6
德累斯顿	276 522	104	0.000 4	395 349	210	0.000 5

资料来源：Jon C. Teaford, *The Unheralded Triumph*：*City Government in America*, *1870 - 1900*（《默默无闻的胜利：1870—1900 年美国城市政府》），Baltimore：Johns Hopkins University Press, 1984, pp. 219 - 220.

1890 年，美国自来水厂协会为所有类型的管道、其他材料、设备以及一些现场使用的化学品制定了标准。[46]供水网络的布局会根据城市的具体需求而调整，而标准化的目的是使供水网络的效率最大化。除了在西部，大多数的木制管道都停止了使用。西部的木制管道可以用于长距离输水是因为那里的压力没有问题。由于存在健康风险,铅管逐渐被禁止用于供水系统。[47]而由于铸铁价格不断下跌,铸铁管得到更广泛的使用,这是供水系统网络扩大的主要因素。[48]

用户对总水管的负荷比耗水量还要大,这给现有的分配系统带来了巨大的压力。1888 年,平均每英里水管上的人口数量在太平洋沿岸城市只有 276 人,而在大西洋中部的城市则高达 830 人。[49]到 1897 年,纽约、费城、圣路易斯、查尔斯顿和埃尔帕索等几个城市每英里水管的人口数量超过了 830 人(见表 7-4)。

表 7-4 城市选配输水管道每英里的人口数(1897 年)

城市	人口(人)	管道英里数(英里)	每英里人口(人)
纽约	1 700 000	750	2 267
费城	1 400 000	1 174	1 180
波士顿	527 600	596	885
圣路易斯	451 800	462	978
底特律	205 900	501	411
印第安纳波利斯	132 100	24	450
查尔斯顿	110 000	157	701
雷丁	55 000	33	1 667
扬克斯	32 000	57	562
奥古斯塔	33 300	44	757
坎顿	26 200	48	546
莱文沃思	19 800	27	732
奥格登	14 900	32	465
埃尔帕索	10 300	10	1 034

资料来源:A. Prescott Folwell, *Water-Supply Engineering*(《供水工程》)2d ed. ,New York:Wiley and Sons,1912,p.45.

当时消费者所承受的负担非常重,因为虽然人们要求将输水服务扩展到市郊,但输水网络仍然集中在那些中心城市。亚特兰大的一位咨询工程师写道:"我们的输水系统设计很少会为那些(市郊输水)要求着想。在安排抽水厂的位置和分配水量时也不会预先考虑这些问题。并且由于供水方式越来越过时,经营者能够提供服务并保持适当的财政平衡已经到达他们智慧的极限了。"[50]
一些城市不会在城市边界以外安装输水管网，或者只有当顾客安装了自己的输水管道后才有可能连接上市内的输水管。例如，西雅图允许超出城市范围的管道连接到市政系统，但是管道的安装和维护费用需要由管道所有者承担。也就是说，西雅图市政的想法是在不增加建筑成本的基础上，通过输水来增加收入。[51]

在一些城市中，私人公司仍然通过旧的特许经营方式控制供水系统。在那里，关于在供水网络上增加新的扩建项目的斗争十分激烈。评估如何将扩建费用分配给客户也成为一个问题，特别是在大型扩建项目大幅增加了水厂的运营成本之后。[52]

从内城向外连接管道的需求促进了城市的发展，从而增强了城市的活力。然而，城市官员给现有顾客回馈了多少优质的服务呢？在大多数情况下，经济上的考虑有利于供水系统的扩展，而管道连接的成本都落到了新的消费者身上。改进系统、增加泵厂、开发新的供应水源等，仍然影响到所有的消费者。如果补贴是消费者负担增加的直接结果，那么这些成本是非常不公平的。消费者除了按照固定的价格支付水费，别无选择。对于系统管理人员来说，一个不言而喻的事实是，延长配水管比改善供水系统和原有的管道更容易。[53]

而管理、消费和分销网络的扩展等问题在19世纪末和20世纪初至关重要。水的纯度问题也成为一个同等重要的优先事项。旧金山的城市工程师在1908年的报告中写道：

> 除了所有权的争夺，还有一个更重要的问题是供水的纯度。随着大城市周边地区不可避免地变得更密集，一度纯净的水源也遭到了污染……直到以人类痛苦和死亡来支付惩罚，人们才开始考虑治理这种污染，即便如此，以美元为代价也常常高过以生命为代价。[54]

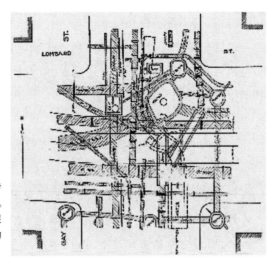

1908 年巴尔的摩盖伊街和伦巴第街的地下管道。卫生新技术的发展越来越促成了刘易斯·芒福德所说的"隐形城市"建设。

公共卫生领域的革命和科学一直在努力对抗水污染,这不仅有助于确保安全的供水,而且改善了供水系统本身的基础设施。细菌实验室、过滤工厂和处理设施为系统增加了新的维度。咨询工程师 R.E. 麦克唐奈(R. E. McDonnell)在 1914 年指出:"城市的卫生意识已经觉醒了很多年。人们不再满足于他们以前供水的质量。他们发现,拥有好的纯净的水是非常有必要的,如同向杂货店购买纯净的食物和干净的陈列品一样。"对于麦克唐奈和他的同龄人来说,清洁的水也会增加人们的饮水量——这被认为是有益健康的——并更加激发了搞好个人卫生的热情。一位作家从公民的角度指出:"你有权期望得到与从警察机关那里一样多的水供应保护。"[55]

最早的水纯度标准是物理的颜色、浑浊度、温度、气味和味道,外行人也可以直接观察到。下面是来自马萨诸塞州市政官员向农业部提出的投诉:这种气味实在太难闻,几乎不可能用嘴去品尝;街上的饮水槽旁的马拒绝饮用它,狗闻到后也逃之夭夭。来自纽约的投诉:强烈的鱼腥味和海藻味,公众普遍抱怨最多的是水管里有死鱼。来自肯塔基州的投诉:怪味太强烈了,我们不得不停止喷洒街道和草坪。来自蒙大拿州的投诉:由于水质太差,每年的 6 月到 12 月我们不得不停止供水。[56]

仅凭感觉常常会产生误导，要真正确定水的质量，就需要进一步检测。[57]化学标准取代了物理标准，但它们也可能不够精确。公共卫生学家乔治·惠普尔写道：

> 一代人以前，纯度的化学标准曾经非常流行。好心的水监督员给好心的化学家送去了来源已知的水样本，化学家进行了神秘的分析并做出了绝妙的鉴定。有时这种判断是正确的，但我们现在知道，它常常是毫无价值的，因为它数据基础过小，而化学家对当地情况往往不甚了解，这使他无法利用常识的优势。[58]

对细菌学的热情有时会使化学家在评价供水方面的工作失去可信性。直到 20 世纪中期，人们才更多地注意与流行病有关的生物污染形式，而不是工业污染和其他化学污染。供水专家 F. E. 特尼尔（F. E. Turneaure）和 H. L. 拉塞尔（H. L. Russell）在他们的共同著作《公共供水》中解释说，20 世纪对水的化学分析并没有直接检测特定的微生物，而只是检测污水污染。他们说："从化学的角度来看，一种水可能被认为水质不佳，但它其实完全不含病菌。但在一般情况下，由受污染的水源传播的病菌通常通过污水这一媒介进入同样的水源中。"他们得出结论："在解释化学数据时存在大量的矛盾。这是因为在表述分析工作的结果时，世界上没有一个公认的标准。"[59]

进步时代最新的标准是由细菌学家确立的。1900 年，惠普尔写道："显微镜不再是玩具，它是一种工具；微观世界不再是一个孤立的世界，它与我们的世界息息相关。"1887 年，马萨诸塞州卫生委员会批准了美国第一个卫生化学分析和显微镜检查项目。大多数大城市很快也安装了类似的设备。在某些情况下,自来水厂的官员和工程师行使他们的权力来控制或影响实验室。[60]

对微生物的最早研究起源于 17 世纪晚期的欧洲。直到 19 世纪中期,复显微镜才可以精确探测到水中的微生物。19 世纪 80 年代,伦敦和柏林对水纯度的研究分离出了供水系统中发现的特定细菌。细菌大致分为三类:一是主要被认为对人体无致病性,但有时会在食品中产生异味的天然水细菌;二是在洪水或暴雨后的河道中发现的土壤细菌,但对卫生没有特殊影响;三是在人和动物的肠道中经常发现的肠道和污水中的细菌及病原体。第三类细菌包括非致病性和致病性微生物,即引起伤寒、霍乱、痢疾和胃肠炎等传染病。[61]

在卫生领域中,水的纯度是相对的概念,而并非绝对的概念。"安全的水"一词指的是可以在不伤害人类或动物的情况下饮用的水,通常被用来代替自然界中不存在的纯水。因此,以味道和气味为依据的原始标准并不能保证饮用水的安全。早期试图过滤水以获得清洁的水,即没有浑浊度、气味和异味的水,同样也不能保证水的洁净。化学家的实验过程揭示了水中有机物的浓度,但没有评估细菌的质量。到 1904 年,绝大多数水专家认为化学分析并不足以确定水质,至少从生物学的角度来看是这样。

随着细菌学技术的发展,水的细菌质量越来越受到重视。水化学仍然被证明是一种重要的补充,用以改善水过滤实践,并测试各种有毒试剂。实验室的日常工作包括对来自各种水源和分布系统的样品进行常规检查。每个地点都不同,都有独特的问题。例如,波士顿的供水来自一些大型水库,而布鲁克林的供水来自许多小型供应池和许多眼深浅不一的水井。在辛辛那提,供水来自俄亥俄河,河水的质量与下游有所不同。[62]

直到 20 世纪 20 年代,伤寒一直是美国社会的一种祸害(见表 7－5)。19 世纪 80 年代,随着伤寒杆菌和其他致病微生物的发现,公共卫生官员和工程师开始了解水传播疾病的程度,并寻求与之对抗的方法。1896 年出版的《工程新闻》报道说:"伤寒和供水之间的关系现在被认为是如此的密切,以至于在任何城市持续的高伤寒死亡率都被视为公共供水被污染的确凿证据。"[63]

表 7-5　伤寒死亡率(%,每 10 万人)

城市	1880 年	1885 年	1890 年	1895 年	1900 年	1922 年
巴尔的摩	59	42	59	36	35	4.1
波士顿	42	40	35	33	26	1.4
芝加哥	37	75	92	38	20	1.1
辛辛那提	70	42	69	39	39	3.2
克利夫兰	44	34	50	35	54	2.2
密尔沃基	37	28	33	26	17	3.1
新奥尔良	24	17	24	44	40	10.3
纽约市	25	27	23	17	21	2.3
费城	58	64	64	40	35	2.8
匹兹堡	135	76	132	78	144	5.4
旧金山	34	44	44	34	13	2.2
圣路易斯	40	31	31	21	29	3.3
华盛顿特区	54	65	112	86	78	5.0

资料来源:Earle Lytton Waterman, *Elements of Water Supply Engineering*(《供水工程要素》),New York:Wiley and Sons,1934,pp. 32-33;M. N. Baker,"Municipal Engineering:Urban Growth and Progress"(《市政工程:城市发展与进步》),*Engineering News-Record*(《工程新闻记录》)(April 17,1924):692.

在 1890 年到 1893 年之间,人们建立了一个重要的先例,当时马萨诸塞州卫生实验室委员会把主要精力放在了伤寒的传播上。1890 年洛厄尔爆发了一场流行病。威廉·塞奇威克(William Sedgwick)是麻省理工学院的生物学教授,也是马萨诸塞州健康委员会的首席生物学家,他对此展开了一项系统的调查。细菌学方法首次被应用于野外工作。塞奇威克和他的助手拜访了每一个伤寒病人,以确定症状最初出现的时间。然后他们检查了五种水源,但没有得出明确的结论。经过一番令人沮丧的搜寻,他们终于发现是在附近的北切姆斯福德村爆发的伤寒。这种调查技术很快被复制到其他疟疾流行的地区,并为卫生工作者提供了一种更加准确解决问题的方法。[64]

随着水传播疾病知识的普及以及紧随其后的公众大讨论,人们努力寻求可行的解决办法。当时人们的注意力主要集中在过滤和处理水方面。伦斯勒理工学院的化学教授威廉·梅森(William Mason)对这个问题提出一个常识性观点:纯净水比净化水好。这一点是毫无疑问的。但是,由于前者往往很难获取,所以消费者有时必须选择后者,要不然就没有水喝。[65]

城市的领导人对科学技术充满信心,他们相信现在已经找到办法保护水源或清理污染源,而不是对其置之不理。到第一次世界大战时,大多数大城市和几个小城市都投资兴建了过滤工厂和处理设施。随着新增加的现代供水系统基础设施变得更大、更复杂,通过开发遥远的水源和扩大供水网络获得了显著的发展。为了协调这样一个复杂的系统,城市需要更大的权力和集中管理。

虽然有些人过于相信过滤是对付水传播传染病的灵丹妙药,但这项投资在改善地区水质方面被证明确实是值得的。[66]然而在全国范围内并没有立即替换掉那些不合格的过滤设施。成本可能高得令人望而却步(特别是如果一个城市采用的是二次供水),而关于采用哪种过滤方式更合适还存在着广泛的争论。[67]

贝克是著名的工程师和《美国人工作手册(1889—1890 年)》的编辑,他将美国水处理划分为五个时期,这为理解水净化的演变提供了一个很好的起点。[68]贝克认为第一个时期截至 1870 年,大致与詹姆斯·柯克伍德在 1869 年作出的关于河水过滤报告的时间相对应。在此期间,人们主要采用沉淀法澄清浑水,即自然过滤,或者使用入渗池和沟渠。通过使用几个较小的、相当原始的过滤器,一些大的杂质被过滤掉了。[69]

第二个时期是从 1870 年到 1890 年,当时引进了慢砂和快速砂

或机械过滤器。但当时实施得并不稳定,细菌学的原则也没有很好地确立,人们也不知道如何使用过滤器最为有效。贝克谈道:

> 直到 1880 年,不论国内还是国外,所有被建造和经营的过滤器工厂都对于能做什么和效果如何没有清晰的理解。除了澄清水质这个想法,他们可能对预期结果都是不确定的。有时他们希望通过这种方法预防或减少疾病的传播。[70]

在 1870 年和 1872 年,纽约州波基普西市根据柯克伍德报告中的设计方案建造了第一个美式或英氏慢砂过滤器(参见第四章)。然而直到 1880 年,美国只有三个慢砂过滤器,而加拿大则一个也没有。

快速砂过滤器则是美国人的发明。除了过滤速度(每天每英亩 1 亿到 1.25 亿加仑),英氏和美式过滤器的主要区别在于清洗过程。前者采用人工清洗,后者采用机械设备清洗——水射流、逆流洗涤、旋转砂搅拌器或搅拌器。美国最早的过滤器用于造纸和其他工业工厂,因为这些工厂需要非常清澈的水。这种新型过滤器可以在很少或根本不需要预沉淀的情况下净化水体,并且最终具有成本竞争优势。[71]新泽西州的萨默维尔市通常被认为首先在市政供水系统中使用了快速砂过滤器(1885 年)。以赛亚·海厄特(Isaiah Hyatt)为该过滤器申请了专利,将混凝与过滤相结合,采用反冲洗方式清洗。[72]海厄特不仅在美国推广了他的过滤设备,而且在欧洲发起了一场过滤设备运动,尤其是在法国和比利时。紧随海厄特的纽瓦克过滤公司之后,竞争对手也相继进入市场开始生产这些新型过滤器。[73]

到 1900 年,经过专利大战、企业合并或业务失败,只剩下纽约大陆朱厄尔过滤器公司在美国生产快速砂过滤器。除了仓促生产新型过滤器,人们当时还对快速砂与慢砂过滤器的优劣对比展开争论。截至当时,过滤器在美国还没有得到普及。[74]

第三个时期是 1891 年到 1900 年,标志就是出现了科学设计的慢砂过滤器和设计得更好的机械过滤器,尽管贝克将机械过滤器比喻为正处于"前科学"阶段。马萨诸塞州劳伦斯实验站的建立促进了过滤方法的改进。它成了全国领先的水净化研究中心,并拥有一批杰出的工作人员,包括化学家艾伦·黑曾(Allen Hazen)、生物学家乔治·富勒、咨询化学家和细菌学家威廉·塞奇威克以及化学家兼实验站主任哈里·克拉克(Harry Clark)。

劳伦斯实验站建成的时候,美国正处于伤寒和霍乱流行可能摧毁 个地区的时期。在 19 世纪 90 年代,每 10 万人中有 30 人死于伤寒,这个数据在当时被认为是很正常的,而一些城市受到的打击要严重得多。1887 年秋天,流行病袭击了明尼阿波利斯、匹兹堡、渥太华和其他北美城市。拥有 8 000 人口的宾夕法尼亚州普利茅斯市在两年前就发生了 1 200 到 1 300 例伤寒病例。在 1890 年,人口为 2.2 万人的纽约州科霍斯市有 1 000 例这种疾病。在西特洛伊和奥尔巴尼,在科霍人脚下的哈德逊河上,很快就有了当地流行病。

最具有代表性的是 1892 年德国爆发的霍乱。拥有 64 万人口的汉堡出现了 1.7 万例这种疾病,其中 8 600 人死亡。与此相反,位于易北河畔汉堡附近的阿尔托纳(15 万人口)只出现了 500 例病例和 300 名死亡者。看起来应该是水是否经过过滤导致了这种差异。汉堡从易北河抽取未经处理的水,阿尔托纳则使用过滤水。汉堡从毁灭性的流行病中得到了惨痛的教训,随后便改善了供水系统。德国人总共大约花费数百万马克,通过过滤和其他净化方法来升级他们的供水系统。[75]

或许这些年来最重要的发现就是一种改进的慢砂过滤器可以从河水中去除伤寒病菌,这证实了在汉堡-阿尔托纳事件中推测出来的结论。[76]根据这项结论,一位健康委员会的成员兼工程师海勒

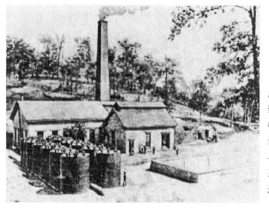

亚特兰大的 3 - MGD 工厂被认为是城市自来水厂安装的第一个大型快速砂或机械过滤器。然而,人们普遍认为新泽西州的萨默维尔市早在 1885 年就在市政供水系统中使用了第一个快速砂过滤器。

姆·米尔斯(Hiram Mills)于 1893 年在劳伦斯建造了一个过滤工厂。[77]工厂开工后,劳伦斯市的伤寒发病率大幅减少,这给过滤器在保护公众健康方面的重要性提供了更大的可信度,并鼓励人们进一步开展实验和建造更多的过滤器。但是,正如乔治·富勒所指出的:"从某些角度来看,这个国家在净化公共水供应方面的进展似乎很缓慢,然而我们必须记住,这与当时卫生当局缺乏公众的意见支持有关。"[78]

在第三个时期,新过滤技术的应用仍然是不确定的,特别在南部和西部,那里的河水浑浊,水质较硬,与东部、中西部甚至欧洲的河水遇到的问题大不相同。虽然一些人很快就对这种最新卫生方式的优点大加褒扬,尤其是声称它保护公众免受疾病的危害。但随后引发的几项调查有效阻止了人们采用一些未经测试的设备的冲动。[79]

1901 年至 1910 年标志着第四个时期的到来,在这段时期,慢砂过滤器和机械过滤器之间的竞争加剧了。竞争导致人们对各自相对优点的争论,但最终也没有得到妥协。一些决策者也由于决策不太明智而深陷其中。在 1900 年至 1913 年之间,费城建造了 4 座带有氯化设备的大型慢砂过滤工厂,其目的在于逆转近 30 年来被忽视的供水系统。这在当时一度被认为是美国最重要的供水系统。新厂投产后,快速砂滤技术得到了广泛的关注。对这个城市的供水需求似乎是一剂万灵药,但很快就过时了。[80]

20 世纪的第一个十年是水处理取代过滤方法,并取得重大进展的时期。氯化法的使用已经建立,联邦政府正在开展硫酸铜控制藻类的实验。卫生学的带头人已经能够说服城市领导人通过过滤和水处理的结合来预防伤寒和相关疾病,而根除它们是水的纯净度的一个衡量标准。据说艾伦·黑曾说过,由于伤寒本来是可以预防的,因此每当出现因该疾病而死人的事件的时候,就有人应该被绞死。卫生顾问工程师乔治·约翰逊(George Johnson)也有力地宣称:"一个明知是别人的排泄物还要把它放进嘴里的人,肯定是有缺陷的。一个地区的公共水供应被其他城市的污水所污染,而使用它甚至没有尝试它的净化,肯定是有缺陷的文明的受害者。"[81]

一些如 1902 年投入使用的东泽西小瀑布自来水公司等机构,开始对混凝剂和其他保护供水的措施进行了有效的测试。[82]富勒指出:"从设计现代水净化厂所需的可靠基础数据的角度出发,这个时期无疑取得了迅速的进展。"然而,在水中使用凝结化学品的适宜性和安全性仍然值得关注。

例如,一些知名医生大力反对。他们质疑为什么不能为哥伦比亚特区的供水找到凝固法的替代品。一种可能的折衷办法是在制备慢速砂过滤用水时使用混凝剂,而不是在快速砂过滤的同时定期配制水。1905 年,经过激烈的争论,一种慢速砂过滤器取代了快速砂过滤器。然而快速砂滤器在其他许多城市也取得了进展,包括纽约、巴尔的摩、圣路易斯和克利夫兰。[83]

在过滤法的主要支持者中,很少有人声称它是预防疾病的唯一方法。但当代的统计数据表明,过滤是控制伤寒的一种特别有效的工具。结果往往是如此富有戏剧性(见表 7 - 5 中 1922 年的数字),以至于人们忽略了过滤的主要目的是降低浑浊度和去除杂质。消毒成为过滤的补充,并有望发挥更大的作用。

在 20 世纪以前,就有人提出对水进行杀菌的想法。古代文明认为通过煮沸或使用铜容器可以对被污染的水进行消毒。1888年,斯蒂文斯理工学院的一位教授申请了一种水氯化处理的专利。但即使在氯化消毒法得到广泛使用以前,英国、法国和美国都已经开始对污水进行氯化处理。1894 年,人类发明了漂白粉,并于 1896年在奥地利首次将其用于氯化水。次年,氯气被送往密歇根州阿德里安的一个测试过滤器。1902 年,在比利时的米德尔克尔克建立了第一个持续用水氯化厂,主要采用氯化钙对水进行处理。1905 年,在英国著名的水化学家亚历山大·休斯敦爵士(Sir Alexander Houston)的指导下,英国的林肯市成为第二个对水进行氯化的城市。

首个在美国使用氯化水的是 1908 年在芝加哥联合仓库的泡泡河过滤器厂,用于处理非饮用水。在泡泡河实验后不久,泽西城成为第一个对供水进行氯化处理的社区。1909 年生产出了液态氯,这进一步促进了氯化法的传播。1910 年,美国陆军医疗队在弗吉尼亚州的迈尔堡开始使用这一方法,而商业设备的发展很快随之而来,华莱士与蒂尔南公司迅速在这一领域占据了主导地位。到 1918 年,氯化设备被安装到远至西部的加利福尼亚州。[84]

由于许多地方使用了氯,伤寒发病率急剧下降了。[85]一组统计数字提供了这种显著变化的一些证据(见表 7 - 6),这些数据来自那些在水中添加次氯酸盐的城市。尽管这些报告的数据看上去非常乐观,但城市居民对在水中掺入化学物质仍然担忧。虽然在 20世纪以后这种忧虑没有那么强烈,但它从未完全消失。即使氯化的使用极大地改善了健康状况,但直到 1920 年这种方法仍然没有普及。当年的《美国城市》调查结果显示,在大约 1 000 个城市中,只有不到一半的城市在供水中使用氯或其他消毒剂。[86]

表 7 - 6　使用次氯酸盐后伤寒死亡率下降情况(%)

城市	前期(1900—1910 年)	后期(1908—1913 年)	变化
巴尔的摩	35.2	22.8	35
克利夫兰	35.5	10.0	72
得梅因	22.7	13.4	41
伊利	38.7	13.5	65
埃文斯顿	26.0	14.5	44
泽西市	18.7	9.3	50
堪萨斯市	42.5	20.0	53
奥马哈	22.5	11.8	47
波基普西	54.0	18.5	66

资料来源:John W. Alvord,"Recent Progress and Tendencies in Municipal Water Supply in the United States"(《美国城市供水的最新进展与趋势》),*JAWWA*(《美国自来水协会杂志》)4 (Sept. 1917):284.

　　密尔沃基市有一个令人印象深刻的事件教训。1916 年,由于居民对密歇根湖氯化(但未过滤)水的气味和味道提出了大量投诉,一个操作员在没有得到管理者许可的情况下,在一天晚上关闭了氯。在接下来的几天里,发生了 5 万至 6 万例肠胃炎病例和 400 至 500 例伤寒病例,造成 40 至 50 人死亡。[87]

　　贝克认为 20 世纪 10 至 30 年代是过滤器工厂和氯化处理广泛使用的时代。他的预测有些乐观了,因为统计数据显示,过滤和消毒的传播速度没有他想象得那么快。然而 1910 年以后,一场旨在开展净水供应的运动开始了。当时过滤技术的改进是非常明显的。机械过滤器占主导地位,在二次或多次过滤中增加了附加性能。[88]虽然多重过滤在 17 世纪就已经在欧洲使用,但它在美国出现得比较晚。在 19 世纪 90 年代,新泽西的除铁工厂就使用了这种技术。宾西法尼亚州的韦恩市在 1895 年至 1896 年尝试过使用二次过滤技术,但是后来取消了。费城在 1911 年建成了一座二次过滤工厂。双过滤器由带有预过滤器或洗涤器的普通过滤系统组成,特别

适用于严重污染或有细沉积物的地区。在 20 世纪早期,它们在英国
得到了更多的使用,在美国的一些地方也可以找到它们,但它们的标
准从来都不统一。人们也尝试过流砂过滤器。他们从过滤器底部
取出砂子,并把它喷射到顶部,同时对砂子进行清洗。这种技术在
北美的最佳应用范例是 1918 年在多伦多。[89]

　　不管使用哪种系统,1880 年到 1914 年第一次世界大战时期,
过滤技术开始在美国大多数大型城市和几个较小的城市中流行开
来(见图 7 - 2 和表 7 - 7)。《美国城市》对大约 1 000 个城市的调
查(1920 年一些大城市被省略)表明,过滤技术尚未普遍实现,但也
已经取得了不错的进步,尤其是在东部和中西部。

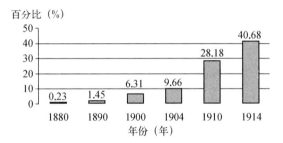

图 7 - 2　美国过滤水的百分比

表 7 - 7　美国过滤水供应的人口(1880—1914 年)

(单位:人)

年份	城市人口	过滤方式		总数
		慢砂法	快砂法	
1880 年	13 300 000	30 000	无	30 000(0. 23%)
1890 年	21 400 000	35 000	275 000	310 000(1. 45%)
1900 年	29 500 000	60 000	1 500 000	1 900 000(6. 44%)
1904 年	32 700 000	560 000	2 600 000	3 200 000(9. 79%)
1910 年	38 400 000	3 900 000	6 900 000	10 800 000(28. 13%)
1914 年	42 500 000	5 400 000	11 900 000	17 300 000(40. 70%)

　　资料来源:John W. Alvord,"Recent Progress and Tendencies in Municipal Water Supply
in the United States"(《美国城市供水的最新进展和趋势》),*JAWWA*(《美国自来水协会
杂志》)4(Sept. 1917):283;F. E. Turneaure and H. L. Russell,*Public Water Supplies*:
Requirements,*Resources*,*and the Construction of Works*(《公共供水:需求、资源与工程建设》)
4th ed. ,New York:Wiley and Sons,1948,p. 423.

到 1920 年,过滤技术的广泛应用和消毒的引入,体现在美国特别是在大城市伤寒发病率的急剧下降上。[90]在 20 世纪的初期,许多城市死亡率的大幅下降反映了过滤水的影响,而在 20 世纪 10 年代,死亡率的急剧下降则反映了消毒剂的使用,它们通常与过滤结合使用(见表 7 – 8)。

表 7 – 8　伤寒死亡率(%,每 10 万人)

城　　市	1900 年	1905 年	1910 年	1915 年	1920 年
费城	35	48	17	7	3.4
芝加哥	20	17	14	5	1.1
密尔沃基	17	23	45	5	2.2
底特律	27	21	20	10	5.1
克利夫兰	54	15	19	8	3.3
布法罗	26	23	20	10	5.1
波士顿	26	20	12	6	1.5
纽约市	21	16	12	6	2.4
泽西市	21	19	7	6	3.7
巴尔的摩	35	36	42	19	4.7
华盛顿	78	48	23	11	6.6
匹兹堡	144	99	28	11	2.7
辛辛那提	39	40	6	8	2.7
路易维尔	64	51	32	14	5.5
新奥尔良	40	32	32	21	7
明尼阿波利斯	39	25	21[a]	8	2
圣路易斯	29	20	13	7	2.7
堪萨斯	40	53	30[a]	10	7.4
旧金山	13	24	14[a]	9	3.1

注:a 代表 1909 年的数据。
资料来源:Earle Lytton Waterman, *Elements of Water Supply Engineering*(《供水工程要素》),New York:Wiley and Sons,1934,,pp.32 – 33.

1920 年美国伤寒死亡率与水净化技术广泛应用的欧洲国家(如英国、德国和法国)更为一致(见表 7 – 9)。

表 7 - 9　各国伤寒和副伤寒死亡率(%,每千人口)

国家	1912 年	1920 年
澳大利亚	13.3	5.8
比利时	8.6	6.4
智利	66.7	66.3
英格兰/威尔士	4.4	1.4
法国	9.4	6.3
德国	3.2	4.5
爱尔兰自由邦	5.9	5.8
意大利	22.1	26.5
日本	14.3	23.0
北爱尔兰	3.8	5.2
苏格兰	4.1	2.0
西班牙	22.3	33.0
瑞典	3.1	3.0
瑞士	3.5	1.6
美国	16.5	7.8
乌拉圭	20.1	16.4

资料来源:F. E. Turneaure and H. L. Russell, *Public Water Supplies: Requirements, Resources, and the Construction of Works*(《公共供水:需求、资源与工程建设》)4th ed. , New York: Wiley and Sons, 1948, p.133.

因为在这个时代,人们将对水的净化与水传播的疾病关联起来,对水污染的关注主要集中在水中的细菌(尤其是通过污水排放),而不是对工业污染物或其他有毒物质的影响。直到第一次世界大战后,工业废料才被视为影响水纯度和使污水处理过程复杂化的主要问题。[91]从 19 世纪末到 20 世纪初,某些形式的工业废料开始受到人们的关注。马歇尔·莱顿(Marshall Leighton)是一位在美国地质调查局工作的水道测量员。他在 1906 年发现工业废料中通常不含病菌。因此,从纯粹的致病角度来看,它们与卫生的关系被重新界定。[92]在某些情况下,工业废料被认为是一种杀菌剂,当它加到水中时,可以抑制有机物的腐烂。从更广泛的角度来看,工业废料被许多人视为经济增长的一项必要成本。[93]

相对于特定工业废物的处理,美国公共卫生署对治理污水污染问题更感兴趣,即如何解决公共卫生污染问题。美国公共卫生署主要转向了河流研究,形成了河流净化的一般性理论。1912 年的一项法律将河流污染规定为专门研究的课题。次年,国会提供的额外资金在辛辛那提建立了河流污染调查站。水质专家仔细研究了废物的生化需氧量特征、河流的自然氧化以及俄亥俄河沿岸的水处理方法。[94]

对供水采用的新型分析方法可以提供细菌在供水中较为精确的数据情况。1914 年,美国公共卫生署根据细菌分析发布了州际贸易用水标准。一些州复制了这些标准,并参照了美国公共卫生协会、美国水工程协会和其他组织设计的方法。[95]

在制定标准之前,水道的污染已经成为人们关注的一个主要焦点。[96]各州是制定新的立法特别是控制河流污染的行动中心,而不是地方政府或联邦政府。[97]1886 年,马萨诸塞州首先尝试保护其内陆水域不受污染,将对这些水域的全面监督和控制交给州卫生局处理。[98]1905 年,共有 36 个州颁布有关保护饮用水供应的法令。到第一次世界大战时,各州成立了明确指定的卫生局来管理水污染问题,并被赋予更大的权力来治理工业和城市污染问题。但由于在规章方面的不一致,具体执行的时候往往比较松懈。美国水利工程协会在 1921 年进行的一项调查表明,当时只有 5 个州给予污染治理部门充分的权力,并且他们的工作还常常由于缺乏资金而受阻。[99]

到了 1920 年,虽然人们还没有完全弄清水污染的性质,但美国的供水系统在满足至少主要城市的消费和卫生需求方面已经取得了长足的进步。城市领导人坚信,作为公共企业,自来水厂高效的经营不仅提高了城市的声誉,而且为城市发展提供了有效的工具。这些现代卫生技术被认为是进步时代城市建设的主要成功案例之一,这些体系经受住了时间的考验,为建设繁荣的城市社区提供了坚实的基础。

注 释

1. Earle Lytton Waterman, *Elements of Water Supply Engineering*(《供水工程要素》)2d ed. ,New York: Wiley, 1938, p. 6.

2. Joel A. Tarr, "The Evolution of the Urban Infrastructure in the Nineteenth and Twentieth Centuries"(《19 世纪和 20 世纪城市基础设施的演变》), in Royce Hanson ed. , *Perspectives on Urban Infrastructure*(《城市基础设施透视》), Washington: D. C. National Academy Press, 1984, p. 14.

3. John H. Murdoch Jr. , "75 Years of Too Cheap Water"(《用水极其便宜的 75 年》), *JAWWA* (《美国自来水协会杂志》)48(Aug. 1956): 925 – 926.

4. 在整个 20 世纪早期,自来水厂的数量一直在增长。然而,第一次世界大战导致建筑和运营成本大幅增加,收入相应下降。参见"War Burdens of Water-Works in the United States"(《美国水厂的战争负担》), *American City* (《美国城市》)19(Sept. 1918): 193 – 194; "War-Time Needs of Water-Works" (《战时自来水厂的需求》), *American City* (《美国城市》)18(May 1918): 391 – 392; "Priority for Water Works Equipment"(《水厂设备的优先权》), *American City* (《美国城市》)19(Sept. 1918): 177; John J. Moore, "Higher Water Rates Necessary to Offset Increasing Costs"(《为抵消日益增长的成本而必须提高的水费》), *American City*(《美国城市》)20(Feb. 1919): 181。

5. 参见 John W. Hill, "The Cincinnati Water Works"(《辛辛那提自来水厂》), *JAWWA* (《美国自来水协会杂志》)2(March 1915): 56 – 60; Bert L. Baldwin, "Development of Cincinnatis Water Supply"(《辛辛那提的供水发展》), *Military Engineer*(《军事工程师》)22(July/ Aug. 1930): 321 – 323; C. R. Hebble, "A Few Interesting Things about the Cincinnati Water-Works"(《辛辛那提自来水厂的一些趣事》), *American City* (《美国城市》)12(May 1915): 381 – 383; "Progress on the New Water Works for Cincinnati, O. "(《俄亥俄州辛辛那提市新自来水厂的建设进展》), *Engineering News* (《美国城市》)40(Dec. 8,

1898）：354；W. W. DeBerard, "Expansion of the Chicago, Ill. Water Supply"（《伊利诺伊州芝加哥的扩张：供水》）, *Transactions of the ASCE*（《美国土木工程师协会会刊》）CT（1953）：593 – 597；E. E. Lanpher, "A Century of the Pittsburgh Waterworks"（《匹兹堡自来水厂的一个世纪》）, *Proceedings of the Engineers Society of Western Pennsylvania*（《宾夕法尼亚西部工程师协会学报》）44（Jan. 1929）：334 – 336；Bruce Jordan, "Origins of the Milwaukee Water Works"（《密尔沃基自来水厂的起源》）, *Milwaukee History*（《密尔沃基历史》）9（Spring 1986）：7 – 14；Elmer W. Becker, *A Century of Milwaukee Water：An Historical Account of the Origin and Development of the Milwaukee Water Works*（《密尔沃基水的世纪：密尔沃基水厂起源和发展的历史记录》）, Milwaukee：Milwaukee Water Works, 1974；Morris Knowles, Myron Mansfield, and Patrick Nugent, "Lawrence Water Supply—Investigations and Construction"（《劳伦斯供水——调查和建设》）, *Journal of the New England Water Works Association*（《新英格兰水利协会杂志》）39（Dec. 1925）:346 – 355；Terry S. Reynolds, "Cisterns and Fires：Shreveport, Louisiana, as a Case Study of the Emergence of Public Water Supply Systems in the South"（《贮水池与火灾：路易斯安那州什里夫波特,作为南方公共供水系统出现的个案研究》）, *Louisiana History*（《路易斯安那州历史》）22（Fall 1981）：348 – 366。

6. 关于"水与生长"的问题,参见 John Ellis and Stuart Galishoff, "Atlantas Water Supply, 1865 – 1918"（《亚特兰大的水供应,1865—1918 年》）, *Maryland Historian*（《马里兰历史学家》）8（Spring 1977）:5 – 22。

7. Tarr, "Evolution of the Urban Infrastructure"（《19 世纪和 20 世纪城市基础设施的演变》）, p. 26.

8. 例如,参见 Cornelius C. Vermeule, "New Jerseys Experience with State Regulation of Public Water Supplies"（《新泽西州对公共供水的州政府管理经验》）, *American City*（《美国城市》）16（June 1917）：602。在维多利亚时代的英国,公用事业的公有化是人们提出但没有解决的问题之一。正如第二章所讨论的,直到 1902 年,伦敦的供水一直掌握在 8 家私人公司手中。水政治带来了各种各样的商业和公民利益,包括特别委员会、市政和地区。早在 1851 年,人们就试图将大都会供水置于公有制之下,但是失败了。在整个 19 世纪 70

年代,水公司和公有制支持者之间的斗争愈演愈烈。1879 年至 1880 年,保守党政府试图通过收购这些公司来结束这场辩论,但它的无能为力只是给自由党提供了政治素材。其他问题,如爱尔兰问题,转移了公众对公有制的关注。自由主义者继续争辩说,人民的健康和福利要求把水当作公共事业来对待。像费边社这样的团体支持公共拥有的水供应,作为他们"市政社会主义"目标的一部分。国家和地方政治的混合使得难以达成一项可接受的解决办法。在伦敦以外,公共系统在 1861 年至 1881 年间更为普遍,当时市政供应城镇的比例从 40.8% 增加到 80.2%。根据哈桑的说法,"到第一次世界大战前夕,市政运动已经将水务行业转变为英国经济中集体化程度最高的部门之一"。最早成功的公共供水设想之一发生在曼彻斯特。1848 年,曼彻斯特和索尔福德自来水公司被成功收购。资产阶级和商业阶层对当地股份公司提供的服务评价不高,认为更好的消防、更低的工业成本、更健康的劳动力和更高的财产价值等长期利益有利于他们的活动。类似的想法也启发了利物浦的经济精英。参见 J. A. Hassan, "The Growth and Impact of the British Water Industry in the Nineteenth Century"(《19 世纪英国水工业的增长与影响》), *Economic History Review*(《经济历史评论》)38(Nov. 1985):535 - 541;Asok Kumar Mukhopadhyay, *Politics of Water Supply:The Case of Victorian London*(《供水政治:以维多利亚时期伦敦为例》),Calcutta:World Press Private,1981,pp. 169 - 175;Brian Read, *Healthy Cities:A Study of Urban Hygiene*(《健康城市:城市卫生研究》),Glasgow:Blackie, 1970,p. 38;M. W. Flinn, *Public Health Reform in Britain*(《英国的公共卫生改革》),London:Macmillan, 1968, p. 46;W. M. Frazer, *A History of English Public Health*(《英国公共卫生史》),London:Bailliere, Tindall and Cox, 1950, pp. 137 - 138。有关 20 世纪前欧洲大陆供水和下水道发展的资料,参见 Albert Palmberg,*A Treatise on Public Health and Its Applications in Different European Countries*(《公共卫生及其在不同欧洲国家的应用》),London,1895,p. 221ff。

9. 为了将市政所有权作为一个公共问题进行一般性讨论,参见 Ernest S. Griffith, *A History of American City Government:The Progressive Years and Their Aftermath,1900 - 1920*(《美国城市政府的历史:进步年代及其后果,1900—1920》),1974;Washington, D. C. UP of America,1983,pp. 86 - 87。想了解公

共用品的有趣情况,参见 Maureen Ogle,"Redefining 'Public' Water Supplies, 1870-1890:A Study of Three Iowa Cities"(《重新定义"公共"供水,1870—1890:爱荷华三个城市的研究》),*Annals of Iowa*(《爱荷华年鉴》)50(Spring 1990):507-530。

10. Gregg R. Hennessey,"The Politics of Water in San Diego,1895-1897"(《圣地亚哥的水政治,1895—1897》),*Journal of San Diego History*(《圣地亚哥历史期刊》)24(Summer 1978):367-383.

11. Committee on Municipal Administration,"Evolution of the City"(《城市的演变》),*Municipal Affairs*(《市政事务》)2(Sept. 1898):726-727。Ernest S. Griffith,*A History of American City Government:The Conspicuous Failure*(《美国城市治理的历史:明显的失败》),1974;Washington, D. C. UP of America,1983,p. 180。Letty Donaldson Anderson,"The Diffusion of Technology in the Nineteenth-Century American City:Municipal Water Supply Investments"(《19 世纪美国城市技术传播:市政供水投资》),Ph. D. diss. Northwestern University,1980,p. 106.

12. *The Manual of American Water-Works*(《美国水利手册》),New York,1897,f-g. 同时参见"Consumption of Water and Use of Meters"(《水的消耗和水表的使用》),*Engineering News*(《工程新闻》)27(Jan. 16, 1892):62;"Capacity of Water-Works Systems"(《供水系统的容量》),*Municipal Engineering*(《市政工程》)13(Aug. 1897):88。

13. 参见 Anderson,"Diffusion of Technology"(《19 世纪美国城市技术传播》),pp. 106,108,112;Tarr,"Evolution of the Urban Infrastructure"(《19 世纪和 20 世纪城市基础设施的演变》),pp. 26,30;M. N. Baker,"Public and Private Ownership of WaterWorks"(《公共和私人的水利工程所有权》),*The Outlook*(《展望》)59(May 7, 1898):78。

14. 锡拉丘兹的案例是一个很好的例子,说明人们对一家经营不善的私营公司的批评从来就没有停过。参见 William R. Hill,"City Ownership of Water Supply"(《城市供水的所有权》),*Municipal Affairs*(《市政事务》)6(Fall 1902):730-737;James H. Hamilton,"Syracuse Water Supply"(《锡拉丘兹供水》),*Municipal Affairs*(《市政事务》)4(March 1900):60-70。

15. 莱蒂·安德森指出,合同中关于消防栓数量及其租金的条款保证了公司在运营的头几年的生存。Anderson,"Diffusion of Technology"(《19 世纪美国城市技术传播》),p. 122.

16. Henry C. Hodgkins,"Franchises of Public Utilities as They Were and as They Are"(《过去和现在的公用事业特许经营权》),JAWWA(《美国自来水协会杂志》)2(Dec. 1915):743.

17. 安德森指出,"然而,市政府最直接受到消防栓租金的影响,而不是向客户收取的平均费率。消防栓租金的分歧是城市和私营公司之间摩擦的主要来源"。参见 Anderson,"Diffusion of Technology"(《19 世纪美国城市技术传播》),pp. 115,119,121。

18. Gustavus Myers,"History of Public Franchises in New York City"(《纽约市公共特许经营的历史》),Municipal Affairs(《市政事务》)4(March 1900):88-91. 对于其他一些关于私人特许经营的政治斗争的例子,参见 Charles Jacobson, Steven Klepper, and Joel A. Tarr,"Water, Electricity, and Cable Television:A Study of Contrasting Historical Patterns of Ownership and Regulation"(《水、电和有线电视:所有权和监管的历史模式对比研究》),Technology and the Future of Our Cities(《技术和我们城市的未来》)3(Fall 1985):10-11;John H. Gray,"General History and Legislation:United States Water Works"(《一般历史和立法:美国的水工程》),in National Civic Federation,Municipal and Private Operation of Public Utilities(《市政和公共事业的私人经营》),pt. 2, vol. 1(New York,1907),pp. 10-12;E. S. Anderson,"The Rehabilitation of a City Water Supply Under Municipal Ownership"(《在市政所有权下城市供水的恢复》),American City(《美国城市》)19(Aug. 1918):105-108;Vincent S. Stevens,"How a Chamber of Commerce Promoted an Adequate Municipal Water Supply"(《商会如何促进充足的市政供水》),American City(《美国城市》)13(Oct. 1915):284-286;William I. Davisson,"Public Utilities in a Frontier City:The Early History of the Tacoma Light and Water Company"(《边疆城市的公用事业:塔科马供水公司的早期历史》),Pacific Northwest Quarterly(《太平洋西北季刊》)46(April 1955):40-45;Joseph W. Barnes,"Water Works History:A Comparison of Albany, Utica,

Syracuse, and Rochester"(《水的历史:奥尔巴尼、尤蒂卡、锡拉丘兹和罗切斯特的比较》),*Rochester History*(《罗切斯特历史》)39(July 1977):16 – 17;Carol Hoffecker,"Water and Sewage Works in Wilmington, Delaware, 1810 – 1910"(《特拉华州威尔明顿的供水和污水处理厂,1810—1910 年》),*Essays in Public Works History*(《公共工程历史论文集》)12,Chicago:Public Works Historical Society,1981,p. 8.

19. Todd A. Shallat,"Fresnos Water Rivalry:Competition for A Scarce Resource,1887 – 1970"(《弗雷斯诺的水资源竞争:争夺稀缺资源,1887—1970》),*Essays in Public Works History*(《公共工程历史论文集》)8(1979):9 – 13.

20. 参见 A. S. Baldwin,"Shall San Francisco Municipalize Its Water Supply?"(《旧金山应将其供水纳入市政管理吗?》),*Municipal Affairs*(《市政事务》)(June 1900):317 – 328;Clyde Arbuckle,*History of San Jose*(《圣何塞历史》),San Jose:Memorabilia of San Jose,1986,pp.301,486 – 487,501 – 509。新奥尔良市于 1869 年收购了它的私人水务公司,并一直亏损经营到 1878 年。水是由私人公司提供的——取得了不同程度的成功——直到 20 世纪初,城市才开始经营供水、污水处理和排水工厂。参见 Solomon Wolff,"Public Service Corporations of New Orleans"(《新奥尔良的公共服务公司》),*Annals of the American Academy*(《美国科学院年鉴》)31(Jan. -June 1908):98 – 103.

21. "The Recent History of Municipal Ownership in the United States"(《美国市政所有权的近代史》),*Municipal Affairs*(《市政事务》)6(Winter 1902 – 1903):524,529;Anderson,"Diffusion of Technology"(《19 世纪美国城市技术传播》),pp. 122 – 123;M. N. Baker,"Municipal Ownership and Operation of Water Works"(《水利工程的市政所有权和经营》),*Annals of the American Academy*(《美国科学院年鉴》)57(Jan. 1915):281;Vermeule,"New Jerseys Experience"(《新泽西的经验》),pp.602 – 604.

22. Anderson,"Diffusion of Technology"(《19 世纪美国城市技术传播》),p.123.

23. Baker,"Public and Private Ownership"(《公共和私人的水利工程所有权》),p.78.

24. Olivier Zunz, *The Changing Face of Inequality：Urbanization，Industrial Development，and Immigrants in Detroit，1880 - 1920*（《不平等的变化：底特律的城市化、工业发展和移民，1880 - 1920》），Chicago：University of Chicago Press，1982，pp. 118 - 119.

25. W. M. Rich,"Management of Municipal Water-Work"（《市政供水工程的管理》），*American City*（《美国城市》）21（Sept. 1919）：209 - 210.

26. 一些市政拥有供水系统的城市的经验，参见"The Relation of the Municipality to the Water Supply"（《市政当局与供水的关系》），*Annals of the American Academy*（《美国科学院年鉴》）30（Nov. 1907）：557 - 592。

27. 关于设定费率，参见 Allen Hazen，*Meter Rates for Water Works*（《水厂的水表费率》），New York，1917，pp. 1 - 25。

28. 当时有两种类型的水表，一种采用正位移原理，另一种采用推理式。根据一位工程师的说法，"正位移是指通过能够受压力作用的机构连续填充一个腔体并将流体从腔体中置换出来，就像气缸和活塞一样。推断类型是指任何装置，如电流轮、涡轮机、蜗杆或量规，能够由流体的动态作用操作，或在任何情况下对流体的动态作用作出反应；因此，不是通过测量体积，而是通过线速度或压力来推断总量"。参见 John Thomson，"A Memoir on Water Meters"（《关于水表的回忆录》），*Transactions of the ASCE*（《美国土木工程师协会会刊》）25（July 1891）：40 - 65。

29. 在几个城市，统一税率持续到 20 世纪 30 年代末。家庭用户的收费是根据房子里水龙头的数量来定的。Ellis Armstrong，Michael Robinson，and Suellen Hoy eds. ，*History of Public Works in the United States，1776 - 1976*（《美国公共工程史，1776—1976》），Chicago：APWA, 1976，pp. 234 - 235；Allen Hazen，"Public Water Supplies"（《公共供水》），*Engineering News*（《工程新闻》）-Record 92（April 17，1924）：697. 有关水费费率设定的更多信息，参见 George W. Fuller，"Elements to Be Considered in Fixing Water Rates"（《确定水价时应考虑的因素》），*Annals of the American Academy*（《美国科学院年鉴》）53（May 1914）：251 - 261；M. N. Baker ed. ，*The Manual of American Water-Works，1889 - 1890*（《美国水务手册，1889 - 1890》），New York，1890，pp. 685 - 702；John M. Bruce，*Utilities and Universal Prosperity*（《公用事业和

普遍繁荣》),New York:Farrar and Rinehart,1929,pp. 72 – 89。

30. "Why Meter?"(《为什么使用水表?》),*American City*(《美国城市》)
20(June 1919):523.

31. W. J. Chellew," How Meters Promote Equity and Economy in the
Distribution of Water"(《水表如何促进分配水的公平和经济》),*American City*
(《美国城市》)6(April 1912):665;Morris Knowles,"Equitable Water Rates the
Result of Metering"(《公平的水费是计量的结果》),*American City*(《美国城
市》)8(Feb. 1913):172. 从 19 世纪 90 年代开始,市政当局有时使用水费费
率设定而不是公有制作为控制私人公司的手段。参见"The Regulation of
Private Water Rates"(《私人水费的规定》),*Engineering News*(《工程新闻》)27
(Feb. 27,1892):201;Moore,"High Water Rates Necessary"(《高水费的必要
性》),p.181;"The Basis of Water Rates"(《水费的基础》),*Engineering Record*
(《工程记录》)38(Nov. 5,1898):485 – 486。然而,一些城市领导人担心,采
用水表会使他们的城市落入"水表信托"的手中,他们认为,"水表信托"试图
控制水表的供应。这种关切虽然并不普遍,但显示了过渡到新制度时的试探
性。参见 James H. Fuertes,*Waste of Water in New York and Its Reduction by
Meters and Inspection*(《纽约的水浪费,以及通过仪表和检查来减少浪费》),
New York,June 1906,p.90。

32. "The Water-Supply of Cities"(《城市的供水》),*North American Review*
(《北美评论》)136(April 1883):373.

33. "Free Water for All"(《人人免费用水》),*Bulletin of the League of
American Municipalities*(《美国市政联盟公报》)7(April 1907):119.

34. 他接着说,在安装水表的两年内,大西洋城的人均用水量从 250 至
260 加仑下降到 50 至 60 加仑。结果,该市推迟了对该系统超过 25 万美元的
投资,"仅在泵站省下的煤炭就超过了安装水表的成本"。参见"A Symposium
on Water Meters"(《水表研讨会》),*American City* (《美国城市》)11 (July
1914):46 – 48, 以及 Chellew,"How Meters Promote Equity and Economy"(《水
表如何促进分配水的公平和经济》),p.665;John W. Alvord,"Recent Progress
and Tendencies in Municipal Water Supply in the United States"(《美国城市供水
的最新进展与趋势》),*JAWWA*《美国自来水协会杂志》4(Sept. 1917):293 –

294;Oscar E. Bulkeley, "Water-Works Management"(《水工程管理》), *American City*《美国城市》16（April 1917）：405；"The Effect of Meters on Water Consumption"(《计量如何促进公平和经济》), *American City*（《美国城市》）7（July 1912）：45。

35. " Why Meter?"（《为什么使用水表?》）, p. 522；C. J. Renner, "The Experience of a Small City with Water Meters and Water Rates"（《一个采用水表和水费的小城市的经验》）, *American City*（《美国城市》）11（Dec. 1914）：474；Thomas H. Hooper, "Should Meters Be Owned and Controlled by the Municipality?"（《水表应该由市政当局拥有和控制吗?》）, *American City*（《美国城市》）20（Feb. 1919）：183. 对于电表应该归城市还是个人所有，存在一些争论。这不是一个关键问题，尽管它使标准化工作变得困难。例如，密尔沃基在同一时间有大约 35 种不同的水表在使用。参见"Privately-Owned versus Publicly-Owned Water Meters"（《私人拥有的水表与公共拥有的水表》）, *American City*（《美国城市》）13（July 1915）：53–54。

36. "Consumption of Water and Use of Meters"（《水的消耗和水表的使用》）, p. 62（for smaller cities, see 63）；"Water-Supply Statistics of Metered Cities"（《计量城市的供水统计》）, *American City*（《美国城市》）23（Dec. 1920）：614–620,and（Jan. 1921）：42–49.

37. Armstrong et al. eds. , *History of Public Works*（《美国公共工程史》）, pp. 222–224；Edward Wegmann, *The Water-Supply of the City of New York, 1658–1895*（《纽约供水系统, 1658—1895》）, New York, 1896, p. 90ff. ；M. N. Baker, "Water Supply of Greater New York"（《大纽约的供水》）, *Municipal Affairs*（《市政事务》）4（Sept. 1900）：486–505；"The New Water Supply for New York City"（《纽约市的新供水》）, *Scientific American*（《科学美国人》）94（March 24, 1906）：250；William W. Brush, "City Aqueduct to Deliver Catskill Water Supply to the Five Boroughs of Greater New York"（《城市引水渠将卡茨基尔水供应到大纽约的五个区》）, *Proceedings of the Brooklyn Engineers Club*（《布鲁克林工程师俱乐部文集》）95（Jan. 1911）：76–114；Percey C. Barney, "Catskill Water System of New York City"（《纽约市卡茨基尔水系统》）, *Proceedings of the Brooklyn Engineers Club*（《布鲁克林工程师俱乐部会议记

录》)94（Jan. 1911）：51 - 75；Richard Shelton Kirby et al. , *Engineering in History*（《历史与工程》）,*New York：Dover Publications*, 1990, pp.436 - 438.

38. Baker, "Water Supply of Greater New York"（《大纽约的供水》）, p.493.

39. 参见 William L. Kahrl,*Water and Power：The Conflict over Los Angeles Water Supply in the Owens Valley*（《水与电：关于欧文斯谷的洛杉矶供水冲突》）,Berkeley：University of California Press, 1982；Abraham Hoffman, *Vision or Villainy：Origins of the Owens Valley-Los Angeles Water Controversy*（《构想或是邪恶：欧文斯谷—洛杉矶水争议的起源》）, College Station：Texas A&M UP, 1981。

40. 参见 Remi Nadeau, "The Water War"（《水的战争》）,*American Heritage*（《美国资产》）13（Dec. 1961）：31 - 35, 103 - 107。同时参见 William L. Kahrl, "The Politics of California Water：Owens Valley and the Los Angeles Aqueduct, 1900 - 1927"（《加利福尼亚水的政治：欧文斯谷和洛杉矶引水渠, 1900—1927》）, *California Historical Quarterly*（《加利福尼亚历史季刊》）55（Spring/ Summer 1976）：98 - 119；City of Los Angeles, *Bureau of the Los Angeles Aqueduct, First Annual Report of the Chief Engineer*（《总工程师第一年度报告》）,1907,pp. 12 - 19；"Los Angeles 200-Mile Conduit Water Supply"（《洛杉矶 200 英里水管供水》）, *Scientific American*（《科学美国人》）100（June 19, 1909）：460, 468。

41. Nesson, *Great Waters*（《伟大的水域》）, pp. 76 - 77；J. K. Finch, " A Hundred Years of American Civil Engineering, 1852 - 1952"（《美国土木工程百年,1852—1952》）, *ASCE Transactions*（《美国土木工程师协会会刊》）CT（1952）：93；Willis J. Milner, "Some Difficulties in Obtaining a Water Supply"（《获取供水的一些困难》）,*City Government*（《市政府》）6（ May 1899）：105；"Mount Ayr, Iowa, Water Supply"（《爱荷华州艾尔山：供水》）, *American Municipalities*（《美国市政》）29（April 1915）：20 - 21. 一些城市有地理上的优势,可以以较低的成本获得良好的水源。盐湖城就是一个很好的例子。参见 W. P. Hardesty, "The Water Supply System of Salt Lake City"（《盐湖城供水系统》）,*Engineering News*（《工程新闻》）36（ Oct. 22,1896）：258 - 260。有关地

下供应来源的更多信息,参见 B. Salbach, "Experiences Had During the Last Twenty Five Years with Water Works Having an Underground Source of Supply" (《在过去 25 年里与有地下水源供应的供水工程的经验》), *Transactions of the ASCE*(《美国土木工程师协会会刊》) 30(Nov. 1893): 293 – 329; Frederick G. Clapp, "Conservation of Our Artesian Water-Supply"(《保护我们的自流供水系统》), *Engineering News* (《工程新闻》) 62 (July 15, 1909): 68 – 71; " The Development of Percolating Underground Waters"(《渗透地下水的发展》), *Engineering News* (《工程新闻》) 33 (Feb. 21, 1895): 116 – 117; G. A. Daubree, "Underground Water as Social Factors"(《地下水的社会因素》), *Popular Science Monthly* (《大众科学月刊》)32(1887 – 1888):610 – 619。

42. Charles W. Leavitt Jr. , "Water Supplies and the Part They Play in City and County Planning"(《供水及其在城市和县规划中的作用》), *American City* (《美国城市》)10(May 1914): 422,424.

43. 漏水造成相当一部分水的流失。一些人估计高达 50%。1904 年的一份报告指出,在六个城市中,95% 的水都经过了计量,其中三分之一的水下落不明。在美国,由于 6 万英里的管道泄漏,每天每英里可能损失 7500 加仑的管道,或者每天损失 4.5 亿加仑。参见 Alvord, "Recent Progress and Tendencies"(《美国城市供水的最新进展与趋势》), p. 291; F. A. Barbour, "Leakage from Pipe Joints"(《管道接头的渗漏》), *American City* (《美国城市》) 15(Dec. 1916): 660 – 662; " The Use and Waste of Water" (《水的使用和浪费》), *Engineering Record*(《工程记录》)42(Sept. 1, 1900): 196 – 198。

44. 参见 Waterman, *Elements of Water Supply Engineering* (《供水工程要素》),1938, p. 254。据估计,1880 年以后,只有不到 50% 的供水系统利用重力将水从水源地输送到用户手中。到 1920 年,由蒸汽涡轮机驱动并与电动机相连的新型离心泵取代了许多老式往复式发动机。新的水泵效率更高,体积更小。最大的泵制造商(霍利和沃辛顿)不仅制造设备,而且对可能的供应来源提出建议,并为他们服务的数千个城镇提供工程和建设计划。参见 Letty Donaldson Anderson, " The Diffusion of Technology in the Nineteenth-Century American City: Municipal Water Supply Investments"(《19 世纪美国城市技术传播:市政供水投资》), Ph. D. diss. Northwestern University,1980, p. 150; Tarr,

"Evolution of the Urban Infrastructure"(《19 世纪和 20 世纪城市基础设施的演变》),p. 32;Hazen, "Public Water Supplies"(《公共供水》), pp. 695 – 696;Alvord,"Recent Progress and Tendencies"(《美国城市供水的最新进展与趋势》),pp. 288 – 291。

45. Griffith,*Progressive Years*(《美国城市政府的历史:进步年代及其后果,1900—1920》),p. 179;Harold E. Babbitt and James J. Doland, *Water Supply Engineering*(《供水工程》), New York:McGraw-Hill, 1949, p. 6;H. M. Blomquist, "The Planning of Water-Works for Fire Protection"(《消防用水工程的规划》), *American City*(《美国城市》)21 (Sept. 1919):242;George W. Booth,"Water Distribution Systems in Relation to Fire Protection"(《供水系统与消防的关系》),*American City*(《美国城市》)14(June 1916):593　597.

46. Michael LaNier, "Historical Development of Municipal Water Systems in the United States, 1776 – 1976"(《美国城市供水系统的历史发展,1776—1976 年》),*JAWWA*(《美国自来水协会杂志》)68(April 1976):178.

47. "Present Tendencies in Water-Works Practice"(《水利工程实践的当前趋势》),*Engineering News*(《工程新闻》)37(April 15, 1897):233;J. F. Springer,"Water Pipes of Wood"(《木质的水管》),*Scientific American*(《科学美国》)123(Sept. 11,1920):250, 262, 264.

48. Hazen, "Public Water Supplies"(《公共供水》), p. 696;Alvord, "Recent Progress and Tendencies"(《美国城市供水的最新进展与趋势》), pp. 291 –292;Armstrong et al. eds., *History of Public Works*(《美国公共工程史》), p. 233.

49. Amory Prescott Folwell,*Water-Supply Engineering* (《供水工程》),New York,1903,p. 45.

50. P. H. Norcross, "Water-Works Extensions and Improvements"(《供水工程的扩展与改进》),*American City*(《美国城市》)23(Aug. 1920):209. 同时参见 R. E. McDonnell, "Water-Works Publicity Campaigns"(《水工程宣传运动》),*American City*(《美国城市》)23(Nov. 1920):515 –516。

51. 参见 Mary McWilliams,*Seattle Water Department History,1854 – 1954*(《西雅图水务局历史,1854—1954》),Seattle:City of Seattle, 1955, p. 103。

52. 举见来说,20 世纪早期的各种评估方法,参见 "Assessing Cost of Extensions in A Municipally-Owned Water-Works Plant"(《评估市政拥有自来水厂扩建的成本》),*American City*(《美国城市》)12(June 1915):491 – 492。关于特许经营和扩展的讨论,参见 Philip Burgess, "Points of Difference in Water Works Franchises"(《水厂特许经营的不同点》),*American City*(《美国城市》)12(May 1915):318 – 320。

53. 关于财务管理的问题,参见 Winfred D. Hubbard and Wynkoop Kiersted, *Water-Works Management and Maintenance*(《水厂管理与维护》),New York,1907, pp. 366 – 376;E. Kuichling, "The Financial Management of Water-Works"(《水务工程的财务管理》),*ASCE Transactions*(《美国土木工程师协会会刊》)38(Dec. 1897):1 – 40;"Assessing Cost of Extensions"(《评估扩展的成本》),pp. 491 – 492。关于费率问题,参见 Fuller, "Elements to Be Considered in Fixing Water Rates"(《厘定水费时应考虑的因素》),pp. 251 – 261;Moore, "Higher Water Rates Necessary"(《高水费的必要性》),p. 181;"The Basis of Water Rates"(《水费的基础》),*Engineering Record*(《工程记录》)38(Nov. 5, 1898):485 – 486;"Family and Meter Water Rates in the United States and Canada"(《美国和加拿大的家庭和水表费率》),*Engineering News*(《工程新闻》)23(Aug. 9, 1890):127,147。

54. *Reports on the Water Supply of San Francisco, 1900 to 1908 Inclusive*(*1908*)[《旧金山供水报告,1900 年至 1908 年(包括 1908 年)》],p. 11.

55. R. E. McDonnell, "The Value of Pure Water Supply"(《纯水供应的价值》),*American Municipalities*(《美国市政》)27(June 1914):70;George C. Whipple, "Clean Water as a Municipal Asset"(《作为市政资产的净水》),*American City*(《美国城市》)4(April 1911):162.

56. Gilbert H. Grosvenor, "The New Method of Purifying Water"(《净化水的新方法》),*Century Magazine*(《世纪杂志》)69(Dec. 1904):208.

57. 参见 F. E. Turneaure and H. L. Russell, *Public Water-Supplies Requirements, Resources, and the Construction of Works*(《公共供水:需求、资源和工程建设》),New York, 1911, pp. 122 – 125。

58. Whipple, "Clean Water as a Municipal Asset"(《作为市政资产的净

水》)，p. 161.

59. Turneaure and Russell, *Public Water-Supplies*（《公共供水》），1911，pp. 125 - 131.

60. George C. Whipple,"Municipal Water-Works Laboratories"（《市政水务实验室》），*Popular Science Monthly*（《大众科学月刊》）58（Dec. 1900）：172 - 175.

61. AWWA, *Water Quality and Treatment*（《水质与处理》）2d ed. , New York：AWWA, 1951, pp. 11 - 13.

62. AWWA, *Water Quality and Treatment*（《水质与处理》）2d ed. , New York： AWWA, 1951, pp. 30 - 31；Whipple, " Municipal Water-Works Laboratories"（《市政水务实验室》），pp. 174 - 82. 有关早期水质测试站的名单，参见 Samuel A. Greeley, " Testing Stations for Sanitary Engineering—An Outstanding Achievement"（《卫生工程的测试站——一个杰出的成就》），*Transactions of the ASCE*（《美国土木工程师协会会刊》）CT（1953）：576。

63. "Typhoid Fever and Water Supply in 66 American and Foreign Cities"（《伤寒与美国及国外 66 个城市的供水》），*Engineering News*（《工程新闻》）35（May 21, 1896）：336.

64. Barbara Gutman Rosenkrantz, *Public Health and the State*（《公共卫生与州》），Cambridge：Harvard UP, 1972, pp. 104 - 105.

65. William P. Mason, *Water-Supply*（《供水》），New York, 1897, p. 97.

66. 匹兹堡是一个很好的例子，它与伤寒进行了长期的斗争，但成功地用过滤技术战胜了它。参见 Mark J. Tierno, "The Search for Pure Water in Pittsburgh：The Urban Response to Water Pollution, 1893 - 1914"（《在匹兹堡寻找洁净的水：城市对水污染的反应, 1893—1914》），*Western Pennsylvania Historical Magazine*（《西宾西法尼亚历史杂志》）60（Jan. 1977）：23 - 36；"New Filtered Water Supply for the City of Pittsburg"（《为匹兹堡市提供新的过滤水》），*Scientific American*（《科学美国》）102（June 25, 1910）：522；Samuel S. Baxter and Myron G. Mansfield, "Rapid Sand Filters Replace 50- Year-Old Equipment at Philadelphias Torresdale Water Plant"（《快速砂滤取代了费城托雷斯达尔水厂已有 50 年历史的设备》），*Civil Engineering*（《土木工程》）27（May

1957）：33 - 37,106, 108；*City of Pittsburgh*, *Filtration Commission*, *Report*（ Jan. 1899）[《匹兹堡市过滤委员会报告（1899 年 1 月）》], pp. 1 - 29, 85 - 86；F. E. Wing, "Thirty-Five Years of Typhoid: The Fevers Economic Cost to Pittsburgh and the Long Fight for Pure Water"（《35 年的伤寒：伤寒对匹兹堡的经济损失和对洁净水的长期争夺》）, *Survey*（《调查》）21（Feb. 6,1909）：933 - 939；E. E. Lanpher, "Century of the Pittsburgh Waterworks"（《匹兹堡自来水厂的世纪》）, pp. 334 - 336。

67. 1905 年,艾伦·黑曾指出："过滤的成本虽然相当大,但还不至于大到超出美国城市的承受范围。可以粗略估计,过滤的费用,加上所有必要的利息和支付的资金,将使目前供应的水的平均费用增加 10%。"参见 Allen Hazen, *The Filtration of Public Water-Supplies*（《公共供水的过滤》）, New York, 1905, p. 4。有关净化方案总体发展的更多信息,参见 John W. Hill, *The Purification of Public Water Supplies*（《公共供水的净化》）, New York, 1898, pp. 255 - 266；George C. Whipple, "History of Water Purification"（《水净化的历史》）, *Transactions of the ASCE*（《美国土木工程师协会会刊》）85（1922）：476 - 481；Harrison P. Eddy, "Water Purification— A Century of Progress"（《水的净化——一个世纪的进步》）, *Civil Engineering*（《土木工程》）2（Feb. 1932）：83 - 84；George W. Fuller, "An Outline of the Present Status of Water Purification"（《水净化的现状概要》）, *Municipal Engineering*（《市政工程》）16（June 1899）：377 - 380；Rudolph Hering, "Water Purification"（《水的净化》）, *Journal of the Franklin Institute*（《富兰克林研究所学报》）139（Feb. 1895）：135 - 144, and（March 1895）：215 - 224；Allen Hazen, *Clean Water and How to Get It*（《清洁的水和如何获取》）, New York, 1914, pp. 73 - 88；George C. Andrews, "The Buffalo Water Works"（《布法罗水厂》）, *JAWWA*（《美国自来水协会杂志》）17（March 1927）：288；Rudolph Hering, Joseph M. Wilson, and Samuel M. Gray, *Report to the Mayor of the City of Philadelphia on the Extension and Improvement of the Water Supply of the City of Philadelphia*（*1899*）[《向费城市长报告费城供水的扩展和改善（1899 年）》], pp. 41 - 42。

68. M. N. Baker, "Sketch of the History of Water Treatment"（《水处理的历史札记》）, *JAWWA*（《美国自来水协会杂志》）26（July 1934）：902 - 938. 当

然,关于采用水净化,还有其他有效的时间方案。参见 George W. Fuller,
"Progress in Water Purification"(《水净化的进展》),*JAWWA*(《美国自来水协
会杂志》)25(Oct. 1933): 1566 - 1576. 他将 1887 年至 1902 年描述为研究和
发展时期,将 1903 年至 1918 年描述为快速取得实际成就的时期,将 1919 年
至 1933 年描述为改进和扩展的时期。然而,在精神上,贝克和富勒的方案有
许多相似之处。

69. 弗吉尼亚州的林奇堡是 1829 年第一个沉淀所在地,还有一些城市,
如宾夕法尼亚州的西切斯特(1854 年)使用沉淀水库。参见 George E.
Symons,"History of Water Supply, 1850 to Present"(《1850 年至今的供水史》),
Water and Sewage Works(《水厂与污水厂》)100(May 1953):191 - 194。

70. Baker,"Sketch of the History of Water Treatment"(《水处理的历史札
记》),p. 911.

71. M. N. Baker,*The Quest for Pure Water*(《寻求洁净水》)vol. 1,1948;
The History of Water Purification from the Earliest Records to the Twentieth Century
(《从最早的记录到 20 世纪的净水史》),New York:AWWA, 1981, p. 179;
Baker,"Sketch of the History of Water Treatment"(《水处理的历史札记》),
p. 916;Turneaure and Russell, *Public Water-Supplies*(《公共供水》),1911,
pp. 502- 503;Fuller,"Progress in Water Purification"(《水净化的进展》),p. 1568.

72. 虽然还有其他国家的工厂声称是第一个快速砂工厂,包括法国的一
家,但萨默维尔工厂是第一个将过滤与混凝结合起来的工厂。混凝剂的作用
是聚集较多的沉淀物,提高过滤速度。明矾是这些过滤装置中常用的混凝剂,
尽管凯悦可能使用了其他一些材料。自 1903 年以来,铁——尤其是水合
铁——被用作混凝剂。还使用了石灰和铝。参见 Hazen,"Public Water
Supplies"(《公共供水》), p. 696;Turneaure and Russell, *Public Water-Supplies*
(《公共供水》),1911, pp. 432 - 434。

73. 帕特里克·克拉克(Patrick Clarks)对过滤的贡献是使用垂直射流的
水来帮助清洁过滤材料。他、约翰·凯悦(John Hyatt)和阿尔伯特·韦斯特维
尔特(Albert Westervelt)成立了纽瓦克过滤公司。来自纽瓦克的发明家和制
造商约翰·凯悦为一种使用克拉克过滤器的产品申请了专利。这项专利被
分配给纽瓦克过滤公司。L. H. 加德纳上校(L. H. Gardner),新奥尔良自来水

公司的主管,进行了关于混凝的重要实验。约翰的哥哥以赛亚·凯悦(Isaiah Hyatt)在萨默维尔使用了克拉克-海厄特过滤器,利用了加德纳的凝固思想。1882 年年底之前,法国使用了凯悦过滤器。但这四个主要贡献者并没有在一起待太久。克拉克退出了这个行业。加德纳的角色与其说是商业协会,不如说是咨询公司。以赛亚·凯悦死于 1885 年。约翰·凯悦是这个团体中唯一剩下的成员。到 1889 年,他已经获得了大约 50 项专利,到世纪之交,他已经获得了 60 多项专利。参见 Baker, *Quest for Pure Water*(《寻求洁净水》), pp. 180 - 227。

74. Symons, "History of Water Supply"(《供水史》), pp. 191 - 194;Baker, "Sketch of the History of Water Treatment"(《水处理的历史札记》), pp. 916 - 917;"Present Tendencies in Water-Works Practice"(《水务工程实践的现状趋势》), p. 233;Alvord, "Recent Progress and Tendencies"(《美国城市供水的最新进展与趋势》), pp. 284 - 285;Edwin O. Jordan, "The Purification of Water Supplies"(《供水的净化》), *Scientific American Supplement*(《科学美国人》)81 (June 24,1916):406 - 407.

75. 参见 Turneaure and Russell, *Public Water Supplies*(《公共供水》),1948, pp. 124 - 126;Hazen, *Filtration of Public Water-Supplies*(《公共供水的过滤》), pp. 1 - 2;Floyd Davis, "Impure Water and Public Health"(《不洁净的水与公共卫生》), *Engineering Magazine*(《工程杂志》)2(Dec. 1891):362;William T. Sedgwick, "Water Supply Sanitation in the Nineteenth Century and in the Twentieth"(《19 世纪和 20 世纪的供水卫生》), *Journal of the New England Water Works Association*(《新英格兰供水协会期刊》)30(June 1916):185 - 186。

76. 防止病原菌出现的能力超出了过滤技术的能力。参见 "Filtration of Water for Public Use"(《公共用水的过滤》), *Transactions of the ASCE*(《美国土木工程师协会会刊》)44(Dec.1900):415 - 418。

77. 根据富勒的说法,1892 年夏天,在纽约港被隔离在德国船只上的霍乱病人,导致劳伦斯市拨款为当地供水安装了改良的慢砂过滤装置。参见 "Progress in Water Purification"(《水净化的进展》), p. 1569。

78. Stuart Galishoff, "Triumph and Failure: The American Response to the

Urban Water Supply Problem, 1860 - 1923"(《胜利与失败:美国对城市供水问题的回应,1860—1923》), in Martin V. Melosi ed. , *Pollution and Reform in American Cities*,1870 - 1930(《美国城市污染与改革,1870—1930》), Austin: University of Texas Press, 1980, p.44;Baker, *Quest for Pure Water*(《寻求洁净水》),pp.139 - 140;Baker,"Sketch of the History of Water Treatment"(《水处理的历史札记》), p.915;Fuller,"Progress in Water Purification"(《水净化的进展》),pp.1569, 1570.

79. 参见 Turneaure and Russell, *Public Water-Supplies*(《公共供水》), 1911,pp.506 - 511;James H. Fuertes, *Water Filtration Works*(《水过滤工厂》), New York,1904,pp. 246 - 255。有关过滤系统的成本数字,参见 Edward Meeker,"The Social Rate of Return on Investment in Public Health,1880 - 1910"(《公共卫生投资的社会回报率,1880—1910》), *Journal of Economic History*(《经济史期刊》)34(June 1974): 410 - 412。在《公共卫生》一书中,托马斯·布莱尔(Thomas Blair)博士警告说:"市政当局希望在过滤方面达到劳伦斯实验站报告的同样高的效率,这很可能会令人失望。"他指出,城市居民应该谨慎地采用过滤系统,注意质量建设,因为"事实上,我们大多数大型市政过滤器都达不到预期的效果,污水中含有太多的细菌"。

80. "Golden Decade for Philadelphia Water"(《费城水的黄金十年》), *Engineering News Record*(《工程新闻记录》)159(Sept. 19, 1957): 37.

81. William P. Mason,"Sanitary Problems Connected with Municipal Water Supply"(《与市政供水有关的卫生问题》), *Journal of the Franklin Institute*(《富兰克林学院学报》)143(May 1897): 354;Waterman, *Elements of Water Supply Engineering*(《供水工程要素》)(1938),38 - 39;McDonnell,"Value of Pure Water Supply"(《纯净水供应的价值》), p.70;Whipple,"Clean Water as a Municipal Asset"(《作为市政资产的净水》), p.161;Davis,"Impure Water and Public Health"(《不洁净的水与公共卫生》), p.362;George A. Johnson,"The High Cost of Sanitary Ignorance"(《漠视卫生的高昂代价》), *American City*(《美国城市》)14(June 1916): 586.

82. 乔治·富勒代表东泽西水务公司,深入参与了工厂的设计。1895 年至 1897 年,富勒还因在路易斯维尔进行的快速过滤实验而名声在外。从路易斯维尔毕业后，他成了辛辛那提过滤器测试站的首席化学家和细菌学家。参见 Baker, *Quest for Pure Water*（《寻求洁净水》），pp. 228 – 252。

83. Fuller, "Progress in Water Purification"（《水净化的进展》），pp. 1571 – 1572；Baker, *Quest for Pure Water*（《寻求洁净水》），pp. 227 – 252；Turneaure and Russell, *Public Water-Supplies*（《公共供水》），1911, pp. 510 – 513；Whipple, "Clean Water as a Municipal Asset"（《作为市政资产的净水》），p. 165；Alvord, "Recent Progress and Tendencies"（《美国城市供水的最新进展与趋势》），pp. 284 – 285.

84. AWWA, *Water Chlorination: Principles and Practices*（《水的氯化：原则与实践》），New York：AWWA, 1973, pp. 3 – 4；N. J. Howard, "Twenty Years of Chlorination of Public Water-Supplies"（《对公共水源进行氯化处理的 20 年》），*American City*（《美国城市》）36（June 1927）：791 – 794；Morris M. Cohn, "Chlorination of Water"（《水的氯化》），*Municipal Sanitation*（《市政卫生》）2（July 1931）：333 – 334；"Is the Chlorination of Water-Supplies Worth While?"（《对水源进行氯化处理值得吗?》），*American City*（《美国城市》）20（June 1919）：524 – 525；George W. Fuller, "The Influence of Sanitary Engineering on Public Health"（《卫生工程对公共卫生的影响》），*AJPH*（《美国公共卫生杂志》）12（Jan. 1922）：16；George W. Fuller, "Water Works"（《自来水厂》），*Proceedings of the ASCE*（《美国土木工程师协会会刊》）53（Sept. 1927）：1601.

85. 有关伤寒发病率下降的更多信息，参见 Edward Meeker, "The Improving Health of the United States, 1850 – 1915"（《美国健康状况的改善，1850—1915 年》），*Explorations in Economic History*（《经济史探索》）9（Summer 1972）：370；Alvord, "Recent Progress and Tendencies"（《美国城市供水的最新进展与趋势》），p. 282；C. A. Jennings, "Uses and Accomplishments of Chlorine Compounds in Water and Sewage Purification"（《氯化合物在水及污水净化中的用途及成就》），*American City*（《美国城市》）19（Oct. 1918）：299；"Public Health Improvement Following the Disinfection of Water Supplies"（《供水消毒后的公共健康改善》），*American City*（《美国城市》）12（May 1915）：385；"Is the Chlorination of Water-Supplies Worth While?"（《对水源进行氯化处理值得吗?》），p. 524.

86. "Water-Supply Statistics of Metered Cities"（《计量城市的供水统计》），pp. 613 – 620.

87. 水的臭氧化法在美国不太受欢迎，而在欧洲被更广泛地实施。在法国，人们在一些设施中对水使用了紫外线。一些自来水厂采用曝气和添加硫酸铜来控制水库藻类，以去除恶臭和异味。加入石灰是为了去除水中的硬度，这可以追溯到 1841 年。在 19 世纪 70 年代，纯碱（碳酸钠）也被用于软化目的。参见 Symons, "History of Water Supply"（《供水史》），pp. 191 – 1 94；Baker, "Sketch of the History of Water Treatment"（《水处理的历史札记》），pp. 919 – 921. Baker, *Quest for Pure Water*（《寻求洁净水》），pp. 346 – 349；Fuller, "Progress in Water Purification"（《水净化的进展》），p. 1572；Alvord, "Recent Progress and Tendencies"（《美国城市供水的最新进展与趋势》），pp. 287 – 288；Jennings, "Uses and Accomplishments of Chlorine Compounds"（《氯化合物在水及污水净化中的用途和成就》），pp. 296 – 297；C. M. Morgan, "The New Water-Works System for Phoenix, Arizona"（《亚利桑那州凤凰城的新供水系统》），*American City*（《美国城市》）21（Oct. 1919）：340；Turneaure and Russell, *Public Water Supplies*（《公共供水》），1948, p. 127；Francis F. Longley, "Present Status of Disinfection of Water Supplies"（《供水消毒的现状》），*JAWWA*（《美国自来水协会杂志》）2（Dec. 1915）：680 – 686；Joseph W. Ellms, "Disinfection of Public Water Supplies"（《公共供水的消毒》），*American City*（《美国城市》）9（Dec. 1913）：564 – 568；Joseph Race, "Chloramine for Water Sterilization"（《用于水中杀菌的氯胺》），*American City*（《美国城市》）17（Sept. 1917）：237 – 239.

88. 在第一次世界大战期间，快速砂过滤器比慢速砂过滤器取得了实质性的进展。据估计，1914 年，在美国运行的 30 台慢速砂过滤器服务于大约 540 万人，而 450 个快速砂过滤器则为大约 1 190 万人提供了清洁用水。参见 Alvord, "Recent Progress and Tendencies"（《美国城市供水的最新进展与趋势》），pp. 283 – 284。

89. Symons, "History of Water Supply"（《供水史》），pp. 191 – 194；Baker, "Sketch of the History of Water Treatment"（《水处理的历史札记》），pp. 922 – 924；Baker, *Quest for Pure Water*（《寻求洁净水》），pp. 253 – 264.

90. 1920 年,在人口超过 10 万的城市,伤寒的死亡率大约是农村和城市人口死亡率总和的一半。参见 Turneaure and Russell, *Public Water Supplies* (《公共水供应》),1948,p. 132。底特律于 1913 年开始使用次氯酸盐进行治疗。在使用之前,伤寒的平均发病率是 19. 25‰,之后是 15‰。减少了 21. 8%。伊利诺伊州沃基根市于 1912 年开始处理大湖的供水系统。1911 年有 14 人死于伤寒,1912 年是 20 人,1913 年是 2 人,1914 至 1915 年是 0 人, 1916 年是 3 人,1917 年是 6 人。奥马哈于 1910 年开始处理河水供应。1906 年至 1909 年间,每 10 万人中有 99 人死亡;1911 年至 1917 年间,这一数字降至 25. 4% 或减少 74. 3%。参见 Jennings,"Uses and Accomplishments of Chlorine Compounds"(《氯化合物在水及污水净化中的用途及成就》),p. 299。同时参见 Alvord,"Recent Progress and Tendencies"(《美国城市供水的最新进展与趋势》),p. 282;"Public Health Improvements Following the Disinfection of Water Supplies"(《供水消毒后的公共健康改善》),p. 385;"Is the Chlorination of Water-Supplies Worth While?"(《对水源进行氯化处理值得吗?》),p. 524; George M. Koberwhipple,"The Progress of Sanitation"(《卫生的进步》),*Journal of Home Economics*(《家庭经济学杂志》)1(Dec. 1909):429 - 431;Theodore Horton,"Eternal Vigilance the Price of Freedom from Water-Borne Typhoid"(《永远警惕为免于水传播伤寒的代价》),*American City*(《美国城市》)20(June 1919):547。

91. 参见 Martin V. Melosi,"Hazardous Waste and Environmental Liability: An Historical Perspective"(《危险废物和环境责任:历史的观点》),*Houston Law Review*(《休斯敦法律评论》)25(July 1988):753。

92. Marshall O. Leighton, "Industrial Wastes and Their Sanitary Significance"(《工业废物及其卫生意义》),*Public Health: Papers and Reports* (《公共卫生:论文与报告》)31(1906):29.

93. "Progress Report of Committee on Industrial Wastes in Relation to Water Supply"(《工业废物委员会关于供水的进度报告》),*JAWWA*(《美国自来水协会杂志》)10(May 1923):415;Joel A. Tarr, "Historical Perspectives on Hazardous Wastes in the United States"(《美国危险废物的历史视角》),*Waste Management and Resources*(《废物管理与资源》)3(1985):91;L. F. Warrick,

"Relative Importance of Industrial Wastes in Stream Pollution"(《工业废物在河流污染中的相对重要性》),*Civil Engineering*(《土木工程》)3(Sept. 1933):495.

94. Bess Furman, *A Profile of the United States Public Health Service*, *1798 - 1948*(《美国公共卫生服务简介,1798—1948》), Bethesda, Md. National Institute of Health, 1973, p. 295; Joel A. Tarr, "Industrial Wastes and Public Health: Some Historical Notes, Part I, 1876 - 1932"(《工业废物与公共卫生:一些历史注释,第一部分,1876—1932》), *AJPH*(《美国公共卫生杂志》)75(Sept. 1985):1060.

95. Tarr, "Industrial Wastes and Public Health"(《工业废物与公共卫生》),p.1060. 当公共卫生官员把注意力放在污水污染带来的危险上时,马歇尔·莱顿调查了供水的经济效用。他的观点是,工业废物在许多方面严重破坏了水道——淤积,破坏水生生物,干扰过滤和污水处理,降低水的饮用性。然而,莱顿的担忧只得到了其他专业人士有限的回应。

96. 对流域污染的关注要少得多。参见 W. P. Mason, "Dangers of Sanitary Neglect at the Watersheds from Which Come Supplies of City Water"(《在提供城市用水的分水岭:忽视卫生的危险》), *The Sanitarian*(《卫生工作者》)38(May 1897):385 - 393。

97. Philip P. Micklin, "Water Quality:A Question of Standards"(《水质:一个标准的问题》), in Richard A. Cooley and Geoffrey Wandesforde-Smith eds., *Congress and the Environment*(《国会与环境》),Seattle:University of Washington Press,1970,p. 131;Donald Pisani, "The Polluted Truckee:A Study in Interstate Water Quality,1870 - 1934"(《被污染的特拉基:州际水质的研究,1870—1934》),*Nevada Historical Society Quarterly*(《内华达州历史学会季刊》)20(Fall 1977):151;Tarr,*Industrial Wastes and Public Health*(《工业废物和公共卫生》),p. 1059;George W. Rafter, "Epidemic Water Pollution"(《流行的水污染》),*Engineering Magazine*(《工程杂志》)1(April 1891):156 - 167;E. B. Besselievre, "Statutory Regulation of Stream Pollution and the Common Law"(《河流污染的法定规则与普通法》),*Transactions of the American Institute of Chemical Engineers*(《美国化学工程师学会学报》)16(1924):225.

98. Joel A. Tarr and Charles Jacobson, "Environmental Risk in Historical

Perspective"(《环境风险的历史视角》), in Branden B. Johnson and Vincent T. Covello eds. , *The Social and Cultural Construction of Risk*: *Essays on Risk Selection and Perception*(《风险的社会与文化建构:风险选择与认知》), Boston: D. Reidel, 1987, p. 318; X. H. Goodnough, "Some Results of the Systematic Examination of the Water of Public Water Supplies"(《公共供水水系统检查的一些结果》), *Journal of the New England Water Works Association* (《新英格兰供水协会杂志》) 14(Sept. 1899): 66; Edwin B. Goodell, *A Review of the Laws Forbidding Pollution of Inland Waters in the United States* (《美国禁止污染内陆水域法律述评》), Washington, D. C. 1905, pp. 7 - 47.

99. John Emerson Monger, "Administrative Phases of Stream Pollution Control"(《河流污染控制的行政阶段》), *Journal of the APHA* (《美国河流污染控制学会期刊》) 16(Aug. 1926): 788; Tarr, "Industrial Wastes and Public Health"(《工业废物和公共卫生》), p. 1061; James A. Tobey, "Legal Aspects of the Industrial Wastes Problem"(《工业废物问题的法律方面》), *Industrial and Engineering Chemistry* (《工业与工程化学》) 31(Nov. 10, 1939): 1322; Warrick, "Relative Importance of Industrial Wastes"(《工业废物在河流污染中的相对重要性》), p. 496.

第八章

战斗在管道的两端:
排污系统和新卫生模式,1880—1920 年

19 世纪后期,公共地下排水系统的价值被大多数美国城市所认可。然而在 1880 年至 1920 年期间,仍有三个主要问题有待解决:全市的水运系统在经济上是否可行,特别是在供水系统的巨额投资前提下？什么样的系统最适合一个城市的需求？如何处理污水？

由于管道输水量的大幅增长,污水的处理被认为是地下污水系统发展的主要动力。旧式化粪池——旱厕的负荷是非常有限的。尽管供水系统与排水系统的职能相互联系,但是它们是由市政当局单独进行处理,而并没有作为更大的卫生系统的重要组成部分加以统一管理。

与私人供水系统不同,私人污水系统对公众的吸引力非常有限,特别是在较大城镇和城市的中心地带。如果一条私人下水道没有与更大的总管道进行连接,那么它的价值跟化粪池也没有什么区别。当然,一些有钱的房主和企业修建了私人下水道,并简单地将其排入附近的溪流。其他阶层的公民很少有其他的选择,往往只能选择化粪池,尽管它们的效果并不理想。在 19 世纪与 20 世

纪之交,巴尔的摩的海港在夏天的时候常常变成堆放散发着恶臭的腐烂垃圾和其他污染物的垃圾场。水边贫民窟的居民被迫忍受最恶劣的恶臭。[1]

一个大型排水系统开发和运营的公司完全可以提供有效的服务,但它往往缺乏供水运营资金。此外,在将公共卫生工作划为市政责任的时代,出现了建设全市污水系统的趋势。新兴的中产和上层住宅区在当时是一个例外,开发商在那里提供排水系统,并希望通过房屋的购买价格收回建设成本。但开发商并没有意愿将已完工的污水网络作为独立系统来进行管理。[2]

1897 年,一位评论人士谈到,在将市政所有权作为一个总体目标进行推广的同时,必须认识到在考虑私人污水系统方面需要一些灵活性:

> 由于人民的健康与引入下水道和适当的处理方法是如此紧密地联系在一起,因此,授予私人公司特许权并不十分恰当。然而我们发现,这个国家的许多地区一直反对对市政改进进行大量投资,有的地区通过法律限制市政发行债务。由于我们认为健康是最重要的,如果在对某些供水和排水系统的特性采取一定限制的前提下,城市在规定的条件下以公平估值购买,并在特许经营期间参与利益分成。似乎城市对此授权特许经营并无不妥之处。但我只在极端情况下才建议这样做。[3]

对私人污水系统的抵制通常遵循上文的警告精神。1883 年,工程师鲁道夫·赫林(Rudolph Hering)与特拉华州威尔明顿市议会讨论修建排水系统的问题。他建议该市建立一个适度的价格体系,但市政领导们仍然犹豫不决。到了 1887 年,这个问题再次被提出。这次是一些公民提议成立一家私人公司以获得修建下水道的特许经营权。市政委员会拒绝了这个建议，理由是城市应该对自己的下水道拥有控制权。[4]

直到 20 世纪 10 年代，宾夕法尼亚州的特洛伊市才开始利用私人资本安装了一个排污系统。当时，没有连接到该系统的业主并没有纳税。改进的费用完全由用户承担，从而给他们带来了越来越沉重的经济负担。最终，市政府收购了私人投资者的资产，并将系统成本分配给所有的财产所有者。[5]

唯一一个被授予排污特许经营权的大城市是新奥尔良，但这一特权很短命。一位工程师在 1901 年说："新奥尔良是最后一个安装排污和排水系统的大城市，在没有这些系统的情况下，它能维持到现在真是个奇迹。"系统之所以被安装得这么晚，部分原因是排水系统的成本较高、该地区的财政观念比较保守以及这座城市的地形非常独特。新奥尔良建在 6 英里宽的冲积平原上，位于密西西比河和庞恰特雷恩湖之间。从河流到城市的平原有一个 15 英尺的斜坡，这使得排水进入河流非常困难和昂贵。一个本身就足够昂贵的双重系统可以将普通的排水和暴雨水抽到附近的庞恰特雷恩湖和博恩湖，但允许污水流入密西西比河。在 19 世纪 90 年代，这样一个精心设计的项目却没有资金支持，因此城市只得转而依靠一家私人公司铺设管道。新奥尔良自来水公司以固定价格向家庭提供自来水，并将总水管进行延长，以便使城市的大部分地区能够接入新的污水处理系统。由于那家公司没有完成合同，工程被迫中止。1898 年，在黄热病爆发后的前一年，选民们同意征收必要的税收来发展市政系统。[6]

虽然公共污水系统并非公共供水的自然延伸，但随着市政服务所有权成为一种趋势，并且越来越多的税收和债券收入开始投资于不断扩大的城市基础设施，排污系统的价值似乎更为明显。

城市使用污水的人口比例从 1870 年的 50%(450 万)增加到 1920 年的 87%(4 750 万)(见表 8-1)。同一时期,拥有排水系统的地区数量从 100 个增加到 3 000 个。最高的百分比是在东北部,最低的则是在南部和西部。但是,采用新排水系统的城市仍然只是拥有供水系统地区的一部分。[7]

表 8-1 美国有污水排放系统的人口估算

年份	美国人口 (百万)	城市数量 (个)	城市人口 (百分)	有排水系统	
				城市(个)	城市人口 (百万)
1870 年	38.6	650	9.0	100(50%)	4.5
1880 年	50.2	1 050	15	200(63%)	9.5
1890 年	62.9	1 420	22.3	450(72%)	16.1
1900 年	76	1 800	30.4	950(81%)	24.5
1910 年	92	2 310	42.2	1 600(82%)	34.5
1920 年	105.7	2 790	54.3	3 000(87%)	47.5

资料来源:Langdon Pearse, *Modern Sewage Disposal*(《现代污水处理》),New York: Water Pollution Control Federation,1938,p.13.

从 19 世纪末到 20 世纪初,许多大城市的排水系统稳步发展。(见表 8-2)。[8]一些城市污水管的总长度增长得非常迅速。芝加哥和费城在 1880 年至 1905 年间增长了 5 倍。在匹兹堡,这一增幅更是惊人,高达 1 522%。

污水系统的发展和扩展是资本密集型的,因此需要仔细考虑。有几个问题需要解决。首先,尽管采取的任何制度都是为了成为该市基础设施的永久组成部分,但在目前的预算条件下,它必须是合理的。其次,该系统必须显示出扩展的潜力(至少就目前的物理增长模式而言),以允许建设成本在数年内摊销。最后,任何系统都必须保护公众健康。

表 8 - 2　所选城市的污水管道长度

（单位:英里）

	1880 年	1890 年	1900 年	1905 年
芝加哥	337	525	1 529	1 633
费城	200	376	951	1 041
华盛顿	169	266	405	484
旧金山	128	193	307	332
纽瓦克	47	87	180	232
路易维尔	41	52	97	122
匹兹堡	23	87	275	365

资料来源:Jon C. Teaford,*The Unheralded Triumph: City Government in America*,*1870 - 1900*（《无名的胜利:1870—1900 年的美国市政府》）,Baltimore:Johns Hopkins University Press,1984,pp. 219 - 220; Stanley K. Schultz, *Constructing Urban Culture: American Cities and City Planning*, *1800 - 1920*（《建构城市文化:美国城市与城市规划,1800—1920》）, Philadelphia:Temple University Press, 1989, p. 174;Joel A. Tarr, James McCurley, and Terry F. Yosie, "The Development and Impact of Urban Wastewater Technology: Changing Concepts of Water Quality Control, 1850 - 1930"（《城市污水处理技术的发展与影响:改变水质控制的概念,1850—1930 年》）, in Martin V. Melosi ed., *Pollution and Reform in American Cities*,*1870 - 1930*（《美国城市污染与改革,1870—1930》）,Austin:University of Texas Press, 1980,pp. 66 - 67.

　　寻找理想的系统被证明是一项非常艰巨的任务。正如在第五章所讨论的,主要的争论点是关于下水道的设计——组合系统还是独立系统。随着孟菲斯市决定安装一个独立系统,这个争论达到了高潮。一场激烈的全国性辩论的焦点是这些方法的相对表现和健康效益、成本,甚至是接受这些技术的人的性格。

　　19 世纪 70 年代末,孟菲斯市面临着双重危机。在密西西比河下游的沿河城镇中,孟菲斯以疾病的天堂而闻名。孟菲斯还有一个政治腐败的政府,根本无法应对当地的健康问题。在 1873 年和 1878 年,这个城市遭受了毁灭性的黄热病袭击。1873 年夏天,2 000 多人死亡,1878 年死亡 5 150 人,约占人口总数的 1/6。尽管实施了严格的检疫和卫生条例,1879 年仍报告有 485 人死亡。[9]

　　管理不善的公共卫生项目只会徒增孟菲斯的问题。1879 年,地区的商业精英带头废除了《城市宪章》。州长阿尔伯特·马克斯（Albert Marks）签署了一项法案,创建谢尔比县的税收区,为孟菲斯的地方政府提供资金。征税权移交给州政府,禁止地方借贷。在著名的加尔维斯顿计划的 20 年前,政府负责日常业务,卫生改革具有高度优先地位。[10]

这座城市实际上是从零开始建立了一个下水道系统,当时这个系统被视为对付未来流行病的重要武器。在 1867 年至 1868 年,几位地区领袖向市政官员推荐了一项下水道计划,但孟菲斯在当时深陷债务,信用评级很低,而且几乎没有增加税收的前景。19 世纪 70 年代,当黄热病席卷整个城市时,孟菲斯在中央商务区只有几英里由私人修建的下水道,而且严重依赖维护不足的私人旱厕和化粪池来处理废物。特别是那些贫穷的阶层,他们中的大多数是黑人,住在城市最脏的破旧房屋里,饱受各种疾病的折磨,尤其是肺痨和肺炎。据信这些地区的高死亡率至少在一定程度上是不卫生的条件造成的。[11]

孟菲斯的危机在当时举国皆知。新成立的国家卫生局提出对孟菲斯进行卫生调查,并对其供水进行化学检查,以评估该市的公共卫生需求。当地官员和州政府官员迅速接受了这项提议,国家卫生局组织了一个由医生、工程师和其他卫生工作者组成的特别委员会来监督这项工程。1880 年 1 月,委员会完成了挨家挨户的调查,发现那里严重拥挤,许多住房条件非常恶劣,亟需拆除或者大规模翻新。检查报告指出,该市每年近 3/4 的死亡率是由排水和通风不当以及水和土壤中的各种污染物引起的呼吸系统疾病、疟疾和排泄物疾病造成的。不出所料的是,当时的卫生人员队伍严重不足,很多病房没有任何收集废物的处理方式。除了调查结果,很明显,该市的供水服务也反映了低劣的卫生措施。大多数市民依靠水箱和水井生活。私有的孟菲斯水务公司于 1879 年破产,在其近 10 年的经营中,该公司提供的服务很差,吸引的客户也很少。[12]

根据检查的结果,特别委员会多次建议当地遵循符合环境卫生的普遍原则,包括招聘独立于政治的主管卫生官员、控制城市供水系统、对所有能利用的房子进行适当的通风、拆除其他破旧的无法继续居住的房屋、清洁旱厕、改善排水、清除垃圾,以及开展适当的街道建设。报告总结道:"我们相信,通过实施上述建议和主张,完全可以避免和摧毁那些被称为疾病的源头,孟菲斯可能很快成为密西西比山谷中最健康的城市之一。"[13]

国家卫生局检查组的成员之一、排水工程师和农业学家小乔治·韦林(George Waring Jr.)上校提议建造一套独特的下水道系统,并承诺以低成本提供这种服务,使城市免遭未来的传染病。韦林的系统是一个独立的系统,大致是基于英国的设计,但需要将一条6英寸长的玻璃化管道连接在一个4英寸的房屋排水管上端,同时排水管配有一个由公共供水系统供应的冲洗水箱。6英寸的下水管道又连接到稍微大一点的管道上,最终通到15英寸到20英寸的总管道上。该系统设计用于定期排放生活污水。由于它不包括处理暴雨的情形,所以成本低。韦林认为,城市主要街道的排水系统已经足够用。[14]

经过一场激烈的地方斗争,韦林的计划取得了胜利。一些业主认为下水道应该由私人公司建造,或者不相信下水道系统是解决孟菲斯公共卫生困境的答案。在支持兴建公共污水管道系统的人士中,一些知名工程师反对韦林的计划,并列举了一些技术理由。尽管如此,这个承诺兼顾低成本和高效率的计划赢得了胜利。马克斯州长召开了一次立法机关特别会议,通过了谢尔比县征税区征收下水道税的法案。到1881年年底,韦林最初的计划完成了大部分内容。[15]

恢复孟菲斯的健康是建立该系统的主要理由,而韦林在很大程度上依赖于当时的卫生观点来推动他的项目。他是关于疾病的瘴气理论的主要支持者,坚信由废物腐烂产生的下水道气体是由于不适当的通风和生活废物的处理而引起的传染病的主要来源。

当时，从下水道里流出的"有毒空气"被认为是"造成更多身体痛苦和疾病的罪魁祸首"[16]。

虽然瘴气理论和对阴沟气体的恐惧在 20 世纪末失去了影响力，但在 1880 年，它们仍然很有影响力和说服力。独立体系的核心理论基础是反传染致病论的可信度。有人认为，一条可靠的卫生管道是抵御污水气威胁的最佳防御手段。[17]但对经济的需求也是韦林中标成功的原因。在这个项目立项之后，他断言："我建立了一个理论体系，这个体系从来没有被实施过——如果不是因为巨大的需求和极度的贫穷，这个体系可能永远不会被实施。"[18]

土木工程师弗雷德里克·奥德尔（Frederick Odell）表示，韦林设计系统的估计成本大约是普通雨水系统的 1/10。"这个事实，也许比韦林先生的逻辑或口才更有说服力。"为了经济利益，韦林上校的权衡基本上忽略了孟菲斯的排水需求，而只专注于一个小型卫生单管系统。为了节省成本，所有与严格关注城市改善健康状况要求无关的技术因素都被无视了。[19]

围绕孟菲斯下水道系统的争议并没有随着竞标的进行而结束。尽管韦林宣称他的项目成功了，并在全国推广类似的系统，但有些人抱怨说，该系统在技术上或成本上都没有达到它的承诺。另一些人批评了独立系统本身的想法，一些人甚至质疑其主要支持者的动机。在实践中，孟菲斯系统从一开始就遇到了技术问题，并且需要进行改造，这使得它比最初的乐观预测昂贵得多。小型的侧污水渠总是被堵住，而且由于没有建造砂井，必须挖开街道来排解堵塞。这些额外的维护费用最终导致城市安装了人工孔——这在原来的合同中被认为是不必要的额外投资。

在源头上，住户必须处理管道上的许多障碍物和冲水箱的故障，这些都需要水管工人的频繁服务，他们把堵塞的东西清理出来，但在清理的过程中经常把管道弄断。管道漏水导致渗漏增加。韦林的系统也需要连接到供水系统。但是，由于这个系统在 1880

年还不充分,必须延长水管来冲洗水箱。这是原计划中没有考虑到的另一项成本。

尽管韦林预想污水会流入密西西比河,但该市最初没有批准修建排污口。相反,污水被排放到附近的河口,这就重现了一个古老的污染问题。直到1886年,这座城市才建造了一条通往密西西比河的主要出口管道。当时孟菲斯已经有了大约43英里的下水道和35英里的地下排水系统。为了更有效地运作,他们不得不对系统进行更新。韦林把他的系统当作解决孟菲斯卫生问题的灵丹妙药,这一点显然过于乐观了。或者更有可能的是,为了给出一个较低的报价,他过分夸大了卫生方面的好处,并故意低估了有效排水系统的必要性。市政领导们同样也有短视的责任,他们没有为适当的排水口提供资金,也没有考虑到供水系统的额外成本,比如供水网络的扩展。[20]

围绕韦林系统的争议比具体的技术选择和成本更为复杂。它使得工程师们针对在独立系统和组合系统上的根本差异的争执达到了顶峰。这也直接引发了对韦林的人身攻击。韦林上校来自纽约州庞德里奇,在内战前是一位成功的科学农业学家。1855年,他管理着纽约查帕谷附近的霍勒斯·格里利农场。两年后,他接受了弗雷德里克·劳·奥姆斯特德在斯塔顿岛农场的一个类似的职位。与奥姆斯特德的合作促使韦林以排水工程师的身份参与了中央公园的建设。这个机会给他提供了一个进入整个库恩地区的排水和排污工程的跳板。内战暂时中断了他前途光明的新事业。1862年,他以少校的身份参加了战争,而后被任命为上校,在整个战争期间,他在不同的部队服役。韦林一生都保持着"上校"的绰号,这让人想起他对军事原则、礼仪和纪律的坚守。这个头衔也给他带来了认可和某种英雄品质,他利用这种品质来提升自己的职业地位。

1865年退伍后,韦林从事了一系列的商业活动,但都无一例外地失败了。1867 年,他重新从事园艺和畜牧业,在罗德岛新港附近管理奥格登农场有 10 年之久。但他对农业的兴趣逐渐减退,并于 1877 年放弃了农业。19 世纪 70 年代,他开始接受在东海岸修建排水系统的委托,包括纽约州的奥格登堡和萨拉托加温泉市,以及马萨诸塞州的勒诺克斯。到 19 世纪 70 年代末,韦林已经成为一名著名的市政工程师。他于 1879 年被任命为国家卫生局下属一个特别委员会的成员,这是对他工作相当大的认可。在 19 世纪晚期,他成了一名公共卫生学者的领军人物,同时,他也是一个毫不掩饰的自我推销者。他常常利用自己的专业知识,通过持有或购买的各种专利来获得经济回报。例如,在 19 世纪 60 年代,他宣称"干土厕所"是家庭卫生方面的一项革命性创新,甚至在抽水马桶被证明对美国家庭更有效、更实用之后他仍然坚持这种说法。[21]

　　孟菲斯采用的独立系统是韦林竭力推销的结果。1881 年和 1883 年,他为他的孟菲斯系统申请了部分专利,成立了一家公司(排水建筑公司),并开始向各个城市推销这个想法。许多工程师认为这种行为明显不够专业,尤其是考虑到孟菲斯系统尚未公开但实际存在的严重缺陷。知名咨询工程师(同时也是韦林前助理)威廉·保罗·格哈德指出,韦林上校通过"非常巧妙地倡导在美国引入独立系统,在工程领域引起了非常激烈的讨论,或许是因为韦林上校对该系统的某些细节申请了专利,因此人们往往争辩得非常具有个性"[22]。另一位同时代的人指出:"韦林上校的个人魅力如此之大,以至于他能够利用自己在孟菲斯取得的卫生成就,在许多社区树立起自己对小型管道下水道的看法。"[23]但韦林在夸耀自己在孟菲斯取得的成就方面从不含糊。他在《美国建筑师》(1882)中写道:"就孟菲斯采用的排水系统而言,作为一个系统,它在整个工程上是成功的。"[24]尽管受到来自工程师同事的非议,韦林还是受益于公众对孟菲斯系统的广泛关注。他获得了更多的污水处理合同。然而在 19 世纪 90 年代被任命为纽约市街道清洁专员后,他最终作为一名主要的公共卫生学家声名远播。[25]

关于韦林系统和它的缔造者的争论已经超越了职业道德对工程设计基础和经济的影响。在英国发展起来的独立系统正式向组合系统提出了挑战。在 1880 年以前,组合系统一直得到大多数美国工程师的支持。1880 年,国家卫生局派遣鲁道夫·赫林前往欧洲,调查独立系统和组合系统各自的优点。这多少有些讽刺意味,因为这场争论就是从欧洲的排水系统设计开始的。赫林被认为是卫生工程学院的院长,他和韦林上校一样杰出,但他并不那么张扬。他于 1867 年毕业于德国皇家工业学校。从 1876 年到 1880 年,赫林在费城担任助理城市工程师,在那里他监督各种公共工程建设,包括下水道的建设与重建。从那时候起,他开始对旧下水道失灵的原因感兴趣,并于 1878 年在美国土木工程师协会年度会议上就这个问题发表了一篇论文。这是美国首次讨论如何设计能够承受外部负荷的下水道断面。赫林的著作在该领域引起了广泛的关注。当国家卫生局决定调查欧洲污水处理的做法时,他被选择执行这个任务。[26]

这次考察活动持续了将近一年的时间。1880 年 12 月 24 日,国家卫生局发表了赫林的全面报告。报告讨论了干式清洁和排水系统,但认为后者更符合美国人的需要。赫林观察到欧洲城市和美国城市下水道的状况有显著的对比,他认为这是因为美国的建设与维护措施做得更好。至于选择组合系统或是独立系统,他总结说:"可以说,由于同一城镇可能会出现截然不同的情况,因此采用多种系统是可行的。在某些地方可以不必考虑雨水的因素,而在其他地区则是非常重要的。"[27]

基于健康、工程设计和成本方面的考虑,赫林得出结论:(1)两种系统相对彼此都没有更大的卫生优势;(2)组合系统适用于具有大量家庭废水和雨水的人口密集的大型城市;(3)在主要处理生活垃圾的小城市,独立系统非常有用。[28]

尽管如此,该报告还是使得关于独立排水系统和组合排水系统的争论升级了。但是从 1880 年到 20 世纪,工程师们对于争论更好的设计或相对的卫生优势的问题变得不那么感兴趣了(与韦林不同,赫林表示两种系统的优势都不突出),转而开始专注于当地条件和成本的重要性。关于各自系统的相对成本,有大量相互矛盾的证据。例如,康奈尔大学卫生工程教授亨利·N. 奥格登(Henry N. Ogden)提出,组合系统比独立系统更经济,因为城市只需要建造一个下水道而非两个。根据他的判断,对于一个城市来说,一个独立系统比一个组合系统要多出 2/5 的成本,因为雨水管的设计长度并不需要与排水管道相匹配。[29]咨询工程师哈里森·埃迪在 1920 年计算了组合系统和独立系统(包括房屋连接)的费用,如下:组合式下水道,655 650 美元;独立下水道和部分雨水渠系统,698 725 美元;独立污水渠及完整雨水渠系统,780 030 美元。以组合下水道为例,72.7% 的成本用于下水道和排水沟,只有 27.3%用于家庭卫生。在有部分雨水渠的独立下水道中,这一比例为68.7%—31.3%,而在有完整雨水渠的独立下水道中,这一比例为67.2%—33.8%。[30]

韦林曾提出,如果用地面排水取代对雨水系统的需求,那么独立系统会更便宜。一些专家支持他的观点,认为正如韦林所设想的那样,对于一些地区来说,一个独立系统的成本要比一个组合系统的投资更便宜。一些专家声称,组合系统的实际成本为每英尺 5美元至 10 美元,而独立系统的成本为每英尺 0.75 美元至 2 美元。凯斯引用科学学院院长卡迪·斯塔利(Cady Staley)和工程师乔治·S. 皮尔逊(George S. Pierson)的话:"如果独立系统的优点如此明显,那么为什么在那么多的情况下仍然采用组合系统呢?这个问题的答案是,工程先例对工程师来说很重要,即使它是一个难以消除的错误。"[31]

在实际操作中,截至 1910 年,独立系统和组合系统的实施似乎遵循了赫林设想的指导方针:较大的城市倾向于组合系统,较小的城镇倾向于独立系统。到 1900 年,没有一个大城市用的是独立系统(见表 8-3 和表 8-4)。[32]

表 8-3　排水系统类型的比例(%,1909 年)

城市的大小	管道式	排水沟式	组合式
超过 30 万人	7.2	3.2	89.6
10 万至 30 万人	23.0	4.7	72.3
5 万至 10 万人	37.9	7.9	54.2
3 万至 5 万人	40.1	10.9	49.0
所有的城市	21.1	5.4	73.5

资料来源:Joel A. Tarr,"Sewerage and the Development of the Networked City in the United States,1850—1930"(《1850—1930 年美国的污水收集和网络化城市的发展》),in *Technology and the Rise of the Networked City in Europe and America*(《技术与网络化城市在欧洲和美国的崛起》),Joel Tarr and Gabriel Dupuy eds.,Philadelphia:Temple University Press,1988,p.169.

表 8-4　水道总英里数(1905—1909 年)

(单位:英里)

年份	管道式	排水沟式	组合式	总计
1905 年	3 423.4	846.9	15 189.4	19 459.7
1907 年	4 563.2	1 180.4	17 122.8	22 866.4
1909 年	5 258.3	1 352.1	18 361.5	24 971.9

注:表中为人口 3 万及以上的城市。

资料来源:Joel A. Tarr,"Sewerage and the Development of the Networked City in the United States,1850-1930"(《1850—1930 年美国的污水收集和网络化城市的发展》),in *Technology and the Rise of the Networked City in Europe and America*(《技术与网络化城市在欧洲和美国的崛起》),Joel Tarr and Gabriel Dupuy eds.,Philadelphia:Temple University Press,1988,p.167.

赫林还考虑了当地对于组合或是独立系统偏好的影响。当谈及当地情况时,他指出了现有工程的历史和当地的地理特征。他说:"甚至还有当地的风俗习惯,都可能对设计产生重大影响,某些特征可能在一个地方被接受,而在另一个地方遭到强烈反对。"[33]此外,在建设排水系统时,除了要考虑根除当地的疾病,还要考虑地形因素。[34]

除了长期以来关于独立系统还是组合系统的争论,一些城市在解决全市污水处理系统问题上的斗争完全是源于党派政治和利益冲突。下水管道造价昂贵,而建造新系统的决定不太可能在没有认真辩论的情况下通过诸多的市议会会议。以波士顿为例,19世纪晚期,包括自来水工程、污水管道和土地填埋在内的卫生工程占用了该市总预算的 1/3。[35]

从 1859 年到 1905 年的大部分时间里,巴尔的摩的领导层至少四次否决了建立全市系统的提议。直到 1905 年通过了发行下水道债券的决定,授权在全市范围内建立一个独立排水系统,这个提议才得以通过。从表面上看,缺乏资金似乎是最主要的障碍。而事实上问题要复杂得多。19 世纪 80 年代,供水的扩大、城市面积的增长和人口的增加是关键因素,但在 19 世纪与 20 世纪之交,土地价值的上升也使土地密集型的污水系统变得更加缺乏效率。各方势力都表示需要建立一个全市范围的系统,但他们必须克服多年来严重的政治内斗带来的惯性。民主党的政治机器希望把公共工程项目变成对自己有利的项目,但政治机器的成员和改革家们都担心赞助的机会跑到对手那里。分裂的市政府通常会制定一系列小范围的计划来抵制大规模的规划。在下水道争论的案例中,旱厕的利益集团、牡蛎业、反对增税的商人、拥有私人下水道的富裕社区,以及新兼并的地区,都基于各自的原因反对市政下水道系统。然而到了 1905 年,一个更加专业化的市政府(包括一个新兴的工程团队)、更好的财政条件、火灾后(1904 年)的城市重建,以及与其他城市竞争经济发展的愿望压制住了那些不和谐的声音。最终,巴尔的摩拥有了自己的下水道系统,不再是传统的露天排水城市的形象。[36]

城市向外扩张也暴露了全市系统提供服务的不公平性。在某些情况下,身处闹市区的商人必须支付额外的特殊费用才能连接到污水管道和雨水排水管。[37]但是,在污水管道的分布方面,中央商务区和边远郊区往往受到青睐,这对少数族裔和工薪阶层社区不利。从1880年到1920年,底特律的自来水和公共下水道的密度从离市中心扩展到1英里以外的地方,再扩展到离市中心2英里及更远的地方,这对于投资郊区的土地投机者非常有利,但是不利于工人阶级。[38]和其他城市一样,阿拉巴马州伯明翰房地产开发公司在有关下水道建设的决策中发挥了重要作用。[39]

出于对当地情况的考虑,人们的注意力从有效的排放废物转移到污水离开管道后对河流和溪流的污染负荷。美国工程师学会的一名成员在1914年指出:"在过去的10年里,没有任何题目比这个问题更能引起卫生当局的注意,即污水对水的污染上限和防止过度污染的最佳方法。"[40]这在某种程度上反映了细菌学的兴起和对水媒污染物的更多认识。另一方面,这是对一个明确事实的回应,即新的下水道系统只是排走了废水和它的径流,而没有消除它们。

随着这些系统在收集废水方面越来越成功,它们成了一个更大的污染威胁。特别是在采用组合系统的城市,未经处理的污水进入河流和溪流的数量变得越来越大。正如乔尔·塔尔和弗朗斯·克莱·麦克迈克尔(Francis Clay McMichael)所指出的:"虽然组合式污水处理系统简化了生活垃圾和雨水的运输问题,但使处理问题复杂化了。"[41]依靠独立系统的城镇(或者独立系统和组合系统两者兼用)也造成了附近水道的径流和地表排水的污染负荷。然而,越来越明显的是,在污水在经过地面上处理或流入下水道的情况下,组合排水系统可能并不适宜。顾问工程师约翰·H.格雷戈里(John H. Gregory)在1913年说:"在其他条件相同的情况下,特别是当人们越来越重视污水处理问题时,独立系统似乎具有更大的优势。"[42]

水处理问题引出了卫生服务期间最关键的一个问题，即水过滤与污水处理的优点。[43]赫林在1895年认识到：

> 不管污水处理系统的费用有多高，我们都应该找到一个适当的解决办法，而且应该可以预见到，找到这个办法的时间应该离现在不远了。一些欧洲国家已经找到了解决的办法，使得污水在得到净化后才能排入小溪。因此，在没有适当考虑当前及未来污水的妥善处置情况下，不宜就污水收集系统作出任何计划。[44]

在某种程度上，处理污水问题凸显了卫生服务是如何在从污物向疾病微生物理论的转变过程中陷入困境的。在建造第一个地下污水系统时，主要的健康威胁似乎来自下水道气体和无人看管的腐烂废物。因此，该系统必须是气密和水密的，必须迅速和有效地排出废水。由于担心用于污水处理的水道受到污染的威胁，人们把注意力转向了管道的末端。增加的污水负荷给系统带来了原先设计中没有考虑到的问题。

如前文所述，未经处理的污水威胁被认为是生物的而非化学的。19世纪早期，关于杂质的化学和生物概念曾同时存在，但在1880年后，生物法解决方案得到了集中关注。正如历史学家克里斯托弗·哈姆林所说："因为疾病和分解在19世纪的病理学家看来是紧密联系在一起的，当疾病的微生物理论取代了化学理论，为'传染的密切病理'提供了一种解释时，一种大致类似的转变也由此发生。"[45]

在1850年到1900年之间，英国科学界开始将生物学原理应用于水净化和污水处理。美国科学家随后也遵循了类似的研究路线。这项工作的重点是水中的生物有机体，它们被认为是初级污染物。[46]例如在19世纪90年代早期，劳伦斯实验站对伤寒的研究证实了人们对这种疾病与下水道污水之间关联的担忧。[47]公共卫生学者开始接受乔治·惠普尔明确提出的至理名言："污水的危险主要在于其中所含的细菌。"[48]

在19世纪末和20世纪初,水污染是细菌威胁的同义词,这导致工业废料和其他有毒物质很少受到重视。如前文所述,在某些情况下,工业排放物被认为是一种杀菌剂,当它们被添加到水中时,可以抑制有机材料的腐烂。直到第一次世界大战后,工业废料才被视为影响水纯度和使污水处理过程复杂化的主要问题。[49]

在美国,随着数百条新修建的下水道将污水排入附近的溪流、湖泊和海湾,人们越来越支持从生物学角度看待水污染问题。虽然那些采用新排水系统处理废水的城市坚决拥护新系统,但下游城市或毗邻连接水道的城市面临潜在的灾难性规模的入侵。美国最常见,同时也是最简单和最便宜的污水处理方式就是稀释。污水只是简单地排入水中,有时经过——但通常不经过——某种形式的初步处理。英国的河流水量较小,城市发展迅速,并且组合排水系统被广泛地使用,因此在那里不分青红皂白地倾倒污水是不切实际的。与英国不同的是,美国的城市多年来都依靠其丰富的水资源作为洗涤槽。[50]在其最早的使用中,稀释充其量是种偶然的情况。正如一个同时代的人所说:"下水道通常在离海岸最近的水体中排放,没有适当的扩散。其结果就是不仅这些水域被严重污染,而且泥滩渣和光滑的浮渣还给当地造成了麻烦。"[51]

那些支持者们尤其是工程师们认为通过稀释处理污水在理论上是一种有效的技术,因为他们认为运行的水能够自我净化。根据乔治·富勒的说法,"杂质在水中分散,被细菌和较大的动植物消耗,或者以其他方式处理,可以有效避免产生有害结果。因此用稀释法处理污水是一种合适的方法"。他认为使用稀释处理污水是非常合适的。[52]在20世纪初期,预处理污水的范围和类型是核心问题,但在第一次世界大战期间,这种方法已经变得越来越流行(见表 8 - 5)。

表 8 - 5   稀释处理污水

年份	地方数量(个)	人口(人)	使用下水道(%)
1870 年	100	4 500 000	100
1880 年	200	9 500 000	100
1890 年	440	16 000 000	100
1900 年	890	23 500 000	96
1910 年	1 300	30 500 000	88
1920 年	2 000	38 000 000	80

资料来源:Langdon Pearse, *Modern Sewage Disposal* (《现代污水处理》),New York:Water Pollution Control Federation,1938,p. 13.

工程师们更倾向于采用一种更为系统的稀释计划,而不是简单地在河道中倾倒废物。为了有效和经济,在保护公众健康方面必须小心谨慎地限制特定水道内的细菌数量,并保持水中溶解氧的含量充足。[53]工程师们通常倾向于在使用前净化供水,而不是在排放前处理污水。为了减少水道中的细菌负荷,必须要采取统计措施以了解何时污水会对水道的稀释能力造成过大负担,以及水净化工厂能够处理的负荷程度。从某种意义上来说这意味着需要制定标准。

美国提出的第一个重要稀释标准是鲁道夫·赫林和他的同事在修建排水管道以稀释芝加哥污水时得出的成果。湖水从密歇根湖调入德斯普兰斯河,再流入伊利诺伊河(密西西比河的支流)。赫林建议运河的最小流量为每 1 000 人每秒 3.3 立方英尺。尽管该标准在多年来被广泛接受,但工程师们在对当地条件尚未了解的情况下,对于这个固定的稀释标准还是保持了谨慎的态度。除了考虑负荷因素,还可以通过改进处理技术稀释污水。例如,可以将排放口对准深水,或者设计多个排水口。[54]

并非所有人都对稀释法有信心。从 19 世纪 90 年代开始,许多卫生官员和一些工程师就开始质疑这种做法。鉴于日益增加的污水处理水平和出于对水作为疾病载体的关注，人们更为关心污水处理，而不是简单的稀释和（或）过滤。当时的统计数据表明，在整个 20 世纪初期，人们都倾向于稀释污水。根据富勒的估计，1904 年有超过 2 000 万的城市居民向内陆河流或湖泊排放未经处理的污水，而只有大约 110 万人使用了污水净化系统。此外，美国的人均污水量大约比英国高出 60% 到 250%。根据另一个数据来源估计，1900 年以前，该地区 90% 以上的污水未经处理就排放出去；1909 年，有下水道的居民中 88% 的废水未经处理就排入了水道。1910 年，世界上最大的 16 个城市都在使用稀释法。[55]

尽管稀释法很受欢迎，但许多公共卫生学者认为，稀释法这种技术根本不适用于对抗污水传播细菌的危险。在费城工程师俱乐部的主席演讲中，威廉·伊斯比（William Easby）提供了稀释的测量分析：

> 众所周知，河流和水体可以不断对污水进行清洁。但是当他们不断大量地接收污水时，他们的承受能力很可能被高估了……由于人们已经接受了细菌理论，害怕通过公共供水传播疾病，这使许多人走向极端，认为污水必须接近过滤水所需的纯度标准……使用稀释法处理污水的限度应该与处理陆地废物一样，以对其重要性的认可程度为标准。[56]

其他人说的就没那么委婉了。芝加哥大学的细菌学副教授埃德温·O.乔丹（Edwin O. Jordan）直截了当地说："稀释本身既不能去除危险物质，也不能消灭它们；事实上，稀释很有可能掩盖了它们的存在。"[57]有些人呼吁打破稀释可以减少卫生妨害的思维限制，提高对污水污染的重视。卫生工程师兰登·皮尔斯（Langdon

Pearse)说:"由运动员、自然爱好者、保护主义者和其他人组成的各种组织都在敦促恢复河流的原始纯净状态。在每种情况下有必要或者有可能执行到何种程度,是工程师需要解决的问题。"[58]

关于稀释的优点和局限性的争论一直在持续,与此同时,究竟是处理污水还是过滤水的问题也一直在激烈地争论。[59]如前文所述,有关处理争议的直接结果是成功地将废水从中心城市中排出。家庭和企业的污水处理能力越强,如何处理的问题就越大。公共卫生工作者把污水处理视为一个健康问题,将水处理视为防止通过水传播疾病的最佳保障。为此他们也把责任放在了产生废物的人身上,而不是那些利用废水的人身上。如果处理介质是同一地区的饮用水来源,那么处理是有意义的。如果废物流向下游,处理似乎是多余的,也更难以证明污染者承担责任的理由。此外,如果废物的制造者是为了本地区的直接利益而承担处理费用,而不是为了另一个城市的利益,那么处理费用的意义就不同了。富勒敏锐地指出:"事实上,卫生妨害的存在还不足以促使当局纠正过度征收污水稀释税费的公然行为。在很大程度上,积极或预期的诉讼可以促使地区采用污水处理设施,而大多数人并没有意识到这一点。"[60]有意思的是,1912年7月市政厅的一篇文章指出:"一般的城市或个人认为污水处理厂是一种新奇或不必要的开支,只有当损害诉讼的威胁出现时,他们才会建造它们,然后安抚原告的愤怒,就某些州而言,应当满足州卫生局看似无用的要求。然后由工程师或公司准备或提出的任何计划或设备都可以,只要不是太贵就行。"[61]

新的细菌学理论本身不足以对水处理产生重大影响。但是,出于对污水中细菌污染的担忧,加上水道中污水排放的日益增多,下游城镇纷纷提起了诉讼。大多数州对该法律的解释仍然以基本的普通法原则为基础。河岸的所有者有权按照他们的意愿使用流过他们区域的水。下游的河岸所有者有权期望流到他们地区的水保持其自然状态,除非上游所有者可以"合理"地使用它。当然,对"合理"的解释因地而异,因人而异。

在污水排放的情况下,公共权利与私人权利的问题使如何明确合理使用的规范变得非常复杂。城市被认为是所在州的代理人,在法律授权下通过宪章或特别法案采取行动。例如,向河流排放污水被认为是城市的一项法律职能,因此,城市对下游所有者没有损害赔偿责任。然而,案件的公平性允许业主举证污水对其财产造成持续损害,并因此中止授权排放。在这种情况下法院就可以发布禁令,阻止继续污染。当时的人们普遍认为,如果河流的大规模污染没有发生超过 20 年,或者没有得到法律的批准,就可以通过公平诉讼程序加以限制。而潮汐水域的污染引出了不同的问题和不确定的法律结果,因为潮汐水域的土地所有权并没有授予河流的河岸所有者同样的权利。[62]

关于对公众健康的危害,普通法必须由其他法规加以补充,因为它只涉及财产权。1910 年,明尼苏达州最高法院维持了下级法院对两名男子遗孀的赔偿判决,这两名男子死于饮用由曼卡托市供应的被污染的自来水。一项调查显示,污水由于意外情况进入了自来水厂。到 20 世纪 20 年代初,一些法院裁定一个城市应对其所分布的水中的杂质导致的任何疾病负责,而且如果存在疾病威胁,将未经处理的污水倾倒到自然水道中是不合法的行为。由于各地情况不同,因而没有明确出台关于污水污染的国家标准。[63]

国家一级的管理机构提供了一种禁止水污染的规范机制。到 1905 年,多达 44 个州有关于河流污染的法律,但其中只有 8 个州有可行的执行条款。康涅狄格州、马萨诸塞州、明尼苏达州、新泽西州、俄亥俄州和宾夕法尼亚州在 1905 年制定了当时最严格的法律;到 1909 年,加利福尼亚州、印第安纳州、堪萨斯州、北卡罗来纳州、佛蒙特州、威斯康星州、俄亥俄州和新泽西州加强了它们的规章制度。到第一次世界大战时,几个州设立了专门管理水污染的卫生局和委员会,这些机构被赋予了治理工业和城市污染的更大权力。不过由于各自的规定有不一致之处,执行工作往往很松懈。美国水务协会(AWWA)在1921年进行的一项调查表明,只有5个州赋予了他们的污染治理机构足够的权力,而且几乎所有情况下,执行都因缺乏足够的拨款而受到阻碍。[64]

对污染的普遍关注并不足以促使各州批准对河流污染进行管制,而伤寒流行往往是采取管制的直接动力。当一场伤寒大流行于1885年爆发后,在宾西法尼亚州的矿业小镇普利茅斯成立了州卫生局。该卫生局有调查权,但对河流污染没有具体的管控权力。直到20年后,伤寒疫情再次爆发,州立法机关才针对河流污染立法。新成立的卫生局拥有执行权力,但该法律仅适用于新系统或是旧系统的升级版。这种州一级的行动迫使各城市开始审查它们的处理与处置做法。[65]

美国各州仍然是处理河流污染的主要政府实体,在第一次世界大战之后,人们为制定各州之间的协定做出了更多的努力。[66]但是,就像河岸使用者之间的争端一样,上下游城市之间关于污水污染问题的斗争是不可避免的,也不可能完全通过各州之间的合作解决。圣路易斯试图获得联邦禁令,阻止芝加哥从其排水渠向密西西比河排放污水。该市的领导人声称污水的排放污染了密西西比河,而那里也正是圣路易斯的水源。[67]芝加哥环境卫生和航行运河于1900年1月开通。这条28英里长的运河永久地逆转了芝加哥河的流向,使其从密歇根湖流入密西西比河。1907年,最后两个排入湖中的排污管道被沿着湖岸建造的截流排污网络关闭。芝加哥这么做的根本原因是通过阻止城市污水排入密歇根湖,避免对供水造成更大的威胁。[68]

芝加哥市政卫生局的官员们早就知道圣路易斯反对修建排水渠,但在他们的邻居获得禁令之前,他们还是悄悄地修建了水渠。我们目前还不清楚为什么圣路易斯要等到最后一刻才寻求禁令,但是在 1900 年 1 月,密苏里州请求美国最高法院禁止伊利诺伊州和芝加哥卫生区向伊利诺伊河的运河主河道排放污水。这个案子被驳回了,但是后来由于发现伊利诺伊州的水比密西西比河的水更纯净,因此圣路易斯在密西西比河上建了一个净化厂。[69]

19 世纪晚期,随着公共卫生官员和其他人大力宣扬水处理的价值远大于简单的稀释,以及上游和下游城市之间管辖权之争的升温,各种各样的技术开始得到关注。陆地上的污水处理有着深厚的历史渊源,至少可以追溯到 4 个世纪以前。这是除倾倒污水外最古老的污水处理方式。然而,随着卫生革命的到来,1858 年英国开始用污水灌溉耕地——"漫灌法"或污水农场,直到 19 世纪 70 年代,它一直是英国唯一认可的污水处理方法。大面积砂土是该方法有效运行的理想土壤。污水灌溉农田的方法在欧洲大陆(尤其是巴黎和柏林)、亚洲和美国也得到了应用。在 19 世纪 70 年代的美国,这种方法在新英格兰等一些地方中被应用于种植作物。1881 年,伊利诺伊州的普尔曼市成为第一个使用污水灌溉用于处理污水的市政当局。

污水灌溉法理论上可以将废物转化为更有价值的产品,但它只是在美国西部比较流行。作为传统灌溉法的一种替代方法,污水灌溉为该国干旱地区提供了一些水的利用价值。1883 年,怀俄明州的夏延建立了第一个西部灌溉工厂。到 1890 年,工厂已经在科罗拉多斯普林斯、海伦娜、蒙大拿、圣罗莎、加利福尼亚和洛杉矶投入使用。许多农田由于操作不当造成后续麻烦不断,最终选择放弃使用这种方法,有的农田改为使用水灌溉系统,但是污水灌溉法在加利福尼亚州一直得到广泛使用。1914 年,有 35 个地区使用这种技术种植苜蓿、燕麦、橙子和坚果。在圣安东尼奥,大约有1 600英亩(12 万人口)以这种方式灌溉,用于生产供牲畜使用的约翰逊草牧场。

在西部以外的地区,污水灌溉因效率较低和可能危害健康而受到批评。人们对从处理过的地区流出的污水或在作物吸收了部分废物后将污水引到河流的做法提出了质疑。公共卫生当局担心感染会通过传染或通过作物给农场工人带来伤害。虽然没有确凿的证据证实这些说法,但这样的批评阻碍了该方法的广泛使用。它只是一种针对特定地点的处理办法。[70]

当时人们认为间歇式过滤的效果要优于污水灌溉。间歇式过滤法于 19 世纪 60 年代后期在英国得到发展,并在 1886 年至 1887 年由劳伦斯实验站对其进行了进一步的升级改进。这是一种改良的广泛灌溉方式,建造起来很简单,需要的操作区域更小。在这个过程中,污水每天要在大约 4 英尺深的砂床上喷洒 1 到 3 次,这些砂床的成分是天然的砂土或砖瓦。污水的间歇施用使空气进入砂床内,从而依靠生物和物理行为来处理废弃物。由此产生的清澈无味的废水不含大部分悬浮物和大量的细菌。这种方法于 1887 年在马萨诸塞州首次使用。到 1900 年,已有 30 多个城镇采用了该方法。到 1934 年,有 600 多座这样的工厂投入运行。与漫灌法一样,间歇性过滤的使用范围也有具体的地区,主要局限于新英格兰和其他沿大西洋海岸的地区。那里自然沉积物丰富。与漫灌法相比,它的成本相对便宜,但由于这种方法需要砂子沉积和相对便宜的土地,在实践过程中比后来的过滤法更昂贵。不过这依然是发展污水净化技术的重要一步,特别是因为它强调了生化氧化。[71]

化学沉淀法有时与沉积法一起使用,包括使用混凝剂(石灰、明矾、硫酸盐)来帮助去除污水中的固体。它起源于法国,随后在英格兰也开始使用。1887 年在美国的科尼岛首次使用。1890 年,为了满足布匹制造商和其他定居在城市下面布莱克斯通河上的人们的需要,马萨诸塞州的伍斯特市修建了一座大型工厂。因为它造价昂贵,同时产生大量的污泥,并且不能彻底净化污水,因此必须采用化学沉淀法作为辅助处理。但它最终被化学沉淀法所取代。[72]

到 19 世纪晚期,英国人专门试验了所有已知的污水处理方法,以寻求这个棘手问题的持久解决办法。在 19 世纪 90 年代发展起来的接触式过滤器是一项关键的过渡性技术,是现代生物过程的第一批技术之一。"这是发生在 19 世纪 90 年代的污水处理原则的概念革命的一部分。"克里斯托弗·哈姆林说,"把污水净化看作防止污水分解的哲学,取而代之的是试图促进自然处理污水的生物过程。"[73]

这种新工艺的发明者是威廉·约瑟夫·迪布丁,他在 1882 年至 1897 年期间担任伦敦城市工作委员会和后来的伦敦郡议会首席化学家。根据哈姆林的说法,接触式过滤器在英国的应用是在"政治背景下发展起来的,主要是为了满足政治需求"。迪布丁根据自己的官方身份负责泰晤士河口,那里也是伦敦污水排放的地方。当时的公众强烈要求停止河口污染,但考虑到成本问题,迪布丁决定采用技术手段"以达到公共关系的目的,使公众相信当局正在采取负责的行动"。迪布丁在 1887 年提出,河口的微生物可以净化污水。那个"当局未能采取果断行动的合理借口,一种使公众相信迪布丁打算采用的边际处理方法确实是最佳解决方案的方法"[74],最终为污水处理的主要创新提供了发展背景。

污水处理技术的革命并不是由迪布丁独享的。生物处理是在几个地方独立发展起来的:在伦敦的巴金河口(迪布丁的本职工作);在埃克塞特(化粪池在那里非常普及);在都柏林(在那里发展了加速生物氧化过程);在劳伦斯实验站(在那里对间歇过滤进行了改进,并发展了滴流过滤器)。

19 世纪 90 年代初,迪布丁着手设计一种比劳伦斯实验站的处理方法更快速的污水处理方法。在柏京的排水口,他做了一个试验,用铁桶把污水灌进焦炭和石头中。然后他做了一个 1 英亩大小的凹槽,里面装满了可乐,他称之为"接触系统",因为污水通过关闭出口与可乐保持接触(污水经过有氧和无氧条件的复杂处理得到净化）。1894 年,他在萨里郡的萨顿安装了 7 个实验接触槽。在那里,他开发了一种双接触系统,将处理过的污水传送到另一层,进行第二次处理。接触槽本质上是一个容纳过滤介质的紧密的盒子,可以使用各种坚硬和光滑的材料,如焦炭、煤或石头。它还增加了调节装置来控制物料的流入和流出。所产生的废水质量良好,但凹槽会定期堵塞。许多这样的凹槽已经投入使用,但通常是在较小的工厂中使用。最终,滴流过滤器取代了它们。[75]

作为一种更有效和更便宜的氧化污水的方法,滴滤法比迪布丁设计的接触系统更为进步。它的设计与接触凹槽相似,但允许空气在凹槽内部流通。污水断断续续地喷洒到槽上,槽的深度从 5 英尺到 9 英尺。安装的滴流过滤器往往与初步的沉淀和筛选程序或其他补充技术一起使用,这取决于所期望的效果。[76]

虽然滴流过滤器是在劳伦斯实验站发展起来的,但它及其相关类型如洒水过滤器和渗透过滤器等在英格兰引起了更多的关注。由于成本偏高,在新英格兰使用的砂过滤器并不受欧洲欢迎。在英格兰,用于滴滤的粗料比砂子要多得多。随后,经过大幅改进的滴流过滤器迅速走出了美国。劳伦斯实验站的工作与同时代的很多事物一起展示了市政技术的单向转移变化。直到 19 世纪 90 年代,技术创新主要是通过大西洋由东向西传播,但现在它们也开始从西向东传播。

最早的滴滤装置之一是 1893 年受到劳伦斯实验站的启发在英格兰索尔福德建造的。1889 年,劳伦斯站运行了两个实验性的砾石过滤器,而在 1901 年,威斯康星州麦迪逊建造了美国最早的实用滴流过滤器之一。1903 年,赫林推荐亚特兰大开始采用滴流过滤器。韦林还根据美国专利技术公司的设计,使用强制通风的方式建造了一些工厂,但当时的制度没有那么大影响力。1908 年,美国第一个城市现代洒水过滤器厂在宾夕法尼亚州的雷丁投入运行。它是由赫林和富勒根据 1905 年在俄亥俄州哥伦布市的实验设计的。[77]

在各种生物反应过程中,化粪池的开发提供了最大的用途,因为它可以在各种环境中加以利用。从某种意义上说,它是单个旱厕的继承者。虽然它不适用于污水的最终处理,但作为处理几种浓缩污水的初步步骤是非常有价值的。其主要价值是节约了去除污泥的成本。[78]化粪池本质上是一个沉淀池,它允许固体或污泥在没有氧气的情况下分解,导致某种类型的发酵。与沉淀池不同,化粪池在不去除污泥的情况下运行的时间更长。19世纪80年代初,法国人在一个封闭的无氧容器中对污水中的悬浮有机物进行了液化实验。在1891年,一位英国工程师在他所谓的"培养池"中使用了这种方法,并在伊利诺伊州的乌尔班纳安装了一台。[79]

1895年以后,这一方法终于得到了更广泛的欢迎,当时英国埃克塞特的城市测量员唐纳德·卡梅伦(Donald Cameron)把它命名为"化粪池"。正如一位观察者所指出的:"自从化粪池的想法受到欢迎,每个污水池的设计者都用化粪池这个名称,显然是有充分的理由的,因为这个词最初只是细菌的意思,正如防腐的意思是抗菌。"[80]

卡梅伦的贡献是展示了该处理方式的实用价值,就像劳伦斯实验站展示了间歇过滤和滴滤的实用价值一样。他首先使用了一个封闭的槽(水平流动槽),但很快发现,液体只需要在任何存储槽中缓慢流动约24小时,就可以(通过厌氧细菌的作用)去除约60%至70%的悬浮物。[81]

卡梅伦的设计很快得到了改进。威廉·欧文·特拉维斯博士(Dr William Owen Travis)来自英格兰汉普顿。1903年,他为特拉维斯池申请了专利。特拉维斯是当地的卫生官员和污水处理厂的操作员,他试图以"不受工程先例影响的思维"来解决与接触凹槽堵塞有关的问题。他设计了一个2层的水池,分为3个部分——2个沉淀池和1个液化池。污水在前2个容器中放置5个小时,在液化容器中放置 15 个小时。该系统提供了分解污泥的能力,使污泥可以从新鲜污水的主要部分中分离出来。虽然他的工作引起了很多关注,但 1904 年在汉普顿的工厂建成后,仅在诺维奇建造了一个大型装置。[82]

由德国的卡尔·英霍夫(Karl Imhoff)博士设计的一种新型水池也对特拉维斯的设计造成了竞争。赫林对汉普顿的工作很感兴趣,并建议德国埃姆舍排水区委员会的污水处理工程师研究这个设计。1905 年,他开始建造一个特拉维斯池,但未完工就去世了。他的继任者卡尔·英霍夫继续对其加以改进。英霍夫池(或埃姆舍池)也是一个两层的沉淀/液化池,但与特拉维斯池不同的是,污水不允许进入污泥池。这一过程更快,所需的沉积时间要短得多。由于处理污泥的成本较低,英霍夫池吸引了美国市政工程师的兴趣。美国的许多城市经历过大范围的温差变化和强降雨,在凹槽上处理污泥是相当困难和昂贵的。到第一次世界大战时,大约有 75 个城市和一些机构使用了英霍夫池。它很快成为美国和欧洲最流行的污水二次处理方法。[83]

在此过程中,人们设计了各种工艺来改进处理过程,如各种类型的砂箱和筛网。在荷兰,利纳系统由 5 英寸的铁质下水道组成,污水通过空气泵产生的真空进入中央池。污水被排入驳船中,并被运到附近的农场。[84]

在一些地方,人们对污水进行消毒以去除污水中潜在的致病微生物。这个过程开始于纽约的布鲁斯特,1892 年,人们在那里安装了一个氯气装置。[85]另一项革新是电解工艺,污水流经电解池,增加了固体在污水中的沉淀,并通过形成次氯酸盐对污水进行消毒。20 世纪的前 10 年间安装了一些实验装置。[86]

当时最有前景的处理技术(被一些人称为“现代奇迹”)是 20世纪 10 年代发展起来的活性污泥处理技术。利用曝气方法从污水中产生絮凝沉淀——污泥,其中含有大量细菌,促进了硝化微生物的繁殖。富含硝化细菌的"活性污泥"被添加到新鲜的污水中，然后进行简单的曝气处理，导致污水产生硝化作用，达到去除细菌并形成快速沉淀的污泥的作用。最终废水中细菌可减少 90% 以上，形成接近 98% 的纯水。这个过程需要一个小的区域，因此可以降低工厂的建设成本，但是剩余的污泥在当时是一个无法解决的问题。[87]

污水曝气的实验已经进行了好几年，而活性污泥工艺是由曼彻斯特的吉尔伯特·J. 福勒（Gilbert J. Fowler）博士发现的。福勒显然是从 1912 年在劳伦斯实验站进行的曝气实验中得到这个想法的。1912 年 8 月，他参观了劳伦斯实验站，并观察了进行实验的水池。福勒和他的同事芒福德一直在尝试开发一种用于污水处理的特殊细菌（称为 M-7）。在福勒的要求下，曼彻斯特处置工程的主管爱德华·阿德恩（Edward Ardern）和 W. T. 洛基特（W. T. Lockett）进行了曝气实验，从而诞生了第一个活性污泥工艺。1913 年 11 月，福勒和他的同事公开展示了他在曼彻斯特的第一项研究，在这项研究中，他报告说，接种氧化细菌的污水可以在 6 个小时的曝气后得以澄清并清除细菌。利用福勒的发现，伊利诺伊大学的化学教授爱德华·巴托（Edward Bartow）确定污泥可以在福勒所述的更短时间内进入活化状态。人们在英国和美国继续进行了许多其他的实验。1916 年，美国首个装置在得克萨斯州的圣马科斯完成，很快在密尔沃基也建成了相同的装置，并开始广为人知。它率先开发了一种工艺，可利用污泥残渣生产一种产品用于商业用途。[88]

考虑到成本费用以及对污水处理和水过滤的持续争论，各种各样的新方法和系统并没有得到统一，也没有立即实施。1900 年，1 500 个城市和城镇（人口超过 3 000 人）中约有 1 100 个配备某种污水系统。截至 1905 年，只有 89 座城市污水处理厂在运作，其中 69 座是在 1894 年以后兴建的。[89] 到 1920 年，共有 860 个城市处理污水,但这只占美国使用污水的人口的20%。直到1940年,才有一半以上的城市人口使用处理过的污水(见表8-6)。[90]

表8-6 使用污水处理的城市人口

(单位:人)

年份	美国人口	城市人口	使用污水处理的城市人口
1880 年	50 150 000	14 130 000	5 000
1890 年	62 950 000	22 110 000	100 000
1900 年	75 990 000	30 160 000	1 000 000
1910 年	91 970 000	41 990 000	4 450 000
1920 年	105 710 000	54 160 000	9 500 000

资料来源:Joel A. Tarr, James McCurley, and Terry F. Yosie, "The Development and Impact of Urban Wastewater Technology: Changing Concepts of Water Quality Control, 1850 - 1930"(《城市污水处理技术的发展与影响:水质控制观念的改变,1850—1930 年》), in *Pollution and Reform in American Cities*, *1870 - 1930*(《美国城市污染与改革,1870—1930》), Martin V. Melosi ed., Austin: University of Texas Press, 1980, pp. 74 - 75.

　　乔尔·塔尔认为,在当时主要土木工程出版物的支持下,1890年大多数工程师已经接受了一个"合理的模型设计选择",正如赫林在1881年关于下水道的报告中所概述的那样。其主要理由是,由于综合下水道系统和卫生下水道系统都不构成重大的健康风险,因此应根据当地社区的需要执行。这种看法是建立在这样的假设之上的:拥有组合式系统的大城市可以安全地将污水排入附近的水道。劳伦斯实验站等团体对水污染进行的研究表明情况却并非如此,因此他们对污水处理问题给予了更多的关注。

　　工程师们没有将他们的方法转变为开发下水道系统来对应新的证据,而是依赖于通过稀释这个概念来实现河流自净的假设。这种立场最终使工程师与公共卫生官员对立起来,前者主张使用稀释法,并增加对水滤液的支持。而后者则主张从源头处理污水。在这种情况下,关于这场环境问题的争论,塔尔把工程师们放在了错误的一方,或者至少暗示他们对这个问题持有"更宽容"的观点。[91]

　　这场争论忽略了更大的背景。塔尔认为,工程师和公共卫生官员之间的争论大约在 1905 年至 1914 年之间最为激烈。虽然事实如此,但很明显到 1920 年左右,支持稀释作为一种处理污染问题的方法的工程师们已经改变了他们的观点。在对污水进行处理之前,他们在预处理过程中储存了更多的污水。此外,与水源处理相比,坚持过滤是一个对水的质量负责的问题,尽管从环境角度来看,这比水源处理更为狭隘。应当记住,提倡污水处理的人只关心细菌污染,而不关心化学污染。此外,并不是所有的工程师都严格遵守稀释的原则。在工程界也有许多不同的意见。[92] 从 19 世纪末到 1920 年,公共卫生模式至少是在不断变化的,人们开始由瘴气转向对细菌环境进行更广泛的重新调节,人们对管道末端污染问题的关注也越来越多,这在最初的独立系统与组合系统之争中是没有人能够预料到的。关键的人物(组织)通过水污染问题引起了工程师和公共卫生官员们的注意。他们(它们)包括国家的法律机构,特别是法院、州立法机关,其次是联邦政府。他们把注意力集中在水污染问题上,从而迫使人们重新考虑城市的废物处理方案。

　　因此,到 1920 年,修建下水道的观念被人们广泛接受。但是这个选择的主要后果(即增加了水污染)只是在过滤还是处理的争论中才开始得到解决。就像供水系统扩展到城市范围之外一样,废水系统的区域也从卫生和法律角度不断向外扩展。

注　释

1. 参见 James B. Crooks, *Politics and Progress: The Rise of Urban Progressivism in Baltimore, 1895 - 1911*(《政治和进步:城市进步主义在巴尔的摩的崛起,1895—1911》),Baton Rouge:Louisiana State UP,1968,pp. 132 - 133。

2. Joel A. Tarr, "Sewerage and the Development of the Networked City in the United States, 1850 - 1930"(《1850—1930 年美国的污水收集和网络化城市的发展》),in Joel A. Tarr and Gabriel Dupuy eds., *Technology and the Rise of the*

Networked City in Europe and America(《技术与欧美网络化城市的兴起》),Philadelphia：Temple UP,1988,p. 169.

3. Alexander Potter, "The Relation of Mayors and Councilmen to Sanitary Problems"(《市长和市议员与卫生问题的关系》),*City Government*（《市政府》）2（Oct. 1897）：128.

4. Carol Hoffecker, "Water and Sewage Works in Wilmington, Delaware, 1810 - 1910"(《特拉华州威明顿的供水和污水处理厂,1810—1910》),*Essays in Public Works History*（《公共工程历史论文集》）12 ,Chicago：Public Works Historical Society,1981,p. 9.

5. Henry W. Taylor, "A Privately Financed System of Sewers"(《私人融资的下水道系统》),*Engineering Record*（《工程记录》）71（Jan. 16,1915）：79 - 80.

6. Frederick Moore, "The New Drainage and Sewerage System of New Orleans"(《新奥尔良的新排水和污水系统》),*Scientific American*（《科学美国人》）85（Dec. 7,1901）：564;"New Orleans：Drainage and Sewerage"(《新奥尔良:排水和污水系统》),*Sanitarian*（《卫生工作者》）43（Oct. 1899）：299 - 314;Advisory Board on Drainage,*Report on the Drainage of the City of New Orleans*（《新奥尔良市排水系统的报告》）, New Orleans,1895;" The New Orleans Sewerage System"(《新奥尔良污水系统》),*American City*（《美国城市》）19（July 1918）:26 - 28.

7. Samuel W. Abbott,"The Past and Present Condition of Public Hygiene and State Medicine in the United States"(《美国公共卫生和国家医学的过去和现在的状况》),*Monographs on American Social Economics*（《美国社会经济学专著》）19(1900)：40,43. 参见 M. N. Baker, "Municipal Engineering：Urban Growth and Progress"(《市政工程:城市的发展和进步》),*Engineering News-Record*《工程新闻—记录》96（April 17,1926）：691。

8. 1881 年,除伦敦外,一些欧洲城市的数据与美国主要城市相比,优势明显:伦敦主干道,2 276 英里;巴黎,393 英里;柏林,49 英里;维也纳,142 英里;利物浦,668 英里(不包括后面通道的下水道);汉堡,131 英里;法兰克福,70 英里;格但斯克,26 英里。参见 National Board of Health, *Annual Report of the*

National Board of Health, *1881*（《国家卫生局年度报告，1881 年》），Washington, D. C. 1882, pp. 133 – 134。

9. John H. Ellis, "Memphis Sanitary Revolution, 1880 – 1890"（《孟菲斯的卫生革命，1880—1890》），*Tennessee Historical Quarterly*（《田纳西历史季刊》）23（March 1964）: 59 – 61; Lynette B. Wrenn, "The Memphis Sewer Experiment"（《孟菲斯下水道实验》），*Tennessee Historical Quarterly*（《田纳西历史季刊》）44（Fall 1985）: 340; "American Sewerage Practice"（《美国排污实践》），in Barbara Gutmann Rosenkrantz ed. , *Sewering the Cities*（《城市污水处理》），New York: Arno Press, 1977, p. 24.

10. Wrenn, "Memphis Sewer Experiment"（《孟菲斯下水道实验》），p. 340; Ellis, "Memphis Sanitary Revolution"（《孟菲斯的卫生革命》），60; William Wright Sorrels, *Memphis Greatest Debate*: *A Question of Water*（《孟菲斯最伟大的辩论：一个关于水的问题》），Memphis: Memphis State UP, 1970, p. 42.

11. G. B. Thornton, *The Death-Rate of Memphis*（《孟菲斯的死亡率》），Memphis, 1882, pp. 4 – 5; Wrenn, "Memphis Sewer Experiment"（《孟菲斯下水道实验》），pp. 340 – 341.

12. Ellis, "Memphis Sanitary Revolution"（《孟菲斯卫生革命》），pp. 62 – 65; U. S. Department of the Interior, Census Office, *Report on the Social Statistics of Cities*, *Tenth Census*, *1880*（《城市社会统计报告，第十次人口普查，1880 年》），compiled by George E. Waring Jr. , Washington, D. C. 1886, pp. 144 – 145.

13. U. S. Department of the Interior, *Report on the Social Statistics of Cities*（《城市社会统计报告》），pp. 144 – 145.

14. U. S. Department of the Interior, *Report on the Social Statistics of Cities*（《城市社会统计报告》），pp. 145; Wrenn, "Memphis Sewer Experiment"（《孟菲斯下水道实验》），pp. 343 – 344; Ellis, "Memphis Sanitary Revolution"（《孟菲斯卫生革命》），pp. 65 – 66.

15. Wrenn, "Memphis Sewer Experiment"（《孟菲斯下水道实验》），pp. 342 – 345; U. S. Department of the Interior, *Report on the Social Statistics of Cities*（《城市社会统计报告》），p. 146.

16. George Preston Brown, *Sewer-Gas and Its Dangers*（《下水道煤气及其危

险》),Chicago,1881,p. 17.

17. 参见 Joel A. Tarr and Francis Clay McMichael, "Decisions about Wastewater Technology：1850 – 1932"(《关于废水处理技术的决定,1850—1932》),*Journal of the Water Resources Planning and Management Division*(《水资源规划和管理司期刊》),*Proceedings of the ASCE*(《美国土木工程师协会会刊》)103（May 1977）：52;Joel A. Tarr, "The Separate vs. Combined Sewer Problem：A Case Study in Urban Technology Design Choice"(《独立与组合下水道问题:城市技术设计选择的个案研究》),*Journal of Urban History*（《城市史杂志》)5（May 1979）：315 – 318;Stanley K. Schultz and Clay McShane, "To Engineer the Metropolis：Sewers,Sanitation,and City Planning in Late-Nineteenth-Century America"(《设计大都市:19 世纪晚期的美国下水道、卫生设施和城市规划》),*Journal of American History*（《美国历史期刊》)65（Sept. 1978）：394;Stanley K. Schultz, *Constructing Urban Culture：American Cities and City Planning,1800 – 1920*（《建构城市文化:美国城市与城市规划,1800—1920》),Philadelphia：Temple UP,1989,pp. 167 – 169。同时参见 George C. Whipple, "Principles of Sewage Disposal"(《污水处理的原则》),*Engineering Record*（《工程记录》)63（Jan. 7, 1911）：20;Whipple, "The Broadening Science of Sanitation"(《卫生科学的拓宽》),*Atlantic Monthly*（《大西洋月刊》)113（May 1914）：631。

18. Cited in Sorrels, *Memphis Greatest Debate*(《孟菲斯最伟大的辩论》),pp. 44 – 45.

19. Frederick S. Odell, "The Sewerage of Memphis"(《孟菲斯的污水处理》),*Transactions of the ASCE*（《美国土木工程师协会会刊》)216（Feb. 1881）：26.

20. 参见 Ellis, "MemphisSanitary Revolution"(《孟菲斯的卫生革命》),p. 66;Wrenn, "Memphis Sewer Experiment"(《孟菲斯下水道实验》),pp. 345 – 346;John Lundie,*Report on the Water Works System of Memphis,Tenn*(《美国田纳西州孟菲斯市供水系统报道》)（Memphis,1898),p. 4。

21. 参见 Martin V. Melosi, *Garbage in the Cities：Refuse, Reform, and the Environment,1880 – 1980*(《城市里的垃圾:废弃物、改革与环境,1880—1980

年》)，College Station：Texas A&M UP，1981，pp. 53 - 58。

22. William Paul Gerhard，*Sanitation and Sanitary Engineering*（《环境卫生与环境卫生工程》），New York，1909，p. 104.

23. "American Sewerage Practice"（《美国排污实践》），p. 25.

24. George E. Waring Jr.，"The Death-Rate of Memphis"（《孟菲斯的死亡率》），reprinted from *American Architect*（《美国建筑师》）（March 25，1882）：7，from the Rudolph Hering Collection，Box 5，National Museum of American History，Smithsonian Institution，Washington，D. C. ；Waring，" The Memphis Sewers After Four Years Use"（《使用了四年的孟菲斯下水道》），reprinted from *American Architect*（《美国建筑师》）（July 19，1884）：1 - 15，Hering Collection，Box 5.

25. Melosi，*Garbage in the Cities*（《城市里的垃圾》），pp. 57 - 78.

26. Leonard Metcalf and Harrison P. Eddy，*American Sewerage Practice*（《美国污水处理实践》），vol. 1 ，New York，1914，p. 16.

27. 引自"European Systems of Sewerage"（《欧洲污水系统》），*Engineering News*（《工程新闻》）9（Jan. 28，1882）：34。在英国使用的普通的独立系统包括一条延伸到每栋房子的管道，但房子的排水系统与院子和后面建筑的一些雨水结合在一起。剩下的雨水通过一个单独的管道或流过地面。

28. Tarr，"Separate vs. Combined Sewer Problem"（《独立与组合下水道问题》），pp. 317 - 330；Metcalf and Eddy，*American Sewerage Practice*（《美国污水处理实践》）1：26.

29. Henry N. Ogden，*Sewer Design*（《下水道设计》），New York：Wiley，1913，pp. 2 - 6，8.

30. Harrison P. Eddy，"Use and Abuse of Systems of Separate Sewers and Storm Drains. Can Their Failure Be Prevented?"（《独立下水道和雨水渠系统的使用和滥用：他们的失败可以避免吗?》），*Proceedings of the ASMI*（《美国市政改善协会论文集》）28（1922）：131.

31. Cady Staley and George S. Pierson，*The Separate System of Sewerage：Its Theory and Construction*（《独立下水道系统：其理论和建设》），New York，1886，p. 38.

32. 参见 Joel A. Tarr and Francis Clay McMichael，"Historic Turning Points

in Municipal Water Supply and Wastewater Disposal,1850 – 1932"(《市政供水和废水处理的历史性转折点,1850—1932》), *Civil Engineering-ASCE*(《土木工程—美国土木工程师协会》)47（Oct. 1977）：84。

33. Rudolph Hering,"Sewerage Systems"(《下水道系统》), *Transactions of the ASCE*(《美国土木工程师协会会刊》)230（Nov. 1881）：362 – 363.

34. 参见 John H. Gregory,"Separate and Combined Sewers in Their Relations to the Disposal of Sewage"(《独立或组合下水道与污水处理的关系》), *American City*(《美国城市》)9（Dec. 1913）：549；Metcalf and Eddy, *American Sewerage Practice*(《美国污水处理实践》),1：34 – 35。

35. Sam Bass Warner Jr. , *Streetcar Suburbs：The Process of Growth in Boston,1870 – 1900*(《街车郊区：波士顿的成长过程,1870—1900》),1962；Cambridge：Harvard UP,1978,p. 30.

36. Charles C. Euchner,"The Politics of Urban Expansion：Baltimore and the Sewerage Question,1859 – 1905"(《城市扩张的政治：巴尔的摩和下水道问题,1859—1905》), *Maryland Historical Magazine*(《马里兰历史杂志》)86（Fall 1991）：270 – 287. 讨论影响下水道建设的管理机制,参见 Joanne Abel Goldman, *Building New Yorks Sewers：Developing Mechanisms of Urban Management*(《建造纽约的下水道：城市管理的发展机制》),West Lafayette, Ind. Purdue UP,1997。

37. Carl V. Harris, *Political Power in Birmingham,1871 – 1921*(《伯明翰的政治权力,1871—1921》),Knoxville：University of Tennessee Press,1977,p. 178.

38. Olivier Zunz, *The Changing Face of Inequality：Urbanization,Industrial Development,and Immigrants in Detroit,1880 – 1920*(《不平等的变化：底特律的城市化、工业发展和移民,1880—1920》),Chicago：University of Chicago Press, 1982,pp. 114 – 116.

39. Harris, *Political Power in Birmingham*(《伯明翰的政治权力》),p. 179； Don H. Doyle, *Nashville in the New South,1880 – 1930*(《新南部的纳什维尔, 1880—1930》), Knoxville：University of Tennessee Press, 1985, pp. 83, 86； William D. Miller, *Memphis During the Progressive Era,1890 – 1917*(《进步时代的孟菲斯,1890—1917》),Memphis：Memphis State UP,1957,pp. 67 – 68；Zane

L. Miller, *Boss Coxs Cincinnati : Urban Politics in the Progressive Era*（《辛辛那提考克斯老板：进步时代的城市政治》）, New York：Oxford UP, 1968, p. 67.

40. Morris Knowles, "Keeping Boundary Waters from Pollution"（《保护边界水域免受污染》）, *Survey*（《调查》）33（Dec. 19, 1914）：313.

41. Tarr and McMichael, "Decisions about Wastewater Technology, 1850 – 1932"（《关于废水处理技术的决定, 1850—1932》）, p. 53.

42. Gregory, "Separate and Combined Sewers"（《独立或组合下水道与污水处理的关系》）, p. 552.

43. 参见 Metcalf and Eddy, *American Sewerage Practice*（《美国污水处理实践》）vol. 2, New York, 1915, p. 32。

44. Rudolph Hering, "Sewers and Sewage Disposal"（《下水道与污水处理》）, *Engineering Magazine*（《工程杂志》）8（March 1895）：1013. 一位观察人士指出，对于密西西比河、俄亥俄河或哈德逊河等大河沿岸的城市来说，"将所有城市的粗过滤污水排入河中，然后净化饮用水，要比所有城市只净化污水而不净化供水更有效，成本更低"。在较小的河流中，这两个过程可能都是必要的。参见 R. E. McMath et al., "Stream Contamination and Sewage Purification"（《河流污染和污水净化》）, *Transactions of the ASCE*（《美国土木工程师协会会刊》）42（Dec. 1899）：187。

45. Christopher Hamli, *What Becomes of Pollution? Adversary Science and the Controversy on the Self-Purification of Rivers in Britain , 1850 – 1900*（《污染变成了什么？科学和河流自净在英国的争议, 1850—1900》）, New York：Garland Publishing, 1987, p. 1.

46. Christopher Hamli, *What Becomes of Pollution? Adversary Science and the Controversy on the Self-Purification of Rivers in Britain , 1850 – 1900*（《污染变成了什么？科学和河流自净在英国的争议, 1850—1900》）, New York：Garland Publishing, 1987, pp. 2 – 3. 同时参见 J. W. Slater, *Sewage Treatment, Purification , and Utilization*（《污水处理、净化和利用》）, London, 1888, vii, pp. 12 – 13；Hugh P. Raikes, *The Design , Construction and Maintenance of Sewage Disposal Works*（《污水处理工程的设计、建设和维护》）, London, 1908, pp. 2, 6, 8；R. Baumeister and J. M. Goodell, *The Cleaning and Sewerage of Cities*（《城市

的清洁和排水系统》),New York,1891,pp. 169 – 172。

47. Joel A. Tarr," Industrial Wastes and Public Health:Some Historical 1876 – 1932"(《工业废物和公共卫生:1876—1932 年的一些历史》),*AJPH*(《美国公共卫生杂志》)75(Sept. 1985):1060. 这一时期的污水检测站,从 1887 年的劳伦斯开始,参见 Samuel A. Greeley,"Testing Stations for Sanitary Engineering-An Outstanding Achievement"(《卫生工程检测站——一个杰出的成就》),*Transactions of the ASCE*(《美国土木工程师协会会刊》)CT(1953):576。

48. Whipple,"Principles of Sewage Disposal"(《污水处理原理》),p. 20. 惠普尔区分了"净化"污水和"处理"污水。"我们美国城市的污水应该净化吗?总体来说,不应该。这样做的代价是巨大的,而且在大多数情况下,所取得的成果与成本是不相称的。我们美国城市的污水在排放之前是否应该经过某种处理? 总体来说,是的。"参见 Whipple," Sewage Treatment vs. Sewage Purification"(《污水处理与污水净化》),*AJPH*(《美国公共卫生杂志》)3(June 1913):514。

49. 参见 Melosi,"Hazardous Waste and Environmental Liability"(《危险废物和环境责任》),p. 753。

50. 英国使用组合下水道,参见"Sewage Treatment in Great Britain and Some Comparisons with Practice in the United States"(《英国的污水处理及与美国的一些比较》),*Engineering News*(《工程新闻》)52(Oct. 6,1904):310 – 311;"British Practice in Sewage Disposal"(《英国污水处理的实践》),*Engineering Record*(《工程记录》)66(Nov. 2,1912):496。

51. Charles Gilman Hyde,"A Review of Progress in Sewage Treatment During the Past Fifty Years in the United States"(《美国近五十年来污水处理技术的进展综述》),in *Modern Sewage Disposal*(《现代污水处理》),Langdon Pearse eds. ,New York:Federation of Sewage and Industrial Waste Associations,1938,p. 3.

52. George W. Fuller,*Sewage Disposal*(《污水处理》),New York,1912,p. 201.

53. 有机废物的含氧特性的指标尤其重要,因为一门水道吸收了各种废水,有必要了解水道的总同化能力。

54. Langdon Pearse, "The Dilution Factor"(《稀释因素》), *Transactions of the ASCE*(《美国土木工程师协会会刊》)85 (1922):451; Metcalf and Eddy, *American Sewerage Practice* (《美国污水处理实践》),1:30 - 31; H. B. Hommon et al. , "Treatment and Disposal of Sewage"(《污水处理与处置》), *Public Health Reports* (《公共卫生报告》)35(Jan. 16,1920):102 - 103; Hyde, "Review of Progress in Sewage Treatment"(《污水处理进展回顾》), p. 3; Leonard P. Kinnicutt, C. E. A. Winslow, and R. Winthrop Pratt, *Sewage Disposal*(《污水处理》), New York, 1919, pp. 60 - 61. 其他方面的调查,参见 Fuller, *Sewage Disposal*(《污水处理》),pp. 230,237 - 238,241。

55. Fuller, *Sewage Disposal*(《污水处理》), pp. 204 - 205,225; E. Sherman Chase, "Progress in Sanitary Engineering in the United States"(《美国卫生工程的研究进展》), *Transactions of ASCE* (《美国土木工程师协会会刊》)CT (1953):562; Tarr, "Sewerage and the Development of the Networked City" (《1850—1930 年美国的污水收集和网络化城市的发展》),in *Technology and the Rise of the Networked City*(《技术与网络化城市的崛起》), Tarr and Dupuy eds. ,p. 170; Rudolph Hering, "Sewage Disposal in Europe"(《欧洲的污水处理》),*Engineering Record* (《工程记录》),p. 62 (Dec. 17,1910):707. 对大型湖泊和盐水的稀释研究,参见 Fuller, *Sewage Disposal*(《污水处理》),pp. 304 - 317,320 - 372。

56. William Easby, "The Beginnings of Sanitary Science and the Development of Sewerage and Sewage Disposal "(《卫生科学的开端与排水处理和污水处理的发展》), *Proceedings of the Engineers Club of Philadelphia* (《费城工程师俱乐部论文集》)28 (April 1911):104.

57. Edwin O. Jordan, *The Self-Purification of Streams* (《溪流的自净》), Chicago,1903,p. 81.

58. Pearse, "Dilution Factor"(《稀释因子》), p. 454.

59. 参见 H. W. Streeter, "Disposal of Sewage in Inland Waterways"(《内河航道的污水处理》), in *Modern Sewage Disposal* (《现代污水处理》), Pearse ed. ,p. 192; Metcalf and Eddy, *American Sewerage Practice* (《美国污水处理实

践》),1:30 - 31；Charles F. Mebus，"Sanitary Sewerage and Sewage Disposal"
(《污水和污水处理》)，*American City*（《美国城市》）3（Oct. 1910）：
167 - 171。

60. Fuller，*Sewage Disposal*（《污水处理》），p. 204.

61. Chester A. Smith，"The Use and Abuse of Sewage Disposal Plants"（《污水处理厂的使用与滥用》），*City Hall*（《市政厅》）23（July 1912）：104.

62. Leonard Metcalf and Harrison P. Eddy，*American Sewerage Practice*（《美国污水处理实践》）vol. 3，New York，1915，pp. 40 - 42；George W. Fuller and James R. McClintock，*Solving Sewage Problems*（《解决污水问题》），New York：McGraw-Hill，1926，pp. 19 - 21.

63. James E. Foster，"Water-Borne Disease and the Law"（《水传播的疾病与法律》），*Hygeia*（《健康女神希吉亚》）6（June 1928）：319 - 321；John Wilson，"Legal Responsibility for a Pure Water-Supply"（《洁净水供应的法律责任》），*American City*（《美国城市》）21（Sept. 1919）：237；Milton P. Adams，"River Pollution Relieved and Sewer System Expanded"（《河流污染缓解与污水管道系统扩建》），*Civil Engineering*（《土木工程》）1（Dec. 1931）：1370；Metcalf and Eddy，*American Sewerage Practice*（《美国污水处理实践》）2:31；Joel A. Tarr，James McCurley，and Terry F. Yosie，"The Development and Impact of Urban Wastewater Technology：Changing Concepts of Water Quality Control，1850 - 1930"（《城市污水处理技术的发展与影响：水质控制的变化概念，1850—1930年》），in *Pollution and Reform in American Cities，1870 - 1930*（《美国城市污染与改革，1870—1930》），Martin V. Melosi ed.，Austin：University of Texas Press，1980，pp. 70 - 71.

64. Tarr et al. "Development and Impact"（《城市污水处理技术的发展与影响》），p. 72；"The Pollution of Streams"（《河流的污染》），*Engineering Record*（《工程记录》）60（Aug. 7, 1909）：157 - 159；John Emerson Monger，"Administrative Phases of Stream Pollution Control"（《河流污染控制的行政阶段》），*Journal of the APHA*（《美国公共卫生协会期刊》）16（Aug. 1926）：788；Tarr，"Industrial Wastes and Public Health"（《工业废物和公共卫生》），p. 1061；James A. Tobey，"Legal Aspects of the Industrial Wastes Problem"（《工

业废物问题的法律方面》),*Industrial and Engineering Chemistry*（《工业与工程化学》）31（Nov. 10, 1939）：1322；L. F. Warrick,"Relative Importance of Industrial Wastes in Stream Pollution"（《工业废物在河流污染中的相对重要性》),*Civil Engineering*（《土木工程》）3（Sept. 1933）：496.

65. Tarr and McMichael,"Decisions about Wastewater Technology"（《关于废水处理技术的决定,1850—1932》),p. 55；John E. Allen,"Sewage Treatment for Philadelphia"（《费城的污水处理》),*Proceedings of the ASMI*（《美国市政改善协会论文集》）35（1929）：221；George Peter Gregory,"A Study in Local Decision Making：Pittsburgh and Sewage Treatment"（《地方决策的研究：匹兹堡和污水处理》),*Western Pennsylvania Historical Magazine*（《西宾西法尼亚历史杂志》）57（Jan. 1974）：33,42.

66. 纽约港口的污水污染及其对 3 个邻近州的影响导致了 1899 年至 1919 年的广泛调查和诉讼,同时也是通过合作安排解决分歧的努力的开始。参见 George W. Fuller,"Sewage Disposal Trends in the New York City Region"（《纽约市地区污水处理的趋势》),*Sewage Works Journal*（《污水工程杂志》）4（July 1932）：640；"New York's Sewage Problem"（《纽约污水问题》),*Scientific American*（《科学美国人》）110（April 4,1914）：278；Anne S. Loop,*History and Development of Sewage Treatment in New York City*（《纽约市污水处理的历史和发展》),New York：Department of Health,City of New York,1964,pp. 15 - 42；George A. Soper,"New Yorks Sewage Problem"（《纽约污水问题》),*Municipal Sanitation*（《市政卫生》）1（March 1930）：147 - 148；Soper,"The Pollution of New York Harbor"（《纽约港的污染》),*Journal of the Association of Engineering Societies*（《工程学会协会杂志》）36（June 1906）：5 - 6；Walter D. Binger and Richard H. Gould,"Sewage Treatment in New York City"（《纽约市的污水处理》),*Civil Engineering*（《土木工程》）6（Dec. 1936）：789；Richard H. Gould,"Sewage Disposal in the City of New York"（《纽约市的污水处理》),*Civil Engineering*（《土木工程》）5（March 1935）：158。

67. "Chicago Drainage Canal and the City of St. Louis"（《芝加哥排水运河与圣路易斯市》),*Scientific American*（《科学美国人》）88（June 20,1903）：464.

68. James C. OConnell,"Chicagos Quest for Pure Water"(《芝加哥对洁净水的寻求》),*Essays in Public Works History*(《公共工程历史论文集》)1,Washington,D. C. Public Works Historical Society,1976,pp. 1,5 – 11,13 – 15,17.

69. 北岸郊区和卡鲁萨地区的上游问题把芝加哥带回了法庭。参见 Louis P. Cain,"Unfouling the Publics Nest:Chicagos Sanitary Diversion of Lake Michigan Water"(《净化公众的巢穴:芝加哥对密歇根湖水的卫生调水》),*Technology and Culture*(《科技与文化》)15(Oct. 1974):594 – 598,601 – 609. 在这个时候,联邦机构对水污染的作用是最好的补充。

70. Hommon et al. "Treatment and Disposal of Sewage"(《污水处理与处置》),pp. 120 – 121;Joel A. Tarr,"From City to Farm:Urban Wastes and the American Farmer"(《从城市到农场:城市废物与美国农民》),*Agricultural History*(《农业历史》)49(Oct. 1975):599,607 – 610;Leonard P. Kinnicutt,C. E. A. Winslow,and R. Winthrop Pratt,*Sewage Disposal*(《污水处理》),New York,1919,pp. 205 – 207;Harrison P. Eddy,"Sewerage and Sewage Disposal"(《排水和污水处理》),*Engineering News-Record*(《工程新闻—记录》)92(April 17,1924):694;Mary Taylor Bissell,*A Manual of Hygiene*(《卫生手册》),New York,1894,p. 214;Hollis Godfrey,"City Water and City Waste"(《城市供水和城市垃圾》),*Atlantic Monthly*(《大西洋月刊》)98(Sept. 1906):380;Winslow,"The Scientific Disposal of City Sewage"(《城市污水的科学处置》),*Technology Quarterly*(《技术季刊》)17(Dec. 1905):320;Thomas M. Niles,"Early Environmental Engineering in America"(《美国早期环境工程》),unpublished paper read at the annual meeting of the ASCE,Kansas City,1974,p. 9.

71. Niles,"Early Environmental Engineering"(《美国早期环境工程》),p. 9;Hommon et al. "Treatment and Disposal of Sewage"(《污水处理与处置》),pp. 117 – 118;Winslow,"Scientific Disposal of City Sewage"(《城市污水的科学处置》),pp. 321 – 323;Rudolph Hering,"New Method of Sewage Sludge Treatment"(《污水污泥处理的新方法》),*AJPH*(《美国公共卫生杂志》)2(Feb. 1912):113.

72. Morris M. Cohn,"Present Status of Sewage Treatment Reviewed by

APHA"(《美国公共卫生协会回顾污水处理的现状》), *Municipal Sanitation* (《市政卫生》)6（Nov. 1935）：341；Bissell, A *Manual of Hygiene*（《卫生手册》), p. 210；Hommon et al., "Treatment and Disposal of Sewage"(《污水处理与处置》), p. 108；Niles, "Early Environmental Engineering"(《美国早期环境工程》), pp. 9 – 10.

73. Christopher Hamlin, "William Dibdin and the Idea of Biological Sewage Treatment"(《威廉·迪布丁与关于污水生物处理的意见》), *Technology and Culture*（《科技与文化》)29（April 1988）：190.

74. Christopher Hamlin, "William Dibdin and the Idea of Biological Sewage Treatment"(《威廉·迪布丁与关于污水生物处理的意见》), *Technology and Culture*（《科技与文化》)29（April 1988）：190.

75. Winslow, "Scientific Disposal of City Sewage"(《城市污水科学处置》), pp. 324 – 325；Kinnicutt et al., *Sewage Disposal*(《污水处理》), pp. 270 – 273；Metcalf and Eddy, *American Sewerage Practice*（《美国污水处理实践》)2：10 – 11；Hommon et al., "Treatment and Disposal of Sewage"(《污水处理与处置》), pp. 114 – 115.

76. Hommon et al. "Treatment and Disposal of Sewage"(《污水处理与处置》), pp. 115 – 116.

77. Metcalf and Eddy, *American Sewerage Practice*(《美国污水处理实践》)2：17 – 19；Fuller, *Sewage Disposal*(《污水处理》), pp. 690 – 691；Kinnicutt et al., *Sewage Disposal*(《污水处理》), p. 316；Eddy, "Sewerage and Sewage Disposal"《排水和污水处理》, p. 694；A. Marston, "Present Status of Sewage Disposal in the United States"(《美国污水处理的现状》), *City Hall*（《市政厅》)10（Nov. 1908）：159；Winslow, "Scientific Disposal of City Sewage"(《城市污水的科学处置》), pp. 325 – 326；Chase, "Progress in Sanitary Engineering"(《美国卫生工程的研究进展》), p. 563.

78. Easby, "Beginnings of Sanitary Science"(《卫生科学的开端与污水处理及其发展》), pp. 104 – 105；Godfrey, "City Water and City Waste"(《城市供水和城市垃圾》), p. 382.

79. Winslow, "Scientific Disposal of City Sewage"(《城市污水科学处置》),

p. 323；E. Sherman Chase，"Modern Methods of Sewage Disposal"(《污水处理的现代方法》)，*American City*（《美国城市》）22（April 1920）：394；Metcalf and Eddy，*American Sewerage Practice*（《美国污水处理实践》)2：12.

80. Marston，"Present Status of Sewage Disposal"（《美国污水处理的现状》)，p. 157.

81. Winslow，"Scientific Disposal of City Sewage"（《城市污水科学处置》)，p. 323；Hommon et al. ，"Treatment and Disposal of Sewage"（《污水处理与处置》)，pp. 108－109.

82. Metcalf and Eddy，*American Sewerage Practice*（《美国污水处理实践》)，2：20－22；Hommon et al. ，"Treatment and Disposal of Sewage"（《污水处理与处置》)，pp. 108－109.

83. Metcalf and Eddy，*American Sewerage Practice*（《美国污水处理实践》)，2：23－24；Hommon et al.，"Treatment and Disposal of Sewage"（《污水处理与处置》)，p. 109；Kinnicutt et al.，*Sewage Disposal*（《污水处理》)，p. 175；Chase，"Progress in Sanitary Engineering"（《美国卫生工程的研究进展》)，p. 563.

84. Hering，"Sewerage Systems"（《下水道系统》)，pp. 366－368.

85. Hommon et al. "Treatment and Disposal of Sewage"（《污水处理与处置》)，pp. 119－120；Eddy，"Sewerage and Sewage Disposal"（《排水和污水处理》)，p. 695；Earle P. Phelps，"The Chemical Disinfection of Water and Sewage：Recent Development and Present Status"（《水和污水的化学消毒：近期的发展和现状》)，*Journal of the APHA*（《美国公共卫生协会期刊》)1（Sept. 1911）：618－619；Earle B. Phelps，"Stream Pollution by Industrial Wastes and Its Control"（《工业废物对河流的污染及其控制》)，in *A Half Century of Public Health*（《半个世纪的公共卫生》)，Mazyck P. Ravenel ed.，New York，1921，pp. 73－76.

86. Bissell，*A Manual of Hygiene*（《卫生手册》)，p. 214；J. D. Glasgow，"Sewage Disposal"（《污水处理》)，*American Municipalities*（《美国市政》)26（Jan. 1914）：120；Hommon et al. ，"Treatment and Disposal of Sewage"（《污水处理与处置》)，pp. 125－128.

87. Hommon et al. ，"Treatment and Disposal of Sewage"（《污水处理与处置》)，pp. 121－122.

88. Kinnicutt et al., *Sewage Disposal*(《污水处理》), pp. 381 – 386;Chase,"Progress in Sanitary Engineering"(《美国卫生工程的研究进展》), p.564;Leslie C. Frank,"English Experiments on Sewage Aeration Reviewed as Preliminary to Baltimore Tests"(《作为巴尔的摩试验的初步审查的污水曝气的英格兰式实验》), *Engineering Record*(《工程记录》)71(March 6,1915):288;Edward Barow,"The Development of Sewage Treatment by the Activated Sludge Process"(《用活性污泥法处理污水的发展》), *American City*(《美国城市》)32(March 1925):296 – 297;William B. Fuller,"Sewage Disposal by the Activated Sludge Process"(《采用活性污泥法处理污水》), *American City*(《美国城市》)14(Jan. 1916):78 – 79;T. Chalkley Hatton,"Activated-Sludge Process of Sewage Disposal Firmly Established"(《牢固确立活性污泥法处理污水》), *Engineering Record*(《工程记录》)75(Jan. 6,1917):16 – 17;Walter C. Roberts,"Activated Sludge Processes"(《活性污泥处理》), *Public Works*(《公共工程》)57(Nov. 1926):378;M. N. Baker,"Activated Sludge in America:An Editorial Survey"(《美国活性污泥:社论调查》), *Engineering News*(《工程新闻》)74(July 22,1915):164 – 171;Anthony M. Rud,"Activated Sludge—A Modern Miracle"(《活化的污泥———一个现代的奇迹》), *Illustrated World*(《图画世界》)25(March 1916):91 – 92.

89. 1906 年,只有 2 个超过 10 万人的城市以某种方式处理污水。

90. Tarr,"Sewerage and the Development of the Networked City"(《1850—1930 年美国的污水收集和网络化城市的发展》), p.170;Tarr and McMichael,"Decisions about Wastewater Technology"(《关于废水处理技术的决定,1850—1932》), p.84.

91. Tarr,"Separate vs. Combined Sewer Problem"(《独立与组合下水道问题》), pp.330 – 332;Tarr and McMichael,"Historic Turning Points"(《市政供水和废水处理的历史的转折点,1850—1932》), pp. 85 – 86;Joel A. Tarr,Terry Yosie,and James McCurley III,"Disputes Over Water Quality Policy:Professional Cultures in Conflict,1900 – 1917"(《水质政策之争议:冲突中的专业文化,1900—1917》), *AJPH*(《美国公共卫生杂志》)70(April 1980):429,433.

92. 例如,土木工程师查尔斯·F. 梅布斯(Charles F. Mebus)说:"严重的后果已经导致这个国家从河流污染中开始意识到它的危险,而且没有任何一个人或一个城市有任何道德权利将污水埋在水中,否则可能会被其他国家使用,除非这种污水首先被用来去除杂质。对这种危险的认知会让人自然地寻找补救措施。"参见 Mebus,"Sanitary Sewerage and Sewage Disposal"(《污水和污水处理》),p. 168。

第九章

卫生服务的第三个支柱：
公共垃圾管理的兴起,1880—1920 年

从卫生的理念出现以来,垃圾收集和处置就被划归为与供水、排水排污、通风和其他公共卫生问题相同的类别。这些问题可适用于环境卫生原则。[1]当供水和污水处理系统逐渐演变为公共功能时,垃圾还没有超越"卫生妨害"的概念范畴,处置垃圾由住户、商业机构或私人付费的拾捡者负责。在 19 世纪 90 年代之前还没有针对有组织的公共收集和处理系统的实质性措施。

19 世纪 80 年代,人们开始意识到存在一个与其他废物处理问题同等重要的"垃圾问题"。首先,在不断发展的城市中,越来越多的家庭垃圾、灰烬、马粪、街道垃圾和无机垃圾变得令人难以承受和让人无法忽视,它们超出了个人处理的能力。第二,卫生工作者已经提出了一个令人印象深刻的理由,说明了在无人看管的情况下腐烂材料的潜在危险。随着大量垃圾的堆积,这种危险似乎变得更加明显。第三,19 世纪晚期,尤其是在渐进式改革中体现出来的"公民觉醒",提升了清洁城市的价值,使城市不仅成为自豪和文明的源泉,而且是一个能够为就业、工业和总体经济福利而竞争的社区。第四,供水和排水系统已经具备了公共管理卫生服务的

倾向。

19 世纪晚期美国城市所产生的废物的数量和种类之多,既证明了它们的发展,也证明了它们生产力的提高和商品消费的增加。[2]例如波士顿当局估计,在 1890 年,清道夫队收集了大约 35 万负载的灰烬、街道垃圾和其他垃圾。在芝加哥,225 个街道小组每天收集大约 2 000 立方码的垃圾。在 19 世纪与 20 世纪之交的曼哈顿,垃圾清理工平均每天要收集 612 吨垃圾。由于售卖水果和蔬菜的季节性变化,7 月和 8 月的垃圾数量增加到每天 1 100 吨。1900 年至 1920 年间,每个纽约市公民每年产生约 160 磅垃圾、97 磅废弃物和 1 231 磅灰烬。1903 年至 1918 年间,调查表明,美国城市的年人均垃圾产量在 100 磅至 300 磅;废弃物在 25 磅至 125 磅;灰烬在 300 磅到 1 500 磅。每年的人均丢弃废物总量从半吨到 1 吨不等(见表 9 - 1)。[3]

表 9 - 1 1916 年城市收集的垃圾吨数

(单位:吨)

城市(人口)	垃圾收集	
	总计	人均
巴尔的摩(593 000)	37 915	0.064
波士顿(781 628)	52 650	0.067
康涅狄格州布里奇波特(172 113)	19 897	0.116
辛辛那提(416 300)	40 692	0.098
克利夫兰(674 073)	59 708	0.089
俄亥俄州哥伦布市(220 000)	20 393	0.093
俄亥俄州代顿市(155 000)	16 621	0.107
底特律(750 000)	72 785	0.097
大急流城,密歇根州(140 000)	8 678	0.062
印第安纳波利斯(271 758)	23 267	0.086
洛杉矶(600 000)	51 062	0.085
马萨诸塞州新贝德福德(118 158)	10 162	0.086

续表

城市(人口)	垃圾收集	
	总计	人均
纽约(5 377 456)	487 451	0.091
费城(1 709 518)	101 678	0.059
匹兹堡(579 090)	73 758	0.127
纽约州罗彻斯特(275 000)	30 782	0.112
俄亥俄州托莱多市(220 000)	23 971	0.109
华盛顿特区(400 000)	46 293	0.116

资料来源:Rudolph Hering and Samuel A. Greeley, *Collection and Disposal of Municipal Refuse*(《城市垃圾的收集和处置》),New York:McGraw-Hill,1921,p. 40.

在 1880 年至 1920 年间,美国社会由生产国转变为消费型社会。[4]历史学家苏珊·斯特拉瑟(Susan Strasser)写道:"各地和各个阶层的美国人开始吃、喝、穿、用和享受工厂制造的产品。牙膏、玉米片、口香糖、安全剃刀和照相机(这些东西从未在家里或小作坊制造过)为新习惯提供了物质基础,也为一种与过去真正决裂的表现提供了物质基础。"在亨利·福特(Henry Ford)著名的流水线技术被用于生产 T 型车之前的几年,几家公司已经在肉类包装、蔬菜罐头和啤酒酿造中使用了传送带系统。在 19 世纪 80 年代,新机器使得生产若干消费品成为可能,包括肥皂、香烟、早餐麦片和罐头食品。在大城市,人们可以在新的百货商店购买各种各样的产品(这鼓励了信贷的引入);在农村地区,西尔斯百货和蒙哥马利·沃德百货的商品目录把许多这样的产品带进了家庭。虽然进步时代的美国在规模上还没有形成 20 世纪后期那种用完即扔的社会,但制造商们已经在推销一些产品的易用性。例如,吉列(Gillette)销售公司生产了一种剃须刀片,它的制造成本非常低,以至于消费者可以在它没光泽时将其丢弃,从而避免了打磨和抛光的烦恼及困难。[5]

19 世纪晚期生活水平的提高得益于 19 世纪 70 年代到 90 年

代的长期价格下降。然而,20 世纪早期的通货膨胀导致了消费支出的真正爆发。更多的商品意味着更多废物的产出。包括住宅和商业建筑的密度以及市民的富裕程度等因素也影响着各城市的废物数量。关于后者,美国本土出生的人很容易将成堆的垃圾和废弃物归咎于种族社区里邋遢的新移民。虽然目前还没有广泛获得的统计数字,但一些当时的调查产生了一些有趣的结果。例如,1912 年在芝加哥进行的一项调查,分析了与垃圾生产有关的民族和种族背景。研究表明,土生土长的白人产生的垃圾远远多于新移民——每人每年产生 751.4 磅的垃圾、废弃物和灰烬,而新移民每年的人均垃圾、废弃物和灰烬为 672.8 磅。从本质上讲,一家繁华的市中心酒店对产生成堆垃圾的责任,甚至要超过一个小型的意大利或者波兰。[6]

一些废物,正在以惊人的速度堆积起来,尤其是垃圾。1903 年至 1907 年间,匹兹堡的垃圾总量从 47 000 吨增加到 82 498 吨,增幅达 75%。其他城市在同一时期也经历了大幅增长:密尔沃基,30 441吨至 40 012 吨(31%);辛辛那提,21 600 吨至 31 255 吨(45%);华盛顿特区,33 664 吨至 44 309 吨(32%);纽瓦克,15 152吨至 21 018 吨(39%)。人口增长、商品消费增加和收集效率提高是这些增长的主要原因(见表 9 - 2)。[7]

表 9 - 2　按城市大小分列的垃圾吨数

人口(人)	城市的数量(个)	吨位(吨)	
		范围	平均
超过 300 000	14	75 000—3 042 308	521 009
100 000 到 300 000	26	4 868—301 211	59 405
50 000 到 100 000	34	1 047—67 501	25 449
30 000 到 50 000	49	400—22 893	9 030

资料来源:U. S. Department of Commerce and Labor, Bureau of the Census, *Statistics of Cities Having A Population of Over* 30 000:1907(《人口在 3 万以上的城市统计:1907 年》),Washington, D. C.:Department of Commerce,1910, pp. 452 - 457.

麻省理工学院卫生实验室副研究员弗朗兹·施耐德(Franz Schneider)进行了富有想象力的计算:

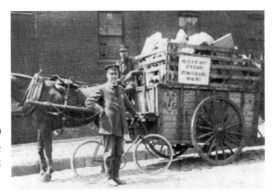

马拉的垃圾车。在20世纪初期,垃圾收集通常是一个人的工作。货车必须靠人工装卸货物。

如果纽约市全年的垃圾都能聚集在一起,其体积大概能形成一个边长为八分之一英里的立方体。这个惊人的体积是埃及吉萨最大金字塔的3倍多,可以容纳140个华盛顿纪念碑。从另一个角度看,这些垃圾的重量相当于90艘泰坦尼克号的总重量。[8]

相比之下,欧洲城市居民产生的废物垃圾远远少于美国城市居民。一项1905年的研究表明,14个美国城市每年平均产生860磅混合垃圾,8个英国城市平均产出450磅,77个德国城市平均产出319磅垃圾。[9]

城市居民并不对所产生的垃圾负责。作为这一时期的主要交通工具,马匹产出了很大部分的垃圾。到19世纪80年代中期,10万匹马和骡子在全国范围内拉着1.8万辆马车行驶了3500英里。还有很多马匹在为满足城市的各种工作需要而服务。卫生专家计算,城市里的马平均每天产生15磅到30磅的粪便。汽车商会是当时一个希望用汽车代替动物运输的游说团体,其中一位官员估计,在芝加哥饲养的8.2万匹马、骡子和母牛每年产生超过60万吨的粪便。考虑到20世纪之交美国城市中大约有350万匹马,粪便在当时绝对是一个极大的问题。马厩和粪坑也是疾病的滋生地,而且由于在繁重的工作条件下,城市马匹的寿命只有2年左右,所以马匹死亡的数量非常多。1880年,纽约市的垃圾清理工移走了1.5万匹死马。直到1912年,当机动车在街道上占据主导地位时,芝加哥的垃圾清理工仍要清除1万匹死马。[10]

垃圾的收集和处理是彼此相关而又有差异的问题。城市的地理位置、气候、经济和技术因素以及当地的传统都是至关重要的。要处理大量的废物——垃圾(有机废物)、废弃物(纸张、罐头、旧鞋子)、人类和动物的排泄物、动物的尸体、街道上的垃圾和灰烬——这使得处理过程变得复杂。例如,收集废弃物的方法就不同于收集粪肥的方法。木材和煤灰的处理比垃圾处理简单,但灰烬的体积和数量都要大得多。

在19世纪80年代,相对于考虑健康或者美学的因素,人们往往更多考虑的是便利性。1880年,处理废物的方法形式多样,但方法都非常粗糙(见表9-3)。当时主要有两种处理方法,要么把废物倾倒在陆地上,要么倒在水里。解决问题的办法只是把问题从一个地点转移到另一个地点。对许多城市来说,尤其是那些不是沿着河流的城市,在空地或在“最不受欢迎”的社区附近倾倒垃圾是很常见的。而那些不幸住在臭气熏天的垃圾堆附近的人们经常提出抗议,但他们的抗议常常被置若罔闻。在发展最快的城市,迅速增加的商业和住宅建筑,以及随之而来的高地价,使其难以获得新的垃圾场。华盛顿特区的卫生官员在1889年的报告中说道:“适合(处理垃圾)的地方正变得一年比一年少,至于其他处理方法的问题……很快就会出现在我们面前。住在垃圾场附近的居民已经开始抱怨了。”[11]

表 9-3　垃圾处理方法（1880 年）

方法	城市的数量（个）
倾倒在土地上，用作填埋或掩埋	78（39%）
农场用途（肥料、动物饲料）	44（22%）
倾倒在水中	17（9%）
燃烧	2（1%）
结合	20（11%）
没有系统的处理	8（4%）
没有数据	30（15%）

资料来源：U. S. Department of the Interior, Census Office, *Report on the Social Statistics of Cities*, *Tenth Census*, *1880*（《城市社会统计报告之第十次人口普查，1880 年》），compiled by George E. Waring Jr. , Washington, D. C. : Department of Interior, 1886.

如果说把垃圾倒在陆地上和倒在水里有什么区别的话，那就是后者是一种更有害的做法。1886 年，纽约市将 1 301 180 吨垃圾中的 1 049 885 吨倾倒入海中，并且多年来持续将这一做法作为主要的处理方式。在芝加哥，由于缺乏"方便和合适"的垃圾场，该市不得不将大部分垃圾倾倒进密歇根湖。这样的习惯产生了很多不良影响。向河流倾倒垃圾的城市激起了下游城市的愤怒。纽约向海上倾倒垃圾的做法导致通往港口的通道堵塞，污染了附近的海滩。由于可用的测量手段很少，对海洋生态造成的损害现在还无法确定。正如 1894 年出版的《哈珀周刊》上一位评论员所指出的那样，在海上倾倒垃圾"已经被纽约和许多其他海港城市采用为一种临时做法，因为这在一开始似乎很容易，问题并没有因此解决"[12]。

只有在一些地方使用垃圾作为动物饲料或肥料，将废物作为一种资源加以利用才是一种有远见的做法。然而，用于农业用途的废物（如肥料或动物饲料）往往在处理时没有采取适当的保障措施。从城市到农场的垃圾运输有时需要在城市范围内的一个泔水场进行停靠，在那里，垃圾被卸下来让农民用手推车运走。泔水场是疾病的滋生地，那里像露天垃圾场一样散发出恶臭。

用垃圾喂猪的常见做法也受到质疑。研究表明,用垃圾喂养的动物肉或动物产品可能不适合人类食用。19世纪90年代中期,在养猪普遍使用的新英格兰进行的调查显示,用垃圾喂养的猪患旋毛虫病的病例在3年内从3%上升到17%,而且每年死于猪霍乱的人数也惊人地增加。造成这个问题的主要原因不是喂垃圾本身,而是处理和运输垃圾的方式。[13]

垃圾收集和处置做法的改革通常源于当地对此的呼声,并最终与现有的环境卫生方案密切相关。一位作家在1894年提到了纽约市的状况:"纽约在这个时候解决垃圾问题是很正常的,因为几乎所有文明世界的大城市都有类似的困境……垃圾问题是当地政府最关心的卫生问题之一。"[14]只要反对传染的呼声在地区中占据主导地位,当地卫生官员就会格外关注固体废物造成的潜在健康风险。卫生委员会或其他卫生当局通常不会直接管理公共废物的收集和处置项目,而是监督公民的行动和卫生工作者的工作。

1880年的人口普查显示,至少94%的被调查城市设有卫生局、卫生委员会或卫生官员。在这些卫生机构中,46%的机构对垃圾的收集和处置有某种直接监管权,而且几乎所有机构都能有效处理有机垃圾、无机垃圾或街道垃圾所造成的危害。与较小城市相比,较大的美国城市给予其卫生局和委员会对垃圾收集和处置更直接的影响(见表9-4)。卫生局的效力取决于他们能够获得资金的程度和他们不受政治干预的程度,这意味着在19世纪后期很少有卫生局的工作能够非常有效。许多卫生局都是由城市官员主导的,有些卫生局的成员里甚至没有医生或卫生学者。[15]

表9-4　卫生当局和垃圾收集和处置的责任

有卫生当局的城市		全部/部分责任(%)	极少/不承担责任(%)
人口(人)	城市数量(个)		
30 000以下	127	38	61
30 000—99 999	40	55	45
超过100 000	20	75	25

资料来源:U.S. Department of the Interior, Census Office, *Report on the Social Statistics of Cities*, *Tenth Census*, *1880*(《城市社会统计报告之第十次人口普查,1880年》), compiled by George E. Waring Jr. , Washington, D.C. : Department of Interior, 1886.

尽管地方卫生当局的工作可能存在限制,但在19世纪80年代和90年代,卫生专家还是非常希望能够主导改进垃圾收集和处置工作。当美国公共卫生协会注意到全国垃圾收集和处置的状况并不令人满意的时候,该协会于1887年成立了垃圾处理委员会,由著名的公共卫生学者S. S. 基文顿(S. S. Kilvington)博士担任主席。委员会的任务是调查垃圾的处理问题。10年来,这个小组一直从事收集统计数据,检查欧洲收集和处理垃圾的方法,并分析了在美国所采用的各种方法,以期获得一些有效的实践答案。[16]

呼吁改善城市卫生条件的民间组织的理论依据在很大程度上来源于健康方面的论点。当时大多数报纸、流行杂志、技术和专业杂志都反映了对垃圾问题的关注。《哈珀周刊》《芒西杂志》《科学美国人》和《工程新闻》等各种各样的出版物都发表了文章,对"垃圾问题"或"肮脏的街道"加以谴责。城市对于卫生问题的忽视是当时报纸和杂志上的一个流行主题。1891年《哈珀周刊》的一篇文章指出:"就像驼背的人已经习惯了驼背一样,普通市民已经习惯了垃圾带来的妨害,在充满恶臭和垃圾阻塞的小路上无动于衷地漫步前行。"[17]陆军医学图书馆和索引医学中心的创始人约翰·S. 比林斯(John S. Billings)博士认为,公众对于垃圾的冷漠正在慢慢转变为提高垃圾处理的意识:

> 最近……人们似乎对我们所在城市的卫生问题越来越感兴趣,人们在质询死亡率是否高于正常水平;城市是否能够保持抵御霍乱传入或传播的良好状态,以及花费多大代价来获得纯净的水、干净的街道、没有异味的下水道是值得的。[18]

反对垃圾收集和处置不当的抗议最终成为许多公民团体和公民组织的主要职能,这主要是因为垃圾是每个人都必须面对的问题。纽约市妇女健康保护协会成为推动美国城市卫生改革的主要力量。该协会成立于 1884 年,是由 15 名来自比克曼山地区的妇女共同努力的结果,她们要求将一大堆臭气熏天的粪肥从她们所在的社区搬走。这个协会开展了多个项目的改善工作,包括改善屠宰场和学校的卫生条件、清洁街道及改进垃圾处理方式。[19]

虽然妇女健康保护协会的工作是在国家公共卫生趋势的影响下开展起来的,但它是一个没有医疗或技术专长的社区组织。该协会的许多兴趣点是出于美学上的考虑,正如它的一份小册子所述:

> 即使污垢并非我们所知的不卫生和危险的东西,它也是相当丑陋和令人厌恶的。为了清洁美观,纽约公民应当要求市政当局愿意拨出任何必要的款项,以便给予他们自己及其妻子和女儿外在的整洁、干净和新鲜。这是人们内心对大自然秩序的呼应。对女性的品味和感知来说,这简直是不可或缺的。它不仅是为了安慰我们的心灵,也是为了维护我们的自尊。[20]

可能是因为协会的总体观点是垃圾的质量令人讨厌,它破坏了城市的美丽。因此协会把垃圾问题放在公民和政治领导人能够理解和接受的角度。该组织在游说改善纽约卫生条件方面取得了成功,并在其他城市形成了类似的组织。[21]

在 19 世纪 90 年代,各种各样的公民改革团体带着提高城市生活质量的初衷,寻求解决垃圾问题的方法,同时他们也努力进一步消除城市的恶习、腐败和疾病。他们怀有进步的改革精神,并坚信有能力通过改善人们生活和工作的环境来改变人们的日常行为。在此期间成立的许多最重要的国家市政组织,如全国市政联盟和美国市政联盟,都将垃圾改革作为其工作目标之一。[22]

按照妇女健康保护协会的传统,几个中产阶级妇女团体扮演了公民解决垃圾问题的领导角色。克利夫兰住房和卫生局局长米尔德丽德·查德西(Mildred Chadsey)用"城市家政管理"这个词来定义以前由个人承担的城市卫生职能。"家政是使家庭干净、健康、舒适和有吸引力的艺术，"查德西说，"城市家政管理是使城市干净、健康、舒适和有吸引力的科学。"[23]工程师塞缪尔·格里利指出：

> 不幸的是，在居家处理垃圾时，房屋的清洁和效率有时会因垃圾收集服务的疏忽、次数较少或处理不当而受影响。这种情况对于一个细心的管家来说一定非常棘手，也许这就是女人们对大幅提高工作效率表现出积极兴趣的原因之一。

格里利接着指出，成功处理垃圾需要两个素质——常识和专业技能。他断言道："妇女在她们所在社区的垃圾处理问题上，采取了很多措施来提高工作效率。"[24]尽管一些同时代的人并不重视"城市家政管理"，但对妇女来说，这是一项可以接受的改革活动，因为它基本上被认为是妇女作为家庭主妇和母亲职能的延伸。事实上妇女在健康改革中的作用影响更大。雷吉娜·马克尔·莫兰茨(Regina Markell Morantz)认为："对于普通妇女来说，健康革命成为妇女现代化的基本要素，使她们能够处理工业和城市生活带来的问题，并轻松地过渡到一个更加复杂和现代化的世界。"[25]城市家政管理代表的不仅仅是城市清洁的口号，它是城市总体环境保护主义不断扩大的主流部分。在美国的进步时代，它成为中产阶级女性在环境改革中发挥更积极作用的一种方式。[26]

妇女对垃圾改革的兴趣不仅仅是每月市民俱乐部会议上的一个话题，也不仅仅是表达一种良好的意愿，她们还成为垃圾改革的积极推动者。在波士顿、德卢斯、芝加哥和其他城市，妇女市政组织开始调查垃圾处理方法。布鲁克林妇女健康保护协会努力推动出台了新的垃圾收集和处置条例。路易维尔妇女公民协会出版并分发了4 000份关于垃圾问题的小册子，甚至制作了一部名为《看不见的危险》(*The*

Invisible Peril)的电影。这部电影向成千上万的市民展示了一项被丢弃在露天垃圾场的旧帽子是如何传播疾病的。宾夕法尼亚州雷丁市的妇女们(有些已经 60 多岁)联合组成了街道清洁队,抗议当时糟糕的清洁方法。当地的市政议员对这种行动感到尴尬,并且他们很快发现由于没有亲自解决这个问题,自身的地位变得岌岌可危。[27]

历史学家莫琳·A. 弗拉纳根(Maureen A. Flanagan)提出了确凿的证据来证明性别角色不仅影响了垃圾改革的类型,也影响了垃圾改革的方式。她举了一个例子,芝加哥的两个城市俱乐部[城市(男子)俱乐部和妇女城市俱乐部]在首选垃圾处理的方式上持相反的立场。城市俱乐部支持服务外包服务,这主要是财务原因,他们认为城市"主要是一个做生意的竞技场"。妇女城市俱乐部倾向于由市政主导这项工作,着眼于改善城市的健康状况,因为对大多数中产阶级妇女来说,"主要的日常体验……在家庭"。性别可能不是方法差异的唯一变量,但显然,妇女城市俱乐部对城市内务管理的接纳表明了它对卫生改革的广泛影响。[28]

城市清洁运动是一种引人注目的、高调的、由公民参与垃圾改革的形式,于 19 世纪晚期和 20 世纪前期在全国范围内展开。大多数城市每年至少主办一次"清洁周"活动,以激发人们对卫生和其他相关问题的关注,如防火、消灭苍蝇和蚊子,以及城市美化。对这些运动的兴趣经常使几个民间组织聚集起来协调开展工作。在费城,市政府主导了该市的清理运动,并将其转变为一项重大活动。这座城市分发了 3 400 封私人信件、75 万个胶贴标签、26 万份公告、2 万张彩色展示海报、750 条横幅、100 万个纸板文件夹、30 万枚徽章、30 万份记事本、35 万份通告以及其他各种各样的随身用品。一些地区,如得克萨斯州的谢尔曼县就利用这个机会制定了更好的垃圾收集和处理条例。然而,通常情况下,清洁运动只不过是表面功夫,除了宣传了更好的卫生习惯,并没有什么其他的益处。[29]

人们之所以积极推动垃圾问题解决方案,其根源是他们对于垃圾数量不断增加的担忧,认为它损害了城市的健康与"文明",并对垃圾管理不当和随意收集及处理的行为提出了合理的批评。虽然供水和排污的责任问题在 19 世纪晚期已经基本解决,并对公共管理产生了有利的影响,但城市仍然在为谁应该提供清洁服务而争论不休。在 1880 年接受调查的城市中,只有不到四分之一的城市拥有公共垃圾和灰烬收集系统;在人口不足 3 万的城市中,由政府提供垃圾回收的城市略少于三分之一;而由私人进行垃圾回收的比例几乎与之持平(见表 9 - 5)。

表 9 - 5　收集垃圾和灰烬的责任(1880 年)

(单位:个)

	人口超过 3 万的城市	人口不到 3 万的城市	城市的总数
城市	16	20	36(19%)
合同制的	20	18	38(20%)
私人的	13	46	59(32%)
组合式	13	37	50(27%)
没有指定的	0	3	3(2%)

注:被调查的 199 个城市中有 186 个提供了数据。

资料来源:U. S. Department of the Interior,Census Office,*Report on the Social Statistics of Cities*,*Tenth Census*,*1880*(《城市社会统计报告之第十次人口普查,1880 年》),compiled by George E. Waring Jr. ,Washington,D. C. : Department of Interior,1886.

街道清洁的数据表明,城市对于清洁的责任比垃圾收集的比例更大。在 1880 年进行调查的城市中,70% 的城市为街道清洁提供了公共设施(见表 9-6)。就其本质而言,人类、动物和货物从一个地方移动到另一个地方的道路必须要保证畅行无阻。街道清洁的责任问题比较容易确定,但是垃圾处理问题就比较复杂了,因为街道不像家庭,没有明确的地域界限。虽然业主们经常被要求承担建设和维修街道的财务责任,但私人的清洁责任很难监管。因此,这些年来街道清洁工作并不全面。主要的主干道,尤其是商业区的主干道,是唯一可能定期清理的街道。即使是主要街道,社区之间的清洁质量和频率也大不相同。[30]

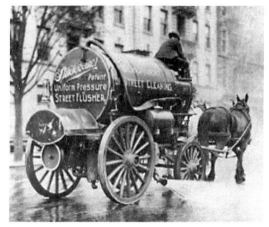

一辆斯蒂贝克牌四轮马车,在大城市里被用来冲洗清洁路面。水泵机械由轮速控制。对于没有铺设路面的街道,洒水车会在上面洒水以减少灰尘。

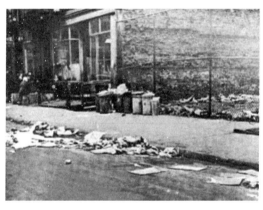

肮脏的街道。如果没有定期的街道清洁和垃圾收集服务,许多远离城市商业区的街道就会被忽视。

表 9 - 6　街道清洁责任(1880 年)

(单位:个)

	人口超过 3 万的城市	人口不到 3 万的城市	城市的总数
城市	45	95	140
合同制的	13	7	20
私人的	1	2	3
组合式	3	25	28
没有指定的	0	7	7
没有数据的	0	1	1

注:199 个城市都参与了此项调查。

资料来源:U. S. Department of the Interior, Census Office, *Report on the Social Statistics of Cities*, *Tenth Census*, *1880*(《城市社会统计报告之第十次人口普查,1880 年》), compiled by George E. Waring Jr., Washington, D. C.: Department of Interior, 1886.

由于在许多城市由个人收集和处理垃圾越来越不现实,政府官员通常会在私人承包的垃圾清理、城市承包的垃圾清理和市政服务中进行选择。承包制在几个大城市很受欢迎,因为它只需要很少或根本不需要资本支出,同时仍然允许一些市政监管。此外,合同制的拥护者担心市政经营的服务会滋生政治腐败。1890 年《工程新闻》的一篇社论提出建议,对于纽约市来说,"少一点坦慕尼派的民主和多一点有组织的力量将会在清洁我们的街道方面产生奇迹"[31]。正如弗拉纳根在上面所建议的那样,承包制也被作为鼓励在城市开展自由商业活动的一种手段加以推广。

至少在 19 世纪晚期,所有的城市官员和相关的公民都相信通过签署合同的方式可以有效处理城市垃圾,尽管前面提到芝加哥的例子对于这一点有某些暗示。与供水合同一样,垃圾收集和处理合同往往被人们认为过于慷慨,并且没有足够的保障措施来纠正服务不良的情况。芝加哥卫生局局长在 1892 年的一份报告中说:

> 一句话几乎就能表达出来——合同制处理垃圾几乎没有什么可取之处。无论在它周围放置什么防护,这个体系仍然是邪恶的……让城市购买自己的工厂并开展工作,到了年底,你至少还有那个工厂可以让我们知道钱花在了什么地方——现在除了想起某个人是怎样漠视你的小巷卫生情况,什么也没有。[32]

市政的"地方自治"和城市改革的趋势也影响了合同制承包处理垃圾和街道清洁的业务,就像其他卫生服务的承包办法一样。1898 年费城市政协会向市议会发了一个信息,极力反对将垃圾处理合同授予那些总能赢得合同的投标人。该协会对于其中的偏袒行为进行了指责,并称投标过程是"一种抢劫城市的狡猾阴谋"[33],

而且抱怨说,有人正在努力阻止这类大型合同进入竞争性投标。

虽然各种合同期限的差别很大,但大多数期限都很短,为 3 年至 5 年。重新谈判是一个持续的过程,也是一件喜忧参半的事情。频繁的续约使各城市有机会重新评估合同条款和审查绩效,但这些工作非常耗时,而且会受到官僚主义繁文缛节的困扰。承包商由于无法确定他们与城市的长期合作关系,因此不愿意设计需要大量资本支出的清洁系统,比如建造昂贵的焚烧炉或其他永久性建筑。为了降低成本,他们经常雇用缺乏训练的工人。[34] 由于对短期合同不满意,并且当时的政治大环境鼓励由城市提供此类服务,促使由政府负责回收和处理垃圾的呼声越来越高。这种转变的呼声在 19 世纪末和 20 世纪初应时而生。1880 年的人口普查显示,24% 的被调查城市提供了市政回收垃圾服务(43% 的城市提供某种形式的收集或承包服务),而 1924 年的调查显示 63% 的城市在提供市政回收服务(88% 的城市提供公共或承包服务)。[35]

随着市政对垃圾收集和处置责任的转变,市政府的内部官僚机构也从卫生部门/卫生局的监督转变为工程或公共工程部门的管理。[36] 如前几章所述,细菌理论的接受使人们对环境卫生在控制疾病方面的重要性产生了质疑。此外,卫生官员处理垃圾收集和处置的责任也受到了猛烈抨击。医学界的一些成员认为,细菌学还没有取得足够的进展,不能排除腐烂的有机废物作为间接致病因素的影响。然而还有许多人认为,垃圾收集和处理与传染性疾病没有关系,因此不应属于卫生部门的职能。[37] 虽然"垃圾问题"和疾病之间的确切关系尚未解决,但是管理责任已转移到工程和市政部门,因此越来越强调将技术专门知识应用于收集和处置工作。

1895 年担任纽约市街道清洁部专员的韦林上校是这一转变的最好例子,也很可能是现代垃圾管理发展的关键转折点。正是韦林使得孟菲斯排水系统臭名远扬。他给纽约带来了热情、销售技巧和争议,而这些曾在全国范围内引发了一场关于独立排污系统还是组合系统的辩论,现在正应用于垃圾处理问题。韦林在纽约的任命是他职业生涯的顶峰。为了加强城市服务,改革派市长威廉·L. 斯特朗(William L. Strong)任命了韦林和西奥多·罗斯福(担任纽约警察局局长),希望他们能重塑城市腐败盛行的部门。

上任伊始,韦林就开始清理街道清洁部的冗员。"我把这作为我接受任命的条件之一,"他说,"我应该完全不受干涉,并且不承担任何政治义务。如果我能以自己不受妨碍的方式来工作,我愿意承担清理街道的责任。"在坦慕尼派占据统治地位多年之后,街道清洁部门充斥着大量的贪污犯,他们滥用部门的资金,却只给城市提供微不足道的服务。在驱逐了那些政治亲信后,韦林选择了那些有工程背景或受过军事训练的年轻人。甚至在雇人做最琐碎的工作时,他也力求在每把扫帚后面安排"一个负责人,而不是一个投票人"[38]。

为了实施他所设想的大范围的净化计划,韦林开展了各种形式的变革。广义而言,他的计划是全国各地零星尝试过的最佳方法的积累。垃圾的收集带来了许多困难。韦林的第一步是在家庭层面上发起"源头分类"制度。垃圾、废弃物和灰烬被分别存放在不同的容器里,等待收集。这种方法允许街道清洁部门使用适当的方法处理不同的材料。[39]他还发起了美国第一个城市垃圾分拣厂的建设,在那里,可回收的材料从废弃的垃圾中被挑选出来,转而进行售卖。分拣厂的利润返还给该市以抵消收集成本。[40]

街道清洁是韦林面对的最严重的垃圾收集。城市的街道修建得非常粗糙,乱扔垃圾这种行为在当时是可以接受的举动,放眼望去遍地都是马粪。他依靠手下的监督员和领班来监督日常的清洁工作,扩大了清洁工队伍,提高了他们的工作能力,并努力鼓舞他们的士气。在 19 世纪 90 年代,清扫街道算不上是一项体面的工作,但韦林上校用团队精神鼓舞自己的手下,提高了他们的工资,改善了工作条件,并让他们明确工作的重要性。他给"白翼"道路清洁工分发了白色制服,虽然这显然不太适合他们的工作,但人们开始把清洁工与医生、护士联系在一起,把他们与清洁相提并论。在韦林的指导下,这支道路清洁工部队共有2 000多名成员,他们表现出色,给街道清洁局带来了前所未有的关注。纽约市民和当地报纸很快注意到街道与以往不同的清洁。[41]

韦林的垃圾分类计划和在街道清洁方面的改进,目的是提高公众对改善卫生状况必要性的意识。韦林上校高度依赖人力资源,不仅让市民了解城市的卫生需求,而且鼓励社区积极参与其中。这样他就不再像他在孟菲斯所做的那样仅仅将新的工程技术应用到待解决的问题上,导致总体上没有那么成功。

公民参与的最引人注目的范例是青少年街道清洁联盟的成立。这项计划一开始就有超过500名青少年积极参与。他们的工作是传播有关适当卫生的信息,并激励所在社区人们参与保持街道清洁。韦林希望这些孩子,尤其是来自"东区一些无知人群"的孩子,能为他们"不那么开明"的父母树立一个榜样,从而促进公民自豪感。尽管该计划带有可疑的阶级和种族色彩,但韦林的最终目标是传播有关适当卫生的知识,并培养个人对城市清洁的责任感。[42]

韦林在垃圾处置问题上面临着非常大的考验。他的做法是将新老技术结合起来。尽管认为往海里倾倒废物是最简单的处理方法,但他认识到其中有许多未知的陷阱,因此他竭尽所能地寻求替代方法。他委托专人建造了新型的垃圾清运驳船,这种船能更有效地将垃圾倾倒至离海岸更远的地方。虽然新的垃圾清运船有助于减缓纽约—新泽西海岸线的海滩污染,但它们充其量只是权宜之计。[43]

韦林处理垃圾的方式是基于更为创新的方法。他不仅要消除废物,还要回收可以转售的副产品。为此,他在荒岛上建立了一个还原装置,从垃圾氨、胶水、油脂和干残渣中提取肥料。这些可回收的材料以市政的名义出售,就像从垃圾处理厂出售的物品一样。韦林还鼓励寻找新的、更经济的试验方法来减少垃圾,同时,他在里克斯岛实施了使用垃圾填充物的大规模土地复垦计划。[44]

1898 年,在短暂的街道清洁部专员任期结束时,韦林已经引起了当地乃至全国的广泛关注[45],这使得许多其他城市开始实施类似计划[46]。尽管朋友和仰慕者夸张的赞美中夹杂着诋毁者的野蛮攻击,韦林在纽约还是取得了相当多的成就,而且意义重大。他的清洁项目引发了一个重要的转变,那就是从仅仅将垃圾视为一个健康问题,到将其视为一个多层面地区问题。韦林的综合收集和处理垃圾的方法帮助改善了这个国家最为领先城市的卫生条件,但他们也考虑到更广泛的要求,使城市达到审美方面的需要。在技术专业人员的帮助下,他没有受到赞助资金的掣肘,他表现出对由市政府领导提供卫生服务这种做法充满信心。韦林被认为是他所在领域的领袖,因为他所做的工作恰逢其时。他说的是进步主义者的语言,并试图恢复一个新工业社会出现时所造成的混乱秩序。他强烈的乐观主义源于一种信念,即只要给予适当的物质、社会、经济支持和道德环境,美国人就能克服他们的问题。

韦林在纽约的项目在 19 世纪杂乱无章的垃圾处理和 20 世纪的现代化垃圾处理之间架起了一座桥梁。市政工程师现在成了垃圾收集和处理的推动力。虽然韦林的许多继任者都避免了他那种巴纳姆式的自我推销手段,但很少有人表现出引人注目的才华,也很少让公众参与卫生运动中来,因此太容易忽视公民参与的价值。与韦林相比,追随他进入城市服务的市政工程师们对"垃圾问题"的技术解决方案越来越有信心。尽管他们声称对于垃圾问题的卫生因素考虑至关重要,但他们强调,非常有必要把采取纠正措施的责任交给那些经验丰富且受过专门培训的人,只有如此,才可以制定出效率较高且效果显著的垃圾收集和处置方案。卫生官员可以找出垃圾问题的根源,但需要新的专业人员——卫生工程师来找到解决办法。如前文所述,许多公共卫生官员由于赞同细菌学,对于这种说法表示认可。[47]

卫生工程师在游说市政府把控街道清洁及垃圾清除和处置方面做了大量工作。鲁道夫·赫林和塞缪尔·格里利在他们重要的著作《城市垃圾的收集和处置》(*Collection and Disposal of Municipal Refuse*, 1921 年)中明确地指出:"公共垃圾的收集是一项公共事业。"[48]当然,随着工程师们在市政官僚机构中的地位越来越深,他们对公共卫生系统的支持就成了既得利益。

卫生工程在市政事务中成为一股强大的力量,不仅因为明显的地方需求,也因为国家工程协会和委员会的网络对它的影响。关于垃圾问题,最早和最著名的组织之一是美国公共卫生协会的垃圾和废弃物处理委员会。它的主要功能包括收集统计数据,检查地方卫生运行情况和分析卫生趋势。[49]美国市政改良协会(ASMI,后来的美国市政工程师协会)成立于 1894 年,在垃圾改革中发挥了重要作用,也是第一个试图联合所有市政工程师的全国性组织。[50]还有一些其他工程师组织,如美国土木工程师协会(ASCE),具有比美国市政改良协会更广泛的利益团体,也对垃圾问题给予了一些关注。几乎每一届美国土木工程师协会都有一个与卫生事项有关的专题小组。有时在社会上形成了非常专业的团体,如美国和加拿大的街道清洁和垃圾处理协会,其目的是"引导思想,集中精力,确保街道清洁和垃圾处理方法具备更好的条件"[51]。

这些组织的一个重要功能是收集美国和加拿大城市以及国外垃圾问题的统计数据。收集的资料虽然常常不太完整,但提供了19 世纪无法获得的信息宝库。尽管卫生工程师们预料到各地方会有不同的意见和差异,但他们还是从这些统计数据中对垃圾问题的许多重要观点达成共识。美国公共卫生协会 1897 年的《垃圾和废弃物处理委员会的报告》("Report of the Committee on the Disposal of Garbage and Refuse")第一次全面分析了国家的收集和处理趋势。它引发了 1900 年至 1917 年间的类似的研究和几项市政特别调查。布法罗、芝加哥、路易维尔和华盛顿特区等城市对它们的垃圾收集和处理做法进行了广泛的调查。[52]

美国公共卫生协会的垃圾委员会发现了在解释大量城市的不同数据时所存在的问题，于是在 1913 年设计了"城市垃圾统计标准表格"，以便在层层混乱中理清头绪。[53] 为了使统计数据标准化，工程师团体建议各城市做好记录，特别是在废弃物产生的数量、季节变化和收集及处置的成本因素等方面。《工程记录》的一篇社论写道：

> 仅仅在冬季和夏季做几次估计是不够的，在全年的记录中应至少每月做一次评估，最好是频率更高一些。除非能够做到这一点，否则所采用的任何垃圾收集和处理系统都是基于猜测的，而每一个明智的公民都有足够的机会观察市政工作中猜测的结果，因而不愿支持这类事情。[54]

一旦卫生工程师开始对垃圾问题有了更可靠的把握，他们就把精力转向分析垃圾收集和处理方法上面。他们随即开始对 19 世纪的做法进行谴责。在陆地上或水中倾倒、露天焚烧、将未经处理的废弃物用作土地或街道填埋等做法都受到了严格的审查。他们摒弃了过去简单粗暴的处理方法，转而选择更为复杂的执行标准。作为实用主义者，卫生工程师们越来越强调在为一个社区确定适当的收集和处理方法之前，需要检查当地的条件。在规划一个新系统时，他们考虑到废弃物的种类和数量以及当地运输设施的质量、负责这项工作的机构的性质、城市具体的地理性质。这可能决定了废弃物处置系统的位置和类型,以及地方政府和市民在实践中对变化的接受程度。由于认识到所面临问题的复杂性,卫生工程师最终不再仅仅依赖技术解决垃圾收集和处置等问题。这种方法并不包含许多韦林式的公民参与计划,但它比19世纪的原始做法要全面得多。[55]

由于卫生工程师们普遍不十分重视"原始"的收集和处理方法,他们转而把注意力集中在新的方法上,这意味着需要满足卫生和审美的要求。

关于废弃物回收,市政工程师和其他参与者得出了重要的结论,即不存在单一的"最好的"收集方法。在选择垃圾处理方法之前,必须考虑该城市的特殊条件、废弃物的清理方法,以及在做源头分类的前提下,副产品市场的供应和可靠性。[56]实际上,决策的重点是在源头分类和混合式废弃物回收之间作出选择。作为垃圾源头分类的倡导者,他们在城市物资循环利用方面最有说服力。他们声称,垃圾的初级(或源头)分类促进了清洁,应当允许回收可销售的副产品,也允许在选择最终处理方法方面有更大的自由度。对这种方法持批评态度的人认为,混合式回收对户主来说容易得多,对回收团队来说也简单得多,对城市来说也便宜得多。他们还认为,这种方法更清洁,因为垃圾与其他废弃物混合在一起。使用焚烧炉的城市倾向于混合式废弃物回收。[57]1902年至1924年进行的调查显示,59%至83%的城市实行某种形式的垃圾分类,只是把有机垃圾、无机垃圾或灰烬分开。在实施垃圾分类计划的城市中,只有不到一半的城市对所有废弃物进行了分类。[58]

回收废弃物是处理它们最昂贵的阶段——任何地方都是直接丢弃废弃物成本的2倍到8倍。由垃圾改革者推动的清洁频率的增加,是回收成本提高的一个原因。20世纪,在广大的区域开展服务需要大量的劳动力,并且需要额外资金支付卡车的费用。比较讽刺的是,尽管支出不断增加,城市提供的服务仍然不公平。相比工薪阶层和种族社区,中心区的商业和更富裕的住宅区往往受到更多的关照。[59]

废弃物的处理也有其自身的困难。虽然没有任何一种垃圾处理技术在当时占主导地位,但人们的讨论主要集中在垃圾的还原和焚烧方面。这两种方法都有其支持者和批评者,但它们都受到了比最初在 19 世纪末更仔细的分析。用火处理废物是一个古老的习俗。在 19 世纪,无论"焚化""焚烧"或是"销毁"垃圾,都是一种相对较新的做法。首先进入工业化和城市化的英国带头开展这种做法,主要是因为其陆地倾倒垃圾的空间有限,而且也是因为英国的海洋利益与欧洲大陆邻国存在潜在冲突,因而限制海上倾倒垃圾。并且英国由于人口稠密,所以在地方预算范围内集中处理垃圾在经济上是可行的。许多工程师认为,焚烧炉可以满足这些标准,特别是在燃烧垃圾而不使用额外的燃料的前提下。

从 19 世纪 60 年代末到 1910 年,英国焚烧炉经历了三个发展阶段:(1)低温慢燃炉;(2)具有人工通风装置的焚烧炉,其工作温度较高,焚烧能力较强,能够为各种工作产生蒸气;(3)能够为发电或泵送各种液体提供动力的焚烧炉。

第一代炉的设计只是为了燃烧垃圾。1870 年左右,最早的市政炉在伦敦郊区帕丁顿建成,但它产生了大量烟雾,并且运转不佳。1874 年至 1875 年在曼彻斯特建造了一系列火炉,被称为"垃圾焚烧炉"。第一代焚烧炉的糟糕操作破坏了焚烧垃圾的信心。垃圾的不完全燃烧和有毒烟雾引起了最大的关注。使用高烟囱来掩盖和转移污染并没有减轻公众的愤怒。到 1885 年,人们不断开展技术升级以努力消除或减少烟雾,但重新安装焚烧炉的费用非常昂贵。

19 世纪 80 年代末和 90 年代较新的焚烧炉产生更高的温度,减少烟雾排放,并产生可用的蒸气。从 19 世纪 90 年代到 1905 年左右,高温焚烧炉的发展曾经受到了狂热的追捧,但由于发展缓慢,公众信心再次下降。1905 年,人们普遍认为,通过使用焚烧炉来发电,需要在垃圾中添加额外的燃料。英国工程师因此调整了他们对焚烧炉发电的预期,进行了技术改进,并仔细监控了成本。虽然在使用第三代焚烧炉与能源生产装置相结合的技术和经济可行性在当时没有定论,但新型焚烧炉系统迅速在英国和国外得到了推广。[60]

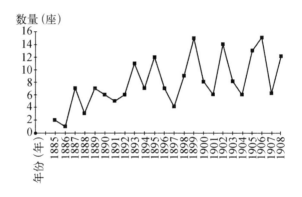

图 9-1 1885 年至 1908 年建造焚烧炉的数量

焚烧技术的引进给美国带来了巨大的期望,但同时也带来了许多问题。在美国安装英式焚烧炉可分为两个阶段。从 1885 年开始,美国引进了低温炉——几年前在英国遭受猛烈抨击的正是这种炉,因为它们无法适应当地的需要。在 19 世纪和 20 世纪之交,美国建成了具有附加锅炉和动力发电能力的高温焚烧炉。在第一阶段建设低温炉是冲动而具有普遍性的。在第二阶段建设高温焚烧炉的时候人们开始更加谨慎,并且注重焚烧炉的有效操作。不过美国并没有大量订购新型焚烧炉。这两项失败的原因很大程度上是对引入新技术所处的不同物理、经济和社会环境缺乏认识。

1885 年,陆军中尉 H. J. 莱利(H. J. Reilly)在纽约的总督岛上建造了美国第一座焚烧炉。1886 年宾夕法尼亚州阿勒格尼市建造了第一座市政焚烧炉,并使用天然气来燃烧垃圾。到 19 世纪 90

年代,焚烧厂在美国遍地开花。1897 年,美国公共卫生协会暂时同意将焚烧作为一种有效的处置办法。不幸的是,焚烧炉的高期望没有得到满足。在 1885 年至 1908 年间建造的 180 座焚烧炉中,到 1909 年有 102 座被废弃或拆除。

除了对不完全燃烧和产生有毒烟雾的批评,一些批评人士认为,在美国建造焚烧炉时,英国的工程技术没有被充分考虑进去。另一些人则将其归咎于过度使用各种燃料来增进燃烧,从而大幅增加了运营成本。还有一些人注意到了英国和美国垃圾的不同,他们推测是因为美国垃圾含水量更高,需要更高的温度才能燃烧。[61]

总的来说,这些批评表明,在美国采用英国技术之所以未能满足当地的具体要求或使该技术适应美国城镇,是因为美国城镇的人口密度一般低于英国城镇。此外,有廉价的土地可以倾倒垃圾也对焚烧炉形成强大的竞争,而低于燃料的成本也使得将垃圾从城市中心运出变得更加可行。在某些情况下,美国制造商利用人们对英国设计的热情,仅仅生产了质量低劣的焚烧炉。

大约在美国第一代焚烧炉名誉扫地的时候,英国人已经进入了发展的第二阶段。1902 年以后,对第一代焚烧炉的严厉抨击使得对于燃烧垃圾的审查变得更加细致。专家们开始对美国的垃圾焚烧工作进行第一次调查,但由此引发的争论持续了近 20 年也没有得到解决。1906 年,北美的工程师在魁北克的西山区成功地安装了英式焚烧炉,随后在温哥华、西雅图、密尔沃基和纽约的西纽布里顿也进行了类似的尝试。到 1910 年,许多工程师声称新一代的焚烧技术已经到来。到 1914 年,美国和加拿大大约有 300 个焚烧厂在运行,其中 88 个建于 1908 年至 1914 年间。

英国和德国开展的废弃物转化为蒸气和电力的项目最终促使美国进行了类似的实验。1905 年,纽约市开始了一项计划,将垃圾焚烧炉与一个电气照明工厂结合起来。然而,成本被证明是大型项目的主要障碍。由于美国具有丰富的煤炭、水力发电和石油资源,因此从这些来源获得能源会更便宜。在美国,人们很难证明通过处理废弃物产生能源是合理的,特别是因为当有更便宜和更实际的选择,如在陆地倾倒垃圾的时候。具有讽刺意味的是,当美国的工程技术人员能够让英国的高温焚烧炉适应美国的使用时,其他因素的介入使这项努力付诸东流。[62]

1886 年,纽约布法罗的一家公司引进了所谓的维也纳或梅尔兹工艺,可以从城市垃圾中提取油。这种被称为"还原"的方法是为了向城市提供再生商品,如油脂、肥料和香水原料,它们将抵消部分高昂的处理成本。[63]焚烧和还原技术大约在同一时期出现在美国,并且都经历了类似的早期发展阶段:冲动的实施、严厉的批评、重新评估。1897 年垃圾委员会的报告显示,人们对还原垃圾有很大兴趣,因为它承诺将收入返还给城市。[64]然而在项目开展一段时间后,一些不良的副作用引起了越来越多的批评。这些工厂散出的恶臭引起了人们极大的抗议。孟菲斯市市长 J. J. 威廉姆斯(J. J. Williams)是其中一位代表人物,他说:

> 周围数英里内的空气污染如此严重,以至于法院和立法者们一直在呼吁通过减少肮脏的、疾病滋生的业务来减轻患者的痛苦……即使不为其他原因,法律也应该禁止建立这些工厂,因为人们整日从事这种清理城市污物的职业是非常有辱人格和不人道的。[65]

1898 年的美国市政当局联盟会议上,新奥尔良市议员奎特曼·科恩克(Quitman Kohnke)抱怨道:"我们已经被丰厚奖励的光辉承诺所诱惑,而垃圾的还原过程却什么也没有给我们。"[66]

19 世纪 80 年代在密尔沃基、圣保罗、芝加哥、丹佛和其他地方按照欧洲设计建造的工厂都被证明是失败的。在 19 世纪 90 年代建造的经过改进的新工厂情况也好不到哪里去。到 1914 年 11 月，全国 45 座还原工厂中只有 22 座在使用。在 22 个城市中，有 9 个改变了管理和所有权，2 个移交市政经营，1 个被烧毁。总的来说，还原工厂退出市场的速度比焚烧炉快得多。[67]

还原方法遇到的问题与焚烧的问题在本质上是不同的。那些批评还原方法的人倾向于质疑方法本身的可行性，而抨击焚烧方法的人倾向于质疑焚烧炉的设计特点，而不是垃圾的燃烧。1916年，美国市政改良协会下属的垃圾处理和街道清洁委员会提出了一个折衷方案：还原方法对大城市来说是可行的，因为利用该方法产生的收入可以保证其持续使用，但对小城市来说，焚烧似乎更卫生，成本也更低。[68]

尽管这一时期的这两种最有希望的处理方案的结果都令人失望，但关于它们优缺点的争论导致工程师之间一直在探讨最有效的废弃物收集和处理方法。然而，这段时期的统计数据显示，并没有发现什么包治百病的特效药。事实上，1900 年至 1920 年间，美国城市仍有 26% 至 66% 的人使用原始的垃圾处理方法（见表 9-7 和 9-8）。[69]

表 9-7　垃圾处理方法

方法	1899 年	1902 年	1913 年	1915 年	1918 年
倾倒在陆地上或用作地面填充物	10 (25%)	39 (24%)	25 (18.5%)	21 (11%)	29 (27.5%)
农场使用	9 (22.5%)	33 (21%)	37 (28%)	15 (8%)	21 (20%)
倾倒在水中	3 (7.5%)	10 (6%)	10 (7.5%)	2 (1%)	1 (1%)
焚烧炉/燃烧	6 (15%)	36 (22%)	35 (26.5%)	56 (30%)	14 (13.5%)
还原	8 (20%)	15 (9%)	26 (19.5%)	19 (10%)	21 (20%)
结合/其他	—	19 (12%)	—	13 (7%)	18 (17%)
没有系统/数据	4 (10%)	9 (6%)	—	61 (33%)	1 (1%)
全部的城市	40	161	133	187	105

资料来源：Martin V. Melosi, *Garbage in the Cities: Refuse, Reform, and the Environment, 1880-1980*（《城市里的垃圾：废物、改革和环境，1880—1980 年》），College Station: Texas A&M University Press, 1981, p.163.

表 9 - 8　垃圾或可燃废物的处理方法

方法	1899 年	1902 年	1913 年
倾倒在陆地上或用作填充物	26（70%）	75（46.5%）	19（68%）
倾倒在水中	1（3%）	4（2.5%）	1（3%）
焚烧炉燃烧	6（16%）	47（29.5%）	2（7%）
结合	—	2（1.5%）	3（11%）
没有系统/数据	4（11%）	32（20%）	3（11%）
全部的城市	37	160	28

　　资料来源:资料来源:Martin V. Melosi, *Garbage in the Cities*: *Refuse*, *Reform*, *and the Environment*, *1880 - 1980*（《城市里的垃圾:废物、改革和环境,1880—1980 年》）,College Station: Texas A&M University Press, 1981, p.164.

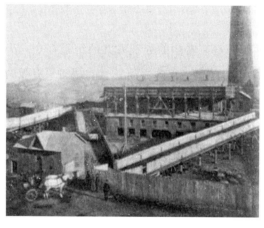

1898 年,旧金山的一座垃圾还原工厂。垃圾还原法与垃圾焚烧法大约同时出现在美国,但其历史更为曲折。它在小城市中没有那么普遍,因为它的运行成本很高,而且存在着严重的公共妨害与卫生问题。

　　尽管很多地方依然沿用较为原始的垃圾处理方法,但其中的一些做法遭到了社会的批评。在所有的方法中,倾倒废物到水中是最为人所诟病的做法。20 世纪初,纽约市暂时减少了向海上倾倒垃圾的数量,因为有太多垃圾回到了海岸,同时也是因为街道清洁部门的官员认为,这些垃圾可以更好地用作填埋的材料。[70]一个相对常见的抱怨是,除了大城市,对所有城市来说,把垃圾拖到深水区成本太高,尤其是因为大部分垃圾没有沉到海底,而是被冲回附近的海滩上。向河流或小溪倾倒垃圾也有严重的法律后果。下游城市开始起诉利用河流倾倒垃圾的上游城市,就像他们在污水处理案件中所做的那样。[71]

在 20 世纪早期,在陆地上倾倒垃圾的做法也受到越来越多的批评。一些城市选择在陆地上倾倒垃圾并不是因为他们认为这种方法最好,而是因为在没能筹措到足够的资金采用焚烧法或还原法以前,这是一个实际可行的选择。1913 年,90 个人口在 3 万以上的城市接受了一份问卷调查,问卷的回答说明了这一点。在 68 个接受调查的城市中,59 个城市保留着垃圾倾倒场,13 个城市则完全依赖垃圾倾倒处理。在回答"公共垃圾场是一种适当的垃圾处理方式吗"的问题时,68 个城市中有 64 个的答案是"否"。[72]

人们抨击倾倒垃圾的做法并不足以制止这种行为,尽管有人猜测抗议的激烈程度可能会有些效果。一些城市的卫生和公共工程部门一直被公开倾倒垃圾的投诉所困扰。克利夫兰商会住房和卫生委员会在 1917 年的一份报告中指出,垃圾场"在垃圾收集和处理系统中引起了最多的抱怨"。这座城市拥有 25 个垃圾场,私人经营的垃圾场数量更多。根据这份报告,它们构成了"老鼠和蟑螂的滋生地,附近的房屋都受到了它们的侵扰"。纸和其他轻飘飘的东西会吹到周围的区域,是造成烦恼的一大来源。垃圾场经常发生火灾,不仅危及附近的财产,烟雾也非常令人讨厌,尤其是当火焰闷烧几个月的时候。[73]

由于向陆地和水中倾倒垃圾引起了越来越多的批评,工程师和公共卫生工作者在考虑采用还原法和焚烧法的同时,也考虑采用一些古老的垃圾处理方法,如填埋和掩埋。他们相信如果管理得当,这些旧的方法也会很有效。[74]在这一时期,填埋并没有取代倾倒成为一种主要的垃圾处置方式,而是作为处理无机物的一种补充手段。人们一直强烈反对仅仅使用有机废物填平沟壑或道路。"卫生填埋"是一个突破,它最终将填埋的做法提升到主要处理做法的地位,但它直到第二次世界大战后才得到实质的使用。[75]用填埋的方法对废弃物进行再次利用变得越来越受欢迎,特别是随着废物利用的想法得到越来越多的支持。位于密西西比河西岸的爱荷华州达文波特市利用填埋垃圾来进行收税。在加利福尼亚州的奥克兰,垃圾被用作旧金山湾海岸线的填充物。最著名的填海工程是在韦林上校的指导下,在纽约市东河的瑞克岛(即监狱所在地)开始的。[76]

对废物利用(材料的再使用或循环利用)的热情非常符合当时改革的精神。节约资源是一个运作良好的收集和处理系统的明显标志。成本因素在决定所使用的方法方面也发挥了重要作用。像他们的前辈韦林一样,卫生工程师们试图提出他们新的方法建议,并不断强调操作的效率和通过销售副产品可能获得的收入。[77]

到1920年,在卫生工程师的努力和公民改革者的推动下,垃圾管理系统有了实质性的改进。然而,第一次世界大战的到来推迟了一些预期的变化,因为它将注意力和资金从城市改革转移到了战争上。战争也对一种"原始"的处理方法的复兴起了作用——用垃圾喂猪。赫伯特·胡佛(Herbert Hoover)在当时担任粮食的管理者,他领导了战时食品保护运动,暂时加强了垃圾收集条例的执行,最终导致了实际垃圾数量的减少。[78]当时人们认为,在粮食生产处于高度优先地位的时候,剩下的有机垃圾应该用来喂猪,而不是焚烧或还原。美国食品管理局还发起了一场声势浩大的运动,以平息那些认为垃圾饲养的生猪不卫生的批评,并发布了大量持相反意见的报告。[79]

食品管理局的努力并没有对垃圾处理问题产生长时间的影响,战后垃圾数量的暂时减少也没有保持下去。20世纪早期的问题才刚刚开始得到解决。在20世纪的前20年,卫生工程师们为了更牢固地掌握垃圾收集和处置的方法已经走了很长一段路。他们的功劳之一就是大量宣传了垃圾淹没城市的危害程度。

尽管人们提高了对垃圾问题的认识,并试图应用最新的管理技巧和技术,但产生废物的根本原因和问题仍未得到正视。废物利用的努力引发了资源浪费的问题,但很少有人考虑到日益富裕、商品消费和废物生产之间的关系。相信科学技术能克服垃圾堆积的信念不仅在工程师,而且在一般公众心中都是强有力的。例如,随着汽车作为主要交通工具的出现,许多人认为街道上最终将不再有粪便和其他垃圾了。因此,这些新型汽车被认为是街道清洁工人最好的朋友。不幸的是,没有人意识到马粪会被一种更危险的有毒气体所取代,这真是残酷的讽刺。[80]

提高公民意识是一个进步,它使市民注意了垃圾问题,但它只是向前迈出的一小步。清理运动是短暂的,因为它们大多只是当代改革派情绪的延伸,很难成为长期解决方案的工具。甚至努力争取新立法或更有效的收集和处置方法本身都是非常困难的。制定新的法律要求户主将有机垃圾与无机垃圾分开,或将乱扔垃圾定为违法行为是一回事;执行这样的法律又是另一回事。鼓励公民改变他们的习惯都不是一蹴而就的,更不用说促进他们了解与卫生有关的更复杂问题了。此外,必须要使市政府官员们相信,改善废物收集和处理方法是选民的一项高度优先事项,而且成本不会过高。

然而,直到19世纪90年代以前,大多数美国城市都没有系统的垃圾收集和处理体系,这一点不容忽视。到了1920年,情况发生了变化。到19世纪末和20世纪初,供水和排污系统发展得更快,但是垃圾的收集和处理终于成为现代卫生服务的第三个支柱。究竟在多大程度上集中强化公共卫生技术才能确保长期维持"卫生城市",仍然有待观察。

注 释

1. 本章的主要部分来自 Martin V. Melosi,"Refuse Pollution and Municipal Reform: The Waste Problem in America,1880-1917"(《垃圾污染与市政改革:1880-1917年美国的垃圾问题》), in *Pollution and Reform*, in *American Cities*,

1870 - 1930（《美国城市污染与改革，1870—1930》），Martin V. Melosi ed.，Austin：University of Texas Press，1980，pp. 105 - 133；Martin V. Melosi，*Garbage in the Cities：Refuse，Reform，and the Environment，1880 - 1980*（《城市里的垃圾：废弃物、改革与环境，1880—1980 年》），College Station：Texas A&M UP，1981.

2. 在这段时间里，可以看到人口普查统计数据，用于一次性个人收入、国民生产总值、消费支出模式和食品消费。U. S. Department of Commerce，Bureau of the Census，Historical Statistics of the United States（《美国历史统计》），Washington，D. C. Department of Commerce，1975，pp. 224 - 225，320 - 321，328 - 332. 对于当代消费观点，参见 Austin Bierbower，" American Wastefulness"（《美国人的浪费》），*Overland Monthly*（《陆地月刊》）49（April 1907）：358 - 359；William F. Morse，"The Disposal of the Citys Waste"（《城市废物的处理》），*American City*（《美国城市》）2（April 1910）：177；Rudolph Hering，"Sewage and Solid Refuse Removal"（《污水和固体垃圾的清除》），in *A Half Century of Public Health*（《半个世纪的公共卫生》），Mazyck P. Ravenel ed.，New York，1921，pp. 188 - 189。

3. "Disposal of Refuse in American Cities"（《美国城市的垃圾处理》），*Scientific American*（《科学美国人》）65（Aug. 29，1891）：136；John McGaw Woodbury，"The Wastes of a Great City"（《大城市的垃圾》），*Scribners Magazine*（《斯克里布纳杂志》）34（Oct. 1903）：392；Henry Smith Williams，"How New York Is Kept Partially Clean"（《纽约如何保持部分清洁》），*Harpers Weekly*（《哈珀周刊》）38（Oct. 13，1894）：973；Melosi，*Garbage in the Cities*（《城市里的垃圾》），p. 160.

4. 参见 Daniel Horowitz，*The Morality of Spending：Attitudes Toward the Consumer Society in America，1875 - 1940*（《消费的道德：对美国消费社会的态度，1875—1940》），Chicago：Ivan R. Dee，1992，pp. xxvi - xxvii。

5. Susan Strasser，*Satisfaction Guaranteed：The Making of the American Mass Market*（《确保满意：美国大众市场的形成》），New York：Pantheon Books，1989，pp. 6 - 7，101；Grant D. McCracken，*Culture and Consumption：New Approaches to the Symbolic Character of Consumer Goods and Activities*（《文化与消费：研究消费品和活动的象征性的新方法》），Bloomington：Indiana UP，1988，

pp. 22 – 27.

6. 参见 Andrew R. Heinze, *Adapting to Abundance: Jewish Immigrants, Mass Consumption, and the Search for American Identity*（《适应富足：犹太移民、大众消费和寻找美国身份》），New York：Columbia UP, 1990, p. 12；Melosi, *Garbage in the Cities*（《城市里的垃圾》），p. 161。

7. Melosi, *Garbage in the Cities*（《城市里的垃圾》），pp. 160 – 161.

8. Franz Schneider Jr. , "The Disposal of A Citys Waste"（《城市废物的处理》），*Scientific American*（《科学美国人》）107（July 13, 1912）：24.

9. 数据来自 Rudolph Hering and Samuel A. Greeley, *Collection and Disposal of Municipal Refuse*（《城市垃圾的收集和处置》），New York, 1921, pp. 13, 28。

10. 参见 Joel A. Tarr, "Urban Pollution：Many Long Years Ago"（《城市污染：多年以前》），*American Heritage*（《美国资产》）22（Oct. 1971）：65 – 66；"Clean Streets and Motor Traffic"（《清洁街道和机动车交通》），*Literary Digest*（《文学摘要》）49（Sept. 5, 1914）：413；"Disposal of Refuse in American Cities"（《美国城市垃圾处理》），p. 52；Ellis Armstrong, Michael Robinson, and Suellen Hoy, eds. , *History of Public Works in the United States, 1776 – 1976*（《美国公共工程史, 1776—1976》），Chicago：APWA, 1976, p. 127。

11. Washington, D. C. Health Department, *Report of Health Officer（1899）*（《卫生官员的报告, 1899 年》），p. 31.

12. Williams, "How New York Is Kept Partially Clean"（《纽约是如何保持部分清洁的》），p. 974.

13. City of Newton, Mass. , *Report of the Board of Health（1895）*（《卫生委员会的报告, 1895 年》），p. 5；Philadelphia, Bureau of Health, *Annual Report（1892）*（《年度报告, 1892 年》），pp. 18 – 19；Chicago, Department of Public Works, *Annual Report（1899）*（《年度报告, 1899 年》），pp. 23 – 24；Detroit, Bureau of Health, *Annual Report（1882）*（《年度报告, 1882 年》），p. 115.

14. Henry Smith Williams, "The Disposal of Garbage"（《垃圾处理》），*Harpers Weekly*（《哈珀周刊》）38（Sept. 1, 1894）：835.

15. 参见 U. S. Department of the Interior, Census Office, *Report on the Social Statistics of Cities, 1880*（《城市社会统计报告, 1880 年》），comp. by George E.

Waring Jr., Washington, D. C. 1886；Wilson G. Smillie, *Public Health：Its Promise for the Future*(《公共卫生：对未来的承诺》), New York：Macmillan, 1955, p. 352。

16. Ravenel, ed., *Half Century of Public Health*(《半个世纪的公共卫生》), pp. 190 - 191；Hering and Greeley, *Collection and Disposal of Municipal Refuse*(《城市垃圾的收集和处置》), p. 2.

17. G. T. Ferris, "Cleansing of Great Cities"(《大城市的净化》), *Harpers Weekly* (《哈珀周刊》)35 (Jan. 10,1891)：33.

18. John S. Billings, "Municipal Sanitation：Defects in American Cities" (《城市卫生：美国城市的缺陷》), *Forum* (《论坛》)15 (May 1893)：305.

19. Mary E. Trautmann, "Womens Health Protective Association"(《妇女健康保护协会》), *Municipal Affairs* (《市政事务》)2 (Sept. 1898)：439 - 443；John Duffy, *A History of Public Health in New York City,1866 - 1966* (《纽约市公共卫生史, 1866—1966 年》), New York：Russell Sage Foundation, 1974, pp. 124,130,132.

20. New York Ladies Health Protective Association, *Memorial to Abram S. Hewitt on the Subject of Street Cleaning* (《艾布拉姆·休伊特关于街道清洁的纪念》), New York,1887, pp. 4 - 5.

21. 参见 Philadelphia Department of Public Works, Bureau of Street Cleaning, *Annual Report* (*1893*)(《年度报告, 1893 年》), p. 58；Mrs. C. G. Wagner, "What the Women Are Doing for Civic Cleanliness"(《妇女为城市清洁所做的事》), *Municipal Journal and Engineer* (《市政期刊与工程师》)11 (July 1901)：35。

22. 例如,参见 League of American Municipalities, *Proceedings,1899*(《论文集,1899 年》), pp. 13 - 27；*City Government* (《市政府》)7 (Sept. 1899)：49ff. ；Carol Aronovici, "Municipal Street Cleaning and Its Problems"(《城市街道清洁及其问题》), *National Municipal Review* 《国家市政评论》1 (April 1912)：218 - 225。

23. Mildred Chadsey, "Municipal Housekeeping"(《国家市政评论》), *Journal of Home Economics* (《家政杂志》)7 (Feb. 1915)：53 - 59.

24. Samuel Greeley,"The Work of Women in City Cleansing"(《妇女在城市清洁中的工作》),*American City*(《美国城市》)6(June 1912):873 – 875.

25. Regina Markell Morantz,"Making Women Modern:Middle-Class Women and Health Reform in Nineteenth-Century America"(《现代女性:19 世纪美国的中产阶级妇女与医疗改革》),in *Women and Health in America*(《美国的妇女与健康》),Judith Walzer Leavitt ed. ,Madison:University of Wisconsin Press,1984,p. 349.

26. 参见 Maureen A. Flanagan," The City Profitable, the City Livable:Environmental Policy,Gender,and Power in Chicago in the 1910s"(《城市盈利与城市宜居:20 世纪 10 年代芝加哥的环境政策、性别和权力》),*Journal of Urban History*(《城市史杂志》)22(Jan. 1996):173 – 174。对妇女在城市环境改革中的重要开拓性工作,尤其是城市家政管理,参见 Suellen Hoy,*Chasing Dirt:The American Pursuit of Cleanliness*(《追逐污秽:美国人对清洁的追求》),New York:Oxford UP,1995,pp. 72 – 73;Hoy,"Municipal Housekeeping:The Role of Women in Improving Urban Sanitation Practices,1880 – 1917"(《城市清洁管理:妇女在改善城市卫生实践中的角色,1880—1917》),in *Pollution and Reform*(《美国城市污染与改革,1870—1930》),Melosi ed. ,pp. 173 – 198。霍伊赞同这种观点,认为卫生改革吸引了那些对妻子、母亲和家庭主妇的角色感到满意的女性,参见 *Chasing Dirt*(《追逐污秽》),p. 73。

27. 参见" A Street-Cleaning Nurse"(《街道清洁护士》),*Literary Digest*(《文学摘要》)52(March 18,1916):709 – 710;"Street Cleaning Brigade of Women"(《妇女街道清扫队》),*Municipal Journal and Engineer*(《市政期刊与工程师》)9(Dec. 1900):152;Mrs. Lee Bernheim,"A Campaign for Sanitary Collection and Disposal of Garbage"(《一场卫生收集和处理垃圾的运动》),*American City*(《美国城市》)15(Aug. 1916):134 – 136;Greeley,"Work of Women in City Cleansing"(《妇女在城市清洁中的工作》),pp. 73 – 75;Hester M. McClung,"Womens Work in Indianapolis"(《印第安纳波利斯的妇女工作》),*Municipal Affairs*(《市政事务》)2(Sept. 1898):523;Ewing Galloway,"How Sherman Cleans Up"(《谢尔曼如何清理》),*American City*(《美国城市》)9(July 1913):40。

28. 参见 Maureen A. Flanagan,"Gender and Urban Political Reform: The City Club and the Womans City Club of Chicago in the Progressive Era"(《性别与城市政治改革:进步时代的芝加哥城市俱乐部与妇女城市俱乐部》),*American Historical Review*(《美国历史评论》)95（Oct. 1990）:1036 – 1039,1044 – 1050。

29. William Parr Capes and Jeanne Daniels Carpenter,*Municipal Housecleaning*(《市政清理》),New York,1918,pp. 6 – 9,213 – 232;Gustavus A. Weber,"A 'Clean-up' Campaign Which Resulted in A 'Keep Clean' Ordinance"(《一场导致"保持清洁"法令的"清理"运动》),*American City*(《美国城市》)10(March 1914):231 – 234;"Philadelphias Second Annual Clean-up Week"(《费城人的第二次年度清洁周》),*Municipal Journal and Engineer*(《市政期刊与工程师》)37（Sept. 10,1914）:348 – 349;Galloway,"How Sherman Cleans Up"(《谢尔曼如何清理》),pp. 40 – 41.

30. 为了很好地分析 19 世纪晚期和 20 世纪早期的街道使用情况,参见 Clay McShane,"Transforming the Use of Urban Space: A Look at the Revolution in Street Pavements,1880 – 1924"(《改变城市空间的使用:街道人行道的革命一瞥,1880—1924 年》),*Journal of Urban History*(《城市史杂志》)5（May 1979）:279 – 307。有关街道清洁措施的详情,参见 Melosi,*Garbage in the Cities*(《城市里的垃圾》),pp. 43 – 46,134 – 151。

31. *Engineering News*(《工程新闻》)23（Jan. 4,1890）:13.

32. Chicago,Department of Health,*Annual Report*（1892）(《年度报告,1892年》),pp. 15 – 16.

33. "Garbage Contracts"(《垃圾合同》),*City and State*(《城市与州》)4（Jan. 20,1898）:259.

34. 参见 Hering and Greeley,*Collection and Disposal of Municipal Refuse*(《城市垃圾的收集和处置》),pp. 155 – 156。

35. U. S. Department of Interior,*Report on the Social Statistics of Cities,1880*(《城市社会统计报告,1880 年》);"Garbage Collection and Disposal"(《垃圾收集与处理》),*City Manager Magazine*(《城市管理者杂志》)（July 1924）:12 – 14.

36. 即使在转变之后,公共卫生部门和董事会也保留了一些监管机构,以保证拒绝会成为一种妨害或构成健康危险的保险。

37. 参见 P. M. Hall, "The Collection and Disposal of City Waste and the Public Health"(《城市废物的收集和处置与公共卫生》), *AJPH*(《美国公共卫生杂志》)3 (April 1913): 315 – 317; C. E. Terry, "The Public Dump and the Public Health"(《垃圾场与公共卫生》), *AJPH* (《美国公共卫生杂志》)3 (April 1913): 338 – 341; R. H. Bishop Jr. , "Infantile Paralysis and Cleanable Streets"(《小儿麻痹症和清洁的街道》), *American City* (《美国城市》)15 (Sept. 1916): 313。

38. George E. Waring Jr. , "The Cleaning of the Streets of New York"(《纽约街道的清扫》), *Harpers Weekly* (《哈珀周刊》)39 (Oct. 29, 1895): 1022.

39. George E. Waring Jr. , "The Disposal of a Citys Waste"(《城市废物的处理》), *North American Review* (《北美评论》)161 (July 1895): 4, 51 – 54; Waring, *A Report on the Final Disposition of the Wastes of New York by the Dept. of Street Cleaning* (《纽约街道清洁部废物的最终处理报告》), New York, 1896, pp. 3 – 6; Waring, "The Cleaning of a Great City"(《大城市的清洁》), *McClures Magazine*(《麦克卢尔杂志》)9 (Sept. 1897): 919; Woodbury, "Wastes of a Great City", (《大城市的垃圾》), pp. 388 – 390.

40. Hering and Greeley, *Collection and Disposal of Municipal Refuse*(《城市垃圾的收集和处置》), p. 299; Waring, "Cleaning of a Great City"(《大城市的清洁》), pp. 917 – 919; Waring, "Disposal of a City's Waste"(《城市垃圾处理》), pp. 49 – 52.

41. Waring, "Cleaning of a Great City"(《大城市的清洁》), pp. 917 – 921; E. Burgoyne Baker, "The Refuse of a Great City"(《大城市的废弃物》), *Munseys Magazine* (《蒙西杂志》)23 (April 1900): 83 – 84; "Street Cleaning"(《清扫街道》), *Outlook* (《展望》)66 (Oct. 20, 1900): 427; Waring, "The Garbage Question in the Department of Street Cleaning of New York"(《纽约街道清洁部门的垃圾问题》), *Municipal Affairs* (《市政事务》)1 (Sept. 1897): 515 – 524.

42. Baker, "Refuse of a Great City"(《大城市的废弃物》), p. 90; Waring, "Cleaning of A Great City"(《大城市的清洁》), pp. 921 – 923; David Willard,

"The Juvenile Street-Cleaning Leagues"(《少年街道清洁联盟》), in George E. Waring Jr., *Street Cleaning and the Disposal of A City's Wastes: Methods and Results and the Effects upon Public Health, Public Morals, and Municipal Prosperity* (《街道清洁和城市废物处理:方法、结果和对公共卫生、公共道德和城市繁荣的影响》), New York, 1898, pp. 177 – 186.

43. "The Delehanty Dumping-Scow"(《德勒汉蒂的驳船倾倒垃圾》), *Harpers Weekly*(《哈珀周刊》)40（Oct. 24, 1896）: 1051; Waring, "The Fouling of the Beaches"(《海滩的污染》), *Harpers Weekly*（《哈珀周刊》）42（July 2, 1898）: 663; Waring, "Cleaning of A Great City"(《大城市的清洁》), pp. 917 – 919; Waring, *Street Cleaning and the Disposal of A Citys Wastes*(《街道清洁和城市垃圾处理》), p. 47; Baker, "Refuse of a Great City"(《大城市的废弃物》), p. 89.

44. Waring, "The Utilization of A Citys Garbage"(《城市垃圾的利用》), *Cosmopolitan*（《世界主义》）24（Feb. 1898）: 406 – 410; Waring, "Cleaning of A Great City"(《大城市的清洁》), pp. 919 – 921; Waring, *Street Cleaning and the Disposal of A Citys Wastes*（《街道清洁和城市垃圾处理》）, pp. 47 – 49; Baker, "Refuse of A Great City"(《大城市的废弃物》), p. 87.

45. 当改革派市长斯特朗在 1898 年被赶下台时,韦林上校也被赶下台。在他作为一名卫生工作者和市政工程师的影响力的顶峰,在西班牙战争之后,他被总统威廉·麦金莱任命在古巴学习卫生条件。回到纽约后不久,他死于哈瓦那的黄热病。他的悲惨死亡缩短了一项积极的公共服务,尽管他的殉道无疑提高了他的声誉。海伦·格雷克(Helen Gray Cone)以一种富有诗的敬意称他为"为拯救而牺牲的士兵",他的长期崇拜者阿尔伯特·肖（Albert Shaw)是审查的编辑,他强调:"韦林上校为保护人类生活和身体及道德健康工作,通过清洁城市,已经如此成功和伟大,他就是现代伟大的海格力斯。"参见 Helen Gray Cone, "Waring"(《韦林》), *Century*（《世纪》)59（Feb. 1900）: 547; Albert Shaw, Life of Col. Geo. E. Waring, Jr., *The Greatest Apostle of Cleanliness*（《韦林上校的一生:最伟大的清洁传道者》）, New York, 1899, preface, pp. 10 – 11, 14, 30 – 34。

46. Charles Zueblin, *American Municipal Progress*(《美国市政的进步》)rev. ed., New York, 1916, pp. 75 – 76, 82; Delos F. Wilcox, *The American City: A*

Problem in Democracy(《美国城市：一个民主的问题》),New York,1906,pp.118,224；George A. Soper,*Modern Methods of Street Cleaning*（《现代街道清洁方法》）,New York,1907,p.165；John A. Fairlie,*Municipal Administration*(《市政管理》),New York,1906,pp.258－259；"Tammany and the Streets"（《坦慕尼派与街道》),*Outlook*（《展望》）66（Oct.20,1900）：427－428；"The Disposal of New York's Refuse"（《纽约废弃物的处理》）,*Scientific American*（《科学美国人》）89（Oct.24,1903）：292－294；Duffy,*History of Public Health*（《公共卫生史》）,pp.125－126.

47. Hering and Greeley,*Collection and Disposal of Municipal Refuse*（《城市垃圾的收集和处置》）,p.4. 参见 Ellen H. Richards,*Conservation by Sanitation*（《环境卫生保护》）,New York,1911,p.216ff.；William Paul Gerhard,*Sanitation and Sanitary Engineering*（《环境卫生与环境卫生工程》）2d ed.,New York,1909,p.59ff.；H. de B. Parsons,*The Disposal of Municipal Refuse*（《城市废弃物的处理》）,New York,1906,p.8；M. N. Baker,*Municipal Engineering and Sanitation*（《市政工程与卫生》）,New York,1902,p.164；Carl S. Dow,"Sanitary Engineering"《卫生工程》,*Chautauquan*（《肖托夸》）66（March 1912）:80－98；R. Winthrop Pratt,"Sanitary Engineering"（《卫生工程》）,*Scientific American,Supplement*（《科学美国人增刊》）77（March 7,1914）：150；"The Sanitary Engineer—A New Social Profession"（《卫生工程师——一种新的社会职业》）,*Charities and the Commons*（*The Survey*）[《慈善和公众（调查）》]16（June 2,1906）：286－287。

48. Hering and Greeley,*Collection and Disposal of Municipal Refuse*（《城市垃圾的收集和处置》）,p.4.

49. 参见"Report of the Committee on the Disposal of Garbage and Refuse"（《垃圾和废弃物处理委员会的报告》）,in the *APHA's Public Health：Papers and Reports*（《公共卫生：文件和报告》）23（1897）：206ff。

50. ASMI,*Proceedings of the ASMI（1918）*（《美国市政改良协会论文集,1918年》）,296ff.

51. *Municipal Journal and Engineer*（《市政期刊与工程师》）41（Nov.23,1916）：646.

52. Hering and Greeley,*Collection and Disposal of Municipal Refuse*（《城市垃

圾的收集和处置》)，pp. 12 – 20.

53. "Report of the Committee on Refuse Collection and Disposal"（《垃圾收集及处置委员会报告》），AJPH《美国公共卫生杂志》5（Sept. 1915）：933 – 934. 同时参见 Samuel A. Greeley，"A Standard Form for Statistics of Municipal Refuse"（《城市垃圾统计标准表格》），AJPH（《美国公共卫生杂志》）2（June 1912）：403。

54. "Refuse Disposal in America"（《美国的废弃物处理》），*Engineering Record*（《工程记录》）58（July 25, 1908）：85. 同时参见 M. N. Baker，"Condition of Garbage Disposal in United States"（《美国的垃圾处理状况》），*Municipal Journal and Engineer*（《市政期刊与工程师》）11（Oct. 1901）：147；S. Whinery，"How to Keep the Streets Clean"（《如何保持街道清洁》），*American City*（《美国城市》）10（Jan. 1914）：23 – 24。

55. "Report of the Committee on the Disposal of Garbage and Refuse"（《垃圾处理委员会的报告》），p. 207；Harry R. Crohurst，"Municipal Wastes：Their Character, Collection, and Disposal"（《城市垃圾：它们的特性、收集和处置》），*USPHS Bulletin*（《美国公共卫生署公报》）107（Oct. 1920）：79ff；ASMI，*Proceedings of the ASMI（1916）*（《美国市政改良协会论文集，1916 年》），pp. 244 – 245；Baker，"Condition of Garbage Disposal in United States"（《美国的垃圾处理状况》），pp. 147 – 148；"Report of the Committee on Street Cleaning"（《街道清洁委员会的报告》），AJPH（《美国公共卫生杂志》）5（March 1915）：255 – 259.

56. Hering and Greeley，*Collection and Disposal of Municipal Refuse*（《城市垃圾的收集和处置》），pp. 104 – 105；Parsons，*Disposal of Municipal Refuse*（《城市废弃物的处理》），p. 43.

57. William F. Morse，*The Collection and Disposal of Municipal Waste*（《城市垃圾的收集与处置》），New York，1908，p. 36；John H. Gregory，"Collection of Municipal Refuse"（《城市废弃物的收集和处理》），AJPH（《美国公共卫生杂志》）2（Dec. 1912）：919；"Refuse Disposal in Ohio"（《俄亥俄州的废弃物处理》），*Municipal Journal and Engineer*（《市政期刊与工程师》）25（Dec. 1908）：776；St. Louis Civic League，*Civic Bulletin*（《公民公报》）2（Jan. 8, 1912）：2；Robert H. Wild，"Modern Methods of Municipal Refuse Disposal"（《城市废弃物

处理的现代方法》），*American City*（《美国城市》）5（Oct. 1911）：205 - 207；
Parsons，*Disposal of Municipal Refuse*（《城市废弃物的处理》），p. 44.

58. 参见 Melosi，*Garbage in the Cities*（《城市里的垃圾》），pp. 157 - 158。

59. 巴尔的摩是第一个运行垃圾卡车的城市。包括芝加哥、新奥尔良和克利夫兰在内的一些城市，尝试了铁路运输垃圾。直到 20 世纪 20 年代，马车才退出他们在垃圾收集和处置方面的工作。事实上，马车在某些任务方面比机动车辆更胜任，尤其是收集家庭垃圾。参见 Melosi，*Garbage in the Cities*（《城市里的垃圾》），pp. 158 - 159。

60. 1899 年，英国 81 个城市和城镇使用焚烧作为他们的主要处置方法；1906 年，有 140 到 180 个城镇和城市有了"破坏者"焚烧炉（可能多达 250个），其中一半以上的焚烧炉为各种不同目的。参见 Martin V. Melosi，"Technology Diffusion and Refuse Disposal：The Case of the British Destructor"（《技术扩散与垃圾处理：以 英国的"破坏者"为例》），in *Technology and the Rise of the Networked City in Europe and America*（《技术与欧美网络化城市的崛起》），Joel A. Tarr and Gabriel Dupuy eds.，Philadelphia：Temple UP，1988，pp. 207 - 213。

61. 早期的美国焚烧炉主要用于燃烧有机材料而不是混合的垃圾，因为许多城市已经通过了资源分离来利用灰烬和垃圾填充或简单地处理垃圾。

62. Melosi，"Technology Diffusion and Refuse Disposal"（《技术扩散与垃圾处理》），pp. 214 - 222.

63. William F. Morse，"Disposal of the City's Waste"（《城市垃圾处理》），*American City*（《美国城市》）2（May 1910）：271.

64. "Report of the Committee on the Disposal of Garbage and Refuse"（《垃圾处理委员会的报告》），p. 215ff.

65. "Garbage Collection and Disposal"（《垃圾收集与处置》），*City Government*（《市政府》）7（Sept. 1899）：50.

66. "Disposal of Garbage"（《垃圾处理》），*City Government*（《市政府》）5（Aug. 1898）：67.

67. "Recent Refuse Disposal Practice"（《近期的垃圾处理方法》），*Municipal Journal and Engineer*（《市政期刊与工程师》）37（Dec. 10，1914）：

848 – 849.

68. "Report of Committee on Refuse Disposal and Street Cleaning"(《垃圾处理与街道清洁委员会报告》), in ASMI, *Proceedings*, *1916*(《论文集,1916年》), p. 245.

69. Capes and Carpenter, *Municipal Housecleaning*(《市政清理》), pp. 194 – 199.

70. Frederick L. Stearns, *The Work of the Department of Street Cleaning*(《街道清洁部的工作》), New York, 1913, p. 210.

71. Crohurst, "Municipal Wastes"(《城市垃圾》), pp. 42 – 43;Parsons, *Disposal of Municipal Refuse*(《城市废弃物的处理》), p. 93;William P. Munn, "Collection and Disposal of Garbage"(《垃圾的收集与处理》), *City Government*(《市政府》)2(Jan. 1897):6 – 7;Capes and Carpenter, *Municipal Housecleaning*(《市政清理》), p. 175.

72. Terry, "Public Dump and the Public Health"(《垃圾场与公共卫生》), pp. 338 – 339.

73. Cleveland, Chamber of Commerce, Committee on Housing and Sanitation, *Report on Collection and Disposal of Clevelands Waste*(*1917*)(《克利夫兰废弃物收集与处置报告,1917年》), p. 7.

74. Hering and Greeley, *Collection and Disposal of Municipal Refuse*((《城市垃圾的收集和处置》), p. 257.

75. 参见 Crohurst, "Municipal Wastes"(《城市垃圾》), pp. 43 – 45;Parsons, *Disposal of Municipal Refuse*(《城市废弃物的处理》), pp. 78 – 80;D. C. Faber, "Collection and Disposal of Refuse"(《废弃物的收集和处理》), *American Municipalities*(《美国市政》)30(Feb. 1916):185 – 186;Wild, "Modern Methods of Municipal Refuse Disposal"(《城市废弃物处理的现代方法》), pp. 207 – 208。

76. A. M. Compton, "The Disposal of Municipal Waste by the Burial Method"(《用掩埋法处理城市垃圾》), *AJPH*(《美国公共卫生杂志》)2(Dec. 1912):925 – 929;"Refuse Disposal in California"(《加利福尼亚州的废弃物处理》), *Municipal Journal and Engineer*(《市政期刊与工程师》)42(Jan. 25,

1917）：100－101；Charles A. Meade，"City Cleansing in New York City"（《纽约的城市清洁》），*Municipal Affairs*（《市政事务》）4（Dec. 1900）：735－736；New York City，Department of Street Cleaning，*Annual Report*（*1902－1905*）（《年度报告，1902—1905 年》），p. 74；"Waste-Material Disposal of New York"（《纽约的废物处理》），*Engineering News*（《工程新闻》）77（Jan. 18，1917）：119.

77．George H. Norton，"Recoverable Values of Municipal Refuse"（《城市废弃物的可回收价值》），*Municipal Engineering*（《市政工程》）45（Dec. 1913）：550－552；"Revenue from Municipal Waste"（《城市垃圾收入》），*Municipal Journal and Engineer*（《市政期刊与工程师》）32（June 6，1912）：868；William F. Morse，*The Disposal of Refuse and Garbage*（《废弃物和垃圾的处理》），New York，1899，pp. 3－7.

78．"Effect of the War on Garbage Disposal"（《战争对垃圾处理的影响》），*Municipal Engineering*（《市政工程》）53（Sept. 1917）：110－111；"Save the Garbage Waste"（《节约垃圾废物》），*American Municipalities*（《美国市政》）33（July 1917）：105；Irwin S. Osborn，"Effect of the War on the Production of Garbage and Methods of Disposal"（《战争对垃圾生产和处理方法的影响》），*AJPH*（《美国公共卫生杂志》）7（May 1918）：368－372；"Quantity and Quality of Garbage Lowered by War Conditions"（《战争条件降低了垃圾的数量和质量》），*Engineering News Record*（《工程新闻记录》）79（Dec. 13，1917）：1092.

79．F. G. Ashbrook and A. Wilson，"Feeding Garbage to Hogs"（《给猪喂垃圾》），*Farmers Bulletin*（《农民公报》）no. 1133，Washington，D. C. 1921，pp. 3－26；Charles V. Chapin，"Disposal of Garbage by Hog Feeding"（《用喂猪的方法处理垃圾》），*AJPH*（《美国公共卫生杂志》）7（March 1918）：234－235；U. S. Food Administration，*Garbage Utilization*，*with Particular Reference to Utilization by Feeding*（《垃圾的利用，尤其是用作猪饲料》），Washington，D. C. 1918，pp. 3－11.

80．参见"Clean Streets and Motor Traffic"（《清洁街道和机动车交通》），pp. 413－414；Woodbury，"Wastes of A Great City"（《大城市的垃圾》），pp. 396－398；"The Municipal Collection of Manure in Columbus，Ohio"（《俄亥俄州哥伦布的市政肥料收集》），*American City*（《美国城市》）10（April 1914）：379。

第十章

大萧条,第二次世界大战,以及
公共工程,1920—1945 年

从第一次世界大战结束到第二次世界大战结束,与之前的时期相比,该阶段的卫生服务质量和性质都没有发生重大变化。市政官员、工程师、规划人员和公共卫生工作者面临来自两个方面的挑战。一方面是使这些服务适应日益以都市化和郊区化为特征的城市增长,另一方面是使这些服务适应许多小城镇和农村社区的需求。

这一时期的决策过程因美国人民生活遭受的两次大破坏而变得复杂:大萧条和第二次世界大战。从财政角度看,20 世纪 20 年代末开始的经济灾难改变了城市——联邦关系的本质,导致原本基本上是地方性的服务提供转变为日益受到区域和国家关切及利益影响的系统。

供水和排水尤其与区域系统联系在一起,时而陷入一系列司法纠纷中。到第一次世界大战的时候,水污染问题(包括上下游社区在处理和过滤问题上的斗争),以及大城市对远处纯净水源的争夺,已经证明了大型供水系统所产生的影响远远超出了城市范围。固体废物的收集和处置是一个大的例外,直到第二次世界大战之后它才成为一个地方性问题。

比起 1920 年以前那种典型的对卫生系统技术改进的关注,政府官员们似乎更多地考虑行政和财政方面的因素。同时,随着污秽理论与细菌理论之间矛盾的最终解决,维持卫生服务的做法已经在公共事业和工程部门中根深蒂固。然而,对工业废物的日益关注增加了人们长期以来对生物形态污染的关注。

自 18 世纪以来,各种形式的城市发展影响了美国卫生服务的发展和演变。在 20 世纪 20 年代,"城市化比以往任何时候都更为广泛"[1]。1920 年到 1940 年间,美国城市人口从 5 420 万增加到 7 440 万,人口在 2 500 人以上的城市地区从 2 722 个增加到 3 464 个。1920 年,51.2% 的美国人口实现了城市化;到 1950 年,这个数字达到了 64%。[2]以城市为中心的成熟的工业设施与新的商业和服务活动相匹配,反映了美国经济在第一次世界大战后从以工业为基础的经济向以消费为基础的经济转变。

在汽车的推动下,城市的无序扩张和新郊区的扩张导致了区域性城市网络的形成,出现了新的都市区。在这些区域内,大量的生活社区、工厂、购物商场等商业区域和各种公共机构被重新安排、重组或迁移。[3]大都市主义成为"以汽车旅行为基础的消费社会的地理形态"。这样的地理重组和人口再分配也使城市和农村地区更紧密地联系在一起,使他们更加相互依存。[4]

根据估算,大都市地区的数量从 1920 年的 58 个增加到 1940 年的 1 440 个,这些年间的大都市人口从 3 590 万增加到 6 300 万。[5]随着大都市地区人口和土地面积的增长,核心地区的密度下降了。此外,核心城市对卫星城市(或周边城市)增长的比率趋于变小,导致中心地区的增长率下降,大都市周边地区的增长率上升。[6]虽然大城市的分散化在 1900 年之前就开始了,但在 20 世纪,大规模的变化更为深刻。[7]

1920 年,郊区的增长率第一次超过了中心城市。历史学家肯尼思·杰克逊(Kenneth Jackson)写道:"郊区化已成为一种人口现象,其重要性不亚于东南欧人移居到埃利斯岛或美国黑人移居到北方城市。"[8]到1920年年底,美国郊区人口的增长速度是中心城市的2倍[9],使20世纪20年代成为美国"第一个郊区10年"[10]。尽管郊区的繁荣在20世纪30年代的大萧条期间有所放缓,但它并没有完全消失。1920年,美国郊区人口为970万(或者表示为9.1%的美国人口和26.9%的大都市人口),而1940年这一数字为20.2%(或者表示为15.2%的美国人口和32%的大都市人口)。[11]

随着生活越来越远离公共交通,越来越多的新郊区居民开始依赖汽车。到1922年,60个城市的郊区有13.5万户家庭依赖于汽车通勤。在20世纪20年代,汽车占中央商务区交通流量的20%至30%,而在较新的城市,这一比例高达50%至66%。1931年,43.5万人开车进入洛杉矶市中心,相比之下,乘坐公共交通工具到达市中心的人数为26.2万人。即使在中心城市,汽车化也削弱了公共交通。1920年,每13个人拥有1辆车;在1930年,每5个人就有1辆汽车。[12]

自1920年以来,由政治和社会领导人以及许多在20世纪早期变得有影响力的新职业规划团队开始推动城市的去中心化。在20世纪的前10年间,规划者和市政改革者呼吁将建立城市规划确定为市政府的一项正式职能。到了20世纪20年代,大多数主要城市都成立了规划委员会,他们起草总体规划以解决交通和公用事业系统的发展问题。社会上开始出现新的专业组织,如美国区域规划协会(1922年)。该协会由刘易斯·芒福德领导,主张大都市发展合并城市、郊区和开放空间。虽然区域规划在理论上很受欢迎,但由于在具体实施中采用了范围较小的分区和交通控制规划策略,因而使城市核心和郊区之间的划分变得非常僵化。[13]

联邦政府和私人开发商是鼓励城郊扩张的主要力量,他们在许多方面比城市规划者更为重要。肯尼思·杰克逊令人信服地指出，1934 年开始，联邦住房管理局使得美国中产阶级（主要是白人）买房比租房更便宜。联邦住房管理局的贷款和退伍军人管理局的贷款（二战后）鼓励在城市核心区以外广泛建设住宅项目。如此多的新抵押贷款带来了大规模的郊区房地产繁荣，但它也加速了市中心社区的衰败，因为它分流了许多中产阶级选民。此外，在少数族裔社区划出红线、鼓励执行限制性条款、禁止黑人在许多郊区社区居住、拒绝向非白人家庭提供抵押贷款等规定，在日益增多的少数族裔居住的城市核心地区和纯白人居住的郊区之间造成了隔阂。杰克逊总结道："国家政府造成的持久损害是它批准了人种和种族歧视，并制定了导致大量老工业城市走向废弃的政策。"[14]

郊区本身也加剧了社会、经济和政治的分裂，因为郊区有时会抵制与中心城市的合并，并寻求为其居民提供专门设计的服务。契约限制、限制性条款和区域划分法律被用于新的住宅区，以阻止向非洲人后裔出租或出售房屋。在西部各州，这种禁令扩大到西班牙裔和亚裔以及天主教徒和犹太人。[15]

稳定的城市增长、人口分散、政治等社会分化为提供卫生服务带来了新的挑战。这些变化发生在美国经济繁荣和萧条时期，最终是战争时期，这使得这项任务的实施难上加难。

在 20 世纪 20 年代开始的时候，城市发展前景一片光明。一批城市实施了重大的公共工程，公共工程的需求量持续增长。这种雄心壮志在许多新的道路、桥梁、下水道、学校和其他公共建筑中得到了体现，但同时也使城市深陷债务泥潭。事实上，近年来偿还债务开始在公共支出中占据相当大的比例。对许多地区来说，之所以债务水平增长如此迅速，是因为市政当局可以在有利的市场中以相对较低的利率借款。[16]

20 世纪 20 年代末开始的大萧条对城市发展产生了乘数效应。对更好服务的需求，以及对日益恶化的基础设施的修理和更换的需求在不断加速，这种需求一直远超现有的资源。然而，管理债务的需要、不断上升的失业率以及业主不断增加的税务违约等因素抑制了公共服务支出。1930年,在145个人口不少于5万的城市中,约有11%没有缴纳正常的地方税;1933年,税收违约率上升到25%以上。在一些案例中,城市还对20世纪30年代到期的债券违约,或转向偿债基金。结果这导致市政债券价格暴跌。[17]

随着财产税无法再支撑城市的财政,沉重的债务负担、不断攀升的失业率以及地方产业(尤其是建筑业)逐渐陷入困境,市政领导们把目光转向了其他地方以缓解经济危机。在大多数情况下,州政府很少对此提供支持。与州长或农村占主导地位的立法机构的政治斗争使得他们不大可能愿意倾听市政当局的诉苦。私人金融机构需要首先考虑自己的客户和偿付能力。[18]因此,华盛顿很快就成了希望的源泉,也成了应对大萧条的注意力中心。

虽然许多城市为大规模公共工程承担了巨额债务,也给自己带来了很多问题,但在1929年至1933年的经济危机期间,它们实际上独自承担了失业者的福利负担。把他们的案子带到华盛顿的市长们认为,失业是一个全国性的问题,而不仅仅是一个地方的责任。赫伯特·胡佛总统不愿意向城市开放联邦金库。在大萧条之前,华盛顿与地方政府的关系充其量只能用"随意"来形容。[19]共和党政府和保守的民主党人对于联邦政府干预地方事务感到不安,特别是在总统所认为的仅仅是商业周期中自然衰退的情况下,几乎没有任何政府干预的先例。他们并没有注意到可能出现长期全国性萧条的迹象。胡佛对唯意志论的呼吁,以及他相信国家的经济困境主要是全球经济混乱的结果的信念,在面对日益严重的危机时被证明毫无价值。

到了1931年至1932年,随着大萧条的加剧,胡佛政府不情愿地转向了一个相对积极的角色。这些计划基本上是为了支持公司和银行机构,而不是直接为失业者和贫困人口提供救济或为公共项目提供资金。在1918年至1932年间,国会努力参与各种影响城市经济的公共工程项目。1919 年,参议员威廉·凯尼恩(William Kenyon,爱荷华州共和党人)提议建立一个美国紧急公共工程委员会,但这个提议没有得到实施。1921 年,在沃伦·哈丁(Warren Harding)主席召开的一次关于失业问题的会议上,与会者敦促政府在经济危机期间扩大公共工程项目,在经济好转时减少这些项目,但这一提议也未获成功。1928 年,纽约参议员罗伯特·瓦格纳(Robert Wagner)呼吁制定一项公共工程计划。[20]但在胡佛执政期间,公共工程开支急剧下降。从 1923 年到 1930 年,公共工程开支从每年 16 亿美元增长到 28.5 亿美元;1933 年又跌回 16 亿美元。[21]

虽然胡佛对抗大萧条的措施对将公共工程支出恢复到大萧条前的水平几乎没有直接影响,但它们开始了一种政府参与的模式,这种模式在罗斯福新政期间进一步扩大。《就业稳定法案》("the Employment Stabilization Act", 1931 年)设立了一个委员会,由几个联邦部门的代表组成。它的任务是确定可以用来刺激商业活动的公共工程。所确定的项目中没有一个是在胡佛时期开始的。该法案的一项修正案导致了复兴金融公司的成立,该公司在其最初的形式下并不资助公共工程,而只是向私人机构提供贷款。在国会的压力下,复兴金融公司的使命随着《紧急救济和建设法案》("the Emergency Relief and Construction Act", 1932 年)的通过得到了改变。它标志着联邦政府开始大量参与地方公共工程,尽管它的实施对缓解眼前的经济困难几乎没有什么帮助。

1932 年 7 月,为缓解经济危机,政府仅拨出了 15 亿美元,其中只有 3 亿美元用于公共建设,而其中的 1.2 亿美元专门用于联邦州际高速公路项目。只有不到 1% 的资金流向了城市。此外,政府还对这些资金施加了许多限制,包括支出的时间限制、需要得到各州州长的批准,以及自偿性(自我支持)的规定。复兴金融公司(RFC)的项目通常被要求是自偿性的(政策在 1933 年 6 月改变了),其金额相当于贷款而非直接拨款。[22]

罗斯福新政的各种计划对城市和公共工程的影响比胡佛时代的那些计划更大。更为激进、更为支持干涉主义的民主党人认为，这些项目的主要目标是为国家经济提供救济和复苏，而不是制定一个连贯的国家城市政策。这些新政的另一个目标是政治性的。正如约翰·莫伦科普夫（John Mollenkopf）观察到的那样："许多以城市为导向的新政计划同时使联邦政府在政治上成为地方政策的关键角色。它们为罗斯福总统搭起了一个框架，使地方政治组织成为国家政治力量。"[23]

在新政的前 100 天里，国会兑现了富兰克林·罗斯福（Franklin Roosevelt）在总统竞选时的承诺，让联邦政府更直接地参与应对经济危机的斗争中来。1933 年 5 月，国会授权联邦紧急救济署（FERA）拨款 5 亿美元用于紧急救济。6 月，公共工程管理局（PWA）获得授权并拨款 30 多亿美元，通过各种公共工程项目向经济注入资金。11 月，国会通过了土木工程管理局（CWA）的短期救济方案，通过全国性的工作计划帮助穷人度过 1933 年至 1934 年的冬天。土木工程管理局雇用了 400 多万人从事各种工作，从修建道路、铺设下水道管道到进行考古挖掘。1934 年大选后，工程振兴署（WPA）取代了土木工程管理局。这是一个大规模的以工代赈计划，在其 8 年的运行中花费了 110 亿美元，并雇用了 850 万公民。尽管这个机构被一些人嘲笑为"制造工作岗位"，但它仍然参与了数千条街道和高速公路、公共建筑和公园的建设与维修。它资助了联邦剧院，雇用了艺术家，并开展了历史调查。[24]

土木工程管理局和工程振兴署为许多公共工程项目作出了很多贡献，而公共工程管理局也为地方建立起基础的中心机构以解决粮食供需问题，但在运行过程中也有一些缺点。美国的市长们希望，罗斯福新政下的新救济法将超越胡佛计划中"自我清偿"的条款，并通过直接拨款的方式将联邦资金分配给市政当局。但是联邦紧急救济署的规定是相当模糊的，而且公共工程管理局项目不断地陷入繁文缛节的泥潭。内政部部长哈罗德·伊克斯（Harold Ickes）当时是公共工程管理局的负责人，由于他在资金支出方面行事谨慎，因此经常被指责为行动迟缓，而不是帮助"开闸放水"以刺激经济增长。由于公共工程管理局在花钱和创造就业方面行动迟缓，新政领导人推动了公共工程管理局和工程振兴署作为直接就业措施。而伊克斯在工程振兴署的同事、由社会工作者转行为总统密友的哈里·霍普金斯（Harry Hopkins）经常被指责花钱太多、太冲动。伊克斯每花 2 美元，霍普金斯就花 3 美元。[25]

公共工程管理局寻找的项目是"社会需要的"（超越"创造工作岗位"的项目），有助于协调地方规划，同时也是"经济所需要的"，成本超过 25 000 美元。[26]公共工程管理局以工会工资率为计算基准向地方司法机关提供拨款和贷款。从 1933 年到 1939 年，公共工程管理局在高速公路、桥梁和大坝、机场、下水道和供水系统、各种公共建筑和其他公共工程项目上花费了 48 亿美元。与复兴金融公司的资金不同，超过一半的资金流向了城市地区。[27]总的来说，全国除 2 个县外，每个县都有大约 35 000 个不同的公共工程管理局项目。但是大多数公共工程管理局项目都是小型项目。在头两年，几乎 2/3 的项目成本低于 5 万美元。

在公共工程方面，公共工程管理局和其他救济和恢复机构在新政中的记录显然好坏参半。与胡佛执政时的项目相比，这些项目为日益恶化的基础设施提供了急需的财政支持，为二战后的新发展奠定了基础，是一个巨大的飞跃。然而，许多项目都受到繁文缛节和拖延的纠缠。在某些时候有的项目拨款被取消了，原因是无法及时查明承包商或城市未能提供足够的配套资金。

这些机构推动创建了新型组织模式，在战后的岁月里执行新的计划，从而为城市规划的进一步发展作出了贡献。然而，在市政事务中有了一个新伙伴，即美国联邦政府，它在解决地方问题方面带来了更多的冲突与援助。

在 20 世纪 30 年代建立起来这种关系,其速度发展之快令人震惊。例如,在 1932 年到 1934 年间,州和地方政府的财产税收入比例从 60% 下降到 45%,而联邦政府的收入比例从 2% 上升到近 20%(到二战时回落到 10%)。一个市政事务的新时代即将到来,这是一个对公共事业的融资和管理产生深远影响的时代。[28]

在 20 世纪 30 年代,经济复苏的驱动力增加了联邦政府对地方事务的参与,而在 20 世纪 40 年代,发动战争扩大了联邦政府的权力,并扩大了它对城市的影响。战争动员无疑深深地影响了私人生活——从征兵到煤气运输——但它也通过建造新的战争工业、国防住房和购买大量战争物资及其他产品刺激了城市经济。美国南部、西南部和太平洋沿岸地区的经济繁荣尤为明显。诸如飞机和电子等军事工业的发展,以及新石油设施的发展,加速了已经在进行中的分散化进程。[29]

尽管在整个战争期间对城市的投资规模很大,而且联邦政府与城市之间的伙伴关系持续存在,但公共工程的进一步发展变得更为具体地与战时需要联系在一起。联邦工务局是公共工程管理局的继承者。它成立于 1939 年,负责向州和地方政府发放用于高速公路、公共建筑和其他社区项目的联邦拨款。它对住房也怀有浓厚的兴趣。到战争结束时,联邦工务局正在促进大都市地区的综合区域规划,而这一目标最终被其他机构不断向前推进。[30]

在 1920 年至 1945 年,卫生服务的进一步发展受到了权力下放的现实影响,联邦权力和对城市事务的兴趣扩大所带来的政治、行政和财政变化也对卫生服务产生了很大的干预。尽管在新政时期经济活动频繁,但大萧条和第二次世界大战确实在一定程度上阻碍了经济增长。与 19 世纪末和 20 世纪初相比,技术创新(以及一些环境考虑)所起的作用不如融资和扩张的性质那么重要。然而,在固体废物领域情况大不相同,处理技术的变化将在战后产生深远的影响。然而,在这些动荡的时代,卫生服务对于满足地区需求方面依然起着至关重要的作用,它们只是需要调整以适应不断变化的环境。

注 释

1. Howard P. Chudacoff and Judith E. Smith, *The Evolution of American Urban Society* (《美国城市社会的演变》), 4th ed. , Englewood Cliffs, N. J. Prentice-Hall, 1994, p. 207.

2. Carl Abbott, *Urban America in the Modern Age: 1920 to the Present* (《现代美国城市:1920 年至今》), Arlington Heights, Ill. Harlan Davidson, 1987, p. 2.

3. Chudacoff and Smith, *Evolution of American Urban Society* (《美国城市社会的演变》), pp. 216 – 217; Abbott, *Urban America in the Modern Age* (《现代美国城市》), p. 5.

4. Joseph Interrante, "The Road to Autopia: The Automobile and the Spatial Transformation of American Culture" (《汽车之路:汽车与美国文化的空间转换》), *Michigan Quarterly Review* (《密歇根季刊》)19 – 20 (Fall – Winter 1980 – 1981): 502 – 517.

5. Abbott, *Urban America in the Modern Age* (《现代美国城市》), p. 4. 然而,布莱克·麦凯维(Blake McKelvey)在《美国城市化:比较历史》(*American Urbanization: A Comparative History*) (Glenview, Ill. Scott, Foresman, 1973, p. 126)中指出,1920 年有 112 个都市区,1940 年有 150 个,人口从 5 250 万增加到 7 260 万。

6. Amos H. Hawley, *The Changing Shape of Metropolitan America: Deconcentration since 1920* (《美国都市形态的变化:1920 年以来的去中心化》), Glencoe, Ill. Free Press, 1956, p. 2.

7. 参见 Barry Edmonston, *Population Distribution in American Cities* (《美国城市人口分布》), Lexington, Mass. D. C. Heath, 1975, p. 68。

8. 参见 Kenneth T. Jackson, *Crabgrass Frontier: The Suburbanization of the United States* (《杂草边界:美国的郊区化》), New York: Oxford UP, 1985, p. 190。

9. Chudacoff and Smith, *Evolution of American Urban Society*(《美国城市社会的演变》),p.211. 关于两次世界大战之间郊区发展的细节,参见 Jackson, *Crabgrass Frontier*(《杂草边界》),pp.174 - 177,181 - 189。

10. David R. Goldfield and Blaine A. Brownell, *Urban America：A History*(《美国城市：一段历史》)2d ed.,Boston：Houghton Mifflin, 1990, p.289.

11. Abbott, *Urban America in the Modern Age*(《现代美国城市》),p.7.

12. Interrante, "Road to Autopia"(《通往自动驾驶的路》),pp. 502 - 517; Jackson, *Crabgrass Frontier*(《杂草边界》),pp. 162 - 163;Jon C. Teaford, *The Twentieth-Century American City* (《20 世纪美国城市》),Baltimore：Johns Hopkins UP, 1986, p. 63;Chudacoff and Smith, *Evolution of American Urban Society*(《美国城市社会的演变》),p.212;Abbott, *Urban America in the Modern Age*(《现代美国城市》),pp.36, 43.

13. Zane L. Miller and Patricia M. Melvin, *The Urbanization of Modern America：A Brief History*(《现代美国的城市化：简史》)2d ed.,San Diego：Harcourt Brace Jovanovich, 1987, pp.143 - 147;Teaford, *Twentieth-Century American City* (《20 世纪美国城市》),pp. 67 - 72;Chudacoff and Smith, *Evolution of American Urban Society* (《美国城市社会的演变》),pp.214 - 215; Goldfield and Brownell, *Urban America*(《美国城市》),pp.302 - 306.

14. Jackson, *Crabgrass Frontier*(《杂草边界》),pp.203 - 217. 同时参见 Carl Abbott, *The New Urban America：Growth and Politics in Sunbelt Cities* (《美国的新城市：阳光地带城市的增长与政治》),Chapel Hill：University of North Carolina Press, 1981, p. 169;Christopher Silver, *Twentieth-Century Richmond：Planning, Politics, and Race* (《21 世纪里士满：规划、政治和种族》),Knoxville：University of Tennessee, 1984, pp.106 - 109。

15. 参见 Abbott, *Urban America in the Modern Age*(《现代美国城市》),p.42。

16. G. P. Gordon, "Water Works Financing"(《水利工程融资》),*JAWWA*(《美国自来水协会杂志》)26(April 1934)：519.

17. Abbott, *Urban America in the Modern Age*(《现代美国城市》),pp.15, 47 - 48;Goldfield and Brownell, *Urban America*(《美国城市》),pp.323 - 324;

Teaford, *Twentieth-Century American City* (《20 世纪美国城市》), pp. 74 - 80; Chudacoff and Smith, *Evolution of American Urban Society*(《美国城市社会的演变》), pp. 233 - 234. 然而,丘达柯夫(Chudacoff)和史密斯指出,市政府的违约比私人公司要少。

18. Goldfield and Brownell, *Urban America*(《美国城市》), pp. 325 - 326.

19. John H. Mollenkopf, *The Contested City* (《对抗的城市》), Princeton: Princeton UP, 1983, p. 47.

20. L. Evans Walker, comp., *Preliminary Inventory of the Records of the PWA* (《公共工程管理局的初步清单记录》), Washington, D. C. National Archives, 1960, p. 1.

21. Roger Daniels, "Public Works in the 1930s: A Preliminary Reconnaissance"(《20 世纪 30 年代的公共工程:初步调查》), in *The Relevancy of Public Works History*: 1930*s*—*A Case Study* (《公共工程历史的相关性:30 年代的个案研究》), Washington, D. C. Public Works Historical Society, 1975, p. 3.

22. Roger Daniels, "Public Works in the 1930s: A Preliminary Reconnaissance"(《20 世纪 30 年代的公共工程:初步调查》), in *The Relevancy of Public Works History*: 1930*s*—*A Case Study* (《公共工程历史的相关性:30 年代的个案研究》), Washington, D. C. Public Works Historical Society, 1975, pp. 3 - 4; Walker, comp., *Preliminary Inventory*(《公共工程管理局的初步清单记录》), p. 1; J. Kerwin Williams, *Grantsin-Aid Under the PWA* (《公共工程管理局的资助》), New York: AMS Press, 1939, pp. 22 - 28; Charles Trout, "The New Deal and the Cities"(《新政与城市》), in *Fifty Years Later*: *The New Deal Evaluated*(《50 年后:新政评估》), Harvard Sitkoff ed., New York: Knopf, 1985, p. 134; Goldfield and Brownell, *Urban America*(《美国城市》), p. 326.

23. Mollenkopf, *Contested City*(《对抗的城市》), p. 55.

24. Teaford, *Twentieth-Century American City* (《20 世纪美国城市》), pp. 82 - 83; Daniels, "Public Works in the 1930s"(《20 世纪 30 年代的公共工程》), p. 1; Bonnie Fox Schwartz, *The Civil Works Administration, 1933 - 1934* (《土木工程管理局,1933—1934》), Princeton: Princeton UP, 1984, p. 45.

25．Daniels，"Public Works in the 1930s"（《20 世纪 30 年代的公共工程》），p. 7；Mollenkopf，*Contested City*（《对抗的城市》），p. 66.

26．John J. Gunther，*Federal-City Relations in the United States：The Role of the Mayors in Federal Aid to Cities*（《美国联邦—城市关系：市长在联邦援助城市中的作用》），Newark：University of Delaware Press，1990，pp. 78－79.

27．Mollenkopf，*Contested City*（《对抗的城市》），p. 65.

28．Trout，"New Deal and the Cities"（《新政与城市》），pp. 137，139，141，144－145；Mark Gelfand，*A Nation of Cities：The Federal Government and Urban America，1933－1965*（《城市的国家：联邦政府和美国城市，1933—1965 年》），New York：Oxford UP，1975，pp. 48－49；Mollenkopf，*Contested City*（《对抗的城市》），pp. 71－72；Eric H. Monkkonen，*America Becomes Urban：The Development of U. S. Cities and Towns，1780－1980*（《美国成为城市：美国城镇的发展，1780—1980 年》），Berkeley：University of California Press，1988，pp. 134－135.

29．Teaford，*Twentieth-Century American City*（《20 世纪美国城市》），pp. 90－91；Goldfield and Brownell，*Urban America*（《美国城市》），pp. 336－341.

30．Gelfand，*Nation of Cities*（《城市的国家》），pp. 148－151，242－245；Walker，comp. ，*Preliminary Inventory*（《公共工程管理局的初步清单记录》），p. 3.

第十一章

作为国家事务的供水：
联邦政府，服务扩展和污染
威胁，1920—1945 年

尽管 20 世纪 20 年代至 40 年代的美国经济经历了起伏不定的周期，但全国兴建和扩建自来水厂的趋势继续保持稳定的增长。然而大量小型社区新安装的供水系统都是非常简单初级的。在 1924 年美国大约有 9 850 家自来水厂，1932 年达到 10 789 家，1939 年达到 12 760 家，1940 年约为 14 500 家。[1] 尽管从 19 世纪 90 年代到 20 世纪 20 年代初美国自来水厂增长率最为强劲，但由于新政期间联邦资金的注入，30 年代的增长也十分显著。

虽然从 1920 年到第二次世界大战期间，水厂的公众所有权只是略有增加，但公众拥有的自来水厂所占比例相对较高。[2] 即使在人口少于 5 000 人的城镇，公共自来水厂占比也上升到 70% 以上。1925 年，《美国城市》进行了一项广泛的调查，在调查的人口少于 5 000 人的社区中，78.3%（2 282 个社区中的 1 786 个）拥有公共供水系统。[3]

在两次世界大战期间坚定履行公共系统义务的行为，反映了这样一种信念，即市政所有权和管理已通过提供的服务质量和在水净化和处理领域所作的改进证明了自己。1938 年，伯恩斯和麦康奈尔工程公司在一份关于自来水厂所有权的报告中指出:"没有任何一家私人机构会对那些与消费者的健康和福祉密切相关的事务产生足够的兴趣。"报告称,由于私营企业更有可能将水价转嫁给消费者,因此只有通过市政所有才能有效地调控水费的巨额费用。利润也会被"留在自己的腰包里":"它们不会通过管理费用或普通股息转移到我们的大型金融中心,这通常意味着价值的膨胀。"[4]这样的表述不仅反映了人们对公有制日益增长的信心,也反映了大萧条的残余影响,后者增加了人们对私营部门的讥讽。

在很大程度上,自来水行业在大萧条时期显得相当稳定。[5]1931年,向大城市的消费者输送水的成本相对低廉,从每吨3美分5厘至4美分不等,一个10万人口的城市的平均日消费量为4.2万吨。[6]自第一次世界大战以来,水厂的成本一直在稳步上升,但在20世纪30年代中期有所下降,在二战结束时又再次上升。[7]

在20世纪的前20年,当地供水系统的开支大幅增加,随后在30年代初出现一段时间的下降。到1936年,经济有了明显的复苏,到20世纪40年代,经济开始平稳。20世纪20年代末,自来水收入迅速增长,从30年代到第二次世界大战结束一直保持平稳。

数据显示了30年代的美国大城市用水量情况(见表11-1)。[8]总体用水量有所下降,但用水测量的增加也可能是原因之一。例如,在1920年到1935年间,波士顿的自来水使用水表的比例从73%增加到100%,布法罗从8.2%增加到17%,印第安纳波利斯从13%增加到99%,孟菲斯从79%增加到99%。[9]

表 11-1　美国城市用水量

（单位:加仑/人/天）

城市	1890 年	1920 年	1935 年
芝加哥	140	264	283
费城	132	160	230
圣路易斯	72	137	141

续表

城市	1890 年	1920 年	1935 年
波士顿	80	126	90
克利夫兰	103	121	116
布法罗	186	277	188
旧金山	61	60	79
辛辛那提	112	119	125
底特律	161	144	134
密尔沃基	110	134	122
路易维尔	74	107	116
明尼阿波利斯	75	91	119
印第安纳波利斯	71	88	75
托莱多	72	92	85
孟菲斯	124	95	65
亚特兰大	36	95	100
纳什维尔	146	99	92

资料来源：F. E. Turneaure and H. L. Russell, *Public Water-Supplies: Requirements, Resources, and the Construction of Works*（《公共供水：需求、资源和工程建设》），New York, 1911, p.21.

其他变量也会影响消费，如新供水设施的扩大、人口的增加和客户的性质。在这一点上，工业、商业和家庭服务需求的特征是一个重要因素。咨询工程师莱纳德·梅特卡夫（Leonard Metcalf）进行的一项研究表明，人口增长 20% 会导致消费增长 2%。而尽管人口增加了，但如果采取之前安装水表时所用的价格操纵手段，就可以减少消费。梅特卡夫的研究表明，水费提高 20% 可能会减少 13% 的消费量，水费增长翻倍则可能会减少 40% 的需求。[10]

在两次世界大战期间，自来水厂业务相对稳定，供水系统的管理也发生了一些重大变化。政治实体之间日益有必要在取水和供水方面进行更大的合作，特别是为了应付大城市和郊区的增长模式。路易斯·布朗洛（Louis Brownlow）在当时为《时事新闻特写》

（*Current News Features*）联合撰写了一系列信件。在 1927 年的信中,他谈道:"由于汽车和良好的路况,城市和城镇已经超出了它们的边界,遍布整个地图,几乎在所有地方都会针对城市边界之外的水进行大量的讨论——其中一些是尖刻而不愉快的。"[11]

作为政府相互协调的一个正面范例,布朗洛着重赞扬了所谓的俄亥俄计划,该计划促进扬斯敦地区几个行政单位之间的合作,特别是在马霍宁和特朗布尔县。该计划创建了一个在结构上类似于纽约港务局的政府实体——一个位于纽约和新泽西之间的控制港口活动的双州安排。在地方层面,俄亥俄州的计划始于 20 年前发展起来的保护区,遭受了一次灾难性洪水后,这些地区筹集资金建设了迈阿密河谷的防洪工程。该计划于 1919 年通过了《卫生法案》,具有法律效力,这使得为供水或污水处理工程设立特别地区成为可能。然而,到 1927 年,只有扬斯敦和少数其他实体受益于该法律。[12]

在美国的其他地区,20 世纪 20 年代出现了专门的水务地区,主要开展水资源开发和提供适当的服务。到 1925 年,马里兰有 4 个都市卫生区。巴尔的摩县大都会区在某些方面是比较特别的,因为巴尔的摩市是其创建背后的驱动力。由于 1918 年巴尔的摩县和安妮阿伦德尔县的大规模兼并,巴尔的摩市政府获得了在该地区购买或禁止任何供水设施的权利。当时,有 9 家私营公司在那里经营独立的水厂。通过收购这些公司,市政府面临着整合该系统的巨额资本支出。为了避免将来出现类似的结果,巴尔的摩市赞成设立巴尔的摩都市区。而巴尔的摩县的扩建工程则由当地居民出资。如果兼并成功了,那么扩建部分将成为巴尔的摩市的财产,该市将承担所有的未偿付债券,而不必购买私人供水公司。20 世纪 20 年代,包括托莱多市和俄亥俄州哥伦布市在内的其他城市也纷纷效仿。[13]

早在 19 世纪 80 年代,一些城市就开始建设区域性供水和排水工程。在 1880 年至 1940 年间,波士顿、亚特兰大和加利福尼亚州的奥克兰用地区服务取代了市政服务,将大都会权力扩展到了边界之外。[14]这种提供服务的办法并非没有问题。管辖权纠纷在全国各地都很常见。关于公有制的一个基本问题是,区域设施和服务究竟是应该由一个单独的地区单位提供,还是由中心城市本身提供。即使由地区决定建立独立的单位,他们的服务应限于总体的供应和输送,还是也应该包括地方的连接和输送?地区管理应采取何种形式? 这些都是在处理城市增长动力时所要面对的困难问题。[15]

20 世纪 20 年代产生的另一个重大组织问题集中于联合管理水和下水道设施的潜在收益方面。缺乏供水和排水系统的整合是这些服务发展的典型特征,这可以追溯到 19 世纪早期的英国。一般来说,污水处理系统是在大多数城市的供水系统建立几年后才建成的。到 20 世纪 20 年代,大多数大城市和许多中小城市均已经在这两项技术上投入了资金。因此,一体化的财政和行政价值变得更加明显,特别是在有公共系统的地区。但最终的结果还是由当地的环境所决定,而关于收取何种费率的问题是主要的争论点。对于耗水量巨大的铁路公司这样的大企业来说,他们非常反对采用统一的供水和下水道使用费率。一些人认为,一个综合水务系统在 25 000 人以下的地区最有效,但在大城市则不太适应。这个想法至少在许多地区第一次被提出来。[16]

毫无疑问,在两次世界大战之间的时期,供水系统的发展、扩展、管理和融资方面发生的最大变化来自联邦政府的新角色。在 20 世纪 20 年代,市政当局每年平均为水厂建设投入 1.19 亿美元。在 1933 年经济大萧条最严重的时候,建设投入暴跌至 4 700 万美元。在新政时期,公共工程管理局资助了 2 400 个至 2 600 个供水工程,造价约 3.12 亿美元。这笔款项相当于各级政府供水工程总开支的一半。联邦紧急救济署、土木工程管理局和工程振兴署又支出 1.12 亿美元用于援助市政的水利工程工作。

这些资金的最大影响体现在那些首次能够为公共系统、治疗设施和分配网络提供资金的小型社区。事实上,近四分之三的资助项目流向人口不足 1 000 人的社区。纽约的韦伯斯特和阿拉巴马州的威尔顿等城镇的新体系刺激了经济增长和经济扩张。在一些情况下,新系统由于能够更好地防止火灾损失,减少了火灾保险费,从而节省了经费。农业部还通过几个机构帮助农村社区和边远郊区开发了流域规划项目和小型供水系统。在 20 世纪 30 年代,总共有 35 个联邦机构参与了水资源问题。[17]

许多大城市也受益于联邦政府的慷慨解囊。1930 年,芝加哥投票通过了一项新的过滤工厂,但大萧条削弱了该市筹集足够收入启动该工厂的能力。工程振兴署在 1938 年拨款 550 万美元启动了这个项目,尽管由于第二次世界大战而推迟,这个 3.2 亿加仑的南方水过滤厂(当时世界上最大的)最终还是于 1947 年投入运行。[18]

在 20 世纪 30 年代,联邦政府成为当地社区发展供水系统的积极合作伙伴,而在此之前,华盛顿已经为各种水利项目提供了资金,特别是在灌溉、导航和防洪方面。在 20 世纪 20 年代,每年关于用水和控制建设联邦的开支从 3 000 万美元到 6 300 万美元不等。在 20 世纪 20 年代的大部分时间里,联邦政府用于所有水利工程的建设支出是不平衡的(见表 11-2)。从 1928 年到 1933 年,它们一直稳步上升。新政最初几年的增长主要来自复兴金融公司、工程振兴署和其他机构提供的紧急资金,这些资金的很大一部分用于供水系统。到 1935 年,导航和防洪项目显著增长,而灌溉不再是联邦建设拨款的主要部分。市政供水、排水、污水处理以及多用途项目的增加,改变了联邦政府捐款的本质。[19]

表 11 - 2　用于用水和控制的联邦建设支出

（单位：万美元）

年份	政府部门拨款	特别拨款	总计
1920 年	43.1	—	43.1
1921 年	44.2	—	44.2
1922 年	30.3	—	30.3
1923 年	39.3	—	39.3
1924 年	60.3	—	60.3
1925 年	63.8	—	63.8
1926 年	48.1	—	48.1
1927 年	41.4	—	41.4
1928 年	51.2	—	51.2
1929 年	62.2	—	62.2
1930 年	78.9	—	78.9
1931 年	100	—	100
1932 年	110	—	110
1933 年	111.8	20.4	132.2
1934 年	62.1	171.9	234
1935 年	20.8	354.9	375.7

资料来源：Abel Wolman，"Some Recent Federal Activities in the Conservation of Water Resources"（《近期联邦政府在水资源保护方面的一些活动》），*JAWWA*（《美国自来水协会杂志》）28（September 1936）：1253.

关于新的私人和公共建筑用于供水和下水道系统的价值统计数据显示，在 20 世纪 20 年代末明显较高的新建筑水平是如何在 30 年代末由于联邦政府增加的支持而回归的（见图 11 - 1）。

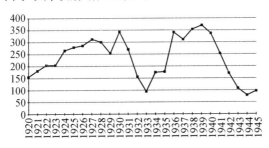

图 11 - 1　供水和下水道系统建设的价值

在胡佛执政期间,通过复兴金融公司为重振经济所做的第一次努力几乎没有给自来水厂系统提供什么帮助。这些项目没有资格获得最初立法批准的自偿贷款。[20]通过新政的工程振兴署,拨款和贷款开始流向了"联邦"和"非联邦"项目。"联邦"项目(许多是在胡佛时代计划的)全部由华盛顿资助。它们占项目的半数以上,但花费不到工程振兴署建设总成本的30%。在"非联邦"项目中,联邦政府通常与较低级别政府分担成本。总体而言,联邦资金占非联邦项目成本的56%(根据项目类型不同,具有很大差异)。自来水厂属于非联邦项目的范畴。[21]

1933年至1937年间,工程振兴署为非联邦供水和下水道系统提供的建设资金总额为4.5亿美元,而所有项目的拨款总额为37亿美元。[22]工程振兴署在供水和下水道系统的发展中也发挥了重要作用,在1936年到1940年间,它将9.3%的拨款投入这类活动中。[23]一名工程振兴署助理管理员评论道:"对于自来水厂负责人和工程师们来说,工程振兴署的项目是一个千载难逢的机会,这帮助他们完成了已经筹划了很久的工作,这些工作从来没有从预算拨款中获得过资助。"[24]

在俄亥俄州,水务局的项目一共包含368个供水设施的改进项目,其中11个新项目位于以前没有供水设施的村庄。工程振兴署的拨款增加了134个水厂改进项目,包括55个新水厂(该州市政水厂系统增加了约13%)、35个新水处理厂和44个水厂系统的扩建项目。这些项目中的很大一部分,包括在俄亥俄州利用公共工程管理局和工程振兴署资源进行的100多个排水和污水处理改进项目,基本上是自给自足的。大多数新的供水系统是通过抵押收益债券进行融资的。在早些时候,只有2个俄亥俄州自治市通过抵押收入债券为改善供水或排水系统提供资金,尽管自1912年以来在州宪法中就已经有这方面的条款了。[25]

虽然联邦政府的支持促进了新水厂的发展,并为改善其他水厂提供了资源,但战时的优先事项不再将联邦资金用于地方卫生

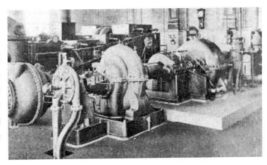

一台 3 000 万加仑的蒸汽涡轮驱动的沃辛顿离心泵。该离心泵位于巴尔的摩皇家山泵站。然而,随着大萧条的到来,在 1910 年和 1920 年对改善自来水厂的重大支出随之下降。

服务。战争开始以后,用于建设新供水和下水道系统的资金在不断减少,至少部分原因是联邦政府的支持减少了(参见图 11-1)。根据 1944 年美国公共卫生署的估计,战后所需的额外供水设施将花费 6.83 亿美元以上。扩建 6 455 个地区的系统将需要 5.02 亿美元,在 4 863 个地区的新建系统将需要 1.81 亿美元。[26]

一些联邦立法旨在处理与用水相关的更大问题,它们将有利于当地供水发展的多个特点进行了合并。1939 年的《复垦项目法案》承认供水是规划和建造多用途供水项目的一个主要组成部分。1944 年的《防洪法》中有一项使用联邦多用途水库的条款,通过该条款可以有效补充城市及工业用水。陆军部部长可以与城市、州和私人公司签订合同,出售由陆军工程兵部队赞助的公共工程项目剩余的水。[27]

战时需要优先考虑为住宅提供足够的水。例如,底特律的 12 个战争工厂地区就受益于 1943 年夏天快速安装的 4 个 4 000 万加仑容量的水泵,避免了该地区潜在的水危机。[28]在战争年代,当地的水务监督也不得不处理和平时期不熟悉的情况。战争对供水设施的影响取决于城市的位置,以及是否位于军工厂或军营附近。所有自来水厂都必须遵守战争生产委员会的条例,该条例要求减少存货和限制购买材料。这意味着系统的有效维护对于延长可用设备的寿命和确保对用水的质量至关重要。人员错位情况时有发生,因为许多技术专家参加了武装部队,而受训的卫生工程师和卫生化学师的数量并不多。[29]

在某些情况下,必须建立内部安全措施以保护特别脆弱的系统免受破坏,特别是那些为军工企业服务的系统。例如在密尔沃基,市政府在抽水站、储水罐、净化工厂和水库周围架起了铁丝网和探照灯,警察也开始在周围巡逻。[30]虽然这种特别的预防措施是战争的直接结果,但自来水厂的负责人、工程人员和卫生工作者不得不面对基本的维护问题和消费者服务需求。近年来,抽水和供水方面很少发生重大的技术变化。美国自来水工程协会等组织鼓励提高运营效率。在资金允许的情况下有时也会采取一些具体行动。[31]

一些大型项目是在 20 世纪 30 年代进行的。这些工程包括南加州大都会水务区 250 英里长的隧道和管道建设工程(该工程将科罗拉多河的水引入洛杉矶),以及连接德拉瓦河和朗多特河长达 85 英里的纽约市供水隧道。这条来自科罗拉多河的管道包括一些有史以来最大的钢筋混凝土管道。在美国的其他地方,大型的高架水箱成为常用的蓄水容器。[32]

尽管许多工程师对这些新项目的规模表示赞赏,但有时也会忽视其政治和社会影响,就像著名的洛杉矶与欧文斯河谷的争端一样。这是一个直击城市发展的核心问题。1923 年,从欧文斯河谷引水的输水管道无法再满足迅速发展的洛杉矶大都会的需要,由于迫切想要获得更多的水,水厂主管威廉·马尔霍兰(William Mulholland)试图再次入侵欧文斯谷,但这一次他面临着更为激烈的对抗。山谷居民组织起来反对这次猛烈的入侵,并导致了一场枪战。然而,到了 1927 年,该市成功地从欧文斯河谷抢到了水,并建立了大都会水区。1929 年,在马尔霍兰离开后,洛杉矶继续对欧文斯河谷发起进攻。到 1933 年 5 月,洛杉矶市已经拥有 95％ 的农田和 85％ 的城镇。正如一位加州水资源历史学家敏锐地指出的那样:"是经济增长的道德准则毁掉了欧文斯河谷,而不仅仅是几个洛杉矶金融家的贪婪。"[33]水作为推动城市发展的核心作用再次显现出来。

从公众的角度来看,水的供应必须是充足的,便宜的,以及使用安全的。以合理价格获得大量水源的情况因地区差异而不同,但到 20 世纪 20 年代后期,水质评估已经较为标准化。[34]此外,在两次世界大战之间的那段时期,人们对水污染的构成有了更好的理解,对消费者对水的需求也更加敏感,因为水不仅"干净",而且柔软、无臭、无味。

到 20 世纪 20 年代,水的净化和处理工艺得到了显著的改进。在过滤前对水进行了更彻底的初步澄清、更好的机械过滤、更好的控制氯化的使用,减少气味和味道的新程序,注意水中的腐蚀性元素,更广泛地使用曝气,以及不断改进软化水技术。[35]这并不是说水的所有问题都解决了。关于什么时候过滤水和什么时候氯化水,以及什么时候污水处理比过滤更好,这些争论仍在继续。[36]

自第一次世界大战以来,数百个城市建造了滤水器。到 1926 年,美国有 635 家滤水厂,它们为大约 2 400 万人服务。在这些工厂中,绝大部分(588 家)是采用快速滤砂型(美式)。尽管大萧条暂时减缓了发展,但到了 1930 年,美国依然建有超过 1 500 家过滤器厂。1939 年,全美有 2 188 个工厂有过滤设备,但只有 97 个采用慢速滤砂器。1938 年,3 700 万美国人使用过滤和氯化水,2 600 万美国人部分使用净化水,1 700 万人使用未经处理的水。[37]

由于伤寒等传染病的周期性爆发,人们依然普遍关注氯化处理方式。然而直到 1939 年,只有大约三分之一的自来水厂采用了氯化法。1924 年,氯气取代了一些液体处理方法。双重氯处理——首先是未净化的水,然后是过滤水——在弗吉尼亚州的诺福克和纽波特纽斯,以及纽约的几个地区(利用安大略湖的水)等不同的地方使用,人们还在供水中添加了其他化学物质,以防止对健康的各种威胁。在某些时候人们还在水中添加碘化钠来预防甲状腺肿。罗切斯特市首先于 1923 年尝试这种处理方式。[38] 直到1945 年,密歇根州的大急流城和纽约州的纽堡市才率先安装实验性的氟化装置,用以改善牙齿健康。[39]

一些人反对采用氯化反应处理是出于味觉和气味问题。[40] 工业废物,特别是酚类物质,与氯发生反应,在水中产生难闻的味道。在英国已经开始使用的氯胺(或称氨氯),在 20 世纪 30 年代作为氯的替代品开始在美国受到欢迎。它被证明是一种更好的杀菌剂,可以抑制水中奇怪的气味和味道(包括氯的味道本身)。氯胺对游泳池水的净化以及在某些工业过程中抑制泥状物的形成也非常有价值。[41]

市政当局还尝试了其他味道和气味抑制剂。[42] 1924 年,活性炭开始被用作过滤剂,并且越来越受欢迎。1932 年,美国有 400 家工厂使用活性炭来控制气味;到 1943 年,大约有 1 200 家工厂在使用。曝气的实验不太成功,特别是因为它在处理工业废物如苯酚方面没什么效果。[43] 在某些方面,新的消毒方法代表着消费者对供水的期望越来越高。正如北卡罗来纳卫生委员会的助理工程师所说的那样:"(水)没有明显的浑浊是不够的;它必须闪着光,无臭无味,且硬度不超过百万分之七十五。"[44]

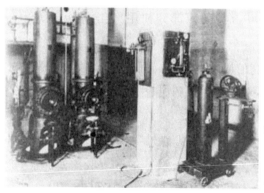

密歇根州大急流城自来水厂的氯控制装置。尽管在整个 20 世纪 20 年代和30 年代初,创新技术不断发展,但直到 1939 年也只有大约三分之一的自来水厂采用了氯化法。

石灰处理成为软化水的流行方法。洗衣店喜欢用软水,因为这样可以节省洗衣服用的肥皂。锅炉厂采用软水以防止锅炉管内结垢。然而,软水对钢铁具有腐蚀性,可能会对几英里长的管道造成不利影响。因此,需求因地区而异。1930年,美国有152个市政软化厂在运行,其中大多数在密西西比河流域,那里的水属于典型的硬水。[45]

尽管自来水厂努力向消费者提供更为适口的产品,但过滤和消毒技术在两次世界大战之间的那些年里并没有发生重大变化。对水源污染的担忧已成为一个全国性的问题。一些专家认为,公众对水污染的觉醒是第一次世界大战后美国发生变化的一种驱动力。宾夕法尼亚卫生部的总工程师在1932年谈道:"公众对于水资源保护和减少河流污染的觉醒意识正在促使一些州的卫生部门按照这些方针增加活动,并要求其他部门开创这类工作。"[46]

著名的卫生工程师埃布尔·沃尔曼(Abel Wolman)对公众的反应同样持乐观态度。

> 在这中间的四分之一个世纪里,(污水处理)的进步是如此之大,新装置的速度是如此之快,以至于在过去的10年里,我们倾向于每12个月测量一次变化……在联邦政府资助的刺激下,新建筑的建设速度是相当快的。卫生当局和感兴趣的自然资源保护人士在经过了漫长的初步阶段之后,积极的教育努力取得了如此有效的效果。因此,这些努力唤起了公众对河流污染治理的意识,以至于我们不再问每年有几千人,而是究竟有几百万人使用了治理河流污染的设施。[47]

没有准确的方法能够衡量公众对水污染的觉醒程度,但是从自然资源保护主义者(关注水作为一种自然资源)到沿海的拾牡蛎人和捕虾人（关心自己的经济生计），形形色色的利益集团都公开表示抵制国家水道面临的环境威胁。[48]国家海岸反污染联盟主席断言，内陆和沿海水域的污染"可以毫不夸张地说，是一个事关全国的重大问题，它危害到人们的健康和食品供应"。他说，虽然似乎存在"一种普遍的印象，即污染湖泊和河流是一种完全自然的，甚至是合法的习俗（如果没有具体的法律禁止它）"，但事实恰恰相反。"污染者，无论大小，"他总结道，"都是违法者。"[49]

毫无疑问，公共卫生官员、工程师、科学家和其他专家都非常认真地对待这一问题，并开始比他们的前辈在更广泛的层面上认识水污染问题。美国国家资源委员会水污染咨询委员会在1939年的一份报告中描述了当时人们所看到的问题：水污染是一个全国性的问题。污染源有很多，污染类型也有很多。每种类型对人类活动都有不同的影响。每种类型都需要一种特殊的消减技术。报告虽然自信地认为"水质改善的前景是光明的"，但同时也指出，美国东北部地区的水污染最为严重，主要来自城市污水和各种工业废水。[50]

在第一次世界大战之前，人们主要关注的是城市污水和疾病预防。在两次世界大战之间的那些年里，卫生问题仍然是公共卫生工作人员和官员们考虑的主要问题。一位来自北卡罗来纳大学的卫生工程教授在1939年直言不讳地说："毫无疑问，在水污染的许多令人反感和有害影响中，危害公众健康利益是最严重的。"[51]

卫生工作者检查了包含水源在内的整个供水系统，以期寻找可能的污染物。例如，一个卫生工程师指出，在保护水源或净化产品时对供水安全实施的监管标准，往往要等到供水到达水龙头或到达最终消费者时才得以实施。他认为，必须为分配和原始供水建立更严格的标准。[52]

跟踪水源性疾病的发病率——尤其是水源性疾病——被证明是公共供水相对健康的一个具有代表性的指标。公共卫生工作者和官员们回顾第二次世界大战时，都不由得对这种趋势感到非常乐观。在 20 世纪 20 年代中期发生过几次严重的伤寒（和副伤寒）疫情之后，到 20 年代末，美国每 10 万人的伤寒（和副伤寒）总死亡率稳步下降。1920 年至 1945 年间，伤寒死亡率从 33.8% 急剧下降到 3.7%。[53] 到目前为止，伤寒死亡人数的最大比例发生在南部，尤其是南部腹地。[54] 卫生服务较发达的大城市的伤寒发病率要低于农村和城市人口的总体发病率。

按照国际标准，美国在 20 世纪 30 年代的境况比过去要好。在 1912 年调查的 16 个国家中，美国在伤寒率最低的国家中排名第 12 位；1932 年，在 21 个国家中排名第 11 位，位次高于法国（第 12 位），大大优于西班牙、葡萄牙、意大利、希腊、日本、智利和南非等。[55]

在两次世界大战之间的时期，细菌对水质纯度的测量一直有很大的影响。到了 20 世纪 20 年代，随着人们对工业污染物的成分有了更深入的了解，新的研究显示大量的工业污染物进入国家的水道，工业污染物也更加受到人们的重视。当时的卫生工程师发现的问题包括妨碍供水和污水处理设施的适当操作、氧气的消耗降低了自来水的稀释力、大量鱼类死亡以及饮用水中味道和气味增加等。1923 年的一份报告指出，美国和加拿大各地至少有 248 处供水受到工业废物的影响。[56]

处理液态工业废物的一种常见方法是将它们排入城市污水系统，而无需支付处理费用。一项研究估计，大约 3 000 万美国人的废物和"甚至相当于数百万人口的工业废物"未经处理继续排入海洋、大河和湖泊。[57] 人们仍然非常相信通过废物的稀释和水的流动可以实现自我净化。但是，对于稀释的限度，即按表面数值接受防止废物腐化或驱散污染物所必需的绝对流速，已经令人产生了充分的怀疑。必须更加注意污染物过度的负荷，并注意防止妨害。[58]

关于工业的处置需求，以及工业作为地区组成部分的作用是否赋予了它利用市政下水道系统的权力,这些问题的争论不断升级。美国公共卫生和公共服务部的一项调查得出结论:"工业造成的有机污染与全国人口造成的有机污染大致相当。"在很多情况下,一个城市的工业污染可能已经等于或大大超过了生活污染。[59]

处于同时代的人们几十年来都经历过贸易废物的问题,特别是来自食品加工、皮革鞣制、纺织制造和锯铣加工的有机材料。工业化的加速带来了钢铁生产、金属精加工、化学生产、煤矿开采、石油提炼和发电等过程中产生的许多新型废物。根据地理学家克雷格·科尔滕(Craig Colten)的说法:

> 自1940年以来,有机化学工业增长了10倍,这使得许多研究人员低估了在此之前产生的废物的严重性。他们认为那些被丢弃的物质几乎没有什么危害,而那些产出的少量有害物质无需认真考虑。然而,对1935年工业废物产量的估计表明,化学生产商、初级金属公司和制革厂排放的有害废物总量相当大。[60]

科尔滕估计,化学制品、初级金属和鞣制皮革制品制造商排放了大约570万吨危险废物。在20世纪30年代中期排放的废物中包含各种酸、有毒金属、致癌性溶剂和石油——根据现行法律,这些都被归类为有害物质。[61]

对工程师和卫生官员来说,最困难的任务是对工业废物进行分类,但在1940年以前还没有开发出令人满意的系统。当时有一个方法是根据废物对水供应的影响分类。例如,悬浮物或胶体矿物(煤或矿渣)阻碍过滤;溶解的矿物质(酸性矿井水或油井盐水)降低水质;有机质增加细菌含量;来自天然气和焦炭制造业的酚类物质以及纸浆厂的亚硫酸盐饮料会影响味道和气味;有毒物质威胁人类健康或者反过来具有杀菌作用。其他分类系统是广义的描述:几乎干净的水、过热的液体、易燃的物质、强酸性废物、含有油脂或油的废物、悬浮物质含量高的废物,等等。[62]

工业废料的种类是非常惊人的,而且随着新技术和新产业进入市场,这个名单还在急剧增加。一种特定废物对供水的影响,而不是废物的相对毒性,往往最受卫生官员、水质专家和工程师关注。[63]在20世纪20年代,苯酚被认为是与供水净化有关的最严重的工业废物问题。对苯酚的主要抱怨是它令人讨厌的味道和气味,特别是在氯化水中。这个问题主要与取自俄亥俄河及其支流的饮用水有关。[64]

更严重的问题在1940年之前就已经出现了。煤和石油蒸馏产生了苯、甲苯和石脑油。来自碾压和冶炼作业的铅废料进入了水道和矿渣堆,在工人接触到高得令人难以置信的含铅设施中,成了一个严重的工业卫生问题。用于油漆、墙纸和杀虫剂的砷毒性极高,并且分布广泛。钢铁厂每年生产5亿到8亿加仑的酸洗废液和其他酸。这些酸会杀死鱼类,腐蚀下水道,阻碍污水处理。[65]汽油等可燃性废物导致污水泵站和污水处理厂发生爆炸。1929年,在纽约的纽堡商业区的下水道发生了一系列爆炸,原因是煤气泄漏或煤气排入下水道,造成1人死亡,多人受伤。[66]在木浆生产过程中,亚硫酸氢钙处理木材产生的亚硫酸盐废物是水处理的主要难题。[67]

1914年,美国财政部——当时的美国公共服务部门就是在这个框架下运作的——制定了第一份州际贸易公共运输公司向公众提供的饮用水纯度标准。[68]1925年,政府对标准进行了修订,以适应评估细菌杂质的更有效手段,并确定了铅、铜和锌的最大允许浓度。比较讽刺的是,进行分析的实验室往往把重点放在金属对工业用水水质的影响上,而不是对人类健康的影响上。该标准在1942年和1946年又被修订,人们强制要求将其扩大到涵盖其他化学成分。[69]

　　将无机材料纳入水标准的努力在当时是开创先例的,但效果非常有限。卫生当局在很大程度上把重点放在细菌杂质上。如前文所述,在1913年的国会授权下,辛辛那提的水质专家仔细研究了废物的生化需氧量(BOD)特征、河流的自然氧化和水处理方法。1910年至1911年,曾在辛辛那提污染研究中心工作,后来在麻省理工学院担任化学生物学助理教授的厄尔·菲尔普斯(Earle Phelps),与美国陆军工程兵部队的威廉姆·布莱克上校(William Black)一起,对纽约港的氧化过程进行了开创性的分析。布莱克与菲尔普斯的研究是第一个提倡使用溶解氧(DO)测量方法来确定水质的研究。与这方面的先行者马歇尔·莱顿一样,菲尔普斯也认为有机和无机工业废物总体来说不仅对健康有害,而且对水道有害。菲尔普斯进行了更多的研究,但事实证明,在引起人们对特殊工业废物处理的极大兴趣方面,他并不比莱顿成功多少。

　　美国公共卫生署转而研究河流,并得出了河流净化的一般理论。菲尔普斯和卫生工程师斯特里特(Streeter)开发了"氧沉降"曲线,这是第一个可用来分析水质变化的定量模型。特别是在工业污染的情况下,有机废物的耗氧特性指标是至关重要的,因为一条河流吸收了各种流出物,必须知道总体的同化能力。尽管斯特里特—菲尔普斯模型并不完美,但它毕竟提供了一种确定水道中工业污染程度的共同措施。然而即使取得了这一重大进展,水中的无机工业废物问题也依然没有得到系统的解决。[70]

　　在两次世界大战期间,卫生官员和其他卫生工作人员在净水领域仍发挥着领导作用。在20世纪30年代,提供培训课程的联邦资金提高了在环境卫生领域寻求职业的候选人的素质,但对现有人员的数量没有明显影响。公共卫生至少已成为一种合法的医学专业,但主要仍属于地方的责任。虽然大萧条暂时削减了卫生部门的资金,但新政计划通过供水和排水项目的贷款和拨款间接帮助了这些部门的复兴。一项"健康调查"在联邦紧急救济署的指导下开展起来,它是基于对不同城市和农村社区的 85 万户家庭的研究。这种来自联邦机构的活动非常活跃,有时也带来了服务的重复和司法管辖权的混乱。但公共卫生官员不愿对这种受欢迎的支持活动过分挑剔。不幸的是,20 世纪 40 年代的战争需求逆转了 30 年代的联邦资助趋势,使地方卫生部门的资源再度紧张。不过战争也给了美国公共卫生署一个重要的角色,它至少为战后面临的各种重要的卫生问题提供了一个检验标准。[71]

多年来,很多人都在谈论将公共卫生与工程更好地结合起来的必要性。人们在努力区分卫生工程和公共健康卫生工程。从本质上讲,这样做是为了将前者扩大到供水和污水处理之外的范围,并将各种其他公共卫生活动纳入其中。咨询工程师爱德华·谢布莱(Edward Sheibley)认为工程师们的公共卫生工作没有得到足够的重视,但同时他也承认,"因为供水和污水处理是比其他城市更为紧迫的问题,所以工程师们集中注意力在施工细节,从而忽视了主要涉及环境疾病的预防工作的机会"[72]。

新的培训和教育似乎是扩大卫生工程师职能范围的最佳途径。1924 年,埃布尔·沃尔曼说,在开发一个"培训我们习惯称之为卫生工程师的难以捉摸的人"的项目时,必须"避免成为结构工程师和实验室爱好者"。最终产品应该是"环境卫生工作者"。[73]然而,卫生工程及相关课题在当时许多大学的技术课程中并没有得到很大的认可。在大萧条之前,一些人曾经认为,社会上对受过这样训练的人的服务需求明显在上升。[74]但这个希望并没有成为现实。1923 年,美国公共卫生协会卫生工程部门的 45 名当选顾问中没有一名执业卫生工程师。到了 1925 年也只有一个。[75]

经济大萧条严重减少了各部门工程师的就业机会。到 1933 年 4 月,各城市在 1927 年雇用的工程师中,有 44% 的人失业了。1941 年,美国公共卫生协会的记录还显示,在市政环境卫生方面,公共卫生工程师的就业明显不足。1939 年,人口超过 5 万的城市中只有 25% 职业公共卫生工程师;在 37 个最大的城市中,只有 14 个拥有公共卫生工程师。在大萧条和第二次世界大战期间,联邦政府通过项目雇用工程师,在某种程度上弥补了地方工作的欠缺。在 20 世纪 20 年代,人们对卫生工程师这一职业作用的扩大表现出乐观态度,但在两次世界大战之间的几年里,这种乐观态度明显停滞不前。[76]

到 1945 年,美国在卫生服务领域依然没有统一的行政体系。卫生责任仍在地方、州和联邦实体之间具体划分。在地方一级,供水和卫生系统的设计和施工监督是大城市和卫生区内部工程人员的责任,而在较小城市和城镇,则是私人公司的责任。市政条例并没有能够有效解决与水污染有关的问题,但在一些城市设立管理机构的目的是减少污染。例如,芝加哥排水区试图在已经严重污染的水道上防止污染。[77]

各州是控制河流污染新立法的行动中心,而不是市政当局或联邦政府。在 20 世纪初期和中期,这一问题仍然是处理城市和工业废物的主要关切焦点。各州普遍反对在水污染控制领域扩大联邦管理权力,他们倾向于将联邦的参与限制在调查和研究,在可能的情况下,局限于作为一个协调机构。[78]

到 19 世纪末,州一级的公共卫生和环境卫生法律急剧增加,尤其是在东北部增长迅速,而在南部则发展缓慢。1878 年,马萨诸塞州制定了第一条控制河流污染的州立法,赋予州卫生局权力以控制那些造成河流污染的工业废物。1915 年,只有 18 个州卫生局设有卫生工程部门,到 1927 年,除 4 个州外,其他州都设立了卫生工程部门。[79] 到第一次世界大战时,各州都设立了专门负责水污染管理的委员会,包括宾夕法尼亚州的卫生水务委员会、密歇根河流控制委员会、威斯康星州的水污染委员会,以及俄亥俄州和康涅狄格州类似的委员会。这些新成立的机构通常在处理工业污染和城市污染方面拥有更大的权力。直到 1931 年,只有 19 个州赋予卫生部门对河流污染执法的唯一管辖权。[80]

检查水污染的结果常常令人失望。各地的规定不一致，执行也不严格。美国自来水工程协会于1921年进行的一项调查表明，只有5个州给予了污染管理机构足够的权力，而且几乎在所有情况下，它们由于缺乏拨款而执法受阻。一些专家认为，到20世纪20年代末，污染管理的情况有所改善。他们以俄亥俄州卫生部为例，说明它是一个有效的监管者。而法律对工业作出了实质性的调整。很多地方法律并没有规定对侵权行为的处罚，而且大多数法律豁免了特定行业（尤其是对其经济至关重要的行业）或特定废物，如石油、锯木屑和木材废物、纸浆厂的酸、碱和造纸白水。在某些情况下，某些特定的河流也可获得豁免。[81]

至少在理论上，州立法规定，对妨害行为负责的个人或公司可能面临刑事诉讼，并可能因违反禁止工业废物污染的法律而受到处罚。一般来说，州政府委员会宁愿采取合作，而不愿使自己与工业界处于敌对关系中。因为政治和经济上的利害关系实在太大，不可能去得罪各州的大金主。20世纪20年代，在第一次世界大战时，政府与私人企业进行合作之后，许多公共机构制定的目标是开展合作，因为这样做似乎比法律制裁更安全。像美国石油学会和纸浆造纸协会这样的贸易协会很快就参与了污染控制或废物利用的联合项目，尽管它们的动机有时会受到质疑。州政府机构经常以法院的严厉管制会阻碍经济增长为由，与私人企业进行合作，这样的结果可能导致对实际河流需求和处理过程适用性调查的不完整。此外，在没有充分数据的情况下采取行动可能会造成公共和私人资金的浪费。委员会的职能之一就是向工业提供技术资料和调查数据，使它们了解最新的处置和回收方法。[82]

在颁布国家立法之前，州际契约是除法院以外处理各州之间水污染问题的主要机构手段。没过多久人们就意识到，这种长期的州际竞争可能会蔓延到其他地区。一个可能的解决办法是通过州际协议(或契约)来控制或减少污染。联邦政府几乎没有控制污染的规定,英国的河流管理局和德国的排水区也是这样。各州之间的相互协议似乎是美国最实际的解决办法。这些协定可以是由适当的州立法机构批准并经国会批准的正式条约,也可以是由各州自己签署的非正式合作协定。1921 年,关于河流契约的州和联邦立法正式通过。第二年,政府为科罗拉多河和拉普拉塔河起草了第一个州际河流契约。前者涉及 7 个州,后者涉及 2 个州。两者都主要涉及水权问题,但其他的则涉及洪水控制、灌溉、排水和保护。[83]

1925 年,纽约、新泽西和宾夕法尼亚签署了一项关于保护德拉瓦河卫生的三州契约,并禁止向德拉瓦河及其支流排放未经处理的污水和工业废物。[84]1931 年,纽约、新泽西和康涅狄格成立了三州协定委员会,研究并提出关于减少纽约港污染的建议。1936 年,在纽约和新泽西签署后,三州契约开始生效。协议规定所有水域的划分在新成立的州际卫生区为两个等级——A 级(水域将主要用于娱乐目的、贝类养殖或鱼类的发展)和 B 级(水不会被用于这些目的)。该协议规定了所有废水的处理标准,其中为 A 级水制定的标准比 B 级水更严格。到 20 世纪 30 年代后期,一些州已经制定了自己的协议,特别是在东海岸和大湖区沿岸。[85]

州际合作方法在处理河流污染方面具有实际和有益的作用,但充其量只是一种不完善的工具。州际契约并没有作为减少城市和工业污染的区域计划,因为它们被制定得更为严格以控制处理排入水中的污染物水平。它们也没有进一步定义什么是环境责任,而是通过避免诉讼来解决实际问题。即使把它们放在一起,也很难建立起国家污染控制标准。

在这一时期,联邦法规试图在一定程度上(至少在公众健康和水污染治理方面)达到州和法院所不能实现的目标。但是,在处理污染方面没有压倒一切的国家愿景或国家政策。1912 年,联邦政府开始通过位于辛辛那提的美国公共卫生署河流调查站协助各州开展水污染评估。1938年,联邦政府通过美国公共卫生署的水污染控制部门,为各州建立了一个贷款和拨款项目。在第二次世界大战结束前,美国公共卫生署进行了医学研究并提供了一些医疗服务,但权力比较有限。

1906年通过的《纯净食品和药品法》、1910年通过的《杀虫剂法》和1938年通过的更重要的《食品、药品和化妆品法》都开始关注有害物质,这些法案限制了农产品中添加剂和残留物的数量。此外,工业安全和卫生问题在20世纪中期开始在全国范围内展开讨论。直到1948年美国通过了《联邦水污染控制法》,联邦政府才颁布了全面的全国水污染控制立法。[86]

这里有2项立法,虽然在短期内力度不大,但成了未来处理水污染和工业废物的重要先例——一项在1920年之前,另一项在1920年之后:1899年的所谓的垃圾法案和1924年的《石油污染控制法案》。1899年的《河流和港口法案》(通常被称为《垃圾法》)第13条规定,未经美国陆军工程兵部队许可,禁止将除下水道液体外的废物排入可通航水域;违者可能被处以罚款或监禁。这一规定取代了1890年的《垃圾掩埋法》,该法案禁止倾倒可能会"妨碍或阻碍航行"的垃圾。

1899年的法案建议严格禁止垃圾倾倒,这似乎超出了该法律的主要目标,即仅为航行而保护水道。数年来,《垃圾处理法》一直扮演着保护航行安全的不起眼的小角色。毕竟,这只是《河流和港口法案》中处理障碍物的12个章节之一。例如,在1910年,纽约的一个团体试图援引该法案来反对一个拟建的下水道,但是军法署署长裁定,污染控制是各州单独的职能。一年前,加利福尼亚州圣巴巴拉市市民抗议美国陆军部允许联合石油公司在太平洋铺设管道的决定。军法署署长再次声明,只有在保护航行性的情况下才可以拒绝颁发许可证。1918年,一家法院对该法案的解释是,在不考虑航行能力的情况下禁止人们扔垃圾,但在 20 世纪早期,法院对该法案的解释基本上是字面上的。到了 20 世纪 60 年代,正如一位评论员所指出的那样,该法案被用作"环境运动的一个著名的法案"。或者是另一种说法,"旨在防止牛的尸体和其他漂浮的垃圾阻碍商业的顺利流动,似乎已经被一些关心环境的有魄力的环保主义者和政客们变成了一项有用的反污染立法"。从很多方面来说,《垃圾处理法》是对自 20 世纪 60 年代开始的 1965 年《水质法案》现行联邦水质立法的补充。在这个案例中,一项温和的建议之所以成为重要的法律工具,很大程度上是因为它进入了国家立法。[87]

1924 年的《石油污染控制法案》规定,除非在紧急情况下或由于不可避免的事故,否则禁止向可航行水域倾倒石油。石油污染问题与 20 世纪初期的资源枯竭直接相关。由于污染并未被视为阻碍石油工业经济发展的因素,因此在 20 世纪 20 年代,它并没有引起石油商们过多的关注。尽管如此,那些直接受到污染的影响团体已经开始抗议。主要的石油污染问题与水污染有关,是由于油轮的排放和陆地上的渗漏问题。前者最受人们关注,因为水道和沿海地区的污染直接影响到商业渔民和度假村所有者的利益。自然资源保护主义者也谴责石油排放会对鱼类、水禽、河口和海湾造成影响。当时的商务部部长赫伯特·胡佛是政府保护石油和反对污染的主要代表。作为工程师,他反对废物污染。作为商务部部长,尽管与商业船运公司的责任相互冲突,但他仍然感到有必要保护美国的渔业。由此产生的政府行动尽管开创了历史的先例,却没有达到胡佛的目标。

在石油业内部,要求停止污染行为的呼吁遭到了激烈的反对。美国石油协会起初是处于防御状态的,但它很快意识到行业研究可以控制污染信息的传播。在开始的时候,美国石油协会并没有完成任何实质性的工作,它只是用自己的数据来减少对该行业的批评,并支持对石油污染的进一步调查。在国会,一项以多种形式控制石油污染的法案遭到强烈抵制。胡佛和他的支持者希望制定一项全面的法律,包括对岸上工厂和船舶的管理。由于这两个利益集团都反对这个提议,最终一个软弱得多的法案被送到了总统卡尔文·柯立芝(Calvin Coolidge)那里。1924 年的《石油污染控制法案》是自 1899 年以来的第一部联邦污染控制法案,它的执行条款不足,只负责处理燃烧石油的船只在海上倾倒燃料的问题。虽然胡佛和自然资源保护主义者对此感到失望,但这是第一次在全国范围内认真尝试处理石油污染问题。[88]

在两次世界大战之间的那些年里,处理水污染这一复杂问题只开了一个头。然而,为应对各种有毒化学品问题,社会对生物污染物和流行病的关注度显著扩大。在未来几年,与供水有关的任何问题都不会比解决污染的类型和数量更为重要。

在 1920 年至 1945 年期间,不仅水污染已成为一个全国性的问题,而且一般供水的开发和维护也受到全国的关注。新政的拨款和贷款计划刺激了自来水厂的进一步扩张,特别是在较小的地区。更重要的一点是,有关水供应的决策已不再纯粹是地方的职能。特别是对大城市来说,这意味着未来规划的新方向。城市边界的扩展需要新的方法将水输送到旧的城市核心之外。未来的变化不仅要考虑到经济增长的规模,还要改变优先事项,尤其是在水质方面。

注　释

1. George W. Fuller, "Water-Works"(《自来水厂》), *Proceedings of the ASCE*(《美国土木工程师协会会刊》)53（Sept. 1927）: 1588;F. E. Turneaure and H. L. Russell, *Public Water Supplies: Requirements, Resources, and the Construction of Works*(《公共水供应:要求、资源和工程建设》)4th ed. , New

York：Wiley, 1948 , p.9. 在各种来源的统计汇编中存在细微的差异。

2. 几乎每个城市都有一些私人供水,即从附近的溪流或水井中获取水。私人管线的用户认为不容易从其他渠道获取水,或者他们希望降低从公共系统中购买水的成本。在某些情况下,消费者将私人供水与公共供水联系在一起,作为防火的保障,或者防止私人供水的中断。这种相互联系的服务可能会威胁到公共供水的纯净,或影响防火所必需的供水。因此,必须努力予以禁止。参见 J. Arthur Jensen,"Putting Punch into Regulations of Cross-Connections"(《对交叉连接的规定进行修改》), *American City*(《美国城市》)52（Feb. 1937）：56。

3. " Water-Supply Statistics for Municipalities of Less than 5 000 Population"(《人口少于 5 000 人的城市供水统计》), *American City*（《美国城市》）32（Feb. 1925）：185 - 191；（March 1925）：309 - 323；（April 1925）：435 - 445；（May 1925）：555 - 565；（June 1925）：665 - 677；（July 1925）：47 - 59. 然而,公共系统的地理分布并没有明确的分布。1938 年的一项调查显示,最大比例的公共系统州包括特拉华州(100)、犹他州(98.9)、密歇根州(98.8)、明尼苏达州(98.8)、北卡罗来纳州(98.5)、科罗拉多州(98.5)、马里兰州(98)、密西西比州(98)、俄克拉荷马州(97.1)、佐治亚州(96.6)、马萨诸塞州(96.3)和华盛顿州(96)。公共系统最低比例的州包括内华达州(8.3)、阿拉巴马州(39.6)、西弗吉尼亚州(43)、康涅狄格州(48.1)、蒙大拿州(51.6)、阿肯色州(53.3)、印第安纳州(55)、宾夕法尼亚州(60.8)、新墨西哥州(61.2),爱达荷州(67. 6)和新泽西州（68. 2）。参见 Burns and McDonnell Engineering Company, *Waterworks Ownership in the United States*(《美国自来水厂所有权》) 2d ed. ,Kansas City：Burns and McDonnell, 1938。

4. Burns and McDonnell Engineering, *Waterworks Ownership*(《自来水厂的所有权》)。

5. 参见 Calvin V. Davis, " Water Conservation—The Key to National Development"(《节约用水——国家发展的关键》), *Scientific American*（《科学美国人》）148（Feb. 1933）：92。

6. C. B. Hoover, " As Cheap as Water"(《和水一样便宜》), *Civil Engineering*(《土木工程》)1（Aug. 1931）：1027.

7. 根据一项估计,分销网络、服务、仪表、阀门、消防栓——占水厂总成本的 60% 。参见 George W. Biggs Jr. ，"Distribution System Practices of A Large Group of Water Companies"(《一大批水公司的分销系统实践》)，*Engineering News -Record*(《工程新闻记录》)104（May 22，1930）：851。

8. 根据一项数据来源,1935 年居住在 10 万人口或以上城市的居民的加权平均用水量是每天 127 加仑。参见"A Survey of Public Water Supplies"(《公共供水调查》)，*American City*(《美国城市》)50（June 1935）：63。

9. 对于这段时期更多的计量，参见" Water Works Statistics for 1925"(《1925 年自来水厂统计》)，*Public Works*(《公共工程》)57（June 1926）:181 - 190;（Sept. 1926）：302 - 307。"Meters to Cure the 'Water Hog'"(《用水表解决"吞水兽"》)，*Literary Digest*(《文学摘要》)95（Oct. 15，1927）: 72 - 73;F. A. McInnes，"The Value of Water-Waste Surveys"(《废水调查的价值》)，*American City*(《美国城市》)28（May 1923）: 465 - 471;L. R. Howson，"The Effect of Meters on Water Waste"(《水表对废水的影响》)，*American City*(《美国城市》)28(June 1923）: 547 - 551;"Why We Believe in Compulsory Metering"(《我们为什么相信强制计量》)，*American City*(《美国城市》)36（June 1927）: 749 - 760;Gilbert S. Fraser，"Flat Rates Caused Water Waste"(《统一费率造成的水资源浪费》)，*American City*(《美国城市》)26（June 1922）: 537 - 539;"Methods of Accomplishing Universal Metering"(《实现通用计量的方法》)，*American City*(《美国城市》)40（April 1929）: 148;"The Ownership of Water Meters"(《水表的所有权》)，*American City*(《美国城市》)40（April 1929）: 115;R. L. Baldwin，"Who Should Own the Water Meters?"(《谁应该拥有水表?》)，*American City*(《美国城市》)38（March 1928）: 81 - 85;Harry Barth，"Water-Meter Problems"(《水表的问题》)，*American City*(《美国城市》)34（May 1926）: 491 - 496;"Chicago Prepares for Universal Metering"(《芝加哥准备实行通用计量》)，*American City*(《美国城市》)35（Sept. 1926）: 322 - 323; E. H. Ruehl，"Water Meters—Are They a Benefit?"(《水表——是有益的吗?》)，*American City*(《美国城市》)47（July 1932）: 57 - 58;H. P. Bohmann，"Per Capita Consumption—Is It a Reliable Measuring Stick?"(《人均消费——是一个可靠的标尺吗?》)，*American City*(《美国城市》)49（March 1934）:61;J.

B. Winder, "How a Water Department Can Assist in Reducing Fire Insurance Rates Through Metering"(《水利部如何通过水费计量帮助降低火灾保险费率》),*American City*(《美国城市》)51(Oct. 1936):42;E. B. Lloyd, "The Effect of Metering on Water Consumption and Water Costs"(《水表对水的消耗和成本的影响》),*American City*(《美国城市》)48(Sept. 1933):52;"City Studies Water Revenue—Turns to Universal Metering"(《城市研究水费收入——转向通用计量》),*American City*(《美国城市》)51(July 1936):67;"Water-Supply Statistics of Metered Cities"(《计量城市的供水统计》),*American City*(《美国城市》)24(Jan.1921):41–49;"A Survey of Water-Meter Rates in the United States"(《美国水费价格调查》)pt. 1,*American City*(《美国城市》)40(April 1929):155–158;pt. 2,41(July 1929):147–150;pt. 3,41(Aug. 1929):156–159;pt. 4,41(Sept. 1929):167–173;pt. 5,41(Oct. 1929):125–129;pt. 6,41(Nov. 1929):112–116;pt. 7,41(Dec. 1929):157–160;"A Water Rates Comparison"(《水费的比较》),*American City*(《美国城市》)59(June 1944):105,107;"Water Rates in Largest U. S. Cities"(《美国大城市的水价》),*American City*(《美国城市》)57(Oct. 1942):9;"Municipal Water Rates—Their Wartime Trend"(《城市水价——战时趋势》),*American City*(《美国城市》)58(Sept. 1943):9。

10. Leonard Metcalf, "Effect of Water Rates and Growth in Population Upon Per Capita Consumption"(《水资源率和人口增长对人均消费的影响》),*JAWWA*(《美国自来水协会杂志》)15(Jan. 1926):2,4–5,12–17,19–20.

11. Louis Brownlow, "The Water-Supply and the City Limits"(《供水与城市边界》),*American City*(《美国城市》)37(June 1927):27.

12. Louis Brownlow, "The Water-Supply and the City Limits"(《供水与城市边界》),*American City*(《美国城市》)37(June 1927):27.

13. V. Bernard Siems, "The Advantages of Metropolitan Water-Supply Districts"(《都市供水区的优势》),*American City*(《美国城市》)32(June 1925):644–645.

14. 例如,参见 Sarah S. Elkind,*Bay Cities and Water Politics:The Battle for Resources in Boston and Oakland*(《海湾城市与水政治:波士顿与奥克兰资源之

争》），Lawrence：University Press of Kansas，1998。

15. 参见 John Bauer，"How to Set Up Utility Districts"（《如何建立公用事业区》），*National Municipal Review*（《国家市政评论》）33（Oct. 1944）：462 - 468。关于分区措施，参见 H. Malcolm Pirnie，"Zoning and Water Supply"（《分区与供水》），*Transactions of the ASCE*（《美国土木工程师协会会刊》）88（1925）：718 - 721；Malcolm Pirnie，"The Relation of Water-Supply to Zoning"（《供水与分区的关系》），*American City*（《美国城市》）（July 1925）：7 - 8。

16. 参见 George H. Fenkell，"The Management of Water-Works Business from the Executive Standpoint"（《从管理者的立场看水务企业的管理》），*American City*（《美国城市》）39（Nov. 1928）：115；"Should Water and Sewerage Systems Be Managed Jointly?"（《水系统和污水系统应该共同管理吗?》），*American City*（《美国城市》）60（Feb. 1945）：11。

17. Ellis Armstrong，Michael Robinson，and Suellen Hoy，eds. ，*History of Public Works in the United States，1776 - 1976*（《美国公共工程史，1776—1976》），Chicago：APWA，1976，pp. 231 - 232；Roger Daniels，"Public Works in the 1930s：A Preliminary Reconnaissance"（《20世纪30年代的公共工程：初步调查》），in *The Relevancy of Public Works History：1930s—A Case Study*（《公共工程历史的相关性：20世纪30年代的个案研究》），Washington，D. C. Public Works Historical Society，1975，p. 9；PWA，*America Builds：The Record of PWA*（《美国建设：公共工程管理局记录》），Washington，D. C. PWA，1939，pp. 170，173 - 178.

18. Armstrong et al. eds. ，*History of Public Works*（《美国公共工程史》），p. 228.

19. Abel Wolman，"Some Recent Federal Activities in the Conservation of Water Resources"（《联邦政府最近在保护水资源方面的一些活动》），*JAWWA*（《美国自来水协会杂志》）28（Sept. 1936）：1252 - 1256.

20. J. Kerwin Williams，*Grants-in-Aid Under the Public Works Administration*（《公共工程管理下的拨款》），New York：AMS Press，1939，p. 34.

21. Daniels，"Public Works in the 1930s"（《20世纪30年代的公共工程》），p. 8.

22. U. S. Department of Labor, Bureau of Labor Statistics, *Public Works Administration and Industry*（《公共工程管理和工业》）, Washington, D. C. U. S. Department of Labor, 1938, p.9.

23. John H. Mollenkopf, *The Contested City*（《对抗的城市》）, Princeton： Princeton UP, 1983, pp.66 - 67.

24. Arthur H. Myers, "The Works Progress Administration and Water Works Opportunities"（《工程进度管理及水务工程的时机》）, *JAWWA*（《美国自来水协会杂志》）28（Aug. 1936）：1037.

25. "Sanitary Works in Ohio Aided by PWA and WPA"（《由公共工程管理局和工程振兴署资助的俄亥俄州卫生工程》）, *American City*（《美国城市》）52（Dec. 1937）：81. 同时参见 Earl Devendorf, "Water Works Construction in New York State with Federal Aid"（《由联邦资助的纽约州的水利工程建设》）, *JAWWA*（《美国自来水协会杂志》）28（March 1936）：330 - 341。

26. "Water Supplies Will be Widely Extended After the War"（《战后供水将得到广泛拓展》）, *Scientific American*（《科学美国人》）171（July 1944）：18.

27. Armstrong et al. eds. , *History of Public Works*（《美国公共工程史》）, pp. 229 - 230.

28. "Cities Cooperate to Meet Water Crisis"（《城市合作应对水危机》）, *American City*（《美国城市》）58（Aug. 1943）：53. 参见"Water for 13 Cities"（《13 个城市的用水》）, *Business Week*（《商业周刊》）（May 31, 1941）：23 - 24,这讨论了南加州水利工程。

29. L. A. Smith, "Operating the Water Department During Wartime"（《战时管理水利部》）, *American City*（《美国城市》）58（June 1943）：56 - 57;"Water Conservation"（《水资源保护》）*American City*（《美国城市》）58（Nov. 1943）：51;"Water Supply"（《供水》）, *AJPH*（《美国公共卫生杂志》）35（July 1945）：743. 参见 G. M. Ebaugh, "Wartime Water Works Remodeling for Permanence"（《战时水利工程的永久性改造》）, *American City*（《美国城市》）59（Dec. 1944）：61。

30. Elmer W. Becker, *A Century of Milwaukee Water*（《密尔沃基用水的一个世纪》）, Milwaukee：Milwaukee Water Works, 1974, p.225.

31. 参见"Opportunities for Improving Water-Works Economy"(《改善自来水厂经济的机遇》),*American City*(《美国城市》)43（Dec. 1930）：103－105；"Reflections"(《反思》),*Water Engineering and Management*(《水务工程与管理》)129（Aug. 1982）：28－35；"A National Project for Water Works Betterment"(《改善水利的国家工程》),*Civil Engineering*(《土木工程》)2（April 1932）：268。

32. "Important Events, Developments, and Trends in Water Supply Engineering During the Decade Ending with the Year 1939"(《供水工程的重要事件、发展和趋势，至1939年为止的10年期间》),*Transactions of the ASCE*(《美国土木工程师协会会刊》)105（1940）：1740，1744－1754，1756－1761，1765－1769.

33. William L. Kahrl,"The Politics of California Water：Owens Valley and the Los Angeles Aqueduct, 1900－1927"(《加利福尼亚州水的政治：欧文斯河谷和洛杉矶引水渠，1900—1927年》),*California Historical Quarterly*(《加利福尼亚州历史季刊》)55（Spring 1976）：115,106, 109, 111－114.

34. 参见 Abel Wolman,*Water, Health, and Society*(《水、健康和社会》),Bloomington：Indiana UP，1969，p.96。

35. George W. Fuller,"Progress in Water Purification"(《水净化的进展》),*JAWWA*(《美国自来水协会杂志》)25（Oct. 1933）：1574－1575；Harry E. Jordan,"Water Supply and Treatment"(《水的供应和处理》),*Transactions of the ASCE*(《美国土木工程师协会会刊》)CT(1953)：573；"Diversified Program for Water-Works Fraternity"(《水务联谊会的多元化活动》),*Engineering News Record*(《工程新闻记录》)101（Sept. 27, 1928）：476；Nicholas S. Hill Jr."Twenty-One Years of Progress in Water-Supply and Purification Practice"(《供水和净化实践的21年进步》),*American City*(《美国城市》)43（Sept. 1930）：88－89；Edward E. Wall,"Developing the City's Water Supply"(《发展城市供水》),*Civil Engineering*(《土木工程》)1（Jan. 1931）：274－275；Eskel Nordell,"Water Treatment Today—and What of the Future?"(《今天的水处理——未来会怎样?》),*American City*(《美国城市》)46（June 1932）：71－73；AWWA,*Water Quality and Treatment*(《水质与处理》)2d ed. ,New York：AWWA，1951，

p. 255.

36. 参见"Filtration versus Chlorination"(《过滤与氯化》),*American City*(《美国城市》)47（July 1932）：7；Paul Hansen，"Some Relations Between Sewage Treatment and Water Purification"(《污水处理与水净化之间的一些关系》),*American City*（《美国城市》)36（June 1927）：765 - 767；"The Unsolved Problems of Water Supply"(《尚未解决的供水问题》),*American City*（《美国城市》)52（Feb. 1937）：9；Paul Hansen，"Lessons of the Droughts of 1930 and 1934"(《1930 年和 1934 年旱灾的教训》),*American City*（《美国城市》)50（July 1935）：49。

37. Earle Lytton Waterman，*Elements of Water Supply Engineering*（《供水工程要素》),New York：Wiley，1934，p. 6；"The Present Status of Public Water Supply"(《公共供水的现状》),*American City*（《美国城市》)53（Oct. 1938）：9；M. N. Baker，"Sketch of the History of Water Treatment"(《水处理的历史札记》),*JAWWA*（《美国自来水协会杂志》)26（July 1934）：922 - 926；"Report of the Committee on Water Supply Engineering of the Sanitary Engineering Division"(《卫生工程部供水工程委员会报告》),*Transactions of the ASCE*（《美国土木工程师协会会刊》)105（1940）：1777 - 1778；"Inventory of Water Supply Facilities"(《供水设施清单》),*Engineering News -Record*（《工程新闻记录》)123（Sept. 28, 1939）：60 - 62.《美国自来水协会杂志》在 1924 年列出的城市安装快速砂和缓慢的砂过滤器（包括安装日期）,见 14（Aug.1925）123 - 142。

38. Wellington Donaldson，"Water Purification—A Retrospect"(《水的净化——回顾》),*JAWWA*（《美国自来水协会杂志》)26（Aug. 1934）：1058 - 1059；"Inventory of Water Supply Facilities"(《供水设施清单》),pp. 60 - 62；"Water Supply and Purification"(《供水及净化》),*AJPH*（《美国公共卫生杂志》)17（July 1927）：684 - 685；H. W. Streeter，"Chlorination—A Reserve Protection? Or an Integral Part of Purification?"(《氯化——是对储备水的保护，还是净化的一部分?》),*American City*（《美国城市》)35（Dec. 1926）：788 - 791；R. F. Goudey，"Chlorination of Los Angeles Water Supply"(《洛杉矶供水的氯化》),*AJPH*（《美国公共卫生杂志》)25（June 1935）：730；AWWA，*Water Chlorination Principles and Practices*（《水氯化的原理与实践》),New York：

AWWA，1973，pp. 3 – 5；N. J. Howard，"Twenty Years of Chlorination of Public Water-Supplies"（《公共供水氯化的 20 年》），*American City*（《美国城市》）36（June 1927）：793；Morris M. Cohn，"Chlorination of Water"（《水的氯化》），*Municipal Sanitation*（《市政卫生》）2（Aug. 1931）：386 – 390；M. N. Baker，*The Quest for Pure Water*（《寻求洁净水》），New York：AWWA，1948，2：2；Turneaure and Russell，*Public Water Supplies*（《公共供水》），1948，p. 135；Baker，"Sketch of the History of Water Treatment"（《水处理的历史札记》），pp. 931 – 932；"Chlorination—Five Years Experience"（《氯化——五年的经验》），*American City*（《美国城市》）59（Dec. 1944）：9.

39. George E. Symons，"History of Water Supply，1850 to Present"（《1850 年至今的供水史》），*Water and Sewage Works*（《水厂与污水厂》）100（May 1953）：194。20 世纪 30 年代，提倡提高牙齿健康的价值。参见 *Water Supply and Sewage Disposal*（《供水与污水处理》），Paris：Organization for European Economic Co-operation，1953，p. 37；"Water Supply"（《供水》），*AJPH*（《美国公共卫生杂志》）35（July 1945）：745。

40. 工业废料的增加，特别是化学工业，也影响了味道和气味。

41. "Advantages of Chloramine Treatment of Water"（《氯胺处理水的优点》），*American City*（《美国城市》）43（July 1930）：7；"Chlorine and Ammonia in Water Purification"（《水净化中的氯和氨》），*American City*（《美国城市》）53（Jan. 1938）：9；Charles F. Dalton，"Offensive Tastes in Public Water Supplies"（《公共供水中恼人的味道》），*AJPH*（《美国公共卫生杂志》）14（Oct. 1924）：845 – 846. 另一种通常更昂贵但有效的方法是一种超氯化过程，其次是脱氯，去除味道和气味。参见 Paul Hansen，"Developments in Water-Purification Practice"（《水净化实践的发展》），*Engineering News-Record*（《工程新闻记录》）104（May 22，1930）：842；Alexander Houston，"Water Purification"（《水的净化》），*Municipal Sanitation*（《市政卫生》）3（April 1932）：148 – 149。

42. 18 世纪 80 年代的味觉和气味控制研究，导致了在 1904 年使用硫酸铜作为杀菌剂。

43. J. Michael LaNier，"Historical Development of Municipal Water Systems in the United States，1776 – 1976"（《美国城市供水系统的历史发展，1776—

1976 年》），*JAWWA*（《美国自来水协会杂志》）68（April 1976）：177；Hansen，"Developments in Water-Purification Practice"（《水净化实践的发展》），p. 842；Baker，*Quest for Pure Water*（《寻求洁净水》）1：453 – 457；"Inventory of Water Supply Facilities"（《供水设施清单》），pp. 60 – 62.

44. M. F. Trice，"Trends in Water Works Practice"（《水务工程实践的趋势》），*Civil Engineering*（《土木工程》）6（Aug. 1936）：523.

45. James W. Armstrong，"History of Water Supply with Local Reference to Baltimore"（《参考巴尔的摩供水历史》），*JAWWA*（《美国自来水协会杂志》）24（April 1932 ）：539；Charles B. Burdick，"Developments in Water Works Construction"（《水务工程建设的发展》），*Civil Engineering*（《土木工程》）6（July 1936）：452；"Improved Water Softening with Precipitators"（《用沉淀剂促进水的软化》），*American City*（《美国城市》）53（March 1938）：55 – 56.

46. W. L. Stevenson，"Cost of Sanitary Survey of Streams"（《河流卫生调查的费用》），*AJPH*（《美国公共卫生杂志》）22（Jan. 1932）：1.

47. Abel Wolman，"Pollution Control—Where Does It Stand?"（《污染控制——它在哪里?》），*Municipal Sanitation*（《市政卫生》）11（Feb. 1940）：64.

48. 参见 Seth G. Hess，"Pollution—and the Pocketbook"（《污染与钱袋》），*Municipal Sanitation*（《市政卫生》）10（July 1939）：356 – 358；Cornelius W. Kruse，"Our Nations Water：Its Pollution Control and Management"（《我们国家的水资源：污染控制与管理》），in *Advances in Environmental Sciences*（《环境科学进展》），James N. Pitts Jr. and Robert C. Metcalf eds.，vol. 1 ，New York：Wiley-Interscience，1969， pp. 44 – 45；Advisory Committee on Water Pollution，*Water Pollution in the United States*（《美国的水污染》），p. 38。

49. David M. Neuberger，"The Disastrous Results of Pollution of Our Waters"（《我们水域污染的灾难性结果》），*Outlook*（《展望》）134（May 23，1923）：8；Scotland G. Highland，"Stream Pollution an Indictable Offense"（《河流污染是可起诉的罪行》），*American City*（《美国城市》）41（Dec. 1929）：117.

50. Advisory Committee on Water Pollution，U. S. National Resources Committee，*Water Pollution in the United States*（《美国的水污染》），Washington，D. C. GPO，1939，p. 4.

51. Herman G. Baity, "Aspects of Government Policy on Stream Pollution Abatement"(《政府减少河流污染政策的若干方面》), *AJPH*(《美国公共卫生杂志》)29（Dec. 1939）: 1303.

52. Arthur E. Gorman, "Safeguarding Public Water Supplies from Source to Consumer"(《保障从水源到消费者的公共水供应》), *JAWWA*(《美国自来水协会杂志》)28（Jan. 1936）: 66.

53. 一些统计调查显示,在20世纪30年代,只有最大的城市的死亡人数人数更低——少于全国调查的每10万名死亡人数的2人。参见"Typhoid Fever in the Large Cities of the United States in 1933"(《1933年美国大城市的伤寒》), *JAWWA*（《美国自来水协会杂志》）26（July 1934）: 947；Burns and McDonnell Engineering, *Waterworks Ownership*（《自来水厂的所有权》）；Baker, "Sketch of the History of Water Treatment"（《水处理的历史札记》）, p.932。参见 Edward S. Hopkins and Francis B. Elder, *The Practice of Sanitation*（《卫生的实践》）, Baltimore: Williams and Wilkins, 1951, pp.111–113, 很好地描述了1920年至1945年之间具体的水传播疾病的爆发。

54. 参见"Typhoid Fever in the Large Cities of the United States in 1926"（《1926年美国大城市的伤寒》）, *JAWWA*（《美国自来水协会杂志》）17（June 1927）: 769；"Typhoid Fever in the Large Cities of the United States in 1933"（《1933年美国大城市的伤寒》）, p.948。

55. 参见 Turneaure and Russell, *Public Water Supplies*（《公共水供应》）, 1948, p.133。

56. 参见 J. Frederick Jackson, "Stream Pollution by Industrial Wastes, and Its Control"(《工业废物对河流的污染及其控制》), *American City*（《美国城市》）31（July 1924）: 23；Sheppard T. Powell, "Industrial-Waste Problems and Their Correction"（《工业废物问题及其修正》）, *Mechanical Engineering*（《机械工程》）61（May 1939）: 364；Ernest W. Steel, "By-Products from Industrial Wastes"（《工业废料的副产品》）, *Scientific American*（《科学美国人》）143（Nov. 1930）: 379；"Progress Report of Committee on Industrial Wastes in Relation to Water Supply"(《工业废物委员会关于供水的进度报告》）, *JAWWA*（《美国自来水协会杂志》）10（May 1923）: 415；L. F. Warrick, "Relative

Importance of Industrial Wastes in Stream Pollution"(《工业废物在河流污染中的相对重要性》),*Civil Engineering*(《土木工程》)3（Sept. 1933）：495；E. F. Eldridge，*Industrial Waste Treatment Practice*（《工业废物处理实践》），New York：McGraw-Hill，1942，pp. 1 – 4；Wellington Donaldson，"Industries and Water Supplies"(《工业与供水》),*JAWWA*(《美国自来水协会杂志》)22（Feb. 1930）：203；Donaldson，"Industrial Wastes in Relation to Water Supplies"(《与供水有关的工业废物》),*AJPH*（《美国公共卫生杂志》)11（March 1921）：193 – 194；John Emerson Monger，"Administrative Phases of Stream Pollution Control"（《河流污染控制的行政阶段》),*Journal of the APHA*（《美国公共卫生协会期刊》)16（Aug. 1926）：788；Earle B. Phelps，"Stream Pollution by Industrial Wastes and Its Control"（《工业废物对河流的污染及其控制》),in *A Half Century of Public Health*(《半个世纪的公共卫生》),Mazyck P. Ravenel ed.，New York，1921，p. 201；L. M. Fisher，"Pollution Kills Fish"(《污染致鱼死亡》),*Scientific American*（《科学美国人》)160（March 1939）：144 – 146；Pitts and Metcalf，eds.，*Advances in Environmental Sciences*(《环境科学进展》)1：45；Baity，"Aspects of Governmental Policy"(《政府政策关于减少河流污染的方方面面》),p. 1305。同时参见 Joel A. Tarr，"Historical Perspectives on Hazardous Wastes in the United States"(《美国危险废物的历史视角》),*Waste Management and Research*(《废物管理和研究》)3（1985）：97。

57. Pitts and Metcalf, eds.，*Advances in Environmental Sciences*(《环境科学进展》)1：43，46，48 – 50；Almon L. Fales，"Effects of Industrial Wastes on Sewage Treatment"(《工业废水对污水处理的影响》),*Sewage Works Journal*（《污水工程杂志》)9（Nov. 1937）：970 – 971；E. S. Tisdale，"Progress in Pollution Control in the Ohio River Basin"(《俄亥俄河流域污染控制的进展》),*ASCE Proceedings*(《美国土木工程师协会会刊》)64（Jan. 1938）：43 – 44；"New Sewage Plants Check Stream Pollution"(《新的污水处理厂检查河流污染》),*American City*(《美国城市》)54（May 1939）：15；E. B. Besselievre，"The Disposal of Industrial Chemical Waste"(《工业化学废物的处理》),*Chemical Age*（《化学时代》)25（Dec. 12, 1931）：517；N. T. Veatch Jr.，"Stream Pollution and Its Effects"(《河流污染及其影响》),*JAWWA*（《美国自来水协会杂志》)17

（Jan. 1927）：62；Tarr，"Historical Perspectives on Hazardous Wastes"（《美国危险废物的历史视角》），p. 97.

58. 参见 Veatch，"Stream Pollution and Its Effects"（《河流污染及其影响》），p. 62；Almon L. Fales，"The Problem of Stream Cleansing"（《净化河流的问题》），*Civil Engineering*（《土木工程》）3（Sept. 1933）：493；Langdon Pearse，"The Dilution Factor"（《稀释因素》），*Transactions of the ASCE*（《美国土木工程师协会会刊》）85（1922）：451；Jackson，"Stream Pollution by Industrial Wastes"（《工业废物对河流的污染》），p. 24。

59. Cited in Eldridge，*Industrial Waste Treatment Practice*（《工业废物处理实践》），p. 2.

60. Craig E. Colten，"Industrial Wastes Before 1940：A Neglected Dimension of the Hazardous Waste Issue"（《1940 年以前的工业废物：危险废物问题的一个被忽视的方面》），paper presented at Forests，Habitats，and Resources：A Conference in World Environmental History，Durham，North Carolina，April，1987，p. 4.

61. Craig E. Colten，"Industrial Wastes Before 1940：A Neglected Dimension of the Hazardous Waste Issue"（《1940 年以前的工业废物：危险废物问题的一个被忽视的方面》），paper presented at Forests，Habitats，and Resources：A Conference in World Environmental History，Durham，North Carolina，April，1987，p. 4.

62. Robert Sperr Weston，"Water Pollution"（《水污染》），*Industrial and Engineering Chemistry*（《工业与工程化学》）31（Nov. 1939）：1314；Marshall O. Leighton，"Industrial Wastes and Their Sanitary Significance"（《工业废物及其卫生意义》），*Public Health：Papers and Reports*（《公共卫生：论文和报告》）31（1906）：29；"Progress Report of Committee on Industrial Wastes"（《工业废物委员会关于供水的进度报告》），pp. 415 – 416；Warrick，"Relative Importance of Industrial Wastes"（《工业废物在河流污染中的相对重要性》），p. 496；Fales，"Effects of Industrial Wastes"（《工业废水对污水处理的影响》），pp. 971 – 972.

63. 铅等污染物并不总是来自工业排放。由于铅管恶化，有时会引起人们对于铅中毒的担忧。参见 G. N. Quam and Arthur Klein，"Lead Pipes as a

Source of Lead in Drinking Water"(《铅管是饮用水中的铅来源》),*AJPH*(《美国公共卫生杂志》)26（Sept. 1936）: 778 – 780。

64. Joel A. Tarr,"Industrial Wastes and Public Health: Some Historical 1876 – 1932"(《工业废物和公共卫生: 1876—1932 年的一些历史》),*AJPH*(《美国公共卫生杂志》)75（Sept. 1985）: 1062.

65. Colten,"Industrial Wastes before 1940"(《1940 年以前的工业废物》),pp. 4 – 8, 11 – 12.

66. Fales,"Effects of Industrial Wastes"(《工业废水对污水处理的影响》),pp. 973 – 974.

67. Leighton,"Industrial Wastes and Their Sanitary Significance"(《工业废物及其卫生意义》),pp. 32 – 33；Hervey J. Skinner,"Waste Problems in the Pulp and Paper Industry"(《纸浆和造纸工业中的废物问题》),*Industrial and Engineering Chemistry*(《工业与工程化学》)31（Nov. 1939）: 1331 – 1332.

68. 直到 20 世纪 20 年代才开始对工业污染进行系统的调查。

69. AWWA,*Water Quality and Treatment*(《水质与处理》),p. 34.

70. Tarr,"Industrial Wastes and Public Health"(《工业废物和公共卫生》),pp. 1060, 1062, 1066. 同时参见 Phelps,"Stream Pollution by Industrial Wastes"(《工业废物对河流的污染及其控制》),pp. 201 – 203；Weston,"Water Pollution"(《水污染》),p. 1315；Pitts and Metcalf, eds., *Advances in Environmental Sciences*(《环境科学进展》)1: 44；Fales,"Effects of Industrial Wastes"(《工业废水对污水处理的影响》),p. 971；Harold W. Streeter,"Surveys for Stream Pollution Control"(《河流污染控制调查》),*Proceedings of the ASCE*(《美国土木工程师协会会刊》)64（Jan. 1938）: 5 – 67；Craig E. Colten,"Industrial Wastes in the Calumet Area, 1869 – 1970"(《卡罗美地区的工业废物,1869—1970 年》),Research Report 001,Savoy, Ill. Illinois Hazardous Waste Resource and Information Center, 1985,pp. 23, 37；Jackson,"Stream Pollution by Industrial Wastes"(《工业废物对河流的污染》),p. 26；Joel A. Tarr,"Industrial Wastes and Municipal Water Supplies in the 1920s"(《20 世纪 20 年代工业废物与城市供水》),in *Water and the City: The Next Century*(《水与城市:下个世纪》),Howard Rosen and Ann Durkin Keating eds., Chicago: Public Works

Historical Society, 1991, pp. 261 – 268.

71. Duffy, *The Sanitarians*（《卫生工作者》）, pp. 218, 256 – 258, 261 – 263, 269；H. A. Kroeze, "The Expanded Role of the Sanitarian"（《卫生工作者的拓展作用》）, *AJPH*（《美国公共卫生杂志》）32（June 1942）：613 – 614. 直到 1935 年, 大部分联邦公共卫生服务都在财政部的控制之下。1939 年, 联邦安全局将几个卫生、福利和教育部门合并在一起。1944 年及之后又进行了进一步的重组。参见 John J. Hanlon, *Principles of Public Health Administration*（《公共卫生管理原理》）, 4th ed. , St. Louis：C. V. Mosby, 1964, pp. 55, 59.

72. Edward G. Sheibley, "The Sanitary Engineer—His Value in Health Administration"（《卫生工程师——他在健康管理中的价值》）, *American City*（《美国城市》）25（Nov. 1921）：365. 参见 "Sanitary Problems Feature Discussions at Public Health Association Convention"（《在公共卫生协会大会上的卫生问题专题讨论》）, *Engineering News-Record*（《工程新闻—记录》）105（Nov. 6, 1930）：737；Ernest W. Steel, *Water Supply and Sewerage*（《供水与排水》）, New York：McGrawHill, 1960, p. 1；Charles Gilman Hyde, "The Sanitary Engineer in Municipal Public Health Work"（《市政公共卫生工作中的卫生工程师》）, *Municipal Sanitation*（《市政卫生》）8（Oct. 1937）：503；Joel I. Connolly, "The Function of the City Sanitary Engineer"（《城市卫生工程师的作用》）, *Municipal Sanitation*（《市政卫生》）1（Feb. 1930）：88。20 世纪 20 年代世界其他地区的公共卫生工程, 参见 George W. Fuller, "Public Health Engineering in European Countries"（《欧洲国家的公共卫生工程》）, *AJPH*（《美国公共卫生杂志》）17（May 1927）：466 – 469；E. H. Magoon, "Public Health Engineering in Latin America"（《拉丁美洲的公共卫生工程》）, *AJPH*（《美国公共卫生杂志》）17（April 1927）：336 – 341；F. F. Longley, "Public Health Engineering in Australia"（《澳洲的公共卫生工程》）, *AJPH*（《美国公共卫生杂志》）17（March 1927）：228 – 232；Louis Cantor, "Public Health Engineering Progress in Palestine"（《巴勒斯坦公共卫生工程进展》）, *AJPH*（《美国公共卫生杂志》）17（April 1927）：341 – 348。

73. Abel Wolman, "The Training for the Sanitarian of Environment"（《环境卫生培训》）, *AJPH*（《美国公共卫生杂志》）14（June 1924）：472 – 473；Abel

Wolman, "The Public Health Engineers Work"(《公共卫生工程工作》), *AJPH*（《美国公共卫生杂志》）23（April 1937）:329 - 332;George W. Fuller, "The Place of Sanitary Engineering in Public Health Activities"(《卫生工程在公共卫生活动中的地位》), *AJPH*（《美国公共卫生杂志》）15（Dec. 1925）: 1069; Harold E. Babbitt, "The Educational Situation in Water Works Engineering"(《水利工程教育现状》), *JAWWA*（《美国自来水协会杂志》）28（July 1936）: 921 - 931. 这些年来,工程师作为管理者和规划师的观点也受到了讨论。参见 Morris Knowles, "The Civil Engineers Part in the City Plan"(《城市规划中的土木工程师》), *Civil Engineering*（《土木工程》）1（March 1931）: 524, 526; Howard E. Long, "Relation of Regional Plan Work to Public Health Engineering"(《区域规划工作与公共卫生工程的关系》), *AJPH*（《美国公共卫生杂志》）17（Oct. 1927）: 1014; Evelyn E. Brackett, "City Management an Engineers Profession"（《城市管理是工程师的职业》), *Civil Engineering*（《土木工程》）7（Sept. 1937）: 625; Chester F. Lewis, "Training for Efficiency in City Management"（《城市管理的效率培训》）, *American City*（《美国城市》）55（Nov. 1940）: 37 - 38.

74. W. B. Bizzell, "Sanitary Engineering as a Career"(《作为职业的卫生工程》), *AJPH*（《美国公共卫生杂志》）15（June 1925）: 509 - 511; S. C. Prescott, "Training for the Public Health Engineer"(《公共卫生工程师培训》), *AJPH*（《美国公共卫生杂志》）21（Oct. 1931）: 1092 - 1097.

75. George C. Whipple, "Sanitation—Its Relation to Health and Life"(《卫生——它与健康和生命的关系》), *Transactions of the ASCE*（《美国土木工程师协会会刊》）88（1925）: 97.

76. 参见 Arthur Richards, "Status of Employment among Municipal Engineers"(《市政工程师的就业状况》), *American City*（《美国城市》）49（Dec. 1934）: 58; Terry S. Reynolds, "The Engineer in Twentieth-Century America"(《20世纪的美国工程师》), in *The Engineer in America*(《美国的工程师》), Reynolds eds., Chicago: University of Chicago Press, 1991, p. 179。

77. Jackson, "Stream Pollution by Industrial Wastes"(《工业废物对河流的污染》), p. 23; "Industrial Wastes in City Sewers—I"(《城市下水道中的工业废

物 I 》）, *American City*（《美国城市》）52（May 1937）：86.

78. H. R. Crohurst,"Water Pollution Abatement in the United States"（《美国的水污染治理》）, *AJPH*（《美国公共卫生杂志》）36（Feb. 1936）：177. 参见 Federal Security Agency,"Manual of Recommended Water-Sanitation Practice"（《推荐的水卫生操作手册》）, *Public Health Bulletin*（《公共卫生公报》）No. 296(1946)。

79. P. Aarne Vesilind, "Hazardous Waste：Historical and Ethical Perspectives"（《危险废物管理：历史与伦理视角》）, in *Hazardous Waste Management*（《危险废物的管理》）, J. Jeffrey Peirce and P. Aarne Vesilind eds. , Ann Arbor, Mich. Ann Arbor Science Pub. 1981, p. 26；Philip P. Micklin, "Water Quality：A Question of Standards"（《水质：一个标准的问题》）, in *Congress and the Environment*（《国会与环境》）, Richard A. Cooley and Geoffrey Wandesforde-Smith eds. , Seattle：University of Washington Press, 1970, p. 131；Tarr,"Industrial Wastes and Public Health"（《工业废物和公共卫生》）, pp. 1059, 1064；Tarr,"Historical Perspectives on Hazardous Wastes"（《美国危险废物的历史视角》）, p. 96；Donald J. Pisani,"The Polluted Truckee：A Study in Interstate Water Quality,1870 − 1934"（《被污染的特拉基：州际水质的研究，1870—1934 年》）, *Nevada Historical Society Quarterly*（《内华达州历史学会季刊》）20（Fall 1977）：151 − 152；Lawrence M. Freidman, *A History of American Law*（《美国法律史》）, New York：Simon and Schuster, 1973, pp. 162 − 163.

80. Warrick,"Relative Importance of Industrial Wastes"（《工业废物在河流污染中的相对重要性》）, p. 496；Monger, "Administrative Phases of Stream Pollution Control"（《河流污染控制的行政阶段》）, p. 790；James A. Tobey, "Legal Aspects of the Industrial Wastes Problem"（《工业废物问题的法律方面》）, *Industrial and Engineering Chemistry*（《工业与工程化学》）31（Nov. 10, 1939）：1322；Tarr,"Industrial Wastes and Public Health"（《工业废物和公共卫生》）, p. 1061；Edward S. Hopkins, ed. , *Elements of Sanitation*（《卫生要素》）, New York：D. Van Nostrand, 1939, p. 183.

81. Donaldson,"Industrial Wastes in Relation to Water Supplies"（《与供水有关的工业废物》）, p. 198；Edmund B. Besselievre, *Industrial Waste Treatment*

（《工业废物处理》），New York：McGraw-Hill，1952，pp. 325 – 344；Fales，"Progress in the Control of Pollution by Industrial Wastes"（《工业废物污染治理进展》），pp. 715 – 717；Skinner，"Waste Problems in the Pulp and Paper Industry"（《纸浆和造纸工业中的废物问题》），p. 1332. 关于获得有关各州污染法的准确当代统计数据，参见"State Laws Governing Pollution by Industrial Waste"（《管理工业废物污染的各州法律》），*Chemical and Metallurgical Engineering*（《化学与冶金工程》）38（Sept. 1931）：506 – 507；U. S. Department of the Interior，Geological Survey，*A Review of the Laws Forbidding Pollution of Inland Waters in the United States*（《关于禁止污染美国内陆水域的法律回顾》），by Edwin B. Goodell，Washington，D. C. 1905。

82. Baity，"Aspects of Governmental Policy"（《政府政策关于减少河流污染的方方面面》），pp. 1302 – 1303；Donaldson，"Industries and Water Supplies"（《工业与供水》），p. 207；"State Laws Governing Pollution"（《管理工业废物污染的各州法律》），p. 506；John D. Rue，"Disposal of Industrial Wastes"（《工业与供水》），*Sewage Works Journal*（《污水工程杂志》）1（April 1929）：365 – 369；"Industrial Wastes in City Sewers—I"（《城市下水道中的工业废物 I》），p. 87；E. B. Besselievre，"Statutory Regulation of Stream Pollution and the Common Law"（《河流污染的法律规制与普通法》），*Transactions of the American Institute of Chemical Engineers*（《美国化学工程师学会学报》）16（1924）：217ff. ；Warrick，"Relative Importance of Industrial Wastes"（《工业废物在河流污染中的相对重要性》），p. 496；John H. Fertig，"The Legal Aspects of the Stream Pollution Problem"（《河流污染问题的法律方面》），*AJPH*（《美国公共卫生杂志》）16（Aug. 1826）：786；Tobey，"Legal Aspects of the Industrial Wastes Problem"（《工业废物问题的法律方面》），p. 1322；Tarr，"Industrial Wastes and Public Health"（《工业废物和公共卫生》），pp. 1060 – 1061.

83. M. C. Hinderlider and R. I. Meeker，"Interstate Water Problems and Their Solution"（《州际水问题和解决》），*Proceedings of the ASCE*（《美国土木工程师协会会刊》）52（April 1926）：606 – 608.

84. Hopkins，ed. ，*Elements of Sanitation*（《卫生要素》），p. 185.

85. "Interstate Sanitation Commission Starts Work in Pollution Abatement"

（《州际卫生委员会开展减少污染的工作》），*American City*（《美国城市》）52（May 1937）：93；Kruse，"Our Nations Water"（《我们国家的水资源》），p. 50；Hopkins，ed.，*Elements of Sanitation*（《卫生要素》），pp. 185 – 188。参见 C. A. Holmquist，"Interstate Sanitation Compact and Its Implications"（《州际卫生契约及其影响》），*AJPH*（《美国公共卫生杂志》）26（Oct. 1936）：989 – 994；"Control of Pollution in Interstate Waters"（《州际水污染的控制》），*American City*（《美国城市》）54（April 1939）：58 – 60。Seth G. Hess，"Pollution Abatement in New York Area—Interstate Problems"（《纽约地区的污染消减——州际问题》），*Civil Engineering*（《土木工程》）10（May 1940）：270 – 272；R. H. Gould，"Pollution Abatement in New York Area—the City Itself"（《纽约地区的污染消减——城市本身》），*Civil Engineering*（《土木工程》）10（Aug. 1940）：508 – 509；"Sharing the Water"（《共享水资源》），*Business Week*（《商业周刊》）（June 26，1943）：50 – 51；Pitts and Metcalf，eds.，*Advances in Environmental Sciences*（《环境科学进展》）1：42；"Control of Pollution in Interstate Waters"（《州际水污染的控制》），pp. 58 – 60；Fales，"Progress in the Control of Pollution"（《工业废物污染治理进展》），p. 717；Streeter，"Surveys for Stream Pollution Control"（《河流污染控制调查》），p. 49；F. Holman Waring，"Results Obtained in Phenolic Wastes Disposal Under the Ohio River Basin Interstate Stream Conservation Agreement"（《俄亥俄河流域州际河流保护协定下酚醛废物处置的结果》），*AJPH*（《美国公共卫生杂志》）19（July 1929）：758 – 770.

86. *Water Supply and Sewage Disposal*（《供水及污水处理》），p. 12；Cooley and Wandesforde-Smith，eds.，*Congress and the Environment*（《国会与环境》），p. 131；Warrick，"Relative Importance of Industrial Wastes"（《工业废物在河流污染中的相对重要性》），p. 496；Hopkins，ed.，*Elements of Sanitation*（《卫生要素》），p. 183.

87. Albert E. Cowdrey，"Pioneering Environmental Law：The Army Corps of Engineers and the Refuse Act"（《具有开拓性的环境法：陆军工程兵部队和垃圾处理法》），*Pacific Historical Review*（《太平洋历史评论》）44（Aug. 1975）：331 – 349；William H. Rodgers Jr.，"Industrial Water Pollution and the Refuse Act：A Second Chance for Water Quality"（《工业水污染和垃圾法案：改善水质

的第二次机会》), *University of Pennsylvania Law Review*（《宾夕法尼亚大学法律评论》）119（1971）:322 – 335; Lettie McSpadden Wenner, "Federal Water Pollution Control Statutes in Theory and Practice"（《联邦水污染控制法规的理论与实践》）, *Environmental Law*（《环境法》）4（Winter 1974）: 252 – 263; "The Refuse Act of 1899: Its Scope and Role in Control of Water Pollution"（《1899 年的垃圾法案:它在水污染控制中的范围和作用》）, *Ecology Law Quarterly*（《生态法季刊》）1（1971）: 173 – 202.

88. Martin V. Melosi, *Coping with Abundance: Energy and Environment in Industrial America*（《应对充裕:美国工业的能源和环境》）, New York: Knopf, 1985, pp. 151 – 152; Joseph A. Pratt, "The Corps of Engineers and the Oil Pollution Act of 1924"（《工程师军团与 1924 年的石油污染法案》）, unpublished manuscript; Colten, "Industrial Wastes Before 1940"（《1940 年以前的工业废物》）, pp. 13 – 14.

第十二章

污水、处理和"拓宽视野",1920—1945 年

与供水系统一样,1920 年以后的下水道系统在规模上的变化大于类别上的变化。人们把注意力越来越集中在发展能够跟上城市进步的方法。关于独立系统还是组合系统的老争论还没有上升到前些年的激烈程度。然而,这些技术一旦投入使用,就会使一些决策者质疑他们的选择。此外,供水系统和排水系统的独立发展及维护受到了更严重的质疑,因为在用水增加的同时,废水量也相应增加,这使得处理设施不堪重负。

排污管道的铺设早已成为美国城市基础设施的基本特征。1870 年,50% 的城市居民(900 万人中的 450 人)生活在有下水道的社区,尽管这只占美国总人口(3 860 万人中的 450 人)的 11.7%。[1]到 1920 年,87% 的城市人口生活在建有下水道的社区,约占美国总人口的 45%。这些数字是惊人的,因为下水道社区的数量从 1870 年的约 100 个增加到 1920 年的 3 000 个。

在 20 世纪 40 年代初期,城市中拥有下水道的人口比例稳步增长(见表 12-1)。到第二次世界大战结束时,它几乎达到了非常普遍的地位,至少在大城市是这样。当时已经扩展到了 8 917 个社区。[2]

表 12 - 1　美国人口与排水系统

(单位:百万人)

年份	美国人口	城市人口	城市人口与下水道
1920 年	105.7	54.3	47.5 (87%)
1930 年	122.8	69	61.5 (89%)
1935 年	132.0	—	69.5
1940 年	132.7	74.4	70.5 (94.8%)
1945 年	139	—	74.7

资料来源:John R. Thoman and Kenneth H. Jenkins, *Statistical Summary of Sewage Works in the United States*(《美国污水处理厂统计摘要》), Washington, D. C.: USPHS, HEW, 1958,p. 27.

　　虽然在两次世界大战之间的年代,美国城市的下水道工程在城市社区得到了普及,但是下水道的建设和现有的扩建也和供水系统一样,容易受到大萧条和战争时期的变化莫测的影响。供水和排水工程施工招标量受这个时期经济形势变化的影响很大(见图12 - 1)。建筑数量在 30 年代早期显著下降(特别是污水处理),在新政时期又急剧上升,在战争初期有所下降,而后受到战时工业需求刺激有短暂回升,战争后期又有所下降,1946 年又开始回升。

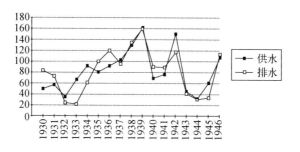

图 12 - 1　施工标书量

　　在经济大萧条和第二次世界大战中,许多城市仍然面临人口增长及向外扩张的问题,这给市政提供基本服务带来很大的压力。尽管有些城市探讨了以私人经营的公用事业代替债务增加的想法,但是城市必须主要依靠公共资源才能完成,特别是在污水处理

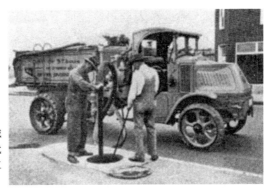

圣路易斯市采用机械方法清洁集水池。这取代了需要大量时间的手工方式。

方面。1945 年,在 8 824 个污水处理系统中,有 8 154 个是公共的;提供私人系统的都是那些相对较小的企业。[3]

在某些情况下,城市的排水系统已经不堪重负。随着各个地区增加了更多的街道和建筑物,城市产生了更多的污水与径流。人们普遍抱怨需要更大的容量。特别是当街道的性质发生转变的时候,也就是说,当一个住宅区改为商业用途的时候,排水情况就会发生显著的变化。[4]

独立的排水系统受到了严格的审查,特别是那些未能开发足够的雨水排水系统来配合较小的卫生管道的系统。1945 年,大约有 6 844 个独立排水系统,而组合排水系统为 1 470 个;有 373 个社区同时使用这两种系统。[5]俄亥俄州马里恩市的居民面临的问题在当时非常典型。他们各自独立的排水系统安装起来相当经济,同时也促进了发展,但用于建设雨水排水系统的资金远远不足。随着城市的发展,现有的雨水下水道严重超载,无法满足城市的大部分地区的地表径流排水。[6]

得克萨斯州休斯敦的情况尤其值得注意。到第一次世界大战时,这座城市已经按照韦林模型安装了一个基本的独立排水系统,并强调了排水系统的卫生因素。虽然大部分城区都与截流下水道相连接,但到了 20 世纪初,这个系统就变成了没有足够雨水排水系统的独立管道和组合管道的混合体。20 世纪 20 年代初,由于下水道系统的不足,私人公司修建的下水道长度是公共下水道长度的 3 倍。即使在 20 世纪 20 年代后期对系统进行了改进,雨水下水道的建设也远远落后于卫生排水管道的建设。1937 年,在休斯敦长达 792 英里的下水道中,只有 175 英里是雨水下水道。尽管它们的总长度比狭窄的独立管道长得多,但它们很难应付不断增加的径流量和平均每年 42 英寸至 46 英寸的暴雨。[7]

外向型增长本身对若干社区提供适当的废水处理服务构成了重大问题。在 1920 年到 1926 年间,流入洛杉矶主要排水口的污水量从每天 3 300 万加仑增加到每天 7 800 万加仑,大致与这一时期的人口增长相匹配。大都市在各方面的增长使得找到相对应的容积解决方案变得更加困难。[8]圣地亚哥在 1940 年初也经历过类似的问题,当时人口仅在一年之内就从 20 万增加到近 30 万。[9]

1926 年,密尔沃基下水道委员会的助理工程师颇为愤怒地指出:"大约 3 年前,在(密尔沃基地区)不同社区的正常增长发生了明显的变化。这种情况并不是从现有的人口中心逐渐呈放射状增长,而是形成了许多新的中心,分散在整个地区。这显然没有其他原因,只是因为一个好的房地产经纪人和美丽的风景。"人们对于新服务的需求变得非常迫切,而旧的政治界限对于限制需求的程度或作为决策的基础已毫无用处。[10]

为了应对人口超载和经济增长带来的影响(更是为了满足日益增长的污水处理需求),政府需要大量的资金投入。在确定优先次序时,必须考虑城市的整体债务和潜在的收入来源。还有,如同在供水方面那样,经济萧条的出现使许多应对污水问题的努力半途而废。与供水相比,污水处理等项目似乎在市政优先事项列表中迅速下滑。《美国公共卫生杂志》1932 年 11 月的一篇社论写道:

> 大萧条使得市政当局疯狂地寻找那些能够承受巨额拨款削减而又不会引起纳税人强烈抗议的服务。不知道

为什么,污水处理已经理想地填补了这些特性。地处偏远的地理位置,缺乏信息的部分城市居民和官员自己,诱使市政当局减少污水处理的运营资金。过多的污水处理工程因削减人员和拨款而陷于瘫痪,这使得我们不能忽视其他追求经济节省的人的仿效。

这种做法是很危险的,由于污水处理和大众卫生之间关系密切,这种危险影响到整个公共卫生领域。[11]

新政时期的经济恢复计划为污水处理和项目资金的螺旋式下降提供了一些喘息的机会。从复兴金融公司开始,然后是土木工程管理局、公共工程管理局和工程振兴署,拥有工程师和化学家的企业热切地期待着由联邦政府资助的项目——比如修建或扩建排水系统和污水处理厂——以抵消早期在萧条时期倒霉的工业市场。然而,污水处理工程的资金迟迟未能到位。与供水项目一样,由于有自动清算条款,污水处理厂最初也很难通过复兴金融公司获得联邦援助。

最终,用于下水道系统项目的拨款和贷款得以通过。公共工程管理局的资助在分配下水道系统的规模上超过了供水系统项目(虽然在数量上不如后者)。公共工程管理局资助了 1 850 个下水道项目,约 4.94 亿美元的贷款和拨款,并资助了 2 582 个供水系统项目,约 3.15 亿美元的贷款和拨款。1933 年至 1939 年间,公共工程管理局建造了全国大约 65% 的污水处理厂。[12]从 1934 年开始,公共工程管理局的援助在新的污水系统建设中发挥了重要作用(见表 12-2)。

表 12-2　1933—1937 年新污水收集系统的建造

(单位:百万美元)

年份	新建建筑总额	公共工程管理局支持
1933 年	34	2(6%)
1934 年	64	38(60%)

年份	新建建筑总额	公共工程管理局支持
1935 年	82	57(70%)
1936 年	125	109(81%)
1937 年	110	88(80%)

资料来源:Public Works Administration,*America Builds*:*The Record of PWA*(《美国建设:公共工程管理局的记录》),Washington, D. C. : Public Works Administration, 1939, p.279.

在这方面发展相对落后的一些地区,需要特别关注当地鼓励建造新的污水处理设施。在美国南部,亚特兰大、孟菲斯和格林斯博罗等城市取得了显著的进步。在公共工程管理局的援助下,亚特兰大耗资700万美元,建成了4个现代化的污水处理厂。在遥远的西部各州,现代污水处理厂基本上可以追溯到公共工程管理局的出现。而这些污水处理项目可以在全国各地找到。纽约州的城市,如纽约市和布法罗,改进了他们的规划机构,以吸引更多的联邦政府支持。1935年公共工程管理局用于该州自来水厂和下水道改善的支出在1933年至1935年期间增加了4倍。不只纽约市,在芝加哥和俄亥俄州的哥伦布市的活性污泥厂也获得了大力的发展。[13]

工程振兴署的资源也为许多污水项目作出了贡献。在纽约市,自该机构成立以来的11个月里,5个行政区修建了48英里长的下水道。1936年,得克萨斯州的圣安东尼奥超过20英里的卫生下水道也是由工程振兴署组织工人建造的。[14]

联邦政府介入地方事务并非没有代价的。曾经有几次公共工程管理局利用其财政杠杆影响了市政当局的建设程序和财政。在污水处理方面,最著名的例子是芝加哥卫生区建设处理工厂的项目。这些工厂是为了防止未经处理的污水排入芝加哥河而成立的。在公共工程管理局参与之前,该地区就已经开始了该项目,但由于经济萧条、所谓的税收罢工和卫生区发行债券的违约,该项目被迫有所缩减。

在提供资金重新启动该项目之前,公共工程管理局坚持要向屠宰加工厂收取下水道租金以收回部分费用。公共工程管理局的法律部门认定,屠宰加工厂对下水道的利用不成比例地超过了他们支付的当地税收。当最初的项目开始时,卫生区曾试图考虑一种适当的分摊费用的方法,但法院禁止检查屠宰加工厂。随后,公共工程管理局开始检查这些加工厂自身的处理方法。同时还坚持立法以允许对所有新工厂的"特别用户"征收污水处理税,并试图采用其他方法使卫生区在财政上有一个更为坚实的基础。

在公共工程管理局的压力下,当地立法允许使用卫生设施在几年前对芝加哥市的一项判决中获得的赔偿。[15]由于卫生区除为其项目获得资金外别无选择,公共工程管理局的影响力是很大的。

在当时,公共工程管理局或其他联邦机构并不总是能够利用服务问题对地方管理机构的做法加以限定。联邦与地方的合作关系引出了许多管辖权和行政职权的问题,市政当局在其所有合作安排中都面临着这些问题,而且今后将在更大程度上继续面对它们。然而,联邦财政支持并没有能够解决长期存在的维护和运行问题,甚至是长期的资本成本——也就是现代美国城市不断增长的公共基础设施建设成本。

此外,联邦政府并不总是对推动基础设施资金方面的政治行动负有责任。例如,在南方,用于公共工程项目数百万美元的联邦资金突然到位,调动起几个地区的地方政府的积极性。亚特兰大的市政领导人决心争取尽可能多的联邦资金。到 1935 年,他们与联邦行政人员的积极接触,促使佐治亚州将用于建设的公共事业管理署拨款的一半都用于亚特兰大市。资金支出的最高优先事项是都市下水道系统。

在新奥尔良,联邦建设项目陷入了州政治的斗争中。1933 年,市政府官员向公共工程管理局申请贷款和拨款,要求当地污水处理和供水委员会对一个项目进行监督。1934 年,整个申请被推迟了,因为伊克斯部长不相信由休伊·朗(Huey Long)所控制的州政府,后者声称控制了所有的州合同工作。然而,1935 年公共工程管理局基金被批准用于该项目。不出所料的是,休伊·朗和当地政府为处置这笔资金达成了协议。联邦政府刚刚下拨这笔钱,路易斯安那州州长奥斯卡·艾伦(Oscar Allen)就获得了一份法庭命令,阻止该市开始这项工程,并敦促立法机构为新奥尔良筹建一个新的污水和水管理委员会。战斗持续到 1935 年 7 月,最终市政当局向地头蛇认输。作为对休伊·朗策略的回应,伊克斯冻结了新奥尔良下水道工程的资金。然而,在 1935 年 9 月休伊·朗遇刺身亡后,冻结措施就取消了。与反对新政的休伊·朗集团不同,巴吞鲁日的新兴民主党机器希望为州争取到联邦资金,因此新奥尔良继续完成了下水道工程,并受益于额外的联邦资助。[16]

在财政方面,修建下水道和进行污水处理的人均费用要高于其他卫生服务。例如,1926 年和 1934 年的全国平均费用分别为 0.53 美元和 0.38 美元,而街道清洁费用分别为 1.49 美元和 0.81 美元,垃圾收集和处理费用分别为 1.04 美元和 1.14 美元。在一些城市中,这一比例略有不同,但在 1934 年的任何一个城市,下水道和污水处理的人均成本都没有超过城市(人口在 10 万以上)所有普通部门成本的 4.1%。[17]

下水道和污水处理服务并不是一次性支出,城市管理者在一战后就开始认识到这一点。在不断发展的城市中,维修、扩建和新建是不断增加的开支,随着用水量的增加和连接更多的系统,处理废物的成本也在快速增加。直到 20 世纪 40 年代还没有明确的模式来发展统一的污水处理费率结构,以帮助抵消成本。早在 1890 年,对污水处理服务的收入债券和收费就已经在某种程度上得到了应用,但直到两次世界大战之间,这些应用才得到更普遍的实践。1938 年,35 个州的 600 多个市政当局利用收入债券和污水处理费收入为新的项目提供资金。设立收费的主要依据是通过特别授权法案或建立特别组织(如卫生区)的法案。公共工程管理局的拨款在很大程度上推动了市政使用收入债券。[18]

下水道的租用和收费在这一时期变得流行起来,因为正如著名的卫生工程师塞缪尔·格里利所说,"运行和维护卫生污水系统的成本基本上是使用功能"[19]。长期以来,许多城市的做法是,对相邻物业的公共工程(包括下水道扩建工程)收取特别的评估费用。[20]但下水道租用和收费提高了使用的一个层级。在兴建污水渠时会把每年的收费或租金加到所征收的评税中。

城市尝试了几种方法来分配污水处理服务的费用。一个方法是根据财产的评估价值征税,而不考虑所提供的服务。在这种情况下,每年的服务费用由空置和占用土地的税收支付。那些赞成这种方法的人认为,这样的税收会给整个社区带来普遍的收益,因此土地的价值会增加。另一种方法是将排污收费建立在用水的基础上,这个想法源于对用水的计量。

首先,水表开创了以使用为基础、确定公平的成本分配方式的一个先例。从技术角度看,计量消除了收费评估的随意性。但是,并没有一种根据用水情况确定下水道使用费率的最佳方法。收费的方式有以下几种:按用水量分级收费;按加在水费单上的百分比或固定费率计算;根据与下水道系统相连的装置的数目和种类而定的费率表;或者不仅根据污水的数量,而且根据污水造成的污染程度制定收费计划。最后一种方法可用来区分下水道系统的住宅用户和工业用户。[21]

大萧条时期的财政困难刺激了污水处理和垃圾收集服务费用的增加。当业务费用接近或超过一般税收的资助限额时,它们就特别有吸引力。小城市发现租金具有吸引力,因为这些城市提高税收或发行收入债券的能力有限。在 1931 年对大部分较小城市的调查中,有 328 个(仅得克萨斯州就有 211 个)颁布了下水道租赁条例。到 1933 年,26 个州和哥伦比亚特区通过了下水道租赁法律或利用解释现有法律以支持其开展实施；到 1939 年，支持下水道租赁的州增加到 32 个。1945 年的一项调查显示，人口超过 1 万的城市中，只有 184 个城市真正利用污水租赁收费来增加收入。第二次世界大战结束时，对污水处理征收的使用税还处于起步阶段（见表 12 - 3）。[22]

表 12 - 3　1945 年开展下水道租赁的城市

城市的规模（人）	城市的数量（个）	开展下水道租赁的城市（个）
超过 50 万	14	3（21.4%）
25 万—50 万	23	9（39.1%）
10 万—25 万	55	9（16.4%）
5 万—10 万	106	14（13.2%）
2.5 万—5 万	212	37（17.4%）
1 万—2.5 万	662	112（16.9%）
总计	1 072	184（17.2%）

资料来源：*Municipal Yearbook*（《城市年鉴》），1945，1946，p. 350.

　　为了努力解决财政问题、应付外部增长所产生的需求以及在经济萧条和战争形势下维持供水服务，这一时期城市下水道系统的管理与供水系统的管理大致相同。将排污费用与用水联系起来的尝试促进了这两个服务的联合管理。威斯康星州基诺沙的小詹姆斯·迈尔斯（James Myers Jr.）在接受《美国城市》污水处理和供水系统管理人员的采访时表示："我们工厂的主要特点在于其融资方式。"爱荷华州道奇堡的水务经理约翰·普雷（John Pray）说，因为他所在的城市从一开始就建立了一个良好的管理基础的水务部门，所以将各种服务融合起来就容易得多。[23]效率和经济使得那些小型地区的供水系统和污水系统很快合二为一，那些小地方根本负担不起复杂的官僚主义内耗，也没有卷入政治角力和地方保护的斗争中。而在大城市，这种合并就比较困难了。

　　在某些情况下，因为需要为昂贵的污水处理项目提供资金，因此有必要在项目之初开展规划工作。一些中小型地区将它们的服务集中到联合供水和排污设施中,或者只是简单地将几个社区连接成一个排水系统。例如,1924 年,马萨诸塞州公共卫生部建议,一条主干下水道可以为该州的 17 个小型地区提供服务,包括洛厄尔、劳伦斯、哈弗希尔和纽伯里波特。在埃塞克斯和新泽西的联合郡,11 个地区在 1927 年签署了一份联合合同,出资并建造具有联合出口的下水道。1940 年,旧金山东部的 7 个地区(总人口约 50万)联合开展了一项地区性污水处理调查。然而,由于城市间的竞争和不愿放弃部分政府权力,有时会导致地区之间发生诉讼,因此也无法达成合作协议。[24]

　　在两次世界大战之间的数年里,要求制定某种卫生服务计划的呼吁比第一次世界大战之前更为频繁。俄亥俄州卫生部的首席工程师对于这种情绪进行了评价,他说:"一个人肯定可以得出如下的结论,那就是如果政府能够充分利用所有的机会,认真规划未来,就一定能够在自来水厂、污水或其他城市类型的改进方面取得成就。"[25]但是计划和目标是什么呢? 除了小型地区尝试开展的联合管理和合作措施,卫生区的发展提供了一种方法,可以使多城市地区的污水系统的发展和资金筹措合理化。然而,那些以污水处理为目标设立的地区发展极为缓慢,并往往侧重于征税和权力的合并。[26]在第二次世界大战之前,另一个政府工具是"市政当局",这是一个公共公司,其职责是发行收益债券、获得州和联邦拨款及管理自来水厂或排污工程。这类权力机构往往比卫生区在地理上受到更多的限制。[27]

　　除污水处理领域外,区域规划还需要远远超出上述合作项目的范围。上游和下游城市在污水和工业废水上的冲突上升到了法庭,并通过州际卫生协定进行处理。联邦立法在当时几乎是不存在的。有人开始呼吁将区域规划作为一种手段来预测问题,而不是试图处理其结果。宾夕法尼亚州开始将其境内的河流划分为一级（几乎保持在自然状态下）、二级（处理后的排污和处理后的供水）和三级（处理后的排污，以免造成卫生妨害滋扰）。在俄勒冈州，波特兰正在与其他65个地区制定污水处理的共同计划。在西雅图和华盛顿湖周围的地区（从1915年开始）正在努力建立一个都市下水道区，以应对各种各样的废物排放问题。[28]

关于污水处理和饮用水过滤的争论，在第一次世界大战前曾使卫生社区深受折磨，虽然这种争论在1920年之后已经逐渐消散，但并没有完全消失。许多人依然相信过滤总是比处理更可取。然而，污水处理作为一项必要的技术流程和城市服务，近年来却稳固地建立起来，讨论转向了"多少"和"何种类型"。[29]稀释技术仍被广泛使用，但作为稀释的补充或替代，污水处理获得了人们更大的支持。

在20世纪20年代，污水处理的基本原则（净化、氧化和消毒过程）并没有改变，但处理方法开始发生了重大变化。1930年，来自克利夫兰的顾问卫生工程师乔治·加斯科因（George Gascoigne）自信地指出："在21年的时间里，污水处理已经发展到一定程度。今天，只要有适当的操作，通过几种经过多次试验的工艺，就可以对污水进行连续处理并达到任何想要的净化程度，而且不会有任何危害。"加斯科因断言化学沉淀池、化粪池和接触凹槽（"过去的替代品"）只是在特殊情况下使用。然而，英霍夫池在当时仍然很受欢迎，而活性污泥处理工艺则"从1915年的玩具发展成为密尔沃基大型工厂的成熟产业"。在氧化处理方面依然采用标准滴流过滤器。[30]

由于某些原因，两次世界大战之间成为污水处理领域非常重要的时期。当时研究的趋势慢慢地转向对水污染及其解决方法进行更广泛的评估，特别是对废物的物理和化学影响问题越来越关注。新泽西污水试验站站长威廉·鲁道夫斯（Willem

Rudolfs）博士在 1927 年指出："现在污水处理的趋势是生物—物理—化学处理,污水的生物处理研究必须更多地考虑生物化学因素。"鲁道夫斯实际是在预测污水处理的新趋势,而他本人也强烈支持这一趋势。然而他意识到当时所有的处理方法仍然遵循生物学的路线。"事实上,"他总结道,"我们只是刚刚开始从生物学的角度看到光明,生物、物理和化学处理的结合仍处于实验阶段。"[31]

过去用来对付水传播疾病的方法正在加以改进或调整,以适应更大的废物量或适应城市增长对处理设施的更大要求,并重新界定什么是污染物。[32]人们对污染物范围的看法发生了明显的变化。一位加利福尼亚大学卫生工程教授说:"作为污水的一种成分和河流污染源,工业废物现在开始受到格外的关注。其实它们早就应该得到这种关注,但直到现在才刚刚得到。"[33]但是,在控制工业废物方面的进展并不十分令人鼓舞。[34]

1930 年,生活在污水处理地区（而非稀释处理地区）的人口增长首次赶上了配有下水道的地区人口的总体增长。从 1920 年到 1945 年,污水处理厂服务的人口从 950 万增加到 4 690 万,增长了 494%。1945 年,生活在配备下水道地区的人口中,62.7% 进行过污水处理,而只有 37.3% 未对污水进行处理。[35]在 20 世纪 20 年代末和 30 年代,美国建造了一些大型的污水处理厂。1933 年,美国大约有 2 900 个城市污水处理厂;1945 年,几乎达到 5 800 个。[36]

化学沉淀法的起复使用主要是由于 20 世纪 30 年代发生了几次变化。在过去的 10 年里,化学沉淀法已不再受欢迎,因为它比许多生物化学方法更加昂贵。但是由于 20 世纪 30 年代化学品的价格下降,而且生物方法需要在人口稠密的地区占用太多的土地面积,因而在一些地方又改为采用化学沉淀法。此外,由于人们日益认识到贸易废物或工业废物是污染物,因此将注意力转向化学处理的价值,因为化学处理比其他方法更可靠。1933 年,密歇根州迪尔伯恩的一家工厂使用磁铁矿过滤器从污水中去除固体。明尼阿波利斯市和纽约市随后开始重新试验化学污水处理，其他一些城市也很快开始效仿，包括亚特兰大和丹佛这样较远的城市。到 1938 年，大约有 100 家工厂采用了某种形式的化学沉淀方法。[37]

然而，人们对化学处理的长期价值依然存在一定的争议。1934 年，芝加哥卫生区实验室主管谈道："新的利益周期距离我们是如此的近，而实际证明的进展是如此的微弱，以至于我们无法确定目前的骚动会对污水处理产生何种永久性的影响。"[38]经过进一步的检查，几位专家开始将化学处理确定为污水处理的一个步骤而不是一个单独的过程。在许多地方，化学药品只用于季节性作业，因为它们的费用十分高昂。化学处理工艺与污水过滤相结合，被认为可与生物处理相媲美。[39]这表明在此期间污水处理本身的实验仍在继续开展。

研究人员和工程师对污水处理领域正在取得的技术进步充满信心，但他们并没有对外声称已经找到了确定的解决方案。1941 年，一位专家表示，污水的化学处理"在过去几年中已基本稳定下来"。"双重处理"技术——污水和地面垃圾混合物的处理——正在密歇根州兰辛市和印第安纳州加里市进行测试。尽管在污泥沼气的利用、污水污泥的焚烧和污泥处理工艺方面进行了各种试验，但在过滤前污泥的调理仍然采用试错法。被一位工程师称为污水处理中的"问题儿童"的污泥处理和处置方法，受到了与污水排放同等的关注。[40]

活性污泥可能是最受热捧的生物污水处理工艺，各地都在扩大活性污泥设施建设，各种技术也正在实地进行试验。然而，活性污泥法的理论在当时仍处于讨论和研究中，而有关该方法的专利诉讼也给研发工作增加了混乱。密尔沃基活性污泥厂于 1925 年投入使用；它在开放的时候是世界上规模最大的活性污泥厂，那里的试点工厂于 1914 年开始进行测试。在芝加哥、休斯敦、印第安纳波利斯和其他地方也开展了重要的研究和测试工作。在 20 世纪 20 年代投产的工厂数量寥寥无几,但到 1938 年,已有数百家工厂投入运营。1939 年,芝加哥宣称拥有世界上最大的活性污泥厂。[41]

回顾下水道处理的趋势,格里利与汉森咨询工程师公司(芝加哥)的保罗·汉森(Paul Hansen)在 1944 年说,大萧条和第二次世界大战这两个"压力时期"对水净化和污水处理工程的设计产生"显著影响"。在这两个时期,工程师都被迫在严格的时间限制下开展工作。但汉森并没有沿用"进步"这样的老概念,而是用更广泛、更精确的历史视角来评估这些变化:

> 在评估(这两个压力时期的影响)时,有时很难将下水道处理的趋势与速度需要导致的某些实践分开考虑。在战争时期,由于物资和数量的缺乏,设计受到了很大但可能是暂时的影响。总的来说,尽管在当时、特别是在大萧条后的恢复期已经取得了相当大的进展,但这两个压力时期依然对设计改进产生了一定的阻碍。在战争压力较大的时期,我们更难看出发展的趋势,此外,对于什么是趋势,什么是应急装置,人们也有很多困惑。[42]

尽管如此,汉森仍然相信污水处理的发展比两次世界大战之间的水净化技术发展进步了很多,产生了"更显著的趋势"。水净化在早些时候获得了公众的认可,但是污水处理直到近年来才被公众所接受,这在很大程度上还是由于联邦政府的财政刺激。污水处理是一个比水净化更复杂的过程,因为污水的特性、工业废物的特点以及接受废物的水体对处理的要求各不相同。

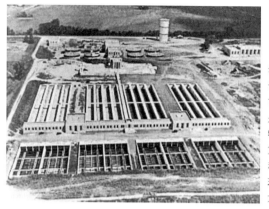

这是一幅新的塔尔曼活性污泥厂的艺术家素描,该工厂在当时即将在纽约市投入使用。活性污泥法是一种备受称道的污水生物处理工艺,可能是当时最重要的工艺。在整个战前和战后时期,活性污泥法的理论在技术领域中进行了大量的讨论和试验。

汉森指出了几个主要的发展趋势,包括之前讨论过的广泛使用新的机械设备、更加注意工业废物、改进一些旧技术和双重处理。此外,他还增加提出了几个趋势,内容主要是关注从管道流出并进入水道的污水质量:更好地理解用生物化学需氧量测量强弱污水的影响、使用两阶污水处理、改善设计去除轻污泥沉降、更广泛地使用氯以及增加更先进污水处理厂的数量以满足日益增长的污水处理需求。[43]

在辛辛那提工作的美国公共卫生署的高级卫生工程师斯特里特把污水处理和水净化的进展称为拓宽河流污染及管制的"总体视野"。斯特里特认为,公众对河流污染兴趣的增长是一个全国性的问题,这是拓宽视野的动力。[44]而更有可能的原因是,从事研究的科学家、工程师、公共卫生专家和卫生工作者在应对无数水污染问题方面的经验不断增加,这促使环境洞察力萌发。

在20世纪30年代,大约75%的污水来自美国东北部、北大西洋、俄亥俄河、五大湖区和密西西比河上游的流域。这些地区还出现了严重的工业污染。在1939年的一项政府研究中,这条城市人口走廊被称为"美国城市污染带"。这是那些对减少水污染感兴趣的人关注的主要焦点。[45]

"拓宽视野"表明,围绕环境卫生与个人健康的旧辩论,即从污秽理论过渡到疾病微生物理论的框架,正慢慢被人们所摒弃。例如,运用生物—物理—化学方法处理污物的观点反映了一种更复杂的环境观。当时还没有出现完整的生态学观点,但污水处理和水净化技术的进一步发展,表明了一种新型环境范式的发展,即二战后卫生服务的发展和使用。

斯特里特指出,关于河流污染和控制的普遍观点"使待解决的工程问题的性质和复杂性发生了显著变化",但是,"在废物的实际处理和制定可行的污染控制计划方面,就没有这么多的变化"。他总结说,这样的计划必须被设计成"恢复和维护完整的河流系统,使其处于适合各种用水的适当状态,并且必须尽可能地避免某些地区的过度纠正造成的浪费,以及其他地区的纠正不足造成的无效工作"。在 20 世纪 20 年代初开始的对俄亥俄河谷的调查中,他看到了他所称的"分水岭意识"的进步。[46]

斯特里特的观点与美国进步时代应用于各种自然资源的"明智使用"保护观点非常相似。[47]同时它也依赖于保护水道的系统观点,这与陈旧的令人讨厌的概念和对流行病传播的人类中心主义(和短视的)关注观点大不相同。对工业废物的关注也开始扩大水污染的概念,使其超越传统的致病威胁,成为家庭污水处理的一项功能。[48]在某种程度上,斯特里特的评论超越了严格的概念,即卫生服务主要是一个工程或技术问题。然而他也并不否认工程师在对抗污染方面的核心作用。

诸如美国土木工程师学会等专业团体对水污染的关心已经在他们的会议记录和工作中表现出来。1920 年,美国成立了卫生工程师州际联盟,各州卫生局的首席卫生工程师均加入了该联盟。1928 年,美国成立了污水工程协会联合会,出版了《污水工程》杂志,协调工程技术人员在这一领域的活动。在乔治·富勒和哈里森·埃迪等公众人物的领导下,联合会收集并分发了有关污水及工业废物处理的各种技术及科学资料。[49]在两次世界大战之间的年代里,卫生工程师和公共卫生官员在处理污水和水质的纠正措施上的界限已经开始模糊了。虽然专业领域的竞争依然存在,但在当时已经产生了看待城市环境问题的新方法。

保罗·汉森是另一位质疑关于河流污染主流观点的工程师。他认识到原水的污染程度是"难以解决的",这些污染要么从审美角度令人不快,要么超出了水净化技术的改善能力。为此他提出了疑问:"我们是否应该允许未经处理的水受到比美国公共卫生署目前暂定允许的标准更严重的污染,并通过适当的净化工程来满足这种污染? 如果是这样,我们在这个方向上要走多远?"除此之外,他呼吁进行更多的研究,以确定是否有必要将水净化的范围扩大到超出美国公共卫生署设定的标准。[50]

尽管如此,人们依然普遍怀疑这些年来政府是否采取了有效措施消除河流污染。20 世纪 20 年代初,哈佛大学工程学教授乔治·惠普尔谈道:"现在的河流污染与战前相比有了更大的不同,执法更加松懈。"[51]大约在同一时间,卫生工程师舍曼·蔡斯(Sherman Chase)指出危害公共供水的几个方面:"间接"污染、施肥、划船、游泳、钓鱼、切割冰块、伐木、劳教所、高速公路和铁路、水库的横截、分水岭的承运、净化工厂和进水口的事故、净化工厂的操作不当、水净化化学品损耗、过滤工厂的分流。[52]

一名作家以一种略带古怪的口吻,将寻求污水处理的各方描述为"不惜任何代价净化""只要我们负担得起净化"或"让渔民去别处吧"。[53]如果我们认可这种简单的描述,即使它有一定的价值,大多数工程师和卫生专家也可能会被归入其中。一些团体诸如环保主义组织伊扎克·沃尔顿联盟(Izaak Walton League),可能最适合第一类群体,牡蛎养殖者或渔民等利益相关方也属于这一类。公民环保团体开始关注污水处理和水净化问题,这表明公众开始对水污染问题进行严肃的对话。这些努力可能没有像斯特里特所说的那样达到"公共利益增长"的程度,但这是毕竟一个开始。

在 20 世纪 20 年代末,伊扎克·沃尔顿联盟对全国范围内的河流污染进行了独立的研究,集中关注河流对水生生物的影响。20世纪 30 年代,该联盟在伊利诺伊州提出了这样的口号——"清洁的河流,健康与幸福",并被认为唤起了公众对科学处理工业与生活污水的热情。20 世纪 40 年代,美国伊扎克·沃尔顿联盟执行董事肯尼思·里德(Kenneth Reid)宣称:"还有什么项目能比战后头号公共工程项目——对水污染进行正面打击——更符合所有美国人民的利益呢?"[54]

在两次世界大战期间,专家和公众对河流污染和污水处理的关注帮助加快了政府(至少在州一级)对水污染的管制响应,但联邦政府在处理生活污水和工业污染方面的行动还是相当滞后。地方一级政府关注的重点是市政对水污染的责任,以及工业通过使用公共下水道污染水道的程度。到了 20 世纪 20 年代,正如一位律师所指出的那样,法律明确规定,城市不能"以政府的能力为借口,因为疏忽产生不健康的(水)供应而免于承担责任"[55]。更有问题的是有这样一种观点,即无论疏忽与否,一个城市都差不多可以保证其饮用水是安全的。

一些法庭案件指出,部分城市由于疏忽大意而没有对水进行适当检查以确保其不受污染。在 1925 年阿伦森上诉埃弗雷特市案中,华盛顿州最高法院裁定原告因城市污水感染伤寒而死亡。在本案和其他案件中,法院不愿根据健康的默示保证理论(有别于过失理论),主张公共或私人自来水厂负有责任。法院的结论是,供应商没有责任保证水的纯度,但必须表现出合理的谨慎,以保护水的供应免受传染病的侵袭。这意味着,如果未经处理的废物被倾倒到水中,城市要为污染造成的任何疾病负责。[56]

这是一个相对狭窄的污染定义,它并没有考虑到化学和生物污染物。当污水处理厂排放的污水威胁到原告的土地或水源时,法院确实确认了市政当局的责任。在 20 世纪 20 年代末伊妮德上诉布鲁克斯市的案件中,下游河岸的业主获得了一笔赔偿金,用以赔偿化粪池系统故障导致的污水污染所造成的损失。这里再次采用了过失检验,被告基于政府职能理论提出的责任豁免主张被驳回。[57]

法院似乎对毗邻潮汐水域(与淡水相对)的市镇更宽容一些。这些城市在处理其废物方面获得了更多的回旋余地,前提是他们没有造成公众的妨害。[58]此外,市政府或州政府通过保护性法律和限制个人起诉市政府时间的宪章条款,可以减少赔偿责任的时效。法院对此给予支持。[59]

关于工业废物,在 20 世纪 30 年代出现了一场辩论,即鉴于工业作为地区的一个组成部分,是否有理由给予它使用城市下水道系统排放废物的权利。美国公共卫生署通过一项调查得出结论:"工业造成的有机污染与全国人口造成的有机污染大致相当。"在很多情况下,一个城市的工业污染可能等于或大于生活污染。[60]

某些形式的工业污染具有城市无法与之匹敌的明显影响。酸会杀死鱼类,腐蚀下水道,阻碍污水处理。汽油等可燃性废物会导致污水泵站和污水处理厂发生爆炸。1929 年,由于煤气泄漏或煤气排入下水道,纽约纽堡商务区的下水道发生了一系列爆炸,造成一人死亡,多人受伤。亚硫酸盐制浆废水(用亚硫酸盐钙处理木材制浆)也给水处理带来了很大困难。[61]然而在两次世界大战期间,对工业惯例的管理规定并没有遵循统一的原则,在许多情况下使城市的追索受到限制。

与一般的水污染立法和条例一样,近年来在管理污水处理和处置方面取得的最重要进展是在州这一层面。[62]在 20 世纪 20 年代,一些州通过了相关法律,强制要求各城市必须提供污水处理厂。州卫生部门经常承担执行这些法律的责任。[63]在许多情况下,河流污染的责任被划分给州的几个部门,而没有明确授权给其中的任何一个部门。

在宾夕法尼亚州,1937 年出台的《反河流污染法》提供了一个广泛的解释术语"污染":"应当被解释为某种有毒有害物质,使得州水域不洁净的程度达到对公众、动物、水生生物的健康有害,或影响到这些水域为国内供水、工业或娱乐用途的程度。"这样的法律将污染范围扩大到包括工业废物,证明了斯特里特观察到的"拓宽视野"。[64]

关于污水污染的州际竞争,要么通过契约解决,要么诉诸法庭。这一时期最著名的诉讼可能是涉及芝加哥卫生区的案件。1900 年至 1906 年,该市因排水渠问题而卷入诉讼。圣路易斯的官员反对芝加哥将密歇根湖的污水经伊利诺伊河排入密西西比河。他们认为这种做法污染了他们的供水。法院命令卫生区停止将未经处理的污水(无论稀释程度如何)排入运河。1909 年,在向美国最高法院上诉的过程中,卫生区开始努力寻求废物的处理方式。到 1922 年,它已经规划并建造了污水处理厂。在污水分流问题上争论了多年之后,最高法院颁布了一项法令,限制了卫生区可分流的湖水量,在 8 年的时间里,湖水流量不断下降。法院希望给卫生区一些时间来完成治理方案。正如路易斯·凯恩所说:"该法令开创了法院命令限制的先例,而不是政府监管。"从本质上讲,这项决定证实了污水处理的想法,并弱化了未经处理的污水或工业废物可以通过简单倾倒而得到令人满意处理的观念。[65]稀释污水的想法在某种程度上受到了法庭裁决的冲击,但在某些情况下依然有市场。

虽然在两次世界大战期间,污水系统和污水处理技术没有进行重大变革,卫生界依然强烈感受到有效收集和处理废水的重要性。但是在大萧条和战争期间,用于维护和改进系统的资源有限,而对水污染的性质和程度主张"拓宽视野",这两者之间形成了强烈的对比。在他们看来,一些工程师不再把稀释作为污水处理的关键方法,并提出了一个严肃的问题,即生物威胁作为反污染努力的主要焦点的局限性。重新思考与提供净水供应和有效处理污水有关的问题,有助于将环境对话提高到一个更高的层次。

注　释

1. Langdon Pearse, ed. ,*Modern Sewage Disposal*（《现代污水处理》）,New York：Federation of Sewage and Industrial Waste Associations,1938,p.13.

2. John R. Thoman and Kenneth H. Jenkins, *Statistical Summary of Sewage Works in the United States*（《美国污水处理厂统计摘要》）,Washington, D. C. USPHS, HEW, 1958, p.27. 有下水道的社区百分比和连接到下水道的人口百分比与城市规模直接相关,如下表 1945 年的数据所示(来自托曼和詹金斯):

城市人口规模(人)	有下水道的社区比例(%)	所涉及的人口比例(%)
500 以下	8.8	0.3
500—1 000	27.6	1.6
1 000—5 000	76.3	11.9
5 000—1 万	87.6	19.7
1 万—2.5 万	95.3	31.9
2.5 万—5 万	97.7	41.6
5 万—10 万	98.9	51.2
10 万以上	100.0	100.0

3. John R. Thoman,*Statistical Summary of Sewage Works in the United States*（《美国污水处理厂统计摘要》）,Washington,D. C. Federal Security Agency, 1946,p. 7. 参见 "Sewage and Garbage Disposal May Be Privately Operated as Public Utilities in Michigan"（《在密西根州作为公共设施的污水和垃圾处理可以私人经营》）,*American City*（《美国城市》）42(Feb. 1930)：170；Gerald J. Wagner,"Making Sewage Disposal Pay Its Way"（《使污水处理付出代价》）, *American City*（《美国城市》）40(May 1929)：157 - 158.

4. Alden Wells,"Investigating Inadequate Sewers—I"（《调查不充分的下水

道 I》),*American City*(《美国城市》)35(Oct. 1926):481 - 482.

5. Thoman, *Statistical Summary of Sewage Works*(《美国污水处理厂统计摘要》),p.7.

6. George B. Gascoigne, "Sewerage Works Betterments at Marion, Ohio"(《俄亥俄州马里昂的污水处理工程》),*American City*(《美国城市》)29(Nov. 1923):511.

7. Martin V. Melosi, "Sanitary Services and Decision Making in Houston, 1876 - 1945"(《休斯敦的卫生服务与决策,1876—1945 年》),*Journal of Urban History*(《城市史杂志》)20(May 1994):367,376 - 383,393 - 395.

8. 参见 Willis T. Knowlton,"The Sewage Disposal Problem of Los Angeles, California"(《加利福尼亚州洛杉矶的污水处理问题》),*Transactions of the ASCE*(《美国土木工程师协会会刊》)92(1928):985;Los Angeles, *Special Sewage Disposal Commission*, *Report*(《报告》)pt. 1,1921,pp. 3 - 6;Franklin Thomas,"The Sewage Situation of the City of Los Angeles"(《洛杉矶市的污水情况》),*Sewage Works Journal*(《污水工程杂志》)12(Sept. 1940):879 - 880。

9. B. D. Phelps and R. C. Stockman, "New Sanitary Sewage Facilities for San Diego"(《圣地亚哥的新卫生污水设施》),*Civil Engineering*(《土木工程》)12(Jan. 1942):17.

10. A. Lawrie Kurtz,"The Value of Comprehensive Plans for Sewer Systems"(《污水管道系统综合计划的价值》),*American City*(《美国城市》)34(April 1926):394 - 395.

11. "New Occasions—New Duties"(《新的条件——新的职责》),*AJPH*(《美国公共卫生杂志》)22(Nov. 1932):1169.

12. J. Kerwin Williams, *Grants-in-Aid Under the Public Works Administration*(《公共工程管理的拨款》),New York:AMS Press, 1939, pp. 35 - 37;"Selling Sewage Treatment on Facts—Not Fancy"(《以事实来推销污水处理,而非花言巧语》),*AJPH*(《美国公共卫生杂志》)22(Oct. 1932):1069;Harrison P. Eddy, "Developments in Sewerage and Sewage Treatment During 1933"(《1933 年污水系统及处理的发展》),*Water Works and Sewerage*(《水务工程及污水系统》)81(Feb. 1934):39;Roger Daniels," Public Works in the 1930s:A Preliminary

Reconnaissance"(《20 世纪 30 年代的公共工程：初步调查》), in *The Relevancy of Public Works History*：*1930s—A Case Study*（《公共工程历史的相关性：30 年代的个案研究》), Washington, D. C. Public Works Historical Society, 1975, p. 9；William Leuchtenburg, *Franklin D. Roosevelt and the New Deal*,*1932 – 1940*（《罗斯福和新政,1932—1940 年》),New York：Harper and Row, 1963, p. 133；PWA,*America Builds*：*The Record of PWA*（《美国建设：公共工程管理局的记录》),Washington, D. C. PWA, 1939, p. 291.

13. E. J. Cleary, "Sanitation Stirs the South"（《卫生设施在南方引起了轰动》),*Engineering News-Record*（《工程新闻记录》)118(June 10, 1937)：872 – 874；"Large Cities Make Progress in Sewage Treatment"（《大城市污水处理取得进展》),*AJPH*（《美国公共卫生杂志》)27（May 1937）：272；Clarence W. Hubbell, "Background and Development of Detroits Sewage Disposal Project"（《底特律污水处理计划的背景与发展》),*Civil Engineering*（《土木工程》)8（July 1938）：468；L. G. Pearce, "Atlanta Builds Modern Disposal Plants"（《亚特兰大建造了现代的污水处理厂》),*Municipal Sanitation*（《市政卫生》)10（Jan. 1939）：27；Dana E. Kepner, "Status of Sewage Disposal in Western States"（《西部各州污水处理的现状》),*Civil Engineering*（《土木工程》)8(Sept. 1938)：608.

14. "WPA Sewer Work in New York City"（《工程振兴署在纽约市的下水道工程》),*American City*（《美国城市》)51（Dec. 1936）：11；H. E. Hargis, "Sewer Connections—A Health and Financial Problem"（《下水道连接——健康和金融问题》),*American City*（《美国城市》)52（June 1937）：119.

15. Williams,*Grants-in-Aid*（《拨款》),pp. 256 – 258.

16. Douglas L. Smith,*The New Deal in the Urban South*（《南方城市的新政》),Baton Rouge：Louisiana State UP, 1988,pp. 106 – 111. 在南方,种族问题仍然是分配项目资金的一个因素。黑人在管理项目中起不到任何作用。这些项目雇用的黑人工人比例有限。黑人社区虽然受益于 WPA 的建设工作,但没有得到与白人社区相当的待遇。关于南方联邦公共工程活动的其他例子,参见 Ronald L. Heinemann, *Depression and New Deal in Virginia*：*The Enduring Dominion*（《弗吉尼亚的萧条与新政：持续的统治》),Charlottesville：UP of Virginia, 1983, pp. 90 – 91；Christopher Silver, *Twentieth-Century Richmond*：

Planning，Politics，and Race(《20 世纪里士满:规划、政治和种族》),Knoxville:University of Tennessee Press,1984,pp. 106 - 109。

17. "Cost of Cities Sanitation Service"(《城市卫生服务成本》),*Engineering News-Record*(《工程新闻记录》)118(Jan. 1937):57;"Financial Statistics of Cities:1926 - 1934 Sanitation Service"(《城市金融统计:1926—1934 年卫生服务》),*American City*(《美国城市》)51(Dec. 1936):11 - 19.

18. Samuel A. Greeley, "Organizing and Financing Sewage Treatment Projects"(《污水处理工程之组织与融资》),*Transactions of the ASCE*(《美国土木工程师协会会刊》)109(1944):256 - 257.

19. Samuel A. Greeley, "Organizing and Financing Sewage Treatment Projects"(《污水处理工程之组织与融资》),*Transactions of the ASCE*(《美国土木工程师协会会刊》)109(1944):276.

20. 参见"Special Assessments for Sewer Extensions"(《扩建下水道的特别评估》),*Texas Municipalities*(《得克萨斯自治市》)32(June 1945):108 - 109;"Financing Sewage Works by Special Assessment in Iowa"(《爱荷华州污水工程融资的特别评估》),*American City*(《美国城市》)47(Dec. 1932):13。

21. 参见 Frank A. Marston, "Why Charge for Sewerage Service? —Why Not?"(《为什么要收污水处理服务费? ——为什么不呢?》),*American City*(《美国城市》)42(Feb. 1936):145 - 147;Samuel A. Greeley, "Charges for Sewerage Service"(《污水处理服务的收费》),*American City*(《美国城市》)48(Jan. 1933):65 - 66;"What Charges for Sewerage Service?"(《污水处理服务的收费是多少?》),*American City*(《美国城市》)48(June 1933):68 - 69;"Practical Operation of Sewage Works"(《污水处理厂的实际运行》),*Civil Engineering*(《土木工程》)1(Nov. 1930):94;"Water Metering as It Relates to Sewage Disposal"(《水计量与污水处理》),*American City*(《美国城市》)48(Nov. 1933):13;"Maintaining Sewage Disposal Plants"(《维护污水处理工厂》),*AJPH*(《美国公共卫生杂志》)13(June 1923):482;Wagner, "Making Sewage Disposal Pay Its Way"(《使污水处理付出代价》),p. 158;"City Bases Sewage Charge on Industrial Waste Characteristics"(《城市排污费的征收依据是工业废物的特点》),*American City*(《美国城市》)59(April 1944):57;Ernest

Boyce,"Service Charges for Sewers and Sewage Treatment Plants"(《污水渠及污水处理厂的服务费》), *American City*（《美国城市》）40（Feb. 1929）：106 - 107；E. E. Smith,"What Does Sewage Disposal Cost?"（《污水处理的成本是多少?》), *American City*（《美国城市》）44（April 1931）：120 - 122；George J. Schroepfer,"Economics of Sewage Treatment"（《污水处理的经济效益》), *ASCE Transactions*（《美国土木工程师协会会刊》）104（1939）：1210 - 1238。

22. Donald C. Stone, *The Management of Municipal Public Works*（《市政公共工程管理》）, Chicago：Public Administration Service, 1939, p. 241;"Cities Charge Sewer Rentals to Meet Sewerage Costs"（《城市收取下水道租金以支付污水处理费用》）, *Texas Municipalities*（《德州自治市》）26（April 1939）：108;"Status of Sewer Rental Laws in the United States"（《美国下水道租赁法律的现状》）, *American City*（《美国城市》）48（Nov. 1933）：13. 同时参见 Howard R. Green,"Financing Sewage Disposal"（《污水处理的融资》）, *Municipal Sanitation*（《市政卫生》）3（July 1932）：287 - 288;"Financing Sewerage Service Outside City Limits"（《城市边界外污水处理的融资服务》）, *American City*（《美国城市》）51（July 1936）：71;Lewis V. Carpenter,"Progress in Sewerage and Sewage Treatment"（《污水系统与污水处理的进展》）, *Water Works and Sewerage*（《水务工程及污水》）86（Feb. 1939）：46;"Cities Adopt Sewer Rental System"（《城市采用污水租赁系统》）, *American City*（《美国城市》）59（June 1944）：11。

23. 参见"Sewerage and Water Systems Under Joint Management"（《联合管理下的污水和水系统》）, *American City*（《美国城市》）60（April 1945）：78。

24. "California Cities Plan Joint Sewage Facilities"（《加利福尼亚州城市规划联合污水处理设施》）, *National Municipal Review*（《国家市政评论》）30（Dec. 1941）：716;"Single Trunk Sewer Proposed to Serve Seventeen Massachusetts Communities"（《单一的污水干渠计划服务于马萨诸塞州的17个社区》）, *National Municipal Review*（《国家市政评论》）13（Dec. 1924）：715;Edward S. Rankin,"A Notable Example of Municipal Cooperation"（《市政合作的一个著名例子》）, *American City*（《美国城市》）36（Feb. 1927）：215;"California Cities Cooperate for Sewage Disposal"（《加利福尼亚州各城市合作处理污水》）, *National Municipal Review*（《国家市政评论》）29（1940）：127;C. A.

Holmquist, "Essential Features of an Efficient Municipal Sewerage System"(《高效的城市污水处理系统的基本特征》), *American City*(《美国城市》)37(Nov. 1927): 610;"Passaic Valley Trunk Sewer Completed"(《帕塞克谷干渠完工》), *American City*(《美国城市》)31(Nov. 1924): 315;" Formula for Sewerage Excellence"(《卓越污水处理公式》), *American City*(《美国城市》)60(June 1945): 92.

25. F. W. Waring, "Sewage and Industrial Waste Problems Resulting from Population Concentration"(《由人口集中引起的污水和工业废物问题》), *American City*(《美国城市》)50(May 1935): 74.

26. Greeley, "Organizing and Financing Sewage Treatment Projects"(《污水处理工程之组织与融资》), p. 255. 参见 " Planning of Water and Sewerage Districts"(《水务及污水处理区的规划》), *National Municipal Review*(《国家市政评议》)14(1925): 766;W. M. Olson, "The Value of Sanitary Districts"(《卫生区的价值》), *American City*(《美国城市》)27(Dec. 1922): 557;Samuel A. Greeley, "Sewage Disposal Project of Buffalo, New York"(《纽约州布法罗的污水处理工程》), *Transactions of the ASCE*(《美国土木工程师协会会刊》)105(1940): 1601;Thomas F. Bowe, " The Sanitary Problem Confronting the Hackensack Valley Sewerage Commission"(《哈肯萨克河谷污水处理委员会面临的卫生问题》), *American City*(《美国城市》)45(July 1931): 119 – 121;"Financing a Sewer District"(《污水处理区融资》), *American City*(《美国城市》)48(June 1933): 13;Paul Hansen, "The Relation of Zoning to the Design of Drainage and Sewerage Systems"(《分区与排水和污水系统设计的关系》), *Transactions of the ASCE*(《美国土木工程师协会会刊》)88(1925): 680 – 681;George W. Fuller and James R. McClintock, *Solving Sewage Problems*(《解决污水问题》), New York: McGraw-Hill, 1926, pp. 503 – 510.

27. 参见 Charles Haydock, " Municipal ' Authorities ' "(《市政当局》), *American City*(《美国城市》)59(March 1944): 85 – 86。

28. 参见 E. French Chase, "Regional Planning and Sewage Disposal"(《区域规划和污水处理》), *American City*(《美国城市》)49(Aug. 1934): 39;C. A. Holmquist, "Interstate Sanitation Compact and Its Implications"(《州际卫生契约

及其意义》),*AJPH*(《美国公共卫生杂志》)26(Oct. 1936):989-995。

29. 参见 Paul Hansen, "Some Relations Between Sewage Treatment and Water Purification"(《污水处理和水净化之间的某些关系》), *American City* (《美国城市》)36(June 1927):766-767。关于查阅有关欧洲污水处理的资料,参见 George B. Gascoigne, "Sewage Treatment in the Light of European Practice"(《污水处理在欧洲的实践》),*Engineering News-Record*(《工程新闻记录》)101(July 19,1928):95。Willem Rudolfs, "Observations on Sewage Treatment Abroad"(《国外污水处理的观察》)pt. 1,*Municipal Sanitation*(《市政卫生》)8(March1937):179-183;pt. 2(April 1937):221-224。

30. George B. Gascoigne, "Sewers, Sewerage and Sewage Disposal"(《污水和污水处理》),*American City*(《美国城市》)43(Sept. 1930):97-98。同时参见 Alfred C. Gregory, "Trentons New Sewage Disposal Plant"(《特伦顿的新污水处理厂》),*American City*(《美国城市》)34(May 1926):512;Earle L. Waterman, "The Operation of Imhoff Tanks for Sewage Treatment"(《英霍夫污水处理池的操作》),*American City*(《美国城市》)30(March 1924):256-260。化粪池和英霍夫池被认为是主要的处理方法;而化学沉淀、活性污泥、滴滤、间歇砂滤和土地施用被认为是过渡或次要的方法。

31. Willem Rudolfs, "Needed Research in Sewage Disposal"(《污水处理的必要研究》),*AJPH*(《美国公共卫生杂志》)17(Jan. 1927):24-26.

32. 参见 H. W. Clark, "Past and Present Developments in Sewage Disposal and Purification"(《污水处理和净化的过去和现在的发展》),*Sewage Works Journal*(《污水工程杂志》)2(Oct. 1930):563。1928 年,2 550 个社区采取了稀释法;1945 年,大约 3 400 个社区采取了稀释法。参见 Charles Gilman Hyde, "A Decade of Sewage Treatment:1928-1938"(《污水处理的十年:1928—1938年》),*Municipal Sanitation*(《市政卫生》)9(Oct. 1938):483-484;Thoman, *Statistical Summary of Sewage Works*(《美国污水处理厂统计摘要》),p.7。污水养殖虽然在全国大部分地区的使用在减少,但在西部的一些州仍然蓬勃发展。事实上,1937 年有超过 100 个城市使用污水进行灌溉。参见 Thomas M. Niles, "Early Environmental Engineering in America"(《美国早期环境工程》),paper read at the ASCE Annual Convention,Kansas City,1974,p. 9。

33. Hyde,"Decade of Sewage Treatment"(《污水处理的十年》),p. 482.

34. 参见"New Sewage Plants Check Stream Pollution"(《新的污水处理厂检查河流污染》),*American City*(《美国城市》)54(May 1939):15。

35. Thoman and Jenkins,*Statistical Summary of Sewage Works*(《美国污水处理厂统计摘要》),p. 21. 1938 年,配有下水道的社区每天排放约 57.5 亿加仑污水,约占美国年排放量的 10%,占美国所有河流日流量的 5%。参见 Herman G. Baity, "Aspects of Governmental Policy on Stream Pollution Abatement"(《政府政策关于减少河流污染的方方面面》),*AJPH*(《美国公共卫生杂志》)29(Dec. 1939):1299。

36. 参见 Pearse,ed. , *Modern Sewage Disposal*(《现代污水处理》),pp. 6, 8,13;E. K. Gubin, "Sewage Treatment and National Defense"(《污水处理与国防》),*Hygeia*(《卫生学》)19(Dec. 1941):987;Joel A. Tarr, "Sewerage and the Development of the Networked City in the United States, 1850 – 1930"(《1850—1930 年美国的污水收集和网络化城市的发展》),in *Technology and the Rise of the Networked City in Europe and America*(《欧美网络化城市的技术与兴起》), Joel A. Tarr and Gabriel Dupuy eds. , Philadelphia:Temple UP, 1988, p. 171; "Sewage Facilities in the United States"(《美国的污水处理设施》),*American City*(《美国城市》)53(June 1938):11;Thoman, *Statistical Summary of Sewage Works*(《美国污水处理厂统计摘要》),p. 9。在战争年代,新建市政工厂的速度大大放慢。1939 年,全美新建了 696 家市政工厂;到 1942 年,新建的 645 家工厂中只有 341 家是市政工厂,其余的都与战争有关。参见"National Census of Sewage Treatment Projects"(《全国污水处理工程普查》),*Municipal Sanitation*(《市政卫生》)11(Feb. 1940):73;"War-Time Construction Adds Over 645 Sewage Works"(《战时建设增加超过 645 处污水处理厂》),*Sewage Works Engineering*(《污水处理厂工程》)14(Feb. 1943):76 – 77。

37. Linn H. Enslow, "Chemical Precipitation Processes"(《化学沉淀过程》), *Civil Engineering*(《土木工程》)5(April 1935):235;Wellington Donaldson, "Outlook for Chemical Sewage Treatment"(《化学污水处理展望》), *Civil Engineering*(《土木工程》)5(April 1935):245;Niles, "Early Environmental Engineering"(《美国早期环境工程》),p. 10.

38. F. W. Mohlman，"Recent Advances in the Chemical Treatment of Sewage"（《污水化学处理的最新进展》），*AJPH*（《美国公共卫生杂志》）24（Jan. 1934）：25.

39. Charles Gilman Hyde，"Recent Trends in Sewerage and Sewage Treatment"（《污水系统和污水处理的最新趋势》），*Municipal Sanitation*（《市政卫生》）7（Feb. 1936）：48 – 49.

40. Willem Rudolfs，"Developments in Sewage Treatment—1940"（《污水处理的发展——1940 年》），*Sewage Works Engineering*（《污水工程》）12（Feb. 1941）：65 – 71.

41. Willem Rudolfs，"Developments in Sewage Treatment—1940"（《污水处理的发展——1940 年》），*Sewage Works Engineering*（《污水工程》）12（Feb. 1941）：68；Niles，"Early Environmental Engineering"（《美国早期环境工程》），p. 13；Carpenter，"Progress in Sewerage and Sewage Treatment"（《污水系统与污水处理的进展》），pp. 49 – 50；"Some Conclusions Drawn from a Survey of Sewage Treatment Plants"（《污水处理厂调查所得的一些结论》），*Public Health Reports*（《公共卫生报告》）37（June 23，1922）：1505 – 1517；Clark，"Past and Present Developments"（《污水处理和净化的过去和现在发展》），pp. 569 – 570；Harry A. Mount，"Sewage：The Price of Civilization"（《污水：文明的代价》），*Scientific American*（《科学美国人》）126（Feb. 1922）：125 – 126；"Activated Sludge Process Grows in Favor"（《活性污泥法日受到欢迎》），*American City*（《美国城市》）28（Feb. 1923）：122；Edward Bartow，"The Development of Sewage Treatment by the Activated Sludge Process"（《用活性污泥法处理污水的发展》），*American City*（《美国城市》）32（March 1925）：296 – 298；Walter C. Roberts，"Activated Sludge Processes"（《活性污泥处理》），*Public Works*（《公共工程》）57（Nov. 1926）：378 – 381；Arthur J. Martin，*The Activated Sludge Process*（《活性污泥处理》），London：Macdonald and Evans，1927，pp. 107 – 127，355 – 360；T. Chalkley Hatton，"Guiding Principles of the Activated Sludge Process"（《活性污泥工艺的指导原则》），*Civil Engineering*（《土木工程》）1（Oct. 1930）：36；Robert T. Regester，"Problems and Trends in Activated Sludge Practice"（《活性污泥实践的问题与趋势》），*Transactions of the ASCE*（《美国土

木工程师协会会刊》)106(1941)：158 – 179；William H. Trinkaus，"Chicago's New Activated Sludge Plant Is Largest in the World"(《芝加哥的新活性污泥厂为世界最大规模》)，*Civil Engineering* (《土木工程》)9(May 1939)：285 – 288；Hyde，"Decade of Sewage Treatment"(《污水处理的十年》)，pp. 480,484；Advisory Committee on Water Pollution, U. S. National Resources Committee, *Water Pollution in the United States* (《美国的水污染》)，Washington，D. C. GPO,1939, pp. 5 – 8.

42. Paul Hansen，"Trends in Sewage Treatment"(《污水处理的趋势》)，*Sewage Works Engineering* (《污水工程》)15(March 1944)：134. 战时总是给卫生服务的提供带来新的困难。虽然美国大陆在第二次世界大战期间没有受到直接攻击，但对于污水处理设施的保护却格外谨慎。位于纽约州布法罗的工厂为停电做好了准备，并保护设施免受破坏。在伊利诺伊州的沃基根，氯容器被伪装了起来。更直接的问题是在难以获得必要材料、零件和设备的情况下维护处理厂和污水管道。一些人认为，由于缺乏足够的设备和控制，战时下水道的建设是不合格的。参见"War Time Problems in Sewage Treatment"(《污水处理中的战时问题》)，*Sewage Works Engineering* (《污水工程》)13(April 1942)：193 – 196；(May 1942)：252 – 253；(June 1942)：305 – 306；(July 1942)：351 – 352；(Aug. 1942)：401；(Oct. 1942)：515；(Nov. 1942)：568 – 569；14(Feb. 1943)：94 – 96,103。"Effects of the War and Post-War on Sewage Treatment"(《战争及战后对污水处理的影响》)pt. 3, *Sewage Works Engineering* (《污水工程》)14(June 1943)：284 – 285；pt. 4(July 1943)：332；pt. 5(Aug. 1943)：372 – 374。Gubin，"Sewage Treatment and National Defense"(《污水处理与国防》)，pp. 986 – 988；"Trends in the Sewage Works Field"(《污水处理工程领域的趋势》)，*American City* (《美国城市》)60(Dec. 1945)：98；Benjamin Eisner，"Better Sewers"(《更好的下水道》)，*Sewage Works Journal* (《污水工程杂志》)17(Nov. 1945)：1231。同时参见"Wartime Sewage Disposal Practice"(《战时污水处理实践》)，Special Section, *Engineering News-Record* (《工程新闻记录》)129(Oct. 8, 1942)：82 – 94.

43. 到 20 世纪 30 年代，污水的氯化处理得到广泛应用，补充了水净化的类似做法。它主要用于对污水进行消毒，以避免对于供水、海滩和贝类种群造成损害。参见 Hansen,"Trends in Sewage Treatment"(《污水处理的趋势》),p. 136;Hyde,"Recent Trends in Sewerage and Sewage Treatment"(《污水系统和污水处理的最新趋势》),p. 50;Rudolfs,"Development in Sewage Treatment—1940"(《污水处理的发展——1940 年》),p. 71;Carpenter," Progress in Sewerage and Sewage Treatment"(《污水系统与污水处理的进展》),p. 48;"Chlorination of Sewage at Minneapolis—St. Paul"(《明尼阿波利斯——圣保罗污水的氯化》),*American City*(《美国城市》)54(March 1939): 79,81;Morris M. Cohn," Chlorination of Sewage"(《污水的氯化》),*Municipal Sanitation* (《市政卫生》)2(June 1931):270 - 275;A. E. Griffin and G. A. Campbell,"Problems and Progress in the Chlorination of Sewage"(《污水氯化处理的问题与进展》),*Sewage Works Journal*(《污水工程杂志》)12(March 1940): 307 - 320。

44. Harold W. Streeter,"Surveys for Stream Pollution Control"(《河流污染控制调查》),*Proceedings of the ASCE* (《美国土木工程师协会会刊》)64(Jan. 1938): 6.

45. Advisory Committee on Water Pollution, *Water Pollution in the United States*(《美国的水污染》),p. 4.

46. Streeter," Surveys for Stream Pollution Control"(《河流污染控制调查》),pp. 6,46.

47. 对污水处理的兴趣,特别是在西部各州,显示了自然资源保护的因素。参见"Sewage and Conservation"(《污水和保护》),*AJPH*(《美国公共卫生杂志》)20(May 1930): 520 - 521;E. B. Black,"Sewage Disposal at Denver, Colo"(《科罗拉多州丹佛市的污水处理》),*Civil Engineering* (《土木工程》)8(Sept. 1938): 578。

48. 当然,污水处理造成的疾病威胁在这一时期不能被忽视,特别是伤寒。在 20 世纪 30 年代早期,伤寒在没有下水道的地区呈上升趋势,这些地区约有 500 万至 1 000 万个家庭。事实上,来自污水污染的新威胁,如脊髓灰质炎,严重威胁着卫生界。参见"Poliomyelitic Virus in Sewage"(《污水中的脊髓灰质炎病毒》),*Science* (《科学》)90(Sept. 15, 1939): 258。同时参见 George W. Cox,"Sewage Disposal—Its Effects Upon Public Health"(《污水处理——对公众健康的影响》),*Municipal Sanitation* (《市政卫生》)8(Oct. 1937): 498 -

499;"Promotion of Environmental Sanitation"(《环境卫生的提升》),*AJPH*(《美国公共卫生杂志》)23(June 1933):103. 但是,水传播疾病的发病率与城市人口规模之间存在直接关联,如下表所示,这是 1920—1945 年期间的情况:

人口(人)	爆发次数(次)	占总数的百分比(%)
1 000 及以下	221	31.70
1 000—5 000	237	34.00
5 000—1 万	95	13.63
1 万—2.5 万	56	8.04
2.5 万—5 万	29	4.16
5 万—10 万	15	2.15
10 万—50 万	27	3.88
50 万—100 万	6	0.86
100 万以上	11	1.58

资料来源:Edward S. Hopkins and Francis B. Elder, *The Practice of Sanitation* (《卫生的实践》),Baltimore:Williams and Wilkins,1951,p.111.

此外,饮用水的一般标准是大肠杆菌的含量,这是标准的生物测量。参见 J. K. Hoskins,"Relation Between Stream Pollution and Extent of Sewage Treatment Required"(《河流污染与污水处理程度之间的关系》),*American City* (《美国城市》)34(March1926):254。

49. Joel A. Tarr, James McCurley, and Terry F. Yosie,"The Development and Impact of Urban Wastewater Technology:Changing Concepts of Water Quality Control, 1850 - 1930"(《城市污水处理技术的发展与影响:改变水质控制的概念,1850—1930 年》),in *Pollution and Reform, in American Cities, 1870 - 1930* (《美国城市污染与改革,1870—1930》),Martin V. Melosi ed. ,Austin:University of Texas Press,1980,p.75.

50. Hansen,"Some Relations Between Sewage Treatment and Water Purification"(《污水处理与水净化的关系》),p.768.

51."Shall Waterways Be Sewers Forever?"(《水道要永远成为下水道吗?》),*American City* (《美国城市》)35(Aug. 1926):197.

52. E. Sherman Chase, "Dangers to the Sanitary Quality of Public Water-Supplies"(《公共供水卫生质量的危险》), *American City*(《美国城市》)28 (Feb. 1923): 161 – 163.

53. "Three Groups Consider Costs of Sewage Treatment vs. Stream Pollution" (《三个考虑污水处理与河流污染成本的团组》), *American City*(《美国城市》) 47(Aug. 1932): 13.

54. H. B. Hommon, "Brief History of Sewage and Waste Disposal"(《污水 和废物处理简史》), *Pacific Municipalities*(《太平洋自治市》)42(May 1928): 175; Gustav H. Radebaugh, "Selling Sewage Treatment to the Public"(《向公众销 售污水处理》), *Municipal Sanitation*(《市政卫生》)7(Oct. 1936): 340 – 341; "Izaak Walton League Urges Sewage Treatment as No. 1 Postwar Job"(《伊扎克· 沃尔顿联盟敦促污水处理成为战后的第一工作》), *Sewage Works Engineering* (《污水工程》)15(Oct. 1944): 507.

55. 参见 A. L. H. Street, "The Citys Legal Rights and Duties"(《城市的合 法权利和义务》), *American City*(《美国城市》)35(Dec. 1926): 875。

56. 参见 A. L. H. Street, "The Citys Legal Rights and Duties"(《城市的合 法权利和义务》), *American City*(《美国城市》)35(Dec. 1926): 875。

57. "Liability for Pollution of Waters by Sewage"(《污水污染水体的责 任》), *National Municipal Review*(《国家市政评论》)17(Oct. 1928): 605.

58. Leo T. Parker, "Right of City to Pollute Water"(《城市污染水的权 利》), *Municipal Sanitation*(《市政卫生》)2(Oct. 1931): 489.

59. Leo T. Parker, "Review of Important 1943 Sewage Suits"(《1943 年重要 污水处理的回顾》), *Sewage Works Engineering*(《污水工程》)15(March 1944): 143.

60. 引自 Martin V. Melosi, "Hazardous Waste and Environmental Liability: An Historical Perspective"(《危险废物与环境责任:历史的观点》), *Houston Law Review*(《休斯敦法律评论》)25(July 1988): 755。

61. 引自 Martin V. Melosi, "Hazardous Waste and Environmental Liability: An Historical Perspective"(《危险废物与环境责任:历史的观点》), *Houston Law Review*(《休斯敦法律评论》)25(July 1988): 757。参见 Langdon Pearse, "The

Effect of Industrial Wastes Upon Sewage Problems"(《工业废物对污水问题的影响》),*American City*(《美国城市》)31(Nov. 1924):479 – 480;"Industrial Wastes in City Sewers—I"(《城市下水道中的工业废物 I 》),*American City*(《美国城市》)52(May 1937):85 – 87;"Industrial Wastes in City Sewers—II"(《城市下水道中的工业废物 II 》),*American City*(《美国城市》)52(June 1937):115,117;Stanley Shupe,"The Effect of Trade Wastes on Sewers and Treatment Works"(《贸易废物对下水道和污水处理厂的影响》),*American City*(《美国城市》)53(Sept. 1938):91,93。

62. 联邦政府在河流污染方面的权力显然是有限的,尤其是在两次世界大战之间的早期。参见 John H. Fertig,"The Legal Aspects of the Stream Pollution Problem"(《河流污染问题的法律方面》),*AJPH*(《美国公共卫生杂志》)16(Aug. 1826):782 – 788。

63. "Laxity in the Operation of Sewage Disposal Plants"(《污水处理厂运作松散》),*National Municipal Review*(《国家市政评论》)14(1925):577。

64. H. E. Moses,"Sanitation of 100,000 Miles of Streams in Pennsylvania"(《宾夕法尼亚州10万英里溪流的卫生》),*Sewage Works Engineering*(《污水工程》)15(July 1944):335。

65. Louis P. Cain,"Unfouling the Publics Nest:Chicagos Sanitary Diversion of Lake Michigan Water"(《净化公众的巢穴:芝加哥对密歇根湖的卫生调水》),*Technology and Culture*(《科技与文化》)15(Oct. 1974):605 – 606,608 – 610。

卫生工程界的"孤儿"：
垃圾收集和处置，1920—1945 年

在 1925 年发表在《美国公共卫生杂志》上的一篇文章中，乔治·富勒把垃圾处理称为卫生工程界的"孤儿"。他接着表示："工程师们只是与（垃圾收集和处置）进行了随机接触，他们进行必要研究的权威和机会一直不足，无法确定不同城市的真正问题是什么，以及如何才能最好地建设和运营这些工程。"[1]而塞缪尔·格里利的表述就没那么委婉了："垃圾处理是卫生工程的一个阶段，它与公众健康的关系可能没有那么密切，在这一阶段所取得的进展可能不如供水和污水处理领域。"[2]

虽然富勒和格里利低估了鲁道夫·赫林、乔治·韦林等工程师对垃圾收集和处理的贡献，但他们仍然将垃圾问题与供水和排水系统有效地联系起来。相比之下，在技术和卫生区域，垃圾收集和处置并没有受到与供水和污水同等的重视。随着疾病污秽理论的消亡，垃圾处理——至少直到 20 世纪后期——作为一种避免严重健康危害的方法，其受到的重视程度有所下降。

许多人把垃圾处理视为一个工程问题，而不是一个公共卫生问题，因此垃圾处理在卫生服务中处于次等地位。此外，到了 20

世纪 20 年代,包括赫林、韦林、威廉·莫尔斯(William Morse)等数位垃圾改革的伟大倡导者纷纷故去。许多新一代的工程师往往接受过大学教育,他们更感兴趣的是把他们的技术、技能应用到具体问题上,而不是像查德威克模式那样,通过卫生改革来改变更广泛的环境、美学或社会问题。

与供水和排水系统不同,在两次世界大战之间的年代里,垃圾的收集与处理主要还是一个地方性的问题。地区之间为控制供水和避免水污染威胁而发生的管辖权之争比较少,也很少像垃圾那样具有争议。与固体废物有关的健康和其他环境问题虽然有较大的风险,但没有获得像对伤寒或工业废水之类问题同等的重视。与无处不在的水污染威胁相比,垃圾似乎是一个特定地点的问题。

因此,在两次世界大战之间的那些年里,大量的垃圾继续在城市里堆积。在第一次世界大战之后,由于对复员工作考虑不周,加之恢复和平时期经济的不协调,美国经济陷入混乱。然而,到 1922 年,经济的迅速复苏带来了 20 世纪 20 年代美国的繁荣。战后,这个国家经历了无与伦比的繁荣。第一次世界大战是现代美国服务经济的基础。战争产生了大量的投资资本、工业规划、技术创新,加上战后和平时期不断增长的需求,使 20 世纪 20 年代一些以消费为导向的产业迅速得到了增长,白领劳动力的规模也相应扩大。技术革新,如可互换零件、制造玻璃管的机器以及生产连续钢和锡条片的技术,也为战后几年令人瞩目的生产水平作出了贡献。20 世纪 20 年代的生产力增长速度是人口增长速度的两倍。国民生产总值从 1920 年的约 730 亿美元跃升至 1929 年的约 1 040 亿美元(以 1929 年美元计算)。实际工资也有增长。尽管贫困没有消除,少数人仍然控制着国家的大部分财富,但中产阶级正在扩大。

迎合消费者市场的企业是那个时代最为成功的。第一次世界大战前开始的大规模生产技术在工业上的进一步应用,强调高强度广告,以及容易获得的消费信贷,都倾向于产生民主化的物质主义。美国的中产阶级——如果不是作为整体的工人阶级的话——在购买战后可获得的各种消费品方面处于有利地位。20 世纪 20 年代,人们实际工资增加了,更大部分的劳动力获得了更多的闲暇时间。1923 年美国钢铁行业不再执行 12 小时工作制,而加里工厂开始实行 8 小时轮班制。1926 年,福特汽车公司开始实行每周 5 天工作制。国际收割机公司等企业开始增加 2 周的假期,以增加附带福利。从 1920 年到 1930 年,制造业工人的工作时间从每周 47.4 小时减少到每周 42.1 小时。

20 世纪 20 年代美国消费品的吸引力源自品种和价格。化学工业生产了一系列新的纺织物、厨房用具、地板覆盖物和化妆品。在获得了没收的德国染料专利和一个创新化学家团队的专业知识后,杜邦公司引进了人造丝和玻璃纸,还生产了其他合成物,如塑料、焙烧岩和青瓷。包括耐热玻璃厨具、油毡、漆器和防冻剂在内的大量商品都成功赚取了公众手中的钞票。在所有的消费品中,汽车是当之无愧的王者,它使得私人交通得以普及。到 1930 年,全国 20 家大公司中有 9 家专门经营消费品,而在 1919 年只有 1 家。

虽然对消费品的需求在一定程度上是对战时紧缩的回应,但它也是新的广告和推销手段造成的。广告在 20 世纪 20 年代跻身大企业行列,主要针对更大、更集中的城市市场进行宣传。甚至宗教也被商品化了。麦迪逊大道的广告人布鲁斯·巴顿(Bruce Barton)写了一本畅销书《没人了解的人》(*The Man Nobody Knows*),把耶稣基督描绘成有史以来最伟大的推销员。容易融资使得购买消费品非常有吸引力。从 1919 年到 1929 年,非农业消费信贷从 320 亿美元增长到 600 亿美元。在此期间,大约 15% 的商品以分期付款的方式出售。[3]

经济大萧条造成的破坏逆转了(或者更准确地说是抹去了)20 世纪 20 年代不断升级的经济增长。然而,大萧条只是暂时地改变了从 19 世纪 90 年代开始并在 20 世纪 20 年代进一步发展起来的消费趋势和习惯。固体废物的产生在 1920 年到 1940 年间稳步上升,从每人每天 2.7 磅上升到每人每天 3.1 磅。[4]在 20 世纪 20 年代的大城市,平均每人每年产生 150 磅到 250 磅的垃圾,以及 2/5 立方码的垃圾和灰烬。尽管城市里的马已经逐渐被淘汰,但每年的人均清扫量仍在 150 磅到 300 磅之间。[5]

尽管垃圾在卫生问题上的地位较低,但它对市政府来说并非无足轻重。从 19 世纪 80 年代到第一次世界大战,收集垃圾数量的统计数据、将市政责任扩大到收集和处理服务、分配城市资金来处理垃圾问题,以及开发更系统的收集和处理技术等方面都取得了长足的进步。在第一次世界大战后,几乎没有人再讨论是否需要市政指导和监督以确保全市范围的垃圾收集和处置服务的问题。而对于市政作用的形式和性质仍有相当多的讨论,尤其是在中小城市。在城市范围不断扩大的情况下,由于收集垃圾需要巨额费用,这个问题得到了广泛的关注。人们将关注的重心放在新的行政安排和机械化运送废物可能带来的好处方面。虽然目前的重点仍然是寻找一种单一的技术解决方案(而不是发展一个综合系统)使城市摆脱废弃物,但对处理技术的重新评价正在酝酿中。

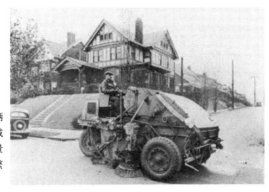

1936 年的匹兹堡,一辆清洁街道的机器。随着城市的不断发展,机动车流量不断增加,许多地区对频繁清洁街道的需求也增加了。

就像供水和排水系统一样,垃圾问题也因大萧条的经济混乱和战时状态而加剧。与那些服务不同的是,垃圾似乎不像水污染那样对环境造成同样的危害。在公众眼中,这仍然是一件麻烦事,公共卫生学者也认为这是一种潜在的健康风险。具有讽刺意味的是,20 世纪 20 年代和 30 年代,尽管垃圾收集和处理以及街道清洁在卫生服务方面地位低下,但与供水和污水处理相比,它们给主要城市造成了不成比例的巨大财政负担。虽然收集和处理只需要低得多的建设成本,但它们使用了比供水和排水系统大得多的劳动力。[6]1926 年人口普查局对人口超过 10 万的 94 个美国城市的调查显示,每年的人均垃圾收集和处理费用为 1.04 美元,街道清洁费用为 1.49 美元,而下水道和污水处理费用为 0.53 美元。1934 年,垃圾收集和处理费用上升到 1.14 美元,街道清洁费用骤降至 0.81 美元,下水道和污水处理费用下降到 0.38 美元。同年,垃圾收集和处理支出占各综合部门支出的 7.2%,街道清洁支出占街道清洁支出的 5.1%。[7]

一些专家抱怨说,很少有城市对垃圾收集和处理服务进行成本控制。因此,这些服务的费用数字最多只是猜测,没有适当的核算程序,就无法监测费用。特别是在大萧条时期服务预算被削减的情况下,改进的核算程序变得越来越重要。[8]

对每个城市来说,良好的核算程序、垃圾收集和处理以及街道清洁都是昂贵的服务。关于市政经营还是私人经营的争论在 20世纪初似乎已经得到解决,但在 20 世纪 20 年代和 30 年代又重新浮出水面。一个中心问题是由谁承担收集的费用。在几个具有城市固体废物处理功能的城市,收取服务费的想法获得了广泛的支持,尤其是在大萧条时期的金融危机下。在当时有很多条将收集费用与废弃物的重量和体积以及运输距离联系起来的建议。费用评估可以基于一个家庭的房间数量,住宅或企业的类型,或水费账单的数目。在某些情况下,可以征收特别税(而不是一般税)来支付服务费用。就污水处理而言,没有一种方法能使每个地区都完全满意。[9]

无论采取何种财政计划,大萧条期间收入的减少使得城市难以维持足够的收集和处理服务,更不用说必要的资本项目投资了。大萧条还意味着可回收材料的市场减少了。1928 年,城市在卫生设施方面的花费达到了 1.7 亿美元的顶峰。到 1932 年,支出降到 5 000 万美元以下。[10]新政项目提供了一些支持,但与供水和污水处理项目相比微不足道。截至 1939 年 3 月 1 日,只有 41 个非联邦垃圾工程(1 527 个污水工程)获得了联邦贷款和拨款。联邦政府承诺的垃圾处理项目约为 660 万美元,而污水项目约为 2.79 亿美元,项目总成本分别为 1 090 万美元和 4.66 亿美元。[11]作为消防计划的一部分,土木工程管理局的工人负责捡拾垃圾,但是项目资金并没有用于定期收集和处理垃圾。然而,联邦贷款和拨款可以用于建造焚烧炉、改善垃圾场和进行成本研究。[12]事实上,在这一时期,许多焚烧炉是在公共工程管理局或工程振兴署的资助下建造或扩建的。1933 年,公共工程管理局为 15 个焚烧炉提供了配套资金,其中包括纽约市的 300 吨焚烧厂和克利夫兰的 900 吨焚烧厂。1935 年,公共工程管理局出资建造了大约 12 家焚烧厂。[13]

尽管经济大萧条时期财政拮据,但垃圾收集和处置方法在第二次世界大战期间仍然经历了一些值得注意的(尽管进展缓慢)技术改进和变革。一些工程师不相信在 20 世纪 20 年代早期已经取得了足够的进展。格里利在 1923 年说:"一些见多识广的观察家认为,美国城市垃圾收集和处置的做法错误百出。他们看到了全国各地采用各种各样的处理方法,在一些城市从一种方法突然转变为另外一种,有时看起来有用,昂贵的工厂也遭到废弃。他们目睹了大型昂贵的垃圾处理工厂建造并运行了几年之后就被废弃,逐渐解体。"[14]

在某些方面,格里利是在回应寻求永久的直接影响。依靠新技术来解决处置问题,暴露了决策者在一定程度上的思维僵化,以及这些技术措施对不断变化的城市环境缺乏适应性。此外格里利还对私人公司运用专业的推销技巧强加在城市上的技术处理进行反馈。

很明显,垃圾的收集和运输是垃圾服务中最昂贵的方面,也因此造成若干的行政问题。[15]垃圾收集是垃圾服务最可能由私人负责或承包出去的阶段,特别是在中等规模和较小的地区。尤其是在太平洋沿岸,私人垃圾清道夫和其他形式的私人收集垃圾在当地占据主导地位。在接受调查的 52 个太平洋沿岸城市中,有 31 个在沿用 20 世纪 30 年代早期的私人收集垃圾的方式。[16]全国人口超过 10 万的城市通常都有市政服务。[17]

总体统计数据提供了一个更完整的情况说明。1929 年对 667 个城市(人口超过 4 500 人)的市政指数调查显示,只有 247 个城市(37%)由市政收集垃圾,198 个城市(30%)通过合同承包收集垃圾,154 个城市(23%)通过私人方式收集垃圾;而 110 个城市(16%)根本没有开展系统的收集。1939 年,美国公共工程协会进行了一项调查,报告了来自美国和加拿大 190 个城市的信息,分别得出了住宅和商业地产的结果。总体而言,149 个城市(78%)采取了某种形式的市政服务收集垃圾,45 个城市(24%)采取某种形式的合同服务收集垃圾,101 个城市(53%)采用某种形式的私人垃圾收集形式。[18]然而,1939 年的调查并没有指出有多少城市没有回应或没有系统的服务。因此,市政服务的数字可能被人为地抬高了。其结论必然是,从 19 世纪后期开始,市政对卫生服务责任的增加并没有像其他服务那样对垃圾收集产生很大的影响。[19]尽管如此,关于这两种方法的优点和缺点的辩论仍很激烈。[20]

为了更好地确定最有效和最具成本效益的垃圾收集服务,一些城市开始评估容器的位置和标准化、服务所需的货车的大小和类型、运输长度和二次运输的要求。[21] 理论上的首选方法仍然是从源头上分离废物,从垃圾和灰烬中分离垃圾,在此基础上对于系列清理的选项加以改进。但实践过程大相径庭。垃圾收集的频率是每周 2 次到 3 次,取决于具体地点的情况。[22]

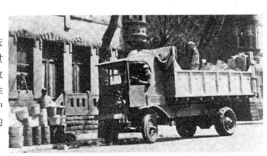

许多大城市用来收集灰烬和垃圾的卡车。在两次世界大战之间的那些年里,收集方式的最大变化是技术性的,包括机动车辆的采用、中转站的建立和二次运输的使用。

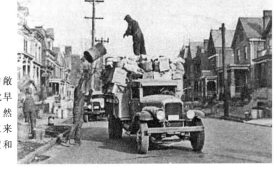

1936 年辛辛那提的敞篷卡车收藏。机动卡车比早期的货车载重量更大。然而,对于这位垃圾回收工来说,这项工作的劳累强度和前几年相差无几。

两次世界大战之间的垃圾收集实践中最大的变化是技术进步——机动垃圾回收车辆的增加,转运站的增加,以及二次运输的使用。[23] 马拉厢式垃圾车已经被使用了好几年,但在社会上越来越流行更大型的马车和机动卡车。到了第二次世界大战,卡车取代了马车成为标准的垃圾回收车辆。许多美国卡车都是敞开的,不像英国、德国和瑞士的一些更先进的欧洲车型。那些车是封闭式,可以减少异味并控制扬尘。牵引拖车单位出现在美国,提供了一种增加收集量和减少运输数量的方法。拖车在装载的时候可以用马拉,然后机动拖拉机可以把拖车以 2 辆至 3 辆的单位拖到垃圾场。中转站被用来集中垃圾,以便更经济地运送到最终处置目的地。二级运输,如大型卡车、铁路车辆、驳船,使运输数量也大幅增加。[24]

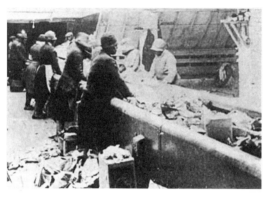

在华盛顿特区的市政回收工厂的垃圾带中分拣垃圾。非裔美国妇女通常从事这项工作。

在两次世界大战期间,全国并没有采用标准的处置方法。一些旧的方法正在被淘汰,而一些前景看好的新技术则开始出现。尽管有人批评在陆地上倾倒垃圾的做法是回到了 19 世纪晚期,但是这种做法比其他任何方法都要频繁。据估计,在人口不足 4 000 人的城镇中,有90% 依旧沿用露天垃圾场。

倾倒垃圾很方便也很简单,但它对于环境的危害也是显而易见的,它会吸引害虫,散发难闻的气味,威胁地下水供应,并造成火灾危险。1929 年,专门负责垃圾收集和处置的美国公共卫生协会委员会建议,按照惯例,不要把垃圾倾倒在溪边,因为暴风雨过后,会有一些物质渗透或冲刷到水中。[25]到了 20 世纪 30 年代末,由于一些法令禁止使用垃圾场,一些城市郊区的垃圾场开始消失。工程师唐纳德·斯通(Donald Stone)在其 1939 年出版的《市政公共工程管理》一书中批评了露天倾倒的做法:

美国城市的垃圾倾倒通常甚至违反了市政管理的基本标准……这样的垃圾场常常冒着烟,有碍观瞻,而且人们需要防毒面具。这样的垃圾场不可避免地降低了该地

区所有居民的生活水平,并压低了邻近的房产价值。在
那些恰巧路过的人的眼里,它们败坏了这座城市的名声,
因为它们不可避免地反映了这个地区的文化水平。[26]

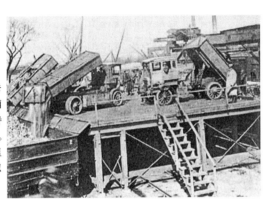

从哥伦比亚特区来的卡车正把垃圾卸到火车车厢里,准备拖到距离华盛顿特区约 30 英里的还原工厂。这种配备顶盖的卫生卡车里装载高含水量的垃圾,可以尽量降低难闻的气味。

向大洋或大海里倾倒废物,并不比向陆地倾倒废物更令人愉快。不过,这种方法在 20 世纪 20 年代的大多数地区已经被弃用了。1933 年,新泽西沿海城市诉诸法庭,要求纽约市终止向海洋倾倒垃圾的行为。同年,美国最高法院维持了下级法院终止这一做法的判决,从 1934 年 7 月 1 日起,纽约—新泽西地区在海上丢弃城市垃圾的行为被全部叫停。还有一些城市继续向海洋倾倒垃圾也只是权宜之计。加利福尼亚州奥克兰市于 1925 年恢复了这种做法,并在离岸 25 英里的地方处理废弃物。[27] 20 世纪 30 年代,加利福尼亚州通过了一项法律,禁止在距海岸 20 英里以内的可通航水域或太平洋中倾倒垃圾。奥克兰终于永久放弃了这种操作。其他如贝灵汉、安吉利斯港、华盛顿、不列颠哥伦比亚的温哥华等沿海城市则继续向海上倾倒混合垃圾。[28] 城市在一些替代陆地和海洋倾倒的方法上取得了非常有限的成功。一些人试着把垃圾埋起来,而不是直接扔在露天的垃圾堆里。养猪场多余的废物有时会被犁入土壤中。[29]

20 世纪 20 年代出现的最有前途的土地处置技术是卫生填埋。作为处理灰烬和无机垃圾,有时也包括有机垃圾的补充手段,废物

填埋的做法已经实行很多年。单独使用有机垃圾来填满沟壑或平整道路的方式有时非常令人反感。而当有机垃圾和大量其他材料混合在一起时,这种做法比较容易接受,但很少能为城市提供处理所有垃圾的适当手段。卫生填埋是填埋与露天倾倒相结合的填埋方式。基本原则是同时处理所有形式的废物,同时,消除有机物腐烂的问题。典型的卫生填充物是分层式的:先是倾倒 12 英寸的有机垃圾,然后在上面覆盖 18 英寸至 24 英寸的灰烬、街道垃圾或无机垃圾,之后再盖上另一层有机垃圾,如此往复。泥土也可以作为垃圾的替代层。有时在填料上喷化学剂以减缓腐败。

一些政府官员认为,这种方法只不过是美化了公开倾倒垃圾,他们反对这种做法,认为它既不安全又不卫生。而"卫生"填埋的想法引起了其他一些专家的兴趣,因为它可以处理大量的垃圾。[30]第二次世界大战后,卫生填埋成为美国第一个被普遍接受的处置方式。在那之前,它开始挑战其他选择,尤其是焚烧法。这种方法没有立即流行起来是因为它成本高昂且需要大量劳动力。早在 20世纪 10 年代,在西雅图、新奥尔良和爱荷华州的达文港就尝试过卫生填埋法。[31]这一现代做法始于 20 世纪 20 年代的英国,名为"有控制地倾弃"。20 世纪 30 年代,美国的纽约、旧金山和加州的弗雷斯诺都出现了类似的情况。[32]

在美国,对于发展实施和传播卫生垃圾填埋方法最有责任心的人是吉恩·文森兹(Jean Vincenz),他在 1931 年至 1941 年期间担任加利福尼亚州弗雷斯诺市的公共工程专员。文森兹是美国第一个使用"挖沟"或"挖填"("填盖")方法的人。在开发弗雷斯诺的卫生填埋场之前,文森兹研究了英国控制的倾倒技术,访问了几个加利福尼亚州的城市(包括伯克利,它在海湾的泥滩上使用填埋场),并咨询了开发其卫生填埋场的纽约工程师。1934 年 10 月,弗雷斯诺卫生垃圾填埋场在该市的污水农场开放。仅在 1937 年就有超过17 000吨混合垃圾被存放在新设施内,每吨收费为 0.29 美元。文森兹同年开始了第二项计划,很快,这个城市每年将大约 24 000 吨混合垃圾用于填埋 4.3 英亩土地,每吨成本为 0.24 美元。[33]

旧金山和纽约等大城市的垃圾填埋场比文森兹在弗雷斯诺的填埋场更受关注。旧金山于 1932 年开始实施这项工作,最初是作为一项应急措施,直到 1936 年才成为该市的主要处置方案。在其间的几年里,风暴的破坏、难闻的气味和如何解决等问题一直困扰着这个地方。与弗雷斯诺的填埋不同,旧金山的填埋是沿着海湾的滩涂建造的。这些废料被用于开垦最终用于工业目的的土地。退潮时垃圾被排入海湾,填埋物的最远边缘形成了新的海岸线。这种海岸线的改变和填充物的沥滤问题最终引起了重大的环境问题,但当时这种做法被认为是一项巨大的成功。[34]

纽约垃圾填埋场启用于 1936 年,与弗雷斯诺企业的设计相似,只是规模要大得多。它位于莱克尔岛,是一座城市监狱的旧址。莱克尔岛原本是一个占地 60 英亩的岛屿,由于 20 世纪的填埋作业,现在已经发展到 400 多英亩。由于对前期卫生填埋工程的效果非常满意,市政府官员在 20 世纪 30 年代批准了其他地点,希望开垦更多的土地。然而并不是所有人都认可这个决定。在当时爆发了关于这些场所是否真正"卫生"的争论,关于卫生部执行其处置政策的行为也引发了政治斗争。但是这种混乱也没能阻止城市的这种操作。[35]

虽然在 20 世纪 30 年代和 40 年代初没有大规模兴建卫生垃圾填埋场,但朝这个方向慢慢转变。例如,在巴尔的摩,由于战争期间没有足够的人力来管理城市的焚烧炉,于是该城市建造了卫生垃圾填埋场。这种新的处理方式非常成功,并使得该市决定在战后继续采用这种做法。[36]

第二次世界大战期间,美国陆军工程兵部队尝试采用了卫生垃圾填埋场。1941 年,吉恩·文森兹接受了工程兵部队维修和公用事业部副部长的任命。陆军需要开发一种新型方法来处理种类繁多、数量巨大的军营垃圾,同时又不愿将关键材料用于建造焚烧炉。尽管文森兹对军队在没有足够监督和足够装备的情况下广泛采用卫生填埋持怀疑态度，但他还是服从命令并实施了垃圾填埋任务。

工兵部队雇用了几种类型的机动设备(包括压实泥土的刮斗机和搬运材料的前端翻斗式装料机)来建造几个填埋场。到1944年，有111个军营使用垃圾填埋场处理垃圾。到1945年年底，几乎有100个美国城市采用了卫生填埋场。这在很大程度上是出于1943年美国公共卫生署的建议，即卫生填埋场应被视为战时紧急措施，以节省劳动力和物资。[37]那些关注垃圾处理的人开始纷纷把注意力投向卫生垃圾填埋场，因为它提供了一种清洁和相对经济的方法，并有可能为各种目的开垦土地。

长期以来，人们一直在采用包括回收废旧金属、回收其他可出售的物品以及使厨余垃圾再次使用的各种废物处置方法。养猪和垃圾还原法这两种主要的回收和再利用技术，在第一次世界大战后继续被采用，尽管它们似乎比卫生填埋或焚烧的前景更不乐观。喂猪吃垃圾——一种回收食物垃圾，为城市带来收入的处理方法，但也可能造成麻烦——在19世纪90年代末不再受到欢迎。在第一次世界大战期间，当国家被迫增加食物供应时，这种方法又有了复苏的迹象。20世纪30年代末和40年代的大萧条及战争使这一做法重新焕发了活力。1934年和1936年的干旱导致玉米严重减产，同时猪肉价格上涨。1941年，美国农业部对247个城市(人口在25 000人以上)进行了调查，结果显示27%的城市用垃圾喂猪。在许多情况下，养猪场和养猪业务都是私人经营，而不是由市政府经营。一些经营农场的城市将农场转手给了私人。[38]

20世纪30年代，科学研究表明，使用生垃圾作为饲料是猪感染旋毛虫的一个重要因素，这种寄生线虫可以通过未煮熟的猪肉传染给人类。尽管旋毛虫病的发病率很低，死亡率也很低，但这种疾病与饲养习惯之间的联系促使一些城市转为采用其他方法。[39]然而，这种喂猪吃垃圾的做法在美国的一些地区持续到20世纪50年代。[40]

在某些方面,垃圾还原法是在与养猪争夺垃圾。如前文所述,还原法利用化学和机械过程从食物废料中提取出可销售的油脂(用于肥料)。由于这些还原工厂的建设和运营成本高昂,它们大多被局限于建在人口超过 10 万的城市。第一次世界大战后,还原工厂的数量略有增加,到 1922 年达到了 24 家。但随着油脂价格在 20 世纪 20 年代的下降,工厂的数量再次锐减。有的工厂之所以存活下来是因为它们进行了有益的改进。例如,一种新型的萃取器被添加到锡拉丘兹的工厂中。在费城,还原工厂是用焚烧炉产生的蒸气运行的。不幸的是,人们对还原工厂了解并不多,因为大约半数的工厂是由私人承包商运营的。除了成本过高,市场也比较有限,因为这些工厂必须放置在远离垃圾来源的地方,那里散发着可怕的气味。额外的运输费用和有害污染物进入当地供水的可能性,使得这种方法受到了更多的局限。[41]

一位作家对还原工厂的消失表示惋惜,他认为这种工厂既能有效地消除垃圾,又能回收有用的材料。"哦,简直就像是垃圾桶里的摩西!"他说道:

> 40 年来,美国的工程师们一直在引领某些行业和我们的市政当局走向一片乐土,在那里,垃圾和类似的材料不再仅仅是必须花大价钱处理的废物,而会是产生有价值的产品,这些产品会为处理它们的费用买单,甚至有可能带来利润盈余。

还原法的消亡形成了一个两难局面。"这真是个悲剧,"他说,"与其说是金钱上的损失,不如说是技术水平将倒退 40 年。再没有其他能够被人们广泛接受的垃圾处理方法了。"[42] 即使是改进后的还原设施也不能达到他对垃圾处理系统的期望,即有效地消除废物并提供可用的副产品。1939 年只有 14 个还原工厂在运行。[43]

　　除了用作猪饲料和还原法，其他一些方法也采用了废物利用的原则，但是效果都不怎么理想。用于生产腐殖质或处理垃圾的堆肥技术主要是在美国以外进行研究。[44]在战争期间，美国继续开展垃圾回收的实验。韦林上校的垃圾分类设施于1898年在纽约启用，旨在将部分资金返还国库。但市政府官员从未兑现韦林的承诺，垃圾回收工厂也于1918年关闭。更新的垃圾分类程序淡化了垃圾的利用问题，并把它们简单地看作一种有效减少被拖到垃圾场的垃圾数量的方法。易拉罐、瓶子、废金属、破布、橡胶和纸张的市场因城市而异，而且从来没有足够可靠的市场来吸引人们对垃圾分类给予更多关注。私人慈善组织在垃圾回收工作上取得了一些成功，但他们的目标更多是针对社会而不是环境。[45]

　　事实证明，战时的回收工作比和平时期成功得多，因为公众的积极性在不断提高，并且为可回收物寻找市场也不再是主要的问题。在第一次世界大战中，战争工业委员会的废物回收服务署（1918年被转至商务部）是仿照英国的国家救助委员会建立的。战争回收署成立了阿克伦工业回收公司，专门收集用于工业用途的废料。在第二次世界大战中，美国再次借鉴其他国家的想法制定了一个救助计划。在此情况下，美国研究了加拿大、英国和德国的系统。战争生产委员会回收部的许多项目都是基于英国的实践。全国的财物回收工作主要依靠与大约1 600个地方当局的合作，这些地方当局指导了许多志愿团体的工作，其中包括许多妇女组织和美国童子军。从废金属、橡胶轮胎到纸张，各种各样的材料都被收集起来用于战争。战争结束时，纸张的回收率为35%，但在宣布和平后，回收率很快又开始下降。[46]

　　从整体上看，废物利用的方法成功地使一些废物得到回收和重新使用，但没有任何一种方法被普遍使用。养猪数量的增加和较小程度上继续使用还原法反映了对废物利用的一些实践。在这两种情况下只能处理有机废物。而卫生填埋是一种新型垃圾填埋方式。尽管存在一些不足,但有些地区仍然使用倾倒垃圾的方式。焚烧技术的强劲表现在一定程度上显示了它是一种适用比较广泛的处理选择方式。它可以通过处理无机材料来提高利用率,也可以通过燃烧混合垃圾来与其他技术竞争。

焚烧的历史是曲折的。随着时间的推移,人们对垃圾处理的期望发生了变化,焚烧的作用也发生了变化。在两次世界大战之间的那些年,情况也同样如此。在 1920 年之前,焚烧并不是一个优先项,其表现也并不突出。19 世纪 80 年代的第一代焚烧炉,其低效的操作和产生的烟雾为人所诟病。19 世纪 90 年代的第二代焚烧炉的成本则最令人望而却步。由于这两种情况,加之其他诸如往陆地和水中倾倒垃圾的方法,焚烧没能得到广泛的接受。[47]

在 20 世纪 20 年代早期,焚烧炉最有可能取代郊区和较小社区的露天垃圾场,因为这些地方可以提供合适的地点设立焚烧厂,偶尔的燃烧不充分也可以被接受,而且这些地方的焚烧炉也没有被用来发电。1924 年的一份报告显示,在接受调查的 96 个城市中,有 27 个(29%)对垃圾进行了焚烧。相比之下,有 16 个城市(17%)选择倾倒和填埋垃圾,有 37 个城市(38%)将垃圾用作肥料或动物饲料,2 个(2%)使用还原法处理垃圾;剩下的使用其他方法或者根本没有采用系统的垃圾处理方法。在一个廉价能源替代品盛行的时代,人们对使用焚烧炉将垃圾转化为能源的兴趣不大。在此期间,北美只有两个城市从焚烧厂生产的蒸汽中获得收入——魁北克的西芒特和密尔沃基。[48]

20 世纪 20 年代使用焚烧炉的限制不是出于当时对环境问题的关注。当时,工程师们普遍认为,从卫生的角度来看,焚烧炉是一个可以接受的处理选择。如果安装正确,它们不会产生烟雾和异味。请记住,当时大多数美国焚烧炉只焚烧厨余垃圾,有时可能还焚烧废弃物。这类材料不那么笨重,也不太可能产生不良后果。比如灰渣的问题就不是很严重。[49]

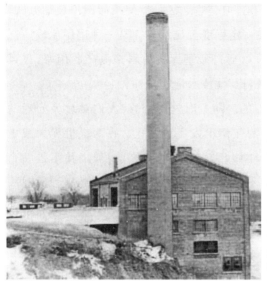

纽约埃尔迈拉的一个混合垃圾焚烧厂的外观。尽管官员们保证不会出现这样的问题，该工厂还是选址在城市东边的一个山脚下，以最大限度地减少公众对气味和烟雾的反对。到 20 世纪 30 年代末，焚烧变得相对流行起来，但它只处理了大约 5% 到 10% 的垃圾。

在 20 世纪初人们对焚烧废物的兴趣有所下降之后，到 20 世纪 30 年代末，焚烧炉又成了一种相对流行的处理方式。一些统计总结显示，过去 10 年焚烧炉的总数超过 700 座。然而，在 20 世纪 30 年代，焚烧只处理了 5% 至 10% 的垃圾。[50]

正如最近一位专家指出的那样，如果按照 40 年后的标准来看，当时开发出来的装置完全违反了空气质量标准，但在当时并没有受到严格的监管。[51]20 世纪 30 年代，一些专家对空气污染和焚烧废物之间的关系越来越感兴趣。一位工程师指出，虽然"污水排入水中不一定需要完全处理，但是排入空气中是需要这样做的，换句话说，需要完全的燃烧。这就是城市垃圾焚烧的主要特殊问题之一"[52]。尽管如此，焚烧炉相对比较卫生的这种观点在这一时期并没有受到质疑。欧洲发展出的更先进的燃烧原理（一种减少污染物的方法）还没有完全应用到美国的焚烧炉上。20 世纪 30 年代，美国的焚烧炉比过去更倾向于追求更高的温度和更高的燃烧速度。此外，焚烧炉的机械装料和机械加煤使其运作更有效率。[53]

这些焚烧炉在美国失败的部分问题是，在没有对当地因素进行工程研究的情况下就选择积极购买它们。由于成本的竞争,制造商无法或不愿提供这些产品。一些人认为,焚烧工厂的周围笼罩着一种"神秘的气氛"。[54] 然而,焚烧炉在一些城市地区获得了竞争优势,因为露天垃圾场在中心城市非常不受欢迎。而焚烧炉也同样面临着邻避主义("不要在我的后院")的问题。1937 年,一位观察家指出:"由于无知和公众舆论被误导,焚烧炉的建设常常被推迟。由于误以为焚烧厂会产生恶臭和烟雾并危害健康,因此每个社区的居民都希望焚烧炉设在城镇的另一边。我们需要的是对公众进行教育,让他们知道在现代设计的高温焚烧炉可以彻底消除异味。"[55]

与 20 世纪 20 年代的风潮相反,在 20 世纪 40 年代,焚烧开始在那些能够负担得起处理有机垃圾和可燃性无机垃圾技术的大城市中受到青睐,同时,城市公共工程部门将灰烬和非可燃性垃圾运输到垃圾填埋场。在美国大城市中,只有纽约市在这一时期坚持采用填埋方式,但他们也依靠焚烧炉处理部分垃圾。在焚烧炉与垃圾填埋场竞争的情况下,争论的焦点是成本和便利性,而不是环境风险。20 世纪 40 年代,焚烧在军营和其他军事设施得到广泛使用。由于这种做法比随意倾倒垃圾更方便,因此受到越来越多的支持。尽管某些因素使焚烧炉在某些环境中具有暂时的优势,但高昂的建设和运营成本仍然是其广泛使用的最大障碍。机械化是当代唯一可以降低操作成本的解决方案。因此,许多中等规模的地区负担不起这种处理方法的投资。[56]

家庭垃圾处理机的发明为垃圾处理提供了一种不同的方法。家用粉碎机的想法可以追溯到 20 世纪 20 年代和 30 年代的污水处理厂使用的研磨机和碎纸机,它们将大的固体颗粒转化为细浆,然后再冲入下水道系统。第一次尝试研磨垃圾并将其排入下水道是在 1923 年宾夕法尼亚州的黎巴嫩县。尽管这项技术成本高昂,并存在一些操作困难,但人们随后还是开展了进一步的实验。[57] 1935

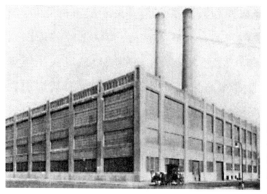

纽约市的斯特林焚烧厂。美国最大的焚烧工厂之一,该工厂建在城市中心,看起来像一座工业大楼或厂房。

年,通用电气公司将市政研磨机的理念应用到私人厨房使用的"一次性餐具"的设计和制造中。[58]不久以后,这种装置就在《科学美国人》等科学杂志和《家庭与花园》等女性杂志上宣传。通用电气和其他制造商在主要吸引郊区房主的同时,也将营销目标对准了住宅建筑商、厨房改造商和市政官员,借此吸引更大的消费者群体。方便和清洁是这种新装置的口号。不过它的大规模应用还是在第二次世界大战结束后。[59]

1930 年,匹兹堡的一名咨询工程师内森·雅各布斯(Nathan Jacobs)对于垃圾处理是否取得了进展,以及未来将会发生什么进行了提问:

> 市政工程师之间似乎普遍有一种感觉,那些致力于废物处理的公共服务形式,并没有像那些提供满足社会需要和用途的商品那样,取得同样的速度或同样的科学和经济发展。换句话说,人们更感兴趣的是获得欲望的满足,而不是处理随之而来的过剩和浪费。[60]

雅各布斯认为垃圾处理应该得到更多的关注,他得出的结论是,要在呼吁纳税人慷慨解囊的同时,激起公民的自豪感。他认为,随着大都市的持续发展,集中控制和管理诸如垃圾收集和处理等服务将是必不可少的。"这将进一步强调，"他说，"不仅要改进废物收集和处理的艺术，而且要减少待处理材料的数量。"[61]

美国公共工程协会的垃圾收集和处理委员会也在1941年版的《垃圾收集实践》（*Refuse Collection Practice*）中指明垃圾问题更广泛的背景。在评估欧洲的做法时，委员会赞扬了"欧洲卫生服务的显著改善"，这在很大程度上是由于各国官员之间交换意见和协调努力寻找解决办法。此外，委员会还认识到将这些成功做法移植到美国并非易事，特别是因为欧洲和美国之间存在着一些根本的差异。首先，欧洲的人均垃圾产生量远低于美国，他们将其归因于欧洲人"更节俭的习惯"和各种物资"供应较少"。其次，他们认为，欧洲人的"个人清洁、有序和节俭的习惯"表现在人们愿意"服从"卫生条例和规章的严格执行，"并在适当的收集程序上充分合作"。第三，委员会认为在欧洲的"公共服务，特别是垃圾收集服务受到的尊重"比在美国更大。第四，所有的垃圾被收集在·起以进行有效的处理，而且处理方法的范围也不够多样化。养猪和还原法没有得到广泛应用，焚烧方法也在减少，控制倾倒垃圾的意识开始占据上风。[62]随着战争的进行，对可回收材料的需求越来越大，但委员会并不认为这样妨碍废物收集过程的有效运作。[63]

尽管该委员会可能夸大了欧洲收集和处置服务的效率和效果，并低估了美国同行的价值，但它提出了内森·雅各布斯在1930年提出的一个类似问题。面对垃圾问题，人们需要的不仅仅是技术上的解决，而是消费者与负责垃圾处理的人之间的互动，这种想法似乎在两次世界大战之间的许多年里已经消失或者被搁置。在第二次世界大战之后，垃圾收集和处理的地位随着供水和污水处理服务的发展而提高。但直到20世纪后期，人们才开始担心"垃圾危机"迫在眉睫，并承认固体废物是"第三种污染"（与空气和水污染一样），这引起了举国上下的高度重视。

注　释

1. George W. Fuller, "The Place of Sanitary Engineering in Public Health Activities"(《卫生工程在公共卫生活动中的地位》),*AJPH* (《美国公共卫生杂志》)15(Dec. 1925)：1072.

2. Samuel A. Greeley, "An Analysis of Garbage Disposal"(《垃圾处理分析》),*American City* (《美国城市》)31(Aug. 1924)：104.

3. Martin V. Melosi, *Coping with Abundance：Energy and Environment in Industrial America* (《应对充裕：美国工业的能源与环境》),New York：Knopf, 1985, pp. 103 – 105.

4. APWA, *Solid Waste Collection Practice* (《固体废物收集实践》) 4th ed. ,Chicago：APWA, 1975, p. 22.

5. Lent D. Upson, *Practice of Municipal Administration* (《市政管理实务》),New York：Century, 1926, pp. 449,457.

6. Samuel A. Greeley, "Administrative and Engineering Work in the Collection and Disposal of Garbage：A Review of the Problem"(《垃圾收集与处理的行政与工程工作：问题的回顾》),*ASCE Transactions* (《美国土木工程师协会会刊》)89(1926)：800.

7. "Financial Statistics of Cities：1926 – 1934 Sanitation Service"(《城市的金融统计：1926—1934 年卫生服务》),*American City* (《美国城市》)51(Dec. 1936)：11, 13, 15, 17, 19.

8. "How Much for Refuse Disposal? Cities Don't Know"(《垃圾处理的花费是多少？——城市不知道》),*American City* (《美国城市》)50(Jan. 1935)：13;"The Status of Accounting in Street and Sanitation Departments"(《街道和卫生部门的财会状况》),*American City* (《美国城市》)49(Jan. 1934)：65; "Refuse Disposal and Street Cleaning"(《垃圾处理和街道清洁》),*ASMI Proceedings*(《美国市政改良协会论文集》)38th Annual Convention, April 1, 1933, pp. 183, 191 – 192.

9. Harrison P. Eddy Jr. , "Why Not Make Garbage Collection and Disposal Self-Sustaining?"(《为什么不自行收集和处理垃圾?》),*American City* (《美国城市》)47(Oct. 1932)：52 – 53;Donald C. Stone, *The Management of Municipal*

Public Works（《市政公共工程管理》），Chicago：Public Administration Service，1939，p. 241.

10. Charles Trout，"The New Deal and the Cities"（《新政与城市》），in *Fifty Years Later：The New Deal Evaluated*（《50 年后：新政评估》），Harvard Sitkoff ed.，New York：Knopf，1985，p. 136；"Sanitary Landfill and the Decline of Recycling as a Solid Waste Management Strategy in American Cities"（《美国城市固体废物管理策略中卫生填埋和回收利用的衰退》），unpublished paper，p. 15.

11. PWA，*America Builds：The Record of PWA*（《美国建设：公共工程管理局记录》），Washington，D. C. PWA，1939，p. 279. 参见 Harold Ickes，*Back to Work：The Story of PWA*（《返回工作：公共工程管理局的故事》），New York：Macmillan，1935，p. 170；U. S. PWA，*The First Three Years*（《前三年》），Washington，D. C. GPO，1936，p. 10。

12. "Sanitary Landfill and the Decline of Recycling"（《美国城市固体废物管理策略中卫生填埋和回收利用的衰退》），p. 15；Trout，"New Deal and the Cities"（《新政与城市》），p. 144.

13. Harrison P. Eddy Jr.，"Refuse Disposal—A Review"（《垃圾处理——回顾》），*Municipal Sanitation*（《市政卫生》）8（Jan. 1937）：86.

14. Samuel A. Greeley，"Modern Methods of Disposal of Garbage，and Some of the Troubles Experienced in Their Use"（《现代垃圾处理方法及其使用中遇到的一些麻烦》），*American City*（《美国城市》）28（Jan. 1923）：15.

15. Samuel A. Greeley，"Modern Methods of Disposal of Garbage，and Some of the Troubles Experienced in Their Use"（《现代垃圾处理方法及其使用中遇到的一些麻烦》），*American City*（《美国城市》）28（Jan. 1923）：17；George B. Gascoigne，"A Years Progress in Refuse Disposal and Street Cleaning"（《垃圾处理与街道清洁的一年进展》），*American Society of Municipal Engineers*，*Official Proceedings of the 38th Annual Convention*（《第 38 届年度会议论文集》）38（Detroit，Jan. 1933），pp. 191 - 192. 按城市划分的成本数据，参见 *Municipal Index*，1926（《1926 年市政指数》），pp. 162 - 183；*Municipal Index and Atlas*，1930（《1930 年市政指数和地图集》），pp. 618 - 635。

16. C. G. Gillespie and E. A. Reinke，"Municipal Refuse Problems and

Procedures"(《城市垃圾问题与程序》), *Civil Engineering*（《土木工程》) 4
（Sept. 1934）: 487 – 488.

17. Stone, *Management of Municipal Public Works*(《市政公共工程管理》),
p. 241.

18. 该调查将住宅式收集与商业性垃圾收集分开,数据分别为:78%/
66%的市政收集,23%/22%的合同收集,29%/53%的私人收集。

19. 参见 E. S. Savas, ed. , *The Organization and Efficiency of Solid Waste
Collection*（《固体废物收集的组织和效率》), Lexington, Mass. D. C. Heath,
1977, pp. 35 – 37, 43。

20. 参见 J. Eugene Root, "The Cases for Municipal and Contract Collection
of Refuse"(《市政和承包垃圾收集的案例》), *American City*（《美国城市》) 49
（April 1934）: 65 – 66; Upson, *Practice of Municipal Administration*(《市政管理
实务》), pp. 458 – 459。

21. 镀锌钢可以成为垃圾的标准容器,而灰烬和垃圾可以用蒲式耳篮子
收集。参见 Upson, *Practice of Municipal Administration* (《市政管理实务》),
p. 459。Samuel A. Greeley, "Street Cleaning and the Collection and Disposal of
Refuse"(《街道清洁与垃圾收集与处理》), *ASCE Transactions* (《美国土木工程
师协会会刊》)92（1928）: 1245。

22. Upson, *Practice of Municipal Administration* (《市政管理实务》), p. 458;
Municipal Index, 1926(《1926 年市政指数》), pp. 162 – 183; *Municipal Index and
Atlas*, 1930(《1930 年市政指数和地图集》), pp. 618 – 635; Ellis Armstrong,
Michael Robinson, and Suellen Hoy, eds. , *History of Public Works in the United
States*, 1776 – 1976(《美国公共工程史, 1776—1976》), Chicago: APWA, 1976,
p. 442.

23. 机械化也对街道清洁工作产生了影响,如使用吸尘器装置来抑制灰
尘,以及使用各种机械扫地机等。参见 Armstrong et al. eds. , *History of Public
Works* (《美国公共工程史》), p. 439; Upson, *Practice of Municipal Administration*
(《市政管理实务》), pp. 451 – 453。

24. Armstrong et al. eds. , *History of Public Works*(《美国公共工程史》),
pp. 441 – 442; Gascoigne, "Years Progress in Refuse Disposal"(《垃圾处理与街

道清洁的一年进展》),pp. 188 – 189;Upson, *Practice of Municipal Administration*
(《市政管理实务》),pp. 459 – 460;J. E. Doran,"The Economical Collection of
Municipal Wastes"(《城市废物的经济收集》),*American City*(《美国城市》)39
(Oct. 1928):98;Joseph J. Butler,"Refuse Collection and Disposal in Chicago"
(《芝加哥的垃圾收集与处理》),*American City*(《美国城市》)52(Oct. 1937):
81;Greeley,"Street Cleaning and the Collection and Disposal of Refuse"(《街道
清洁与垃圾的收集和处理》),1928, p. 1245. 参见 William J. Galligan,
"Motorization of Equipment for Street Cleaning and Refuse Removal in the Bureau
of Streets of Chicago"(《芝加哥街道局的街道清洁和垃圾清除设备的机动
化》),*ASMI Proceedings*(《美国市政改良协会论文集》)30(1924):314 – 322。

25. Roger J. Bounds,"Refuse Disposal in American Cities"(《美国城市的
垃圾处理》),*Municipal Sanitation*(《市政卫生》)2(Sept. 1931):431 – 432.

26. George W. Schusler,"The Disposal of Municipal Wastes"(《城市垃圾的
处理》),*American City*(《美国城市》)51(Aug. 1936):86;Stone,*Management of
Municipal Public Works*(《市政公共工程管理》),pp. 259 – 260.

27. 该市在 1916 年放弃了这种做法,因为驳船无法在汹涌的海水中航行。

28. Martin V. Melosi,"Waste Management:The Cleaning of America"(《废
物管理:美国的清洁》),*Environment*(《环境》)23(Oct. 1981):12;Eddy,
"Refuse Disposal—A Review"(《垃圾处理——回顾》),p. 79;Bounds,"Refuse
Disposal"(《垃圾处理》),p. 431;Gillespie and Reinke,"Municipal Refuse
Problems"(《城市垃圾问题》),p. 490.

29. Bounds,"Refuse Disposal"(《垃圾处理》),p. 432;"Sanitary Landfill
and the Decline of Recycling"(《美国城市固体废物管理策略中卫生填埋和回
收利用的衰落》),p. 18;Upson,*Practice of Municipal Administration*(《市政管理
实务》),p. 462.

30. 参见 Rachel Maines and Joel Tarr,"Municipal Sanitation:Asssessing
Technological Cost, Risk and Benefit"(《城市卫生:评估技术成本、风险和收
益》),case study, Carnegie-Mellon University, Dec. 1980,p. 16;Bounds,"Refuse
Disposal"(《垃圾处理》),pp. 431 – 432。

31. Martin V. Melosi, *Garbage in the Cities:Refuse, Reform, and the*

Environment, *1880 - 1980*（《城市里的垃圾:废弃物、改革与环境,1880—1980年》）,College Station: Texas A&M UP, 1981,p. 168.

32. Martin V. Melosi, "Historic Development of Sanitary Landfills and Subtitle D"（《卫生垃圾填埋场的历史发展及副标题 D》）, *Energy Laboratory Newsletter*（《能源实验室通讯》）31(1994): 20.

33. "Sanitary Landfill and the Decline of Recycling"（《美国城市固体废物管理策略中卫生填埋和回收利用的衰落》）, pp. 19 - 21; "An Interview with Jean Vincenz"（《对吉恩·文森兹的采访》）, *Public Works Historical Society Oral History Interview*（《公共工程历史学会口述历史采访》）1 (1980); Jean L. Vincenz, "Sanitary Fill at Fresno"（《弗雷斯诺的卫生填埋》）, *Engineering News-Record*（《工程新闻记录》）123(Oct. 26,1939): 539 - 540; Vincenz, "The Sanitary Fill Method of Refuse Disposal"（《垃圾处理的卫生填埋方法》）, *Public Works Engineers Yearbook*（《公共工程工程师年鉴》）, 1940, pp. 187 - 201; Vincenz, "Refuse Disposal by the Sanitary Fill Method"（《采用卫生填埋法处理垃圾》）, *Public Works Engineers Yearbook*（《公共工程工程师年鉴》）, 1944, pp. 88 - 96; "The Sanitary Fill as Used in Fresno"（《弗雷斯诺采用的卫生填埋》）, *American City*（《美国城市》）55 (Feb. 1940): 42 - 43; Melosi, "Historic Development of Sanitary Landfills"（《卫生垃圾填埋场的历史发展及副标题 D》）, p.20.

34. "Sanitary-Fill Refuse Disposal at San Francisco"（《旧金山的卫生填埋垃圾处理》）, *Engineering News-Record*（《工程新闻记录》）116 (Feb. 27, 1936):314 - 317; "Fill Disposal of Refuse Successful in San Francisco"（《旧金山垃圾填埋处理获得成功》）, *Engineering News-Record*（《工程新闻记录》）116 (July 6,1939): 27 - 28; J. C. Geiger, "Sanitary Fill Method"（《卫生填埋方法》）, *Civil Engineering*（《土木工程》）10 (Jan. 1940): 42; John J. Casey, "Disposal of Mixed Refuse by Sanitary Fill Method at San Francisco"（《旧金山用卫生填埋法处理混合垃圾》）, *Civil Engineering*（《土木工程》）9 (Oct. 1939): 590 - 592.

35. "Sanitary Landfill and the Decline of Recycling"（《美国城市固体废物管理策略中卫生填埋和回收利用的衰落》）, pp. 22 - 25.

36. W. Rayner Straus, "Use of Sanitary Fill in Baltimore to Continue After the

War"(《战后巴尔的摩继续使用卫生填埋》), *American City*(《美国城市》)60(Jan. 1945):82 – 83.

37. "An Interview with Jean Vincenz"(《对吉恩·文森兹的采访》),pp. 17 – 19;Vincenz,"Refuse Disposal by the Sanitary Fill Method"(《采用卫生填埋法处理垃圾》), pp. 88 – 89; Melosi, "Historic Development of Sanitary Landfills"(《卫生垃圾填埋场的历史发展及副标题 D》), p. 20; APWA, *Municipal Refuse Disposal*(《城市垃圾处理》), Chicago:Public Administration Service,1970,pp. 91 – 92.

38. Armstrong et al. eds. , *History of Public Works*(《美国公共工程史》), p. 448;Eddy,"Refuse Disposal—A Review"(《垃圾处理——回顾》), p. 80; Bounds,"Refuse Disposal"(《垃圾处理》),pp. 433 – 434.

39. 在 20 世纪 40 年代,美国公共卫生服务部每年收到大约 400 例旋毛虫病的报告。三分之一的州根本没有报告旋毛虫病病例。参见 Armstrong et al. eds. , *History of Public Works*(《美国公共工程史》), p. 448。

40. 在某些情况下,厨余垃圾需煮熟后再喂给动物。参见 Melosi,"Waste Management"(《废物管理》),p. 12。

41. Eddy,"Refuse Disposal—A Review"(《垃圾处理——回顾》), p. 79; Bounds,"Refuse Disposal"(《垃圾处理》), pp. 433 – 434;Greeley,"Street Cleaning and the Collection and Disposal of Refuse"(《街道清洁与垃圾的收集和处理》), p. 1246;Upson,*Practice of Municipal Administration*(《市政管理实务》),pp. 463 – 464; Harry A. Mount, "A Garbage Crisis: Must We Solve Anew the Problem of the Disposition of Domestic Wastes?"(《垃圾危机:生活垃圾的处理问题必须重新定位吗?》),*Scientific American*(《科学美国人》)126(Jan. 1922):38. 以印第安纳波利斯的一家还原工厂为例,该厂附近一个坑里的废液严重污染了附近的地下水。参见 Maines and Tarr,"Municipal Sanitation"(《市政卫生》),p. 11。

42. Mount,"Garbage Crisis"(《垃圾危机》),p. 38.

43. "Trends in Refuse Disposal"(《垃圾处理的趋势》),*American City*(《美国城市》)51(May 1939):13.

44. 1925 年在印度开展了第一次重大的堆肥研究。阿尔伯特·霍华德爵士(Sir Albert Howards)在印多尔实施的方法仅仅是将有机材料放在一个坑里,定期转动堆肥,并排出水分。意大利佛罗伦萨的乔凡尼·贝卡里博士(Sir Giovanni Beccari)于 1922 年获得了一项促成废物分解的发酵过程的专利。其他专利也很快跟进。1932 年,一家非营利性公用事业公司在荷兰建立了第一个全面的堆肥厂,这家公司是荷兰政府为处理城市垃圾而成立的。参见 *Municipal Refuse Disposal*(《城市垃圾处理》), pp. 293 – 294; Bounds, "Refuse Disposal"(《垃圾处理》), p. 432。

45. Upson, *Practice of Municipal Administration*(《市政管理实务》), pp. 465 – 466; Maines and Tarr, "Municipal Sanitation"(《市政卫生》), p. 6; *Municipal Refuse Disposal*(《城市垃圾处理》), p. 337; Nathan B. Jacobs, "What Future for Municipal Refuse Disposal?"(《城市垃圾处理的未来是怎样的?》), *Municipal Sanitation*(《市政卫生》)1(July 1930): 384.

46. Suellen M. Hoy and Michael C. Robinson, *Recovering the Past: A Handbook of Community Recycling Programs, 1890 – 1945*(《恢复过去:社区回收计划手册,1890—1945 年》), Chicago: Public Works Historical Society, 1979, pp. 20 – 22.

47. 参见第九章。

48. Cyril E. Marshall, "Incinerator Knocks Out Garbage Dump in Long Island Town"(《焚烧炉摧毁长岛镇的垃圾堆》), *American City*(《美国城市》)40(June 1929): 129; Rudolph Hering and Samuel A. Greeley, *Collection and Disposal of Municipal Refuse*(《城市垃圾的收集和处置》), New York, 1921, p. 313; *Municipal Index, 1924*(《城市指数,1924 年》), p. 68; "Garbage Collection and Disposal"(《垃圾收集和处理》), *City Manager Magazine*(《城市管理者杂志》)(July 1924): 12 – 13.

49. Harry R. Crohurst, "Municipal Wastes: Their Character, Collection, Disposal"(《城市垃圾:它们的特性、收集和处置》), *Public Health Bulletin*(《公共卫生公报》)107(Oct. 1920): 48 – 49.

50. Michael R. Greenberg et al., *Solid Waste Planning in Metropolitan Regions*(《都市圈固体废物规划》), New Brunswick, N. J. Center for Urban Policy Research, Rutgers University, 1976, p. 8; G. C. Holbrook, "The Modern Refuse Incinerator—A Sanitary Municipal Utility"(《现代垃圾焚烧炉———一种卫生的市政公用事业》), *American City*(《美国城市》)51(Dec. 1936): 59.

51. Greenberg et al. ,*Solid Waste Planning in Metropolitan Regions*(《都市圈固体废物规划》),p. 8.

52. Henry W. Taylor,"Incineration of Municipal Refuse：Part 1—Municipal Wastes"(《城市垃圾的焚烧：第一部分——城市垃圾》),*Municipal Sanitation*(《市政卫生》)6(May 1935)：142.

53. Henry W. Taylor,"Incineration of Municipal Refuse：Part 6—Past and Present"(《城市垃圾的焚烧：第六部分——过去与现在》),*Municipal Sanitation*(《市政卫生》)6(Oct. 1935)：300；Henry W. Taylor,"Incineration of Municipal Refuse：Part 4"(《城市垃圾的焚烧：第四部分》),*Municipal Sanitation*(《市政卫生》)6(Aug. 1935)：239；George L. Watson, "What Constitutes a Low Bid on an Incinerator?"(《什么造成了焚烧炉的低价?》),*American City*(《美国城市》)49(Oct. 1934)：66.

54. H. S. Hersey,"Incinerators for Garbage and Refuse Disposal"(《垃圾焚烧炉和废弃物处理》)pt. 1,*American City*(《美国城市》)53(Feb. 1938)：61,63；Taylor,"Incineration of Municipal Refuse：Part 6"(《城市垃圾的焚烧：第六部分》),p. 300. 同时参见 H. S. Hersey,"Incinerators for Garbage and Refuse Disposal"(《垃圾焚烧炉和废弃物处理》)pt. 2, *American City*(《美国城市》)53(March 1938)：89。

55. "Public Still Wants No Incinerator as a Next Door Neighbor"(《公众仍然不希望隔壁有焚烧炉》),*Municipal Sanitation*(《市政卫生》)8(Nov.1937)：585.

56. Rolf Eliassen,"Incinerator Mechnization Wins Increasing Favor"(《焚烧炉的机械化赢得越来越多的青睐》),*Civil Engineering*(《土木工程》)19(April 1949)：17-19；Morris M. Cohn,"Highlights of Incinerator Construction—1941"(《焚烧炉建设的亮点——1941 年》),*Sewage Works Engineering*(《污水处理厂工程》)13(Feb. 1942)：87.

57. "Combined Treatment of Sewage and Garbage"(《污水与垃圾的联合处理》),*National Municipal Review*(《国家市政评论》)13(Aug. 1924)：450-451；C. E. Keefer,"The Disposal of Garbage with Sewage"(《垃圾与污水的处理》),*Civil Engineering*(《土木工程》)6(March 1936)：178-180；"Disposal of Ground Garbage into Sewers Arouses Interest"(《地面垃圾排入下水道引起了人

们的兴趣》），*Municipal Sanitation*（《市政卫生》）7（March 1936）：94；Charles Gilman Hyde，"Recent Trends in Sewerage and Sewage Treatment"（《污水系统和污水处理的最新趋势》），*Municipal Sanitation*（《市政卫生》）7（Feb. 1936）：46 - 47；"Send Out the Garbage with the Sewage from the Home"（《把垃圾和污水一起从家里送出去》），*American City*（《美国城市》）50（Sept. 1935）：13.

58. Suellen Hoy，"The Garbage Disposer：The Public Health，and the Good Life"（《垃圾处理者：公共卫生和美好生活》），*Technology and Culture*（《科技与文化》）26（Oct. 1985）：761.

59. Susan Strasser，"Leftovers and Litter：Food Waste in the Late Twentieth Century"（《剩饭和垃圾：20 世纪晚期的食物垃圾》），paper read at the Organization of American Historians meeting，Atlanta，April，1994，pp. 6 - 8.

60. Jacobs，"What Future for Municipal Refuse Disposal?"（《城市垃圾处理的未来?》），p. 384.

61. Jacobs，"What Future for Municipal Refuse Disposal?"（《城市垃圾处理的未来?》），p. 385.

62. 尽管一份报告指出，直到 1935 年，英国 42.7% 的垃圾被焚烧，或焚烧后被挑选为可回收材料。参见 Maines and Tarr，"Municipal Sanitation"（《市政卫生》），p. 4。

63. Committee on Refuse Collection and Disposal，*Refuse Collection Practice*（《垃圾收集实践》），Chicago：APWA，1941，pp. 350 - 370. 了解更多有关欧洲处置做法的信息，参见 A. L. Thomson，"What European Cities Are Doing in Handling Refuse"（《欧洲城市如何处理垃圾》），*Municipal Sanitation*（《市政卫生》）6（Dec. 1935）：365 - 369；Henry W. Taylor，"Incineration of Municipal Refuse：Part 5—Foreign Installations"（《城市垃圾的焚烧：第五部分——外国设施》），*Municipal Sanitation*（《市政卫生》）6（Sept. 1935）：267 - 270；A. L. Thomson，"Refuse as a Source of Profit"（《作为利润来源的垃圾》），*Municipal Sanitation*（《市政卫生》）1（June 1930）：332 - 336；（July 1930）：389 - 396；George W. Fuller，"Observations on Refuse Disposal in Europe"（《欧洲垃圾处理观察》），*AJPH*（《美国公共卫生杂志》）14（Jan. 1924）：25 - 29.

第三部分

新生态
（1945—2000 年）

第十四章

生态时代的郊区扩张挑战以及"城市危机"，1945—1970 年

周边地区的无节制增长和中心城市环境的恶化是二战后城市状况的两大特征，并影响了卫生技术的维护和进一步发展。城市的扩张对供水、污水收集、垃圾收集和处理等方面的提供者提出了越来越苛刻的要求。事实证明，就其本身而言，郊区化在经济上拖累了提供服务的步伐。社会科学家丹尼斯·贾德（Dennis Judd）写道："郊区居民不用支付他们所使用的城市服务费用……即使是在20世纪80年代，只有凭借着中心城市的劳动力供应和经济市场，郊区才得以成为可持续社区。它们根本无法独立存在。"他补充说，一项针对168个大都市地区的研究发现，"中心城市的服务成本更多地受郊区人口水平的影响，而不是其他任何因素"[1]。

出于对日渐朽坏的基础设施（尤其是在城市核心地带）的担忧，人们第一次提出了关于19世纪和20世纪早期设计和实施的卫生系统持久性的重要问题。然而，一系列日益严重的社会问题逐渐将人们的注意力从基础设施问题上转移开来，它们被统称为"城市危机"。

1945年以后，卫生服务不仅处于一种新的社会和政治环境中，

还处于一种不断变化的环境中。"新生态学"和现代环境运动的出现,产生了一种以不同角度看待卫生服务的范式,其至工程师、公共卫生官员和其他卫生工作者中也有人密切关注这一系统的建立。

1945 年后,大都市地区的城市人口越来越多。在 1920 年至 1950 年间,居住在城市的美国人的比例从 50% 上升到 64%,到 1970 年上升到 73.5%。从 1940 年到 1950 年,城市人口增长了 22.2%,而美国总人口只增长了 14.5%。在 20 世纪 50 年代,大城市人口的增长速度几乎是非大城市人口的 5 倍。1960 年,63% 的美国人(近 1.13 亿人)居住在大都市地区(见表 14 - 1 和 14 - 2)。[2]

表 14 - 1　城市人口

年份	美国人口(百万)	城市的数量(个)	城市人口(占美国总人口)
1940 年	131.7	3 464	174.4(56.5%)
1950 年	150.7	4 741	96.5(64.0%)
1960 年	179.3	6 041	125.3(69.9%)
1970 年	203.2	7 062	149.3(73.5%)

资料来源:U. S. Dept. of Commerce, Bureau of the Census, *Historical Statistics of the United States*(《美国历史统计》),1975,pp. 8,11.

表 14 - 2　标准都市统计地区数目

(单位:个)

地区	1950 年	1960 年	1970 年
东北部	39	47	51
中北部	52	59	67
南部	59	77	88
西部	18	29	37
总计	168	212	243

资料来源:U. S. Dept. of Commerce, Bureau of the Census, *Historical Statistics of the United States*(《美国历史统计》),1975,p. 39.

人口增长最快的地区的面积增长同样令人感到惊讶。从 1930

年到 1970 年,休斯敦(从 72 平方英里增长至 453 平方英里)、达拉斯(从 42 平方英里增长至 280 平方英里)、圣地亚哥(从 94 平方英里增长至 307 平方英里)、凤凰城(从 10 平方英里增长至 247 平方英里)、印第安纳波利斯(从 54 平方英里增长至 379 平方英里)、圣何塞(从 8 平方英里增长至 117 平方英里)和杰克逊维尔(从 26 平方英里增长至 827 平方英里)等城市都发生了惊人的扩张。自 1930 年以来,经历人口净下降(自 1950 年以来)的美国 12 个最大城市的市政面积增长不到 1%。[3]

对于西部和南部的新"阳光地带"的城市来说,吞并成了一种极具吸引力的增长方式,特别是在那些与其他城市地区竞争能力有限,而且州法律于己有利的地方。土地合并限制了州政府的分裂,也限定了独立郊区的发展,并帮助填补了国库的税收。1945 年,人口超过 5 000 人的 152 个城市完成了合并,大大超过了战前的水平。到 20 世纪 40 年代末,几乎有 300 个城市兼并了其他土地,到 1967 年,有 787 个城市就是这么做的。1950 年至 1970 年期间,休斯敦通过兼并增加了 250% 的土地面积,达拉斯-沃斯堡增加了 128%,圣地亚哥增加了 241%,圣何塞增加了 8000%,凤凰城增加了 16000%。[4]

土地和人口的增长有利于外围地区而牺牲了城市核心地区。到 1970 年,超过一半的大都市居民住在郊区。居住在核心城市以外的大都市区居民的比例从 1940 年的 32% 上升到 1950 年的 41%。总体而言,核心城市和郊区的增长模式基本上是 1940 年至 1970 年的镜像反映。核心城市的标准都市统计区域(大城市及其郊区,缩写为 SMSA)总增长率从 1940 年的 40.7% 下降到 1970 年的 4.4%,而郊区则从 59.3% 上升到 95.6%。1950 年 12 个最大的城市中,有 11 个在接下来的 10 年里人口减少。在 1950 年到 1970 年间,芝加哥和纽约的人口都在减少,但它们的郊区人口显著增长——分别为 117% 和 195%。在底特律,核心城区人口减少了

20%,而近郊人口增加了 200% 以上。即使是在洛杉矶(唯一一个核心人口增长的大城市)周边地区的人口增长也比中心城市高出43%,达到 141%。[5]即使是二战后"阳光地带"的移民,其本质上也是郊区移民,特别是在加利福尼亚、佛罗里达和得克萨斯等州。[6]

总体统计数字并不能说明这一时期人口增长的全部情况(见表 14 - 3)。城镇人口集中程度以东北部地区最大。然而,增幅最大的是南部和西部。1950 年至 1970 年间,东北部地区的小型公共卫生指数增长了 23.3%,中北部各州增长了 40.1%,南部增长了64.5%,中西部各州增长了 23.3%,西部地区则为 90.3%。在同一时期,东北部的中心城市人口的增长出现停滞(0.6%);而在北部略有上升(12.5%)。而与此同时,南部(64.2%)和西部(93.3%)的标准都市统计区域也有增长。这些数据表明,至少在 20 世纪 60年代之前,核心城市和郊区之间的增长差距主要集中在东部和中西部。到 20 世纪 60 年代,即使是西部和南部的中心城市,发展速度也明显放缓,全国各地中小城市的发展速度也是如此。因此,与20 世纪 50 年代相比,60 年代更为明显的是一种更加一致的全国趋势,即中心城市的衰落和外围城市的动态增长。

表 14 - 3 中小城市与中心城市人口比较

(单位:百万)

	1950 年		1960 年		1970 年	
	标准都市统计区域	中心城市	标准都市统计区域	中心城市	标准都市统计区域	中心城市
东北部	31.8	17.2	36	17.3	39.2	17.3
中北部	26.9	15.2	33.4	16.5	37.7	17.1
南部	21.4	10.9	28.9	15.1	35.2	17.9
西部	14.4	6	21.3	9.1	27.4	11.6
总计	94.5	49.3	119.6	58	139.5	63.9

资料来源:U. S. Dept. of Commerce, Bureau of the Census, *Historical Statistics of the United States*(《美国历史统计》),1975,p.39.

　　房地产市场的新趋势极为生动地展示了二战后外向经济增长的加速。1946 年至 1960 年间,建筑商建造了大约 1 400 万户独栋住宅。到 1970 年,几乎三分之二的美国家庭拥有了自己的住房。事实证明,联邦住房管理局通过退伍军人管理局抵押贷款计划提供的数十亿美元抵押贷款保险和低息军人贷款,对推动战后房地产市场的繁荣起到了至关重要的作用。可获得的联邦抵押贷款担保鼓励建筑商涌入住宅建筑业,并推动了美国郊区前所未有的新住宅区建设。[7]历史学家肯尼思·杰克逊表示:"在联邦住宅管理局运营的前 40 年里,共计发放了 1 190 亿美元的抵押贷款保险,主要受益者是郊区。在 20 世纪 50 年代和 60 年代,几乎一半的住房可以申请联邦住宅管理局或退伍军人事务部的贷款。"随着拥有房产的家庭比例的增加,"美国郊区从一个富人的专属区变成了中产阶级的正常期望"[8]。

　　郊区对城市中产阶级尤其是白人有一种推拉效应。拉动因素包括在新开发的住宅项目中,联邦住房管理局和退伍军人管理局提供具有吸引力的抵押贷款。推动因素包括市中心的衰落和种族偏见,这是促使白人逃往郊区的主要原因。此外,为了避免因中心城市日益增长的支出而被征税,中产阶级城市居民搬出了中心城市。在这种情况下,白人和黑人都搬到郊区去了。

　　早在 20 世纪 30 年代,居住在美国大城市郊区的黑人数量就开始增加。从 1950 年到 1970 年,郊区黑人人口的比例从 4.1% 上升到 4.8%,其中 60 年代增幅最大。与郊区白人人口相比,这一数字是相当低的。考虑到当地努力地限制或排除郊区社区的少数族裔、穷人和老年人,这也是可以预料的。南方的黑人和西班牙裔郊区居民经常发现他们在新的环境中被隔离开。郊区基本的贫民窟化遵循了中心城市隔离的模式。到了 20 世纪 70 年代,沿着种族界线划分的居住模式继续存在,但分散的区域更大了。[9]

　　郊区对少数族裔的积极排斥大大挫伤了黑人、西班牙裔和穷人对郊区生活的热情。有效的排除手段包括采取分区法规,禁止建造多单元住宅结构和小住宅用地,并拒绝他们参与补贴住房计划。[10]

随着美国人向郊区的外迁,就业和零售业也随之发展起来。20世纪60年代,在15个最大的大都市地区,中心城市的工作岗位从1 200万减少到1 120万,而郊区的工作岗位从700万增加到1 020万。郊区新建工厂的速度远快于中心城市。到1956年,郊区共有1 600家购物中心,另有2 500家正在规划和建设中。为不断扩张的汽车文化而设计的购物中心很快取代了市中心的百货商店,成为美国零售业的主要标志。[11]

战后的郊区对汽车的依赖程度与老式郊区对电车的依赖程度几乎相同甚至更高。而美国人口在1945年至1965年间增长了35%,机动车登记数量超过180%,即从2 600万辆增加到7 200万辆。到20世纪60年代初,大约80%的美国家庭拥有汽车。[12]同时,用于公路建设的联邦资金大幅增加,从1946年的7 900万美元增加到1960年的29亿美元。根据1956年的州际公路法案,美国公路系统的估计成本大约有一半用于5 500英里的高速公路,这些高速公路贯穿了城市地区。[13]

向外推进并进入城市外围并没有解决中心城市的顽疾。早在20世纪50年代中期,人口最多的郊区的居民就要求建设更多的学校、新的下水道、洁净水供应和足够的垃圾处理设施。由于资源分散在一些郊区社区,当地努力吸引新的工商业并提高税收。郊区和中心城市之间的政治对抗也在不断加大,并且比以往任何时候都更多地暴露了隔离的后果,特别是存在于两者之间的种族隔离,以及中心城市日益加深的财政问题。[14]

第二次世界大战后,中心城市成为最受围攻的城区。由于许多潜在买家将目光投向城市外围的新建筑,市中心的住房市场开始崩溃。[15]最终,随着商业活动的增多,从郊区到中心商业区的交通往来开始减少。例如,从 1953 年到 1965 年,往返于底特律市中心的次数下降了 22%。大多数主要城市的零售额大幅下降,酒店收入锐减,而郊区的购物中心和汽车旅馆生意兴隆。[16]

针对城市核心和边缘地带日益严重的分化,早期的应对措施是促进市中心的振兴和城市更新,这解决了一部分经济和物质问题,但对于美国城市的许多根本问题几乎没有解决。重建计划牺牲了低收入社区的利益,而修建高速公路或私人和政府办公楼则反映出对使用复兴中心城市的看法发生了变化。振兴项目的首要目标是清除贫民窟,但并没有考虑这对当地居民的影响。[17]从 1950年到 1960 年,联邦项目拆毁的房屋数量比建造的还要多。[18]

到了 20 世纪 60 年代中期,评论家和大批专家都在哀叹美国的"城市危机",其特征是中心城市经济衰退、健康和环境条件恶化、暴力犯罪上升、种族骚乱和整个地区的绝望情绪。这种对市中心生活的悲观描述是与人们对城市问题日益冷漠的态度相符合的,尤其是那些生活在城市边缘的人。[19]许多城市官员、规划师和城市改革者仍然相信,城市更新计划是恢复城市核心活力的关键。然而美国大都市变化得太快,用这种狭隘的方法无法遏制人们对真实或想象的"城市危机"的焦虑,也无法充分应对未来的一系列广泛问题。[20]

在这方面,新卫生服务的提供和改善现有系统的需要夹在向外增长的势头和国家大都市地区核心的两难困境之间。卫生服务的发展和改善前所未有地在一系列广泛的社会、经济和政治问题中争得优先地位。此外,美国大城市内部核心城市和郊区的需求及愿望具有很大的分歧,使得任何统一的政策都很难甚至不可能实施。

城市管理和财政发生了重大变化,对卫生服务产生了重大影响。战后不久,联邦政府在城市事务中的作用有所减弱。和平与日益增长的富裕驱散了大萧条和第二次世界大战的紧张气氛,削弱民众了对新政的支持,而新政现在似乎对围绕大都市发展的问题影响甚微。与民主党执政时期相比,共和党在 20 世纪 50 年代的主要总统选举中对核心城市的依赖程度有所降低,这使得城市问题不再那么重要。对许多人来说,在这个新时代,一项广泛的国家城市政策和继续广泛的联邦援助已经不合时宜。地方似乎非常有机会控制城市问题。[21]

都市自身分裂的过程在一定程度上导致地方对当地控制的增加。郊区的发展催生了各种各样的政府机构,这些机构加强了中心城市和郊区之间以及郊区之间的经济、社会和族裔分化。[22] 到 1967 年,227 个标准都市统计区域包含 20 703 个地方管理机构,包括 4 977 个自治市、3 255 个城镇、404 个县、7 049 个特别行政区和 5 018 个学区。到 20 世纪 90 年代,地方政府的数量增加到 8 万个。[23]

尽管艾森豪威尔政府希望看到更多的私人利益参与城市事务中,也尽管联邦与城市之间总是彼此唱反调,但是双方的合作关系并没有在 20 世纪 50 年代消失。从 1952 年到 1960 年,联邦政府对大城市的直接援助从 4 090 万美元增加到 1.68 亿美元,不过这一数字只占市政总收入的 1.2%。[24]

虽然各城市在 20 世纪 50 年代没有像 30 年代那样面临财政危机,但预算仍然非常紧张。在战争期间,地方政府大幅减少了债务负担。事实上,从 1941 年到 1945 年间,州和市政债务下降了 21%。然而,这些城市面临着公共工程的欠账积压,这些工程在 20 世纪 30 年代和战争期间被耽搁了。1945 年之后,随着城市的扩张,服务需求和经济通货膨胀再次推高了市政支出。在 1945 年到 1949 年之间,税收增长了 64%,而收入(包括联邦和州补助)只增长了 45%。20 世纪 40 年代后期的市政借款每年填补了大约 30 亿美元的差额。[25]

随着 1961 年民主党重返白宫,城市事务再次获得优先地位。

1960 年,只有 44 个联邦拨款项目为大城市提供资金;到 1969 年,该数字超过了 500 个。出于多种原因,在 20 世纪 60 年代,人们不再认为城市问题可以在当地解决。随着大都市社区的扩大,人们对服务的需求也在持续增加。市中心的衰败远远超出了地方政府的处理能力,政府财政入不敷出。当地领导人意识到,对于由民主党控制的白宫和国会来说,其政治上的成功要取决于城市多数派。其结果是新的资金被拨给了住房、城市改造、交通和污染控制等几个现有项目。随着林登·约翰逊(Lyndon Johnson)的"伟大社会",特别是"向贫困开战"口号的提出,联邦资源被投入一组全新的城市项目中。联邦拨款从 1960 年的 39 亿美元增加到 1969 年的 140 亿美元。"伟大社会"的议程不仅仅是扩大联邦基金。其中几个项目旨在重振社区参与,减少城市的碎片化,并恢复区域规划。[26]

从严格的财政角度来看,20 世纪 50 年代末和 60 年代的美国城市面临着严重的财政问题,尽管联邦政府的支持在不断增加,但这些问题仍然严重影响了城市服务的优先权选定。地方当局的创收机制受到联邦和州政府抢先采取某些形式征税的影响的限制,如收入和销售税,需求和资源在不同领土管辖范围内分配的不平等,以及寻求新的收入来源的重大变化可能会赶走工商业或某些阶层的人(有色人种、老年人和那些倾向迁移到市郊的白人)。

尽管战后出现了普遍的繁荣,但核心城市和郊区都面临着财政压力——前者正在失去税基,后者则面临着服务需求的增加。在这两种情况下,支出的增长都快于当地收入的自然增长。与此同时,该国的税收负担在 1957 年至 1967 年间保持不变。地方税和州税占个人总收入的比例略有上升,地方税从 4.1% 上升到 4.7%,州税从 4.2% 上升到 5%,联邦税则略有下降(从 20% 降至 18.4%)。1957 年的税收总额为个人收入的 28.3%,1967 年为 28.1%。[27]

各级政府之间对收入来源的竞争非常激烈,地方单位之间也是如此。在 20 世纪 50 年代末和 60 年代，一般财产税仍然是地方财政最重要但并不唯一的收入来源。1932 年以前，它几乎占地方政府一般收入的 75%；到 20 世纪 60 年代末，房地产税只占地方政府预算的 34.5%。1967 年，美国的税赋为 5 070 亿美元，其中超过70% 位于大都市地区。主要城市地区对财产税的依赖程度各不相同。例如 20 世纪 60 年代末，在几乎或根本不征收其他地方税的东北部地区，财产税占地方财政收入的 80% 至 90%。在征收地方销售税的伊利诺伊州和加利福尼亚州，房产税收入占 65% 到 70%。[28]

第二次世界大战后，成本的上升和服务需求的增加使得依赖财产税变得不太适用，并且政治上也不太稳定。特别是在 20 世纪60 年代，一项流行的战略是设法在州和（或）联邦一级为更多的服务提供资金。另一种办法是寻求新的地方收入来源，特别是市政所得税和地方销售税。这两种渠道都使中心城市能够从郊区每日通勤的人那里获得收入。1967 年，13 个州的 2 000 个地方政府征收了当地的销售税。1967 年至 1968 年，所有地方政府从销售税中总共只征收了 25 亿美元，而从所得税中征收了不到 15 亿美元。

服务费（费用、许可证和使用费）成为宝贵的收入来源，特别是在水、污水和垃圾处理以及水污染控制等卫生服务领域。尤其是水，它与电力、天然气和港口设施一样，是运营费用中最大的净收入来源之一。[29]在 1968 年至 1969 年，地方政府在收费和公用事业方面的收入为 90 亿美元；市政府的总收入为 242 亿美元，其中的168 亿美元（69.4%）来自地方，74 亿美元（30.6%）来自联邦、州和其他地方政府。[30]在某些方面，在大型卫生服务国家中，服务费在卫生服务支出中所占比例相对较低。例如，1966 年，污水和卫生设施的分配比例为 3.8%，而教育为 43.5%，卫生和福利为 17.3%，警察和消防为 10.8%。在资本支出方面，这一比例更高。在全国范围内，1967 年地方政府仅在排污方面的基本支出就为 11 亿美元，占总额的 8.4%。只有教育、街道以及地方公用事业占据了更大的比例。不断增长的资本需求也意味着城市负债的增加。从 1957 年到 1967 年,地方政府单位的长期未偿债务增加了一倍多,从 373 亿美元增加到 764 亿美元。[31]

在第二次世界大战之后的几年里,城市财政问题的复杂性、城市增长的模式、地方政府的分裂、联邦政府角色的转变以及老旧基础设施的恶化,给负责提供服务的城市领导人带来了重大挑战。环境观点的范式转变不太明显,但在制定新的卫生服务和修复替换旧的战略方面具有重大意义。总体上来说,人们对环境尤其是城市环境的思维方式的改变,并不仅仅是与世隔绝的大学校园里学者们的智力活动或思考。传统的强调纯水供应、适当的污水处理和垃圾处理对公共健康的影响的观点,正在以非常务实的方式,被侧重于对水的纯度、废物的性质和污染的各种影响的生物及化学评估的观点所取代。与过去的公共卫生观相比,现代生态观建立在一种更全面的理论之上,它倾向于扩大对污染的攻击,更多地考虑化学标准和对健康的更广泛的物理威胁。然而,它也将环境卫生的价值降到最低,并且越来越重视个人或私人的健康问题,而不是传统的公共健康问题。

范式转变的核心是"新生态能源"的出现。生态的基本概念是围绕着"环境和生物的关系",特别是环境和生物之间的相互关系。[32] 1866 年,恩斯特·海克尔(Ernst Haeckel)创造了"生态"一词,但它的起源要追溯到更久远的历史。生态学作为一门科学,特别是作为生物学的一个分支的出现,恰逢 20 世纪初开始的工业时代。[33]

环境历史学家唐纳德·沃斯特(Donald Worster)说,新生态学"似乎提出了一种对自然和人类在其中所处位置的严格限制的观点"。虽然新生态学超越了进步时代的功利主义,形成了一种"更适合以生态为基础的保护政策"的观点,但实际上它并没有表现出一个包罗万象的环境概念,而是把重点转向了一组不同的优先事项。沃斯特的"生态时代"始于 1945 年 7 月在新墨西哥州阿拉莫戈多的第一枚原子弹爆炸。"原子弹产生的一种放射性尘埃,"他说,"开始在全球范围内引起广泛的生态关注。它恰巧开始于美国,而那里也是核时代开启的地方。"[34]

新兴的环保运动发展得非常缓慢。正如罗伯特·戈特利布(Robert Gottlieb)所指出的:"随着第二次世界大战的结束和由军事刺激的经济复苏,在保护和发展目标之间取得平衡似乎变得更加困难。"[35]到了 20 世纪 60 年代,随着对进步和经济增长的传统观念的质疑越来越强烈,生态学从一个科学概念变成了一个流行概念。[36]蕾切尔·卡逊(Rachel Carson)的著作《寂静的春天》(*Silent Spring*,1962 年)是对农药危害的严重警告,这似乎最能代表这种新精神。生态学家开始明确表示:"尊重生物圈,就如同尊重正义一样,必须在法律和政府中始终占有一席之地。"[37]

生态学不再是简单的科学理论,而是国家环境政策制定的有益蓝图。新生态可以通过最简单的形式引导国家从过去的功利主义、保守主义走向强调环境质量和个人健康及福祉的新时代。此外,"从 20 世纪 60 年代末开始,环境问题以消费主义产权的方式被提出,这种方式可能与资本主义积累相矛盾"[38]。

在战后的美国,走在环境运动最前沿的是公民、公共利益团体以及各种行业的专家。全国到处涌现出新的组织。1901 年至 1960 年间,平均每年有 3 个新的公共利益保护组织成立。从 1961 年到 1980 年,这个数字增加到每年 18 个。特别是在 1966 年到 1975 年之间,出现的组织比 20 世纪之前的所有年份都要多。[39]20 世纪 70 年代是现代环保运动最引人注目的时期,而早在 60 年代,更古老的保护主义团体就已经朝着这个方向努力。这些团体包括塞拉俱乐部(Sierra Club, 1892 年)、奥杜邦学会(National Audubon Society, 1905 年),以及一些新组织如保护国际基金会(the Conservation Foundation, 1948 年)、未来资源研究所(Resources for the Future, 1952 年)、美国资源保护法学会(the Conservation Law Society of America, 1963 年)和美国环保协会(the Environmental Defense Fund, 1967 年)等。[40]

尽管各个环保组织的活动如火如荼,但是都没有确定共同的议程。但不可否认的是,环保主义的总体基调与精神正在发生变化。对生活质量问题的关注、对污染控制的要求、对核能的警惕、对消费主义的批评,以及对自然环境保护的坚持,都清楚地表明,美国向"明智使用"资源迈出了一大步,也挑战了对经济增长和进步的传统观念。[41]

抗议环境恶化是一回事,但实施支持新生态目标的政策又是另一回事。尽管在公共领域关于保护与发展、经济增长与环境质量的斗争持续不断,但在 1945 年至 1970 年间,国家环境立法还是取得了重大进展,如 1964 年颁布的具有里程碑意义的《荒野保护法案》。然而,仅靠立法并不能保证改善条件。尽管对新生态的目标非常敏感,但对专门知识的需求会让人不由自主想到环境保护运动最初出现时的进步时代精神。1965 年,总统科学咨询委员会的环境污染防治小组在其题为《恢复我们的环境质量》的报告中指出:"如果没有足够数量的训练有素的技术人员、工程师、经济学家、管理人员和科学家,没有必要的科学、技术和经济知识,这些复杂的问题是无法解决的。"[42]

将古老的保护运动与新兴的生态运动结合起来,是通过科技找到解决潜在环境危机方法的希望。过去几年的对于科技近乎盲目的信仰已经被一种更复杂、有时甚至是精神分裂的关系所取代。美国在科技方面的成就有时被归咎于过度的新消费文化。与此同时,科学家和技术专家也提出了建议以帮助消除污染,恢复更适宜的生活质量。

埃里克·沃克(Eric Walker)是宾夕法尼亚州立大学校长,也是科学教育的坚定支持者,他在 1970 年指出:

曾几何时,直到几十年前,我们还是一个由实干家组成的国家,他们可以组装机器,做几乎任何事情……在那个时候,工程师利用自然所做的几乎任何事情都被认为是好的。工程师是高速公路、桥梁、摩天大楼的建造者,也是工业机械和使我们工厂得以发展的设计者。在一开始的时候,如果高速公路变得有点拥挤,或者工厂排放的废气使天空变暗,或者拥挤的摩天大楼使太多的人挤在一个地方——那么,这些都被认为是进步的必要代价。[43]

著名的卫生工程师埃布尔·沃尔曼也做过类似的观察,他指出:"人们开始抱怨现代社会的大多数罪恶都是由工程师的工作造成的,这只是在近几年才出现的声音。"但是像他那个时代的许多其他工程师一样,沃尔曼积极为这个职业对环境的影响进行辩护:"仅仅列出工程师在未来环境排序方面的潜力,就会涉及非常广泛的领域。"它将证实这样一个事实:如果没有技术,现代社会将会彻底崩溃。沃尔曼是自然效用的坚定支持者。"优化利用世界以造福人类的任务是责无旁贷的,"他说,"与自然建立一种被动的、互不干涉的、伊甸园般的关系是不可能的。"他还断言:

那些几年前还呼吁暂停开展科学和技术的人,已经成功达到了目的,不是通过法律,而是通过普遍的情绪。对于蓄水池……对于核能、焚烧炉、卫生填埋场、工业选址的敌意,并没有导致激进主义,而是形成了一种奇怪的不作为。他们寻求的不是替代方案,而是停止项目。[44]

从本质上讲,在 1945 年之后的几年里,随着环境意识的提高,对工程实践的辩护有时倾向于更古老的环保主义观念,而不是接受新生态。哥伦比亚大学工程学院咨询工程师和名誉院长 J. K. 芬奇(J. K. Finch)在一篇纪念美国土木工程师协会成立 100 周年的文章中指出,卫生工程师在未来"无疑将成为保护自然资源的关键人物"[45]。然而,美国公共卫生局局长助理兼总工程师马克·霍利斯(Mark Hollis)在 1954 年指出,作为一门哲学,卫生工程应该是属于"环境科学"。他的意思是,我们在应用工程学的原理来消除人们不需承受的压力,并减轻人们必须承受的压力。[46]

虽然工程实践似乎反映出卫生工程师一直对控制环境更为感兴趣,而不是与之保持协调一致,但他们也开始考虑有必要根据不断变化的环境观点更明确自身的功能和专业定位。虽然卫生工程与土木工程的联系非常紧密,但它并没有一个专业的归属,这让人越发感到担忧。[47]美国卫生工程师协会的前任主席富兰克林·托马斯(Franklin Thomas)认为,协会应该继续努力保护卫生工程师的专业地位,抵制在卫生领域"将他们与非专业人员混为一谈的一切企图"。他对"公共卫生工程师"一词表示愤怒,并指出环境卫生越来越多地指农村卫生以及对食品、牛奶和餐馆的检查。"这的确是一项重要的工作,"他总结道,"但大部分都不是真正的卫生工程。"[48]

工程师们必须跟上周围迅速变化的世界,这一点务必要牢记。随着时间的推移,人们越来越认识到环境问题变得愈发复杂。[49]"工程师的世界,"埃里克·沃克观察到,"不再局限于商业和工业的关注,甚至也超出了公共工程领域的传统要求。它需要解决现代生活中的许多紧迫问题。"沃尔曼在 1946 年指出:"未来的卫生工程师的活动范围已经被定义,不再被纯技术所限定。"马克·霍利斯敏锐地指出:"谈到我们日新月异的技术,对卫生工程实践产生最大影响的可能是变化的速度,而不是变化本身。"[50]事实上,工程师们正面临着一个重大转变,即人们如何看待他们,以及他们如何看待自己在战后世界中的作用。新的环境范式使得这种转变更加紧迫。

公共卫生领域也在发生变化。第二次世界大战后,人们不再强调预防医学,而是更加关注社会与行为问题,这一趋势十分明显。考虑到现代环保运动中人们对一系列广泛的污染问题所强调的高度敏感性,这在某种程度上有点讽刺。另一方面,由于许多传染病被成功地遏制,并且卫生职能被下放给卫生部门以外的实体,人们更加关注个人健康问题。到 20 世纪 40 年代末,许多严重威胁美国城市人口的流行病和其他医学疾病得到了控制。[51]此外,预期寿命数字显示,从 20 世纪 40 年代到 1970 年,人均寿命稳步改善。尽管在预期寿命方面存在明显的种族差异,但是从 1940 年到 1970 年,整个美国人口的预期寿命从 62.9 岁总体增加到 70.8 岁。[52] 1920 年至 1956 年期间,每年平均爆发 25 次水媒疾病,但 1950 年至 1956 年间没有死亡报告。大多数水媒疾病没有影响到主要城市,而是影响到 1 000 人及以下的人口群体和 1 000 人至 5 000 人之间的群体,且主要是在农村地区。[53]

对环境卫生的兴趣有限与政府公共卫生单位的减少没有任何关系。相反,社会和行为领域公共卫生活动的扩大也同时反映在各级政府公共卫生机构的扩大上,尽管对预防药物的关注较少。1954 年,美国有 1 434 个当地公共卫生机构,其中 56.4% 是县级单位,有 16.3% 为市级卫生部门;为 2 个或 2 个以上行政单位提供服务的地方卫生单位占 19.6%;为地方政府提供咨询或监督服务的州卫生区占 7.7%。有 1.165 亿美国人在这 1 434 个卫生机构中享有专职卫生服务,而另外的 4 300 万人(占 27%)在 1 594 个县则没有专职卫生服务。[54]人口较多的城市地区比农村地区要享受更好的卫生服务。到 20 世纪 60 年代,在 3 072 个县中,有 2 425 个县被各州确定为提供公共卫生服务。其中,902 个卫生机构在单个县,其他组织在多县卫生区或州卫生区。另有 647 个县(占总人口的 5.6%)未报告具有卫生服务。[55]

通过农业部、商务部、住房和城市发展部(HUD)、内政、劳动部以及民防管理局和其他机构,越来越多的健康问题正在全国范

围内得到解决。卫生、教育与福利部(HEW)是与卫生有关的主要
联邦机构,统一管辖全国的公共卫生服务工作。它成立于 1953
年。州服务局负责管理联邦州和州际健康项目。同样重要的还有
成立于 1948 年的世界卫生组织。[56]

在 1945 年至 1970 年,供水、废水和垃圾系统的维护和发展受
到城市增长动态变化和向新环境模式过渡的挑战。卫生服务保护
公众健康和有效运作的能力将较少地取决于其技术价值,而更多
地取决于市政府外的一系列外部力量。

注　释

1. Dennis R. Judd, *The Politics of American Cities: Private Power and Public Policy*(《美国城市政治:私人权力与公共政策》)3d ed. , Glenview, Ill. Scott, Foresman, 1988, p. 192.

2. 人口超过 100 万的大都市区从 1940 年的 11 个增加到 1960 年的 23 个。参见 Zane L. Miller and Patricia M. Melvin, *The Urbanization of Modern America: A Brief History*(《现代美国的城市化:简史》)2d ed. , San Diego: Harcourt Brace Jovanovich, 1987, pp. 184 – 185; John C. Bollens and Henry J. Schmandt, *The Metropolis: Its People, Politics, and Economic Life*(《大都会:人民、政治和经济生活》)2d ed. , New York: Harper and Row, 1970, pp. 17, 19; Alfred H. Katz and Jean Spencer Felton, eds. , *Health and the Community* (《健康与社区》), New York: Free Press, 1965, p. 25; U. S. Department of Commerce, Bureau of the Census, *Historical Statistics of the United States* (《美国历史性统计》), Washington, D. C. Department of Commerce, 1975, pp. 8, 11。

3. Kenneth T. Jackson, *Crabgrass Frontier: The Suburbanization of the United States* (《杂草边界:美国的郊区化》), New York: Oxford UP, 1985, pp. 139 – 140.

4. John H. Mollenkopf, *The Contested City* (《对抗的城市》), Princeton: Princeton UP, 1983, pp. 244 – 245; Bollens and Schmandt, *The Metropolis*(《大都会》), pp. 284 – 286. 参见 Jon C. Teaford, *The Twentieth-Century American City* (《20 世纪美国城市》), Baltimore: Johns Hopkins UP, 1986, pp. 108 – 109; Carl

Abbott, *Urban America in the Modern Age: 1920 to the Present*(《现代美国城市：1920 年至今》), Arlington Heights, Ill. Harlan Davidson, 1987, p. 90; Jackson, *Crabgrass Frontier*(《杂草边界》), p. 149。

5. 参见 Mark I. Gelfand, *A Nation of Cities: The Federal Government and Urban America, 1933 – 1965*(《城市的国家：联邦政府和美国城市, 1933—1965 年》), New York: Oxford UP, 1975, p. 158; Miller and Melvin, *Urbanization of Modern America*(《现代美国的城市化》), pp. 213 – 214; Howard P. Chudacoff and Judith E. Smith, *The Evolution of American Urban Society*(《美国城市社会的演变》)4th ed., Englewood Cliffs, N. J. Prentice-Hall, 1994 , p. 261; Mollenkopf, *Contested City*(《对抗的城市》), p. 214; Jackson, *Crabgrass Frontier*(《杂草边界》), pp. 138 – 139; Teaford, *Twentieth-Century American City* (《20 世纪美国城市》), pp. 98, 109。要深入讨论城市和郊区人口密度的变化, 参见 Barry Edmonston, *Population Distribution in American Cities* (《美国城市人口分布》), Lexington, Mass. D. C. Heath, 1975, pp. 65 – 77。

6. 参见 Abbott, *Urban America in the Modern Age*(《现代美国城市》), pp. 100, 110; Miller and Melvin, *Urbanization of Modern America*(《现代美国的城市化》), pp. 180 – 181; Richard M. Bernard and Bradley R. Rice, *Sunbelt Cities: Politics and Growth Since World War II* (《阳光地带城市：二战以来的政治与发展》), Austin: University of Texas Press, 1983, pp. 1 – 26。

7. David R. Goldfield and Blaine A. Brownell, *Urban America: A History* (《美国城市：一段历史》)2d ed. , Boston: Houghton Mifflin, 1990, p. 345; Chudacoff and Smith, *Evolution of American Urban Society*(《美国城市社会的演变》), pp. 259 – 260; Teaford, *Twentieth-Century American City* (《20 世纪美国城市》), pp. 100 – 102, 216 – 222; Abbott, *Urban America in the Modern Age*(《现代美国城市》), pp. 64 – 66; Gelfand, *Nation of Cities*(《城市的国家》), p. 158.

8. Jackson, *Crabgrass Frontier*(《杂草边界》), pp. 215 – 216.

9. Kenneth Fox, *Metropolitan America: Urban Life and Urban Policy in the United States, 1940 – 1980*(《美国大都市：美国的城市生活和城市政策, 1940—1980 年》), New Brunswick, N. J. Rutgers UP, 1985, pp. 171, 174, 186, 189; Christopher Silver, " Housing Policy and Suburbanization: An Analysis of the

Changing Quality and Quantity of Black Housing in Suburbia since 1950"(《住房政策与郊区化:1950 年以来郊区黑人住房质量与数量变化分析》),in *Race, Ethnicity, and Minority Housing in the United States*(《美国的种族、民族和少数族裔住房》),Jamshid A. Momeni ed. , New York: Greenwood Press, 1986, pp. 73, 76;" Su casa no es mi casa: Hispanic Housing Conditions in Contemporary America, 1949 – 1980"(《在你的家而不在我的家:当代美国西班牙裔住房条件, 1949—1980》),in *Race, Ethnicity, and Minority Housing*(《美国的种族、民族和少数族裔住房》), Momeni, ed. , p. 141; W. Dennis Keating, *The Suburban Racial Dilemma: Housing and Neighborhoods* (《郊区种族困境:住房和社区》), Philadelphia: Temple UP, 1994, pp. 11 – 12. 根据约翰·J. 哈里根 (John J. Harrigan) 在《大都市的政治变革》(*Political Change in the Metropolis*, 5th ed. , New York: HarperCollins, 1993, p. 279)一书中的观点,黑人郊区有三种截然不同的类型:在黑人移民到北方中心城市之前,老黑人社区由价格低廉的房屋组成,几乎没有城市服务;在主要就业中心附近,人口密集的黑人定居点,特别是在北方;自 20 世纪 60 年代以来,新的郊区住宅区主要或专门为黑人开发。

10. Fox, *Metropolitan America*(《美国大都市》), p. 185; Judd, *Politics of American Cities*(《美国城市政治》), pp. 179, 183; Jackson, *Crabgrass Frontier*(《杂草边界》), p. 242.

11. Abbott, *Urban America in the Modern Age*(《现代美国城市》), p. 113; Chudacoff and Smith, *Evolution of American Urban Society*(《美国城市社会的演变》), p. 261; Teaford, *Twentieth-Century American City* (《20 世纪美国城市》), pp. 105, 107.

12. Teaford, *Twentieth-Century American City* (《20 世纪美国城市》), pp. 98 – 99; Jackson, *Crabgrass Frontier*(《杂草边界》), pp. 162 – 163; Abbott, *Urban America in the Modern Age*(《现代美国城市》), p. 86.

13. Martin V. Melosi, *Coping with Abundance: Energy and Environment in Industrial America* (《应对充裕:美国工业的能源与环境》), New York: Knopf, 1985, pp. 270 – 271; Abbott, *Urban America in the Modern Age*(《现代美国城市》), p. 86.

14. 参见 Judd, *Politics of American Cities*(《美国城市政治》), p. 175。

15. Chudacoff and Smith, *Evolution of American Urban Society*(《美国城市社会的演变》), pp. 262, 271 – 277; Goldfield and Brownell, *Urban America*(《美国城市》), pp. 360 – 363; Jackson, *Crabgrass Frontier*(《杂草边界》), p. 244; Teaford, *Twentieth-Century American City* (《20 世纪美国城市》), pp. 115 – 118.

16. Teaford, *Twentieth-Century American City* (《20 世纪美国城市》), pp. 111, 113; Goldfield and Brownell, *Urban America*(《美国城市》), p. 354.

17. Abbott, *Urban America in the Modern Age*(《现代美国城市》), pp. 76, 82, 84 – 85; Goldfield and Brownell, *Urban America*(《美国城市》), pp. 348 – 354; Teaford, *Twentieth-Century American City* (《20 世纪美国城市》), pp. 114, 118 – 126; Jon C. Teaford, *The Rough Road to Renaissance: Urban Revitalization in America, 1940 – 1985*(《坎坷的复兴之路：美国城市复兴，1940—1985 年》), Baltimore: Johns Hopkins UP, 1990, pp. 105 – 107; Miller and Melvin, *Urbanization of Modern America*(《现代美国的城市化》), pp. 207, 247; Gelfand, *Nation of Cities*(《城市的国家》), pp. 160, 168, 205 – 206.

18. Chudacoff and Smith, *Evolution of American Urban Society*(《美国城市社会的演变》), p. 270.

19. Gelfand, *Nation of Cities*(《城市的国家》), p. 349; Teaford, *Twentieth-Century American City* (《20 世纪美国城市》), pp. 127 – 136; Abbott, *Urban America in the Modern Age*(《现代美国城市》), pp. 92 – 95; 117 – 125; Miller and Melvin, *Urbanization of Modern America*(《现代美国的城市化》), p. 201.

20. 对于"城市危机"概念的批评，参见 Eric H. Monkkonen, "The Sense of Crisis: A Historians Point of View"(《危机感：一个历史学家的观点》), in *Cities in Stress: A New Look at the Urban Crisis*(《压力中的城市：城市危机的新视角》), M. Gottdiener ed., Beverly Hills, Calif. Sage Publications, 1986, pp. 20 – 38。

21. Miller and Melvin, *Urbanization of Modern America*(《现代美国的城市化》), pp. 177 – 178.

22. Teaford, *Twentieth-Century American City* (《20 世纪美国城市》), p. 107.

23. Bollens and Schmandt, *The Metropolis*(《大都会》), p. 103; Harrigan,

Political Change in the Metropolis(《大都市的政治变革》),p. 248.

24. Gelfand, *Nation of Cities*(《城市的国家》),p. 196.

25. Gelfand, *Nation of Cities*(《城市的国家》),pp. 164－165.

26. Teaford, *Twentieth-Century American City* (《20 世纪美国城市》),pp. 136－140;Chudacoff and Smith, *Evolution of American Urban Society*(《美国城市社会的演变》),p. 278;Miller and Melvin, *Urbanization of Modern America*(《现代美国的城市化》),pp. 205－206;Goldfield and Brownell, *Urban America*(《美国城市》),pp. 363－367。对 1960 年以来的联邦城市政策进行简要讨论,参见 Harrigan, *Political Change in the Metropolis* (《大都市的政治变革》),pp. 408－420。

27. Bollens and Schmandt, *The Metropolis*(《大都会》),pp. 252－255.

28. Bollens and Schmandt, *The Metropolis* (《大都会》), pp. 255－258; Robert L. Lineberry and Ira Sharkansky, *Urban Politics and Public Policy* (《城市政治与公共政策》),New York: Harper and Row,1971,pp. 207－208.

29. Institute for Training in Municipal Administration, *Municipal Public Works Administration*(《市政工程管理局》) 5th ed. , Chicago: International City Managers Association,1957,p. 51.

30. Bollens and Schmandt, *The Metropolis* (《大都会》), pp. 260－263; Lineberry and Sharkansky, *Urban Politics and Public Policy*(《城市政治与公共政策》),pp. 206,208－209.

31. Bollens and Schmandt, *The Metropolis*(《大都会》),pp. 268,271－273. 这些是全国的总额。正如伯伦斯(Bollens)和施曼特(Schmandt)所指出的,中心城市和郊区的资本要求是不同的。核心城市可能会专注于重建破败的社区,更换老化的公共结构和公用设施,或实现交通系统的现代化。郊区通常关注的是对新的基本建设项目的需求,比如学校建筑、图书馆、街道和道路、供水和下水道管道以及公园用地。此外,资本要求的差异通常导致郊区社区的支出增加。

32. Clifford B. Knight, *Basic Concepts of Ecology* (《生态学的基本概念》), New York: Macmillan,1965,p. 2.

33. Donald Worster, *Natures Economy: A History of Ecological Ideas*(《自然

经济：生态思想的历史》），Cambridge：Cambridge UP，1977，pp. 289，378；Carolyn Merchant，ed.，*Major Problems in American Environmental History*（《美国环境历史的主要问题》），Lexington，Mass. D. C. Heath，1993，p. 444.

34. Worster，*Natures Economy*（《自然经济》），pp. 339 - 340. 另一些人则接受了一种更广泛的、不以经济为基础的生态学观点。根据马克思的说法，生态观点的哲学根源是世俗的观念，即人（包括他的作品——次要的，或人造的环境）完全和不可避免地嵌入自然过程的组织中。它们之间的联系是微妙的、无限复杂的，永远不会被切断。引自 Carroll Pursell，*From Conservation to Ecology：The Development of Environmental Concern*（《从保护到生态：环境关注的发展》），New York：Thomas Y. Crowell，1973，p. 92。

35. Robert Gottlieb，*Forcing the Spring：The Transformation of the American Environmental Movement* （《推进春天：美国环境运动的转变》），Washington，D. C. Island Press，1993，p. 36.

36. 20 世纪 70 年代以前，生态学仍被专业人士视为生物学的一个分支。后来它成为一门独立的学科。Eugene Odum，"Ecology as a Science"（《作为一门科学的生态学》），in *The Encyclopedia of the Environment*（《环境百科全书》），Ruth A. Eblen and William R. Eblen ed.，Boston：Houghton Mifflin，1994，p. 171.

37. Victor B. Scheffer，*The Shaping of Environmentalism in America*（《美国环境主义的形成》），Seattle：University of Washington Press，1991，p. 4.

38. Daniel Faber and James OConnor，"Environmental Politics"（《环境政治》），in *Major Problems in American Environmental History*（《美国环境历史的主要问题》），Merchant，ed.，p. 553.

39. Scheffer，*Shaping of Environmentalism in America*（《美国环境主义的形成》），p. 113.

40. 参见 Melosi，Coping with Abundance（《应对充裕》），pp. 296 - 297。

41. Gottlieb，*Forcing the Spring*（《推进春天》），pp. 46，81，87 - 98.

42. Enviromental Pollution Panel，President's Science Advisory Committee，*Restoring the Quality of Our Environment*（《恢复我们的环境质量》），1965，in *American Environmentalism：Readings in Conservation History*（《美国环境保护主

义:保护历史读物》)3d ed., Roderick Nash ed., New York：McGrawHill,1990,
p. 201.

43. Eric A. Walker,"Technology Can Become More Human"(《科技可以变得更加人性化》),in *Americans and Environment：The Controversy Over Ecology*(《美国与环境:关于生态的争论》),John Opie ed.,Lexington,Mass. D. C. Heath,1971,p. 179.

44. Abel Wolman,"The Civil Engineers Role in Environmental Development"(《土木工程师在环境发展中的角色》),*Civil Engineering -ASCE*(《土木工程—美国土木工程师协会》)40（Oct. 1970）：42.

45. J. K. Finch,"A Hundred Years of American Civil Engineering ,1852 - 1952"(《美国土木工程百年史,1852—1952 年》),*ASCE Transactions*(《美国土木工程师协会会刊》)CT（1952）：127.

46. Mark D. Hollis," Our Rapidly Changing Technology—Its Impact on Sanitary Engineering"(《我们快速变化的技术——它对卫生工程的影响》),*Civil Engineering*（《土木工程》)24（May 1954）：54.

47. Franklin Thomas,"Sanitary Engineers Face Problems Incident to Rapid Expansion in Field of Sanitation"(《卫生工程师在卫生领域迅速扩张时面临的问题》),*Civil Engineering*（《土木工程》)20（Feb. 1950）：38；Mark D. Hollis, "Role of the Sanitary Engineer in Public Health"(《卫生工程师在公共卫生中的作用》),in *Centennial of Engineering,1852 - 1952：History and Proceedings of Symposia*(《工程百年纪念,1852—1952 年:专题讨论的历史和论文集》),Lenox R. Lohr ed.,Chicago：Centennial of Engineering,1952,Inc. 1953,pp. 989 - 994；Hollis,"Our Rapidly Changing Technology"(《我们快速变化的技术》),p.55. 战争结束后的几年里,工程师数量短缺,这给这个行业日益增长的敏感性增加了另一个维度。参见 W. A. Hardenbergh,"Using Engineers Effectively"(《有效利用工程师》),*AJPH*（《美国公共卫生杂志》)42（Dec. 1952）：1513。

48. Thomas,"Sanitary Engineers Face Problems"(《卫生工程师在卫生领域迅速扩张时面临的问题》),p.38.

49. 参见 Hollis,"Role of the Sanitary Engineer"(《卫生工程师在公共卫生中的作用》),pp.989 - 992。

50. Walker,"Technology Can Become More Human"(《科技可以变得更加人性化》),p. 183;Abel Wolman,"The Sanitary Engineer Looks Forward"(《卫生工程师展望未来》),*AJPH*(《美国公共卫生杂志》)36（Nov. 1946）：1278；Hollis,"Our Rapidly Changing Technology"(《我们快速变化的技术》),pp. 54 - 55.

51. John Duffy,*The Sanitarians：A History of American Public Health*（《卫生工作者:美国公共卫生史》),Urbana：University of Illinois Press,1990,pp. 273 - 274,280 - 282,285 - 286.

52. Gary Cross and Rick Szostak,*Technology and American Society*（《技术与美国社会》),Englewood Cliffs,N. J. Prentice Hall,1995,p. 306.

53. Joseph A. Salvato Jr. ,*Environmental Sanitation*（《环境卫生》),New York：Wiley,1958,p. 15.

54. Joseph A. Salvato Jr. ,*Environmental Sanitation*（《环境卫生》),New York：Wiley,1958,pp. 574,577.

55. Victor M. Ehlers and Ernest W. Steel,*Municipal and Rural Sanitation*（《城市和农村卫生》),New York：McGraw-Hill,1965,p. 599.

56. Victor M. Ehlers and Ernest W. Steel,*Municipal and Rural Sanitation*（《城市和农村卫生》),New York：McGraw-Hill,1965,p. 587 - 590;David Keith Todd,ed. ,*The Water Encyclopedia*（《水百科全书》),Port Washington,N. Y. Water Information Center,1990,p. 491;John J. Hanlon,*Principles of Public Health Administration*(《公共卫生管理原理》)4th ed. ,St. Louis：C. V. Mosby,1964,p. 64.

第十五章

不安的时期：
污水社会的"水危机"，1945—1970年

1958年12月，《财富》杂志有关基础设施的一系列文章的最后一篇直接指出，供水和排水系统"仍然是公共工程的一个严重问题"。它还写道："这些至关重要的缺陷正在受到偶然的、反复的、局部的攻击。由于整个系统并没有遭到全方位的破坏，因此这种攻击非常有效。供水和污水设施建设严重不足，并且它们作为强力塑造社区工具的潜力也几乎完全被忽视。"

这一评论非常苛刻，但许多在19世纪末和20世纪初建造的供水和排水系统在40年代中期的确已经明显老化。约翰霍普金斯大学环境卫生系主任科尼柳斯·克鲁泽（Cornelius Kruse）说："甚至早在第二次世界大战结束之前，就有迹象表明供水和污水处理工程正迅速接近设计能力，但是后期维修不足。"[1] 1955年，一位在纽约州斯克内克塔迪市通用电气公司工作的污水和自来水工程应用工程师指出："自来水厂和污水处理厂的基本理念就是持久。这些厂房的设计、设备的选择和安装都体现了使用寿命长的特点。这本身就给这项工作带来了挑战。"他的结论是：如果这些工厂想给所在的城市提供他们应得的有效服务，那么就有必要安装现代

化的设施。[2]

1960 年,美国自来水厂协会(AWWA)的公共信息委员会在一份报告中说,在美国约 18 000 个正在运行的水利设施中,五分之一供水不足,五分之二的输水能力不足,三分之一的水泵有缺陷,五分之二的水处理有问题。根据委员会的估计,57% 供水系统的分配需要改进,许多供水系统行政管理和核算程序需要升级。[3]1961 年 9 月发表的另一份对美国城市 6 370 个社区的调查报告显示,58%(3 696 个)认为他们的系统可以满足使用要求,而 30%(1 933 个)认为系统提供的服务是不够的,还有 8%(529 个)认为系统即将出现问题。这些问题包括压力峰值低、储水不足、水质差、难以满足新住宅区和工业的需要。[4]

除了系统老化问题,自 20 世纪 30 年代以来,供水、处理、分配和传输方面也几乎没有明显的改善。由于对创新方法和技术的研究非常有限,许多新出现的问题,特别是各种工业和核废料,向水系统提出了新的挑战。[5]虽然供水和排水系统的诸多困难没有立即得到解决,但市政官员和工程师们已经意识到了存在的问题。

只有在城市快速发展和用水增加的背景下,政府才有可能做出改善供水系统的决定。特别是在许多中产阶级家庭出现新家电(如自动洗碗机、洗衣机和空调)的情况下。例如,自动洗碗机使得每天人均用水量增加了 38 加仑。工业在大都市地区的进一步集聚也增加了对于水的需求,对于非建制区的服务需求也是如此。[6]

在不断扩大的大都市周边地区以及那些无法再依赖私人水井和更基本的供水系统的小城市和城镇,人们不断建设新的自来水厂并投入使用。1945 年,美国大约建有 15 400 个自来水厂,每天向 9 400 万人供应约 120 亿加仑的水。到 1965 年,美国共有 20 000 多座自来水厂,每天向大约 1.6 亿人供应 200 亿加仑的水。[7]这些新建的自来水厂绝大多数服务于较小的地区,而不是用于增加大城市的供水能力。1962 年的统计数字表明,在 19 236 座自来水厂中,有 85% 是为人口不超过 5 000 人的地区提供服务的。因此,最繁重的工作量落到了服务于各大城市的不到 400 家自来水厂头上。[8]

第二次世界大战以后,城市的扩张极大地影响了供水系统的稳定增长,同时建设支出也在增加。到 20 世纪 60 年代中期,83.4% 的供水设施(人口在 2.5 万人以上的城市)为公有(见表15-1)。新的供水和排水系统公共建筑的价值从 1945 年的 9 700 万美元增加到 1968 年的 30.65 亿美元。[9]从 1956 年到 1965 年,美国花费了 100 亿美元用于供水和排水系统的新建与扩建。水的年价值使自来水厂跻身全国十大行业之列。[10]

表 15-1　供水系统的拥有权

人口(人)	公共系统数量(个)	私人系统数量(个)	总计
2.5 万—5 万	379(82.4%)	81(17.6%)	460
5 万—9.9 万	215(85.7%)	36(14.3%)	251
10 万—24.9 万	113(82.5%)	24(17.5%)	137
25 万—49.9 万	27(77.1%)	8(22.9%)	35
大于 50 万	38(88.4%)	5(11.6%)	43
总计	772(83.4%)	154(16.6%)	926

资料来源:David Keith Todd, ed., *The Water Encyclopedia*(《水百科全书》), Port Washington, N. Y. : Water Information Center, 1990, p. 351.

由于建设的大幅增长和较高的运营成本,从 1950 年开始,全国范围内的水务支出超过了收入,这种情况持续到 70 年代。据估计,运营成本从 1925 年的人均每年 2.4 美元攀升至 1945 年的 3.35 美元和 1955 年的 5.65 美元。从 1945 年到 1955 年,每年大约增长6%。在 1913 年采用了另一种方式进行计算,以 100 美元为索引基数,水系统的成本在 1945 年增加到 300 美元,1955 年增加到 670 美元,1958 年增加到 760 美元。[11]

与电力和燃气等公用设施相比,对水系统的投资要高一些,但是与扩大的服务并不相称。1963 年,每一美元收入的投资平均为下列数字:电力 4.73 美元、煤气 2.2 美元、水 7.61 美元。从 1952年到 1963 年,单位投资增长分别为 4%、6% 和 80%。然而,从1952 年到 1963 年,每个客户的服务增加了 60% 的电力、40% 的燃气和 5% 的水;在 1963 年,每个客户的年收益分别为 254 美元、209美元和 71 美元。[12]

尽管现有自来水设施日益不足,但人们对水的需求量仍在上升。1965 年,美国大陆公共市政系统的全国平均用水量约为每人每天 157 加仑,而 1955 年约为 137 加仑。家庭(或住宅)用水占总用水量的 46.5%。家庭用水的大部分用于冲厕所(约 41%)和洗浴(37%)。在郊区社区,给草坪和花园浇水占家庭总使用量的很大比例。[13]

不同地区、不同州、不同城市的使用情况差异很大。最大的取水量来自北大西洋、五大湖和加利福尼亚地区,在 1965 年占了55%,即每天超过 130 亿加仑。在西部,非家庭用途(尤其是灌溉)超过了所有其他用途。事实上,全国(城市和农业)用水量数字表明,灌溉和工业用水量大大超过城市用水量。[14]

战后供水问题由于以下几种情况而更加恶化:储水、抽水和从现有水源到最需要水源地区的供水设施分布不均,干旱的西部等地区长期缺水,以及传统饮用水来源的污染加剧。

一些城市长期以来一直依赖于遥远的地表水供应:旧金山的主要水库距离该市有 150 英里,洛杉矶和圣地亚哥从远至 550 英里的地方取水。在某些情况下,由于水资源的取用跨越了州界,各州之间为争夺控制权展开了激烈的斗争。例如,南加利福尼亚州与亚利桑那州在科罗拉多河的使用问题上就存在大量的利益冲突。[15]

1962 年,在 100 个最大的城市中,有 66 个依靠地表水供应,20个依靠地下水供应,另外 14 个同时取用地表水和地下水。[16]1965 年对人口 2.5 万人及以上城市的调查显示,1 514 个城市中有 865 个 (57.1%) 的供水设施依赖地下水,另有 126 个城市同时取用地下水和地表水。在此情况下,使用地下水的总人口约为 5 600 万,而依赖地表水的人口超过 9 600 万。[17]

中心城市供水设施的位置产生了供水分配的问题,这些设施通常服务于较大的都市区或偏远的市郊。20 世纪 60 年代,芝加哥的中央水厂以合同形式向大约 60 个郊区的社区供水。[18]为了满足对供水的需要,全国各地的特别行政区和其他行政单位的数目持续增加。1962 年,美国大约有 1 500 个特别行政区,其中许多都是由小型服务系统合并而成的。[19]

为了中心城市的利益,供水管道经常会延伸至郊区,以保持大城市地区健康的经济环境。如果没有足够的服务需求,郊区的供水管网是不可能增加的。在一些情况下中心城市不愿意把供水管道向外延伸,特别是那些如果不能保证将来会合并的未建制的地区。一些城市如洛杉矶和密尔沃基利用供水服务作为杠杆,对边远地区进行合并。有时房地产开发商或其他公共实体在现有的城市边界以外修建管道,最终使偏远的郊区将来具有合并的潜力。[20]由于受益于 1963 年出台的一项强有力的州合并法,人们预期休斯敦的开发商可能会提供供水和污水处理服务。只有超过 50% 的业主或 50% 的土地所有者同意,当地才会被允许建立一个水厂区。在那些水分区较少或没有分区的地区,开发商会担保建立水厂区,从而获取土地的使用权。在未来某一天,一旦一个非建制地区发展了足够的服务和坚实的经济基础,城市就可以为了税收优惠而将其吞并。[21]在某些情况下,如果某些地区人烟稀少,几乎没有可能会被合并的话,那里也就无法得到充分的服务。例如,在圣安东尼奥,较老的中心城市比新的、人烟稀少的地区拥有更多的公共设施。[22]

中心城市通过合同的形式向周边地区供水的情况是很常见

的。[23]为了尽量减少将供水管线延伸到周边地区的风险,城内经常向城外征收水费。因为近郊地段的面积较大,而拟建的供水干线沿线的人口密度较低,因此扩建工程的成本相当高。1947 年对 459 个城市的调查报告显示,56% 的城外水费标准高于城内。在人口超过 10 万的城市中,77% 的城市(57 个城市中的 44 个)在远郊征收了更高的费用。[24]这种情况在 20 世纪 70 年代早期发生了转折。在住房和城市发展部部长乔治·罗姆尼(George Romney)看来,许多美国大都市的种族隔离居住模式面临着法律和政治上的挑战。解决这些问题的一个办法是向愿意接受住房补贴的社区提供供水和下水道补贴。然而,郊区的居民对这项计划并没有多大兴趣,因为他们对补助金没有什么好印象。[25]

从整个水系统的角度来看,分配供水的成本占公用事业投资的三分之二之多。[26]现有供水系统的水管尺寸过小,水管延伸范围过大,设计上也存在一定的问题,这些都加剧了扩建新供水管网的难度。在 20 世纪 60 年代末,供水管网内部的腐蚀并没有引起人们的注意。它降低了输水能力,水的颜色也因此发生变化,并发出难闻的气味。[27]在一些情况下,分配制度的不足反映了人们对未来增长缺乏充分的规划。另一方面,它也反映了服务的内在不平等。例如,在霍金斯诉讼肖关于服务均等化的著名案件中,其中涉及的内容不仅仅是黑人相对于白人家庭(20% 比 1%)缺乏供水和下水道服务的问题,而且涉及服务质量的差异。在白人社区,大多数水管的直径是 6 英寸,而在黑人社区只有 1.25 英寸或 2 英寸。这不仅意味着水进入黑人家庭的速度变慢,并且用水量也很难保证消防的需要。因此这些地区的火灾保险费率一般都偏高。许多黑人家庭居住的贫困社区的年份是影响水管规模的主要因素。[28]

过滤技术曾是 19 世纪末的一项重大突破,但在战后几年面临着严峻的考验。人们在 20 世纪 60 年代运用数学模型来预测过滤器的性能,并确定过滤模式。工程师们使用量子力学来计算滤粒和悬浮粒子之间产生的力,在悬浮粒子中放置辐射标签来追踪滤粒的作用,并向实验滤粒发射微波来确定堵塞的位置。这些研究方法是为了测试已经建立的过滤过程。人们对现有的过滤理论进行了重新审查,以确定除压力作用外还有哪些力量在起作用。[29]

由于人们认识到适当的预处理有助于快速砂过滤器的性能,因此对预处理进行了专门的研究。虽然在过去 50 年里过滤器的设计几乎没有改进,但在 20 世纪 60 年代开始出现新的预处理设备。美国的卫生工程师也在国外寻找新的灵感。俄罗斯从 20 世纪 40 年代开展的研究似乎非常有希望。1955 年,帕姆菲洛娃市政经济研究院研发出了 AKX 过滤器,它的过滤水量超过了标准快速砂过滤器。过滤仍然是水处理中极为昂贵的组成部分。讽刺的是,随着预处理操作的效率提高,过滤器对改善水质的贡献为之降低。工程师们的一个新的担忧是过滤器的成本似乎与他们在处理过程中的贡献不成正比。[30]

在 20 世纪 60 年代,即使是当时广泛采用的氯化法也引起了人们的怀疑。1966 年,99% 的城市使用氯化法对其供应品进行化学消毒。[31]从 1948 年到 1962 年,使用液态氯的设施增加了 64%,使用次氯酸盐的设施增加了近 150%。[32]人们开始关注氯化处理的能力,以期跟上日益增加的水的需求。一些地区的工业化和人口密度的增加对现有水源的质量造成了压力。试验表明,至少在现有自来水系统中使用浓度的条件下,氯并非对所有微生物都有效。有人建议碘可以作为一种消毒的替代品,但需要更多的研究来确定其是否为最有效的消毒剂。[33]

人们开始在水中添加氟化物,希望以此提高供水的健康水平。有些水源含有天然的氟化物浓度,但对于那些不含氟化物的水源则可通过以百万分之一的最适宜浓度添加氟化物。1945 年,密歇根州的大急流城、纽约州的纽堡、伊利诺伊州的埃文斯顿以及安大略省的布兰特福德均开始对公共供水进行加氟处理。[34]

表 15 - 2 1962 年 100 个最大城市的水处理情况

水处理的类型	城市的数量(个)	服务的人口数量(百万)
地表水供给		
氯化	66	39.9(65.9%)
沉积/凝固	54	27.8(45.8%)
快速砂滤	51	26.5(43.8%)
慢砂过滤	7	2.5(4.2%)
压滤	2	0.36(0.6%)
除铁	4	1.5(2.4%)
石灰软化	10	4.6(7.7%)
石灰苏打软化	9	3.4(6.0%)
地下水供应		
不进行处理	1	0.15(0.2%)
氯化	19	5.6(9.2%)
沉积/凝固	7	2.1(3.5%)
快速砂滤	7	2.97(4.9%)
去除铁/锰	5	1.5(2.4%)
石灰软化	3	1.1(1.7%)
石灰苏打软化	1	0.32(0.5%)
地表水/地下水的混合		
不进行处理	1	0.72(0.1%)
氯化	13	14(23.1%)
沉积/凝固	7	8.8(14.5%)
快速砂滤	8	1.9(3.3%)
慢砂过滤	1	0.033(0.1%)
去除铁/锰	1	0.5(0.8%)
石灰软化	2	0.34(0.6%)
石灰苏打软化	1	0.26(0.4%)
通过阳离子交换	2	0.698(1.2%)

资料来源：David Keith Todd, ed., *The Water Encyclopedia*(《水百科全书》), Port Washington, N.Y.: Water Information Center, 1990, p.343.

氟化并没有应用于过滤、消毒、凝血，或作为医疗等保护性处理措施。氟的添加调整了水的化学成分,可以有效减少龋齿的发病率,龋齿是一种在儿童中特别普遍的慢性疾病。[35]氟化法的支持者认为它可以减少60%的龋齿。包括美国公共卫生服务和美国牙科协会在内的许多科学和公共卫生组织都支持在供水中使用氟化物,认为这是一种安全、有效和廉价的做法。1951年,美国医学协会下属的制药和化学委员会与食品和营养委员会发表了一项联合声明,声称没有证据表明在饮用水中添加氟化物会产生毒性。国家研究委员会的一个特别委员会也发表了类似的声明。[36]

表 15-3　1965 年自来水厂的功能分类

工厂的分类	工厂的数量(个)	总额的比例(%)
常规水处理	395	36
常规水处理及软化	74	6.8
常规水处理及去除铁/锰	10	0.9
常规水处理、软化及去除铁/锰	17	1.5
软化水	23	2.1
软化水及去除铁/锰	22	2
去除铁/锰	58	5.3
消毒	289	26.4
消毒和其他混合处理流程	191	17.4
混合处理流程	17	1.5
合计	1 096	100

注:适用于人口在 2.5 万人及以上的城市。
资料来源:David Keith Todd, ed., *The Water Encyclopedia*(《水百科全书》), Port Washington, N.Y.: Water Information Center, 1990, p.344.

1951 年之后,当医疗组织首次公布氟化法的益处后,公众开始逐步接受这种方法。最快速的增长发生在 1953 年。但在同时,社会上也出现了有组织的反对在饮用水中使用氟化物的呼声,并且呼声不断增强。那些表示反对的观点与反对氯化反应相似,也就是对任何添加到天然水源中的化合物都持怀疑态度。由于在自然界中并没有发现纯氟,因此用于水处理的氟都是合成的。例如,氟化钠被大量用于消灭老鼠和害虫的毒药。因此，将类似的化合物添加到他们的水中而不会对健康造成威胁，这对于许多人来说是无法想象的。在得克萨斯州和科罗拉多州产有大量天然氟的地区发现了"得州牙"（牙釉质上的白色斑点）的事例，这些牙齿通常会变成棕色。此外，随着核时代的到来，对放射性污染的恐惧增加了对国家供水的纯度和可能将外来物质引入水中的担忧。[37]

关于氟化的争论出现了比较特殊的曲折现象，它成为战后最具争议的水处理问题。人们提起大量的地方诉讼，甚至将禁止氟化的全国性法案提交到国会。一些城市在初步试行后放弃了这一做法。1953 年至 1963 年期间，60 个供水系统停止了氟化处理，但最终有 26 个系统恢复了氟化处理（见图 15 - 1）。[38]

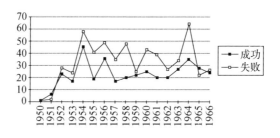

图 15 - 1 对于氟化反应的投票统计（1950—1966 年）

一些反对派批评城市支持氟化的做法是对个人自由的攻击。西雅图的放射学家弗雷德里克·埃克斯纳（Frederick Exner）说，这种做法侵犯了上帝和人类最神圣的权利。1956 年 5 月，《每日晚报》的一篇文章指出，在反氟团体的支持者中包含几名记者和当地的脊柱按摩医生。但它补充说，"在他们的阴影下，形成了一个由医生、牙医和技术人员组成的混杂反对派组织，他们的专业地位薄弱，但善于使用技术上的双重语言。这些都被善意的食品爱好者和彻头彻尾的怪人欣然地依赖和引用，以证明氟化是一种邪恶的风险"。报告还指出："那些长期煽动仇恨的人经常把抵制反种族主义和其他下流的活动打包在一起，幸运的是他们的数量较少，并且呈逐年下降的趋势。"[39]最离奇的说法是,氟化法是共产主义为了杀死或弱化美国人的阴谋。在斯坦利·库布里克(Stanley Kubrick)于1964年导演的黑色喜剧《奇爱博士》中,疯狂的杰克·瑞普将军曾擅作主张派遣载有核弹头的轰炸机前往苏联。他告诉自己的执行长官,氟化法是共产主义的一个可怕阴谋,目的是消耗他们宝贵的体液。

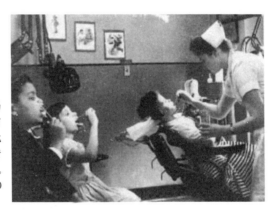

　　纽约市的儿童接受"局部"氟化物治疗。由于该市还没有在供水中添加氟化物,因此大约有1.3万名青少年用这种方式擦洗牙齿。然而,到1960年,已有2 000多个地区开始应用氟化法。

　　撇开那些极端的说法不谈,反氟组织对氟化的一些不那么尖锐的保留意见、批评和半真半假的说法依然让这场争论持续了好几年:氟化钠是消灭老鼠的毒药,氟化反应是"非自然的"、是强迫性药物。此外,还有一些质疑的内容:氟化物的"安全"程度有多少? 因为只有少量的水供人体摄入,难道氟化处理不是一种浪费吗?[40]

　　从长期来看,由于主要公共卫生和科学团体对于使用氟化所产生的积极结果表示支持,越来越多的公共供水开始使用氟化处理。1951年,有360多个地区采用了这一氟化处理程序;1953年达到1 000个(1 770万人口);到1960年超过2 000个(4 120万人口),到1968年,超过4 000个城市(7 460万人口),包括布法罗、费城、巴尔的摩、匹兹堡、克利夫兰、芝加哥、密尔沃基、圣路易斯和旧金山等。[41]经过10年的使用,纽约州纽堡的16岁青少年的蛀牙率

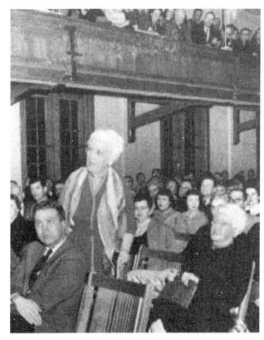

在缅因州的多佛-福克斯克罗夫特市,一位反对氟化处理计划的人士在全镇大会上发言,该计划在那里连续第三年被否决。起初,在1951年首次公布使用氟的好处时,公众的接受度很高。然而,对核时代污染的恐惧和其他恐惧增加了对水添加剂的争议。

比金斯顿少了41%,而金斯顿则没有采取氟化处理。在6岁至9岁的儿童中结果更为明显,儿童蛀牙率减少了58%。[42]

　　1945年以后,尽管供水的分配与处理问题很严重,但公众的注意力逐渐转向了关于缺水和干旱问题。在一定程度上,除西部和西南部以外,美国大部分地区对于干旱的担忧有些言过其实。其实资源耗尽产生的有害影响才是更为严重的问题。1948年2月28日出版的《商业周刊》指出:"水资源正在枯竭。"在加利福尼亚州,持续的干旱导致对水的需求正在上升。农业利益集团对此束手无策,公用事业委员会下令对蒂哈查皮山脉以北的整个地区实行电力管制,以保护剩余的水力发电。虽然旧金山和奥克兰避免了缺水问题,但与大型供水系统没有联系的小城镇遭受了损失。南加州受创最为严重,降雨量低于正常水平导致水库供应下降。洛杉矶的水库只有56%的容量,圣巴巴拉和文图拉实行限量供水。

　　除了得益于密歇根湖的无限量供水的芝加哥及其近郊,在伊利诺伊州的几个地区中,依靠深井供水社区的用水量超过了能够补充的水量。许多井的水位下降了多达350英尺。在朱利特,地下水位在一年内下降了42英尺。[43]甚至东海岸的降雨量也低于正常水平。1949年末,纽约市的水库系统的容量不足40%。克罗顿流域的总容量为1 030亿加仑,但只有400亿加仑存水。纽约的干旱持续到了1950年,呼吁"停止无端浪费"的倡议越来越高。从布鲁克林、大西洋城到印第安纳波利斯、新墨西哥州的罗斯威尔,再到得克萨斯州的得克萨斯城,水资源不断的短缺引起了人们对全国各地干旱和水资源枯竭问题的关心。1953年,除3个州(爱达荷州、罗德岛州和密西西比州)以外,所有州都报告了水资源短缺的情况,大约2 400万美国人在那一年经历了水资源的配给制。[44]

美国环境保护署(EPA)署长休·哈蒙德·贝内特(Hugh Hammond Bennett)表示,纽约市的干旱和水问题"现在是这个国家的一面镜子"。从东海岸到西海岸,越来越多的城市和其他高度发达的地区都被日益严重的水问题所困扰。就像哈德逊河畔的大城市一样,人们很少(如果有的话)能够找到简单而廉价的解决方案。贝内特继续表示,在过去几年里,美国出现了一系列问题,其中包括第二次世界大战的影响,它消耗了许多地方的水供应,使问题更加恶化,目前的情况只是其中的一个问题。此外,水库往往没有很好地防止泥沙淤积,对于水的再利用和其他保护措施的关注也很有限,河流污染每年破坏数十亿加仑的水,而专家在确定可用地下水方面也做得不够好。随着新型生态系统的蓬勃发展,人们对此的关注更为频繁。在一项观察评论中,贝内特断言:"一般来说,我们未能理解自然资源的相互关系,尤其是土地和水的统一性。我们常常忽视了这样一个事实,即大自然以分水岭的形式塑造了我们的景观,保护分水岭对我们的水供应至关重要。"他总结说:"从总体上看,我们现有的和未来的水资源困难是一种非常严重的国家病,它相对落后于国家的快速发展,多年来一直被我们原始富足的记忆所掩盖。"[45]

同时代的人可能夸大了40年代末和50年代初干旱的潜在长期影响，甚至夸大了水枯竭的"国家问题"。然而，这些公开披露的信息也引发了关于过度用水和采取可能的补救措施的对话，并持续到20世纪60年代。然而，人们并没有对于问题的性质或最佳解决办法达成共识。一些人认为全国水资源短缺（甚至是一场危机）即将来临，而另一些人则认为水资源充足。一些人说，短缺本质上是地方性的，可以通过减少无用的浪费来预防。而有的人则认识到这个问题的区域性差异：东北部和中西部工业和城市用水量增加，东南部迅速扩大的工业区过度抽取地下水，而西部和西南部的灌溉用水量有所增加。[46]还有一些人认为，人口增长和工业扩张给市政供水带来了"可怕的压力"。有些人甚至将缺水与大洪水时期进行对比，指出"水量太少与太多"。一位水文学者认识到这是一个分配问题，于是创造了"人—水危机"这个术语。[47]《财富》杂志在1965年4月的一篇文章指出，水资源短缺的概念"与基本的自然事实相矛盾"，因为"即使是最脏的水也能被净化，不过这需要付出代价"。报告总结说："那么，摆在我们面前的不是水资源短缺，而是水处理成本的上升曲线。"[48]

水资源问题的可能解决方案引起了广泛的反应。有些解决措施只不过是权宜之计，比如对水的使用施加各种限制。有些长期的方法侧重于提高系统效率和获取新的水源供应。在一些情况下，规划未来的水库被视为一个积极和可实现的目标。以达拉斯为例，人们从20世纪50年代末开始在萨宾河（位于城市东南约50英里处）修建一个耗资1 550万美元的水库，目的是保障20世纪80年代之前充足的水资源。地方当局后来继续规划地表水供应，计划将满足当地用水需要延长至2000年。[49]

在重新考虑对地下水的依赖性后，一些地区开始考虑潜在的地表水供应。到20世纪60年代末，由于缺乏可靠的数据，人们对水需求的评估受到了阻碍。美国上一次全面的水资源普查是在 1954 年。[50]另一种增加供水的方法是通过人为地重新注入地下水或进行海水淡化。这两种方法都很昂贵，并且也没有普及。[51]

联邦政府以多种方式应对这场所谓的危机，特别是通过一系列立法行动来解决具体问题，并且成立了几个委员会，还实施了水坝建设计划。灌溉用水、市政用水和工业用水的需求促使当时联邦政府修建大型水坝。

这种项目似乎日益与资源保护和各种其他环境问题的看法相抵触。在 20 世纪 60 年代，内华达山脉地区的赫奇水库项目、绿河的回声公园、科罗拉多河的格伦峡谷、大理石峡谷和桥峡谷以及育空河沿岸的围墙均遭到了强烈的抵制。阿瑟·卡哈特（Arthur Carhat）是一位热心的环保主义者，在当时就职于美国林务局。他在 1950 年预测说："联邦政府机构正一头扎进一项在主干河流及其支流上修建巨型水坝的计划。这些巨大的混凝土被期望用于灌溉、防洪和发电——这些都是很好的目标。但是，由于上面的流域存在问题，这样的水坝的未来就可想而知了。"[52]环保主义者华莱士·斯特格纳（Wallace Stegner）指出，大坝的问题在于水，这曾经是最重要的，现在变成了次要的考虑因素。水利和防洪大坝的费用是通过水力发电来支付的。"这些有问题的水坝绝不是简单的水池。决定大坝的往往不是水的动力头：高效发电需要更高的大坝，因此需要更大的湖泊，而不是一个简单的水坑。"[53]

联邦水务理事会和委员会所进行的调查不像水坝建设那样具有行动驱动力，但往往有助于将注意力集中在水的问题上。他们并不总是为州或地方社区提供准确的预测或提出明确的规划策略。总统矿物原料委员会（佩利委员会）预测了从 1952 年到 1975 年的用水量，但是他们大大低估了使用增长率。胡佛委员会根据

1955 年的数据进行的一项研究显示,从 1950 年到 1955 年,每天的用水量从 1 850 亿加仑增加到 2 620 亿加仑——几乎是佩利委员会预测 1975 年的每天 3 500 亿加仑的一半。[54]许多其他联邦委员会对水的问题采取了不同的态度。例如,在林登·约翰逊总统的领导下,美国成立了总统的水资源委员会和内政部的水资源研究办公室。[55]

越来越明显的是,由于短缺和干旱,水的"数量"问题只是战后水资源问题的一部分。水的"质量"在造成日益严重的水的困境方面变得越来越明显。至少当时的人们认为水污染是造成短缺和枯竭的几个因素之一。然而,对水污染的关注并非仅仅对干旱和枯竭等紧迫问题的反应。从最初的努力到发展公共供水,这是一个长期的问题。

在战后,对水污染的关注从生物污染物拓展到对各种化学污染物的关注。改变关注重点的一个重要原因是,许多水传播疾病大幅减少,人们对可用的方法和技术来防治仍然存在的疾病抱有信心。一份报告指出,1945 年至 1960 年期间,伤寒的爆发只占过去 25 年总数的 31.4%,病例减少到 12%。就水传播疾病而言,1946 年至 1960 年爆发的总数与过去 25 年相比急剧下降,甚至在人口为 5 000 人或不到 5 000 人的城镇和小城市也是如此。[56]另一份报告指出,从 1946 年至 1960 年,发生了 228 起水媒疾病或中毒事件,其中有 25 984 个病例是饮用水引起的。在这 228 起事件中只有 70 起发生在公共系统,另外 158 起发生在私人和半公共供水系统。[57]疾病爆发原因的最大百分比是未经处理的地下水(41.7%),但对水处理的控制不足也应当负有极大的责任(41.4%)。如果没有仔细的监测,就无法保持水处理的积极影响(见表 15-4)。[58]

表 15 - 4 1920—1945 年及 1946—1960 年水传播疾病爆发比较

城市/城镇规模(人)	爆发	
	1920—1945 年	1946—1960 年
1 000 及以下	221(31.70%)	17 (24.29%)
1 000—5 000	237(34.00%)	22 (31.44%)
5 000—1 万	95 (13.63%)	7 (10%)
1 万—2.5 万	56 (8.04%)	8 (11.41%)
2.5 万—5 万	29 (4.17%)	4 (5.72%)
5 万—10 万	15 (2.15%)	2 (2.86%)
10 万—100 万	33 (4.73%)	7 (10%)
超过 100 万	11 (1.58%)	——
未知	——	3 (4.28%)
总计	697	70

资料来源：Edward S. Hopkins, W. McLean Bingley, and George Wayne Schucker, *The Practice of Sanitation in Its Relation to the Environment*(《卫生与环境关系实践》)4th ed. , Baltimore：Williams and Wilkins,1970,p.137.

1945 年以后,对水质的关注反映了人们对化学污染物的日益关注。由于土壤遭受侵蚀形成沉积作用,可用水的供应严重不足。这使得市政当局和相关工业都受到了指责。人们格外关注工业废料为主因引起的地下水污染,因为它比地表水污染更难消除。在第二次世界大战期间以及之后不久,工业发生急剧扩张,而对污染的控制并不充分。甚至在整个 20 世纪 60 年代,有关工业污染物的详细信息都非常有限,尤其是有些企业有意阻挠联邦当局收集准确的数据。[59]

除了已知的健康危害,还有许多危险不为人知或尚不清楚,尤其是来自二战后在市场上出现的成千上万种新型有机化学产品,如清洁剂和杀虫剂等。它们有的是通过各种工业过程产生,有的是来自核技术的放射性物质。[60]人们对水质进行抨击,将水污染描述为"国家的耻辱",并谴责美国是一个"污水社会"。随着城市的发展,一个城市的取水口和另一个城市的污水排放口之间的距离变得更短了。美国公共卫生署在 1960 年指出:"我们河流的污染速度要快于水的再利用处理速度。"[61] 流经克利夫兰和阿克伦的凯霍加河的"燃烧"景象,以及对伊利湖正在"死亡"的指控,是内陆水遭受污染最为生动的实例。每天有超过 100 吨的化学的、石油的和含铁的废物以及生活污水被排放到肮脏的、褐色的凯霍加河。1959 年,承受了巨大污染的凯霍加河整整燃烧了 8 天。在 1969 年夏天,它再次起火,并吞没了两座铁路高架桥。1965 年,美国农业部报告说伊利湖受到了"细菌的、化学的、物理的和生物上的污染",各种工业过程废水和大量的城市污水中含有大量的大肠癌细菌、苯酚、铁、氨、悬浮和沉降固体、氯化物、氮化合物、磷酸盐。

这样的事件不仅仅发生在工业化发达的东部。美国在全国范围都出现水道恶化的状况。鱼类死亡是污染负荷增加的一个迹象。据估计,来自工业、城市和农业的水体污染是造成 1963 年 780 多万条鱼死亡的罪魁祸首,比前一年增加了 75 万条。鱼类死亡影响了超过 2 200 英里的河流和 5 600 英亩的湖泊。[62]

人们开展了一些研究,试图借此降低全国水污染问题的范围和规模。新出台的饮用水标准特别关注了进入供水的有毒化学物质和可溶性矿物质。在 1946 年修订标准后,美国自来水厂协会主动采用了所有公共供水标准。20 世纪 60 年代,由世界卫生组织发起的《国际饮用水标准》(1963 年)和美国自来水协会的《饮用水质量目标》(1968 年)补充了联邦标准。后者遵循联邦卫生标准,转而关注水的清晰度、味道、气味、硬度、颜色、温度、染色性和腐蚀性。[63]

然而,人们仍然认为这些标准在处理水中发现的有毒或潜在有毒物质方面做得还不够。1965 年,加州大学伯克利分校的卫生工程研究实验室主任和土木工程部主席声称,有必要"随着流行病学、毒理学和其他证据的发展而重新确定标准,以便使参数更有意义,并在水资源库的整体质量下降时使其在可达到的范围内",而

并非采用传统的水质测量方法。[64]一些专家认为,目前广泛使用的
细菌学技术不足以准确地确定水的卫生质量。[65]

这些谨慎的保留意见肯定是存在一些问题的。不过令人鼓舞
的是,早在 20 世纪 40 年代,人们就使用了几种新的分析技术来检
测和监测一些微量元素和有毒物质,如双对氯苯基三氯乙烷(也叫
滴滴涕)。这些工具给调查人员充足的动力去关注威胁国家供水
的一系列非细菌性污染物。这些新工具的开发和化工的发展是
"与传染病作为影响美国人健康的主要因素的重要性下降及慢性
疾病如癌症的发病率上升同时发生的"。然而,到 1970 年,评估微
观化学和微观物理物质危害的能力还很不全面。[66]

那些认为水污染是一个日益严重的国家问题的人越来越认识
到,现有的处理设施在数量和技术成熟度上都严重不足。[67]有必要
制定更为有效的计划,而且需要更多的研究资金和研究机构。到
第二次世界大战结束时,美国几乎停止了新建污水和工业废物处
理设施。[68]在 20 世纪 50 年代初期,全国建有 6 700 个污水处理厂,
为 65%(6 000 万)的城市人口服务。但是积压的、尚需建设的市政
污水处理厂估计耗资 19 亿美元。在 1963 年,大约 5 800 个城市和
城镇(代表超过 3 500 万的人口)仍然需要新建或扩建污水处理工
厂,估计约花费 22 亿美元。有些人甚至认为预算数字可能会更
高。1961 年的一项评估表明,为了满足近期的淡水需求,市政当局
需要花费 46 亿美元;此外,每年还需要 5.75 亿至 6 亿美元来清理
积压的工业废物处理设施。[69]

地方当局及其卫生部门在确定足够的资源以满足水处理要求
方面的准备并不充分,更不用说通过地方法规和法令来遏制进一
步的污染了。尽管如此,考虑到水处理设施可能无法满足未来的
需求,人们开始努力在明尼阿波利斯、圣保罗、圣路易斯和丹佛等
城市组建新的供水、排污以及卫生部门。[70]事实证明,州一级的行动
比地方行动更全面。1946 年,只有阿拉巴马州、密苏里州、南卡罗

莱纳州和犹他州 4 个州没有明确的法律禁止将污水和其他废物排入水道(尽管爱达荷州和内华达州只有限制性法律)。实行的州法律有两种:一种是直接规定(如宾夕法尼亚州的案例),该州规定了工业废物和生活污水废物的处理要求,并规定了处罚标准;另一种是间接规定(特别是在人口少的地区),由委员会负责减少污染。到 20 世纪 50 年代,尽管人们继续努力建立州际契约来处理跨界水污染问题,但仍有 20 多个州没有建立真正全面的水污染控制机制。即使是在有直接立法的州,在面临来自行业或其他利益集团的压力时,也可能将标准设置得很低。[71]

州卫生局在水污染控制方面发挥了重要作用,特别是在 20 世纪 60 年代期间。这主要是因为州水污染控制立法是依据卫生部门检查水传播疾病的权力制定的。1946 年,28 个州授权卫生局负责减少水污染。在某些情况下,与卫生局或特别委员会结盟的机构获得了这项权力(23 个国家有特别委员会)。[72]但是各州对水污染法律的执行情况差别很大。在大多数州,发布行政命令的情况相当少见。宾夕法尼亚州和威斯康星州多年来一直特别活跃。中西部的一些州,如印第安纳州、堪萨斯州和密歇根州(包括路易斯安那州和华盛顿州),活动也较为活跃,而其余的州则活跃度不高或完全不活跃。围绕州执法的诉讼在宾夕法尼亚州和威斯康星州最为激烈。在印第安纳州、堪萨斯州、肯塔基州、密西西比州、俄勒冈州和华盛顿州也很活跃。

尽管已经有了一些令人鼓舞的迹象,但是州际行动和州际契约并没有形成任何一个统一的国家水污染控制方案。由于必须与对州经济至关重要的产业和其他利益集团(例如体育和娱乐团体)打交道,这意味着要设计政策和法律来平衡州目标,有人将其称为妥协。

除了发生重大的州际争端,联邦政府的作用几乎是微乎其微的。罗斯福新政为供水和排污系统提供的资金有助于间接减轻一些严重的水污染问题,但没有直接解决问题。自 1897 年以来,大约有 100 个与河流污染控制相关的法案被提交到国会,但最终一个法案都没有颁布。1938 年,国会通过了一项河流污染法案,但被罗斯福总统否决。1940 年,另外两项法案被提出,其中一项得到了许多州卫生部门和其他组织的支持,另一项更为激进的法案则遭到强烈反对,因为它要求立即全面清理所有污染源,而且它赋予联邦政府比各州更大的权力来决定所需的清洁程度。1947 年,折中法案也没有通过。[73]

1948 年,经第 80 届国会同意(在两党支持下),杜鲁门总统签署了第一个重要的联邦性质的水污染控制法案。《水污染控制法》授权联邦政府参与减少州际水污染。它还授权为市政当局、州际机构和各个州开展减轻水污染的设施建设提供财政援助。1949 年 7 月,国会首次向美国公共卫生署拨款,以帮助其执行法案的部分条款。美国公共卫生署也开始收集关于水污染的基本数据。[74]然而,1948 年的法案将联邦强制执行限制在参与州同意的州际问题上。该法案主要是为联邦政府提供支持和咨询,而不是在控制水污染方面起主导作用。虽然联邦的权力从属于各州的权力,但新的法律确实为联邦进一步参与水污染控制问题开创了先例。[75]

在实践中,1948 年的法案既晦涩难懂又难以执行。一些批评人士指责说,它转移了人们对其他较为紧迫的供水和污水处理需求的注意力,比如为不发达或欠发达地区引入新的系统。[76]而对于许多支持者来说,这项法案可以被认为是试验性的,它最初的适用年限是 5 年。经过紧张的协商,在试验期结束后又延长了 3 年至 1956 年 6 月 30 日。1956 年的修正案虽然在直接减少污染方面比较繁琐并且无效,却是第一个永久性的水污染控制法案。法案修订了执行规定,并且理清了召集争议各方的程序。通过保留在联邦法院在开展行动之前必须得到州的同意这一条款,新的法律维持了各州的主导地位。修正案还增加了对各州的财政和技术援助,用一项为市政污水处理厂提供建设资金的贷款计划取代了一项拨款计划(在 10 年内每年最高可达 5 000 万美元)。尽管联邦政府对新建筑的投资不多,但财政激励措施产生了一些积极的效果。自该法案颁布以来的 4 年里,水处理工厂的建设速度增加了一倍多(每年近 4 亿美元),并且在所有国家级的援助项目中,该法案产生了最高的地方与联邦的出资比例(地方资金与联邦资金之比为1:4.7)。已经启动和计划实施项目的数量为 1 300 多个。[77]

1948 年和 1956 年的立法既没有结束关于水污染控制的争论,也没有解决这个非常复杂的问题。从 1945 年到 20 世纪 60 年代中期,国会的辩论围绕着联邦在水污染方面的执法权力范围,以及在建设废物处理设施方面所必需的联邦财政援助的水平和类型等内容展开。人们很少关注产生水资源浪费和如何控制浪费这一更大的问题。[78]对一些州来说,它们在全面发展污染控制项目方面进展缓慢,往往不能执行新的污染法,要求的财政援助相对较少,并且不愿接受联邦当局关于建立标准的建议。1959 年 10 月至 1960 年5 月,参议院国家水资源特别委员会在 22 个州举行了实地听证会,并暴露出一些水污染控制问题。[79]这些爆料促使一些国会议员寻求获得更大的联邦监管权力。1960 年 12 月在华盛顿召开的关于水污染的全国会议上,众议院公共工程委员会河流与港口小组委员会的两名成员呼吁通过新的立法来增加联邦权力。

1961 年的《联邦水污染控制法修正案》在若干条款中延续了联邦政府与各州之间的合作方式。然而,联邦管辖范围已超出州际水域,也包括可通航水域或美国所有的主要水道。联邦治理污染的权力将州内和州间的问题进行了区分,但如果污染发生在一个州而不是排放源州,美国司法部部长可以在没有州官员同意的情况下提起关于减少污染的诉讼。事实证明,这项规定很难执行,因为要证明产生州际的损害并不容易,同时也因为美国公共卫生署未能开展许多可能违反污染规定的调查。[80]

1961 年的修正案使得各州有可能从联邦拨款中获得更大的利益,如果他们有意如此。[81] 1962 年的拨款从 5 000 万美元增加到 8 000 万美元,1963 年为 9 000 万美元,1964 年至 1967 年每年为 1 亿美元。原先拨款的上限为污水处理厂成本的 30%,最高限额为 25 万美元,后来提高至 60 万美元(核算费用的 30% 或 60 万美元,以较少者为准)。政府鼓励开展联合项目,并增加了一项规定,允许将未使用的州拨款重新分配给那些由于缺乏资金而无法批准项目的州。

随着 1961 年修正案的出台,各州的建筑规模显著扩大。1961 年,合同金额达到 4.49 亿美元,比最初计划前 4 年的平均水平增长了 25%。1962 年合同金额达到 5.45 亿美元,增长了 51%。自该方案开始实施以来,已批准了 4 437 个项目,拨款总额达 3.85 亿美元,当地拨款达 19 亿美元(项目总费用为 23 亿美元)。1963 年有 1 657 份拨款申请被暂时积压了。尽管对污水处理项目进行了明显的鼓励,但 1961 年只有 23% 的拨款用于人口在 5 万以上的城市。就像"新政"供水和排水计划一样,《水污染法案》对较小的城镇来说是一个更大的福音,但并没有完全解决许多流域的水污染问题。[82]

20 世纪 50 年代和 60 年代初,相关的研究资金也非常有限。事实上,第二次世界大战后,在私人实验室和大学、认证项目以及州健康培训项目中的研究"从未恢复到高速状态"[83]。美国公共卫生署用于直接研究的预算直到 1958 年才达到 100 万美元,到 1962 年只有 240 万美元。从 1956 年到 1962 年共批准了 742 项联邦研究拨款,总额略高于 960 万美元。根据 1956 年《联邦水污染控制法》,1957 年批准了 2 亿美元的研究拨款,1958 年至 1961 年每年批准了 300 万美元。[84]

1945 年至 1970 年间最重要当然也是最具争议的水污染法案就是 1965 年的《水质法》。联邦政府更加深入地参与水的质量管理,这在当时原本是地方和州的特权。关于联邦政府和州政府之间的争论再次激烈起来,关于什么构成了过度污染水平和足够清洁的水的争论也再次变得激烈起来。新环境运动的势头和各种期刊及报纸上关于水污染威胁的大量报道引起了公众对这个问题的极大关注。[85]

1963 年,修改《联邦水污染控制法》的法案在国会参众两院中提出。最直接受到新水污染法案威胁的工业(纸浆、造纸、化工和石油公司)强烈反对任何可能会对其施压以减少它们对州际水域污染的条款。许多州和州际水污染控制机构(如各州卫生部,得克萨斯州水污染控制委员会,纽约州、新泽西州和康涅狄格州州际卫生委员会)对于法案中任何威胁到他们权威的条款表示反对。另外一些反对意见来自农业团体和一些专业的工程学会。毫不奇怪,支持的人来自环保组织,如伊扎克沃尔顿联盟、奥杜邦学会和国家野生动物联合会,虽然他们对新法案的潜在力量也表示了一些保留意见。包括妇女选民联盟和全国市长委员会在内的各种团体也加入了他们的行列。

毫无疑问,由来自缅因州的民主党参议员埃德蒙·马斯基(Edmund Muskie)发起的关键参议院法案,是 649 法案中最具争议的部分。这是关于州际水域水质标准的规定。从 1963 年到 1965 年,尽管遭到参议院的反对,并且与众议院法案的一个稀释标准条款相抵触,马斯基和他的支持者依然试图维持法案中所要求的标准,在 1965 年 9 月接受的折中条款向反对派作出了几项让步,特别是留给了各州在服从联邦当局之前采取行动的机会。该法案保留了卫生、教育和福利部部长在颁布及执行标准方面的作用。尽管约翰逊总统预测还需要额外的立法来进一步保护和升级水质,以确保经济增长,但还是在 1965 年 10 月 2 日签署了这项法案。[86]

倡导者希望通过新法律改变美国水污染计划的基本策略,从"遏制"转变为"预防"。[87]1965 年的《水污染控制法》为实现污染控制的目标,对官僚制度进行了实质性的修改,特别是建立了联邦水污染控制管理局。联邦公共卫生常设委员会最初是由卫生、教育和福利部的一位负责环境卫生事务的新任助理部长管理,1966年移交给内政部。联邦水污染控制管理局是联邦政府在制定和执行水质标准方面全新代理人最明显的象征。它几乎立刻就成了各州机构和许多行业的批评焦点,因为这些行业必须与新标准相对抗。美国公共卫生署也不赞成这个突然冒出来的组织,因为它是一个竞争对手。有人批评美国公共卫生署在与那些没有积极采取反污染措施的州打交道时态度软弱,美国公共卫生署为此感到非常痛苦。通过将联邦水污染控制职能从美国公共卫生署转移到联邦水污染控制管理局,这个老机构的威望受到了打击。[88]

根据1965年的法案,各州必须在1967年6月30日之前制定出水污染标准,这将成为联邦标准。如果各州不能解决这个问题,联邦水污染控制管理局就会介入。事实证明,实施这些规定是相当困难的。环保组织批评了几个首批通过的州的标准,因为他们违反了要求标准"提高水质"的指导原则。内政部部长斯图尔特·尤德尔(Stewart Udall)在界定什么才是真正能提高水质的问题上采取了中间立场,这既不能让环保主义者满意,也不能让各州和污染行业满意。执行程序含糊不清也增加了人们的焦虑。[89]

在整个20世纪60年代,寻找足够的资金来处理水污染控制问题也成为美国各个城市和州的一个主要问题。1968年,联邦水污染控制管理局估计,政府和行业在1969年至1973年建造和维护废弃物处理设施的费用将超过230亿美元。林登·约翰逊的许多"伟大社会"计划失去了动力,而越南战争不断增加的成本,使得这个财政目标更加难以实现。[90]在严肃地面对水污染控制问题之后,1965年的法案将联邦政府置于制定和执行标准的中间位置。考虑到不同的环境,这也提出了在保护水质方面哪些行动是切实可行的,哪些是必要的问题。正如一位工程师所指出的:"现在水污染控制政策正朝着确定何种程度的废弃物处理是可行的方向发展，并在那里划定界限。"[91] 虽然支持者和反对者都对大多数标准不满意，但在全国范围内对抗水污染控制的技术和经济限制将受到严格考验的时候已经到来。

1945 年至 1970 年是一个不安的时期，人们面临着日益严重的供水问题。干旱和当地供水短缺引起了人们对即将发生的水危机的关注，其特点是宝贵水资源的大面积耗竭。将注意力转移到几乎每一个重要的内陆水道的化学污染物上，标志着关于水污染的程度和严重度以及它如何影响供水质量的争论进入了一个新阶段。在新生态时代的前期，人们对是否有能力为所有美国人提供纯净而充足的水的信心，自 19 世纪以来第一次受到严重质疑。

注 释

1. Cornelius W. Kruse, "Our Nations Water: Its Pollution Control and Management"(《我们国家的水资源：污染控制与管理》), in *Advances in Environmental Sciences*(《环境科学进展》), James N. Pitts Jr. and Robert L. Metcalf eds. , vol. 1, New York: Wiley-Interscience, 1969, pp. 50 – 51.

2. M. C. Boggis, "How to Modernize Water and Sewage Plants"(《如何使水和污水厂现代化》), *American City*(《美国城市》)70 (April 1955): 97.

3. George P. Hanna Jr. , "Domestic Use and Reuse of Water Supply"(《供水的家庭使用和再利用》), *Journal of Geography*(《地理学报》)60 (Jan. 1961): 22.

4. "The Water Picture in the United States"(《美国的水景》), *American City*(《美国城市》)76 (Sept. 1961): 181.

5. 参见 "Water-Works Men Want Faster Progress"(《水务工人希望更快进步》), *American City*(《美国城市》)81 (July 1965): 105; Edward A. Ackerman and George O. G. Lof, *Technology in American Water Development*(《美国水资源开发技术》), Baltimore: Johns Hopkins UP, 1959, p. 7。

6. 参见 John C. Bollens and Henry J. Schmandt, *The Metropolis: Its People*,

Politics, *and Economic Life*(《大都市的人民、政治和经济生活》)2d ed. ，New York：Harper and Row，1970, p. 176；Edward T. Thompson，"The Worst Public-Works Problem"(《最糟糕的公共工程问题》)，*Fortune* (《财富》)58 (Dec. 1958)：102。住宅空调机组给普通市政自来水厂带来了沉重的压力。如果没有大量的原水供应，它们是一个特别严重的负担。从水务行业的角度来看，额外的需求可能会有一些价值，尤其是对私人水务公司而言。《美国城市》报道说，伊利诺伊州自来水公司的经理弗兰克·C.阿姆斯巴利(Frank C. Amsbary)认为，自来水厂的官员们"带着嫉恨的目光看待诸如收音机、烤面包机、电热水器等电力系统负荷设备"。空调为水务行业提供了一个重要的负荷增加器。参见"Air Conditioning"(《空调》)，*American City* (《美国城市》)63 (June 1948)：118；"What Air Conditioning Can Do to the Water Works"(《空调对自来水厂的影响》)，*American City* (《美国城市》)68 (Sept. 1953)：11；"Home Air Conditioning Expensive to Water Works"(《家庭空调用水工程昂贵》)，*American City* (《美国城市》)68 (Sept. 1953)：13；"How Air Conditioning Affects Water Supply"(《空调如何影响供水》)，*American City* (《美国城市》)63 (July 1948)：9。

7. Harold E. Babbitt and James J. Doland，*Water Supply Engineering* (《供水工程》)，New York：McGraw-Hill，1949, p. 40；G. M. Fair，J. L. Geyer，and Daniel Alexander Okun，*Elements of Water Supply and Wastewater Disposal*(《供水与废水处理要素》)2d ed. ，New York：Wiley，1977, p. 14.

8. Joseph A. Salvato Jr. ，*Environmental Engineering and Sanitation*(《环境工程与卫生》)2d ed. ，New York：Wiley-Interscience，1972, pp. 103 – 104.

9. 以1957年至1959年的美元标准核算，1945年的数据为2. 25亿美元，1968年为2 108美元。参见 U. S. Department of Commerce，Bureau of the Census，*Historical Statistics of the United States*(《美国历史性统计》) pt. 2 ，Washington，D. C. Department of Commerce，1975, pp. 619, 621。1969年和1970年，新的公共供水和下水道系统建设的价值下降到大约26亿美元，或以1957年至1959年美元计算为1 600美元。

10. Fair et al. ，*Elements of Water Supply*(《供水与废水处理要素》)，p. 14.

11. John D. Wright and Don R. Hassall，"Trends in Water Financing"(《水

融资的趋势》),*American City*(《美国城市》)86（Dec. 1971）：61；Ernest W. Steel，*Water Supply and Sewerage*(《供水与排水》)4th ed. ，New York：McGraw-Hill,1960,p. 617.

12. "Water-works Men Want Faster Progress"(《水务工人希望更快进步》),p.106. 关于债权发行,参见 George I. McKelvey Jr. ，"What Is Water Worth?"(《水值多少钱?》),*American City*(《美国城市》)68（Aug. 1953）：90－91,169. 来自城市的水的成本在全国范围内差异很大,各地区的成本相关度不大。1959 年的数据显示,运营、维护和摊销成本最高的五个州是佛蒙特州、阿肯色州、北达科他州、南达科他州和堪萨斯州；五个最低的州是缅因州、特拉华州、伊利诺伊州、马里兰州和内华达州。参见 David Keith Todd，ed. ，*The Water Encyclopedia*（《水百科全书》），Port Washington, N. Y. Water Information Center,1990,p. 235。关于计量,参见"The Case for Water Meters"（《水表的情况》),*American City*（《美国城市》)79（Dec. 1964）：97－99,124, 126；H. G. Greer,"Why Water Meters Are Advantageous"(《水表为何有利》),*Water and Sewage Works*（《水厂与污水厂》)104（Feb. 1957）：76－77；"What 100% Metering Did to Philadelphias Water Demand"(《100%计量对费城用水需求的影响》),*American City*（《美国城市》)79（Aug. 1964）：130,132；"Water Meters"(《水表》),*American City*（《美国城市》)71（June 1956）：216－217；"Meters Will Make the Difference"(《水表会造成差异》），*American City*（《美国城市》)63（ April 1948）：127；Clayton H. Billings, "Rejuvenation of a Major Water System"(《主要供水系统的复兴》),*Public Works Magazine*(《公共工程杂志》)92（Feb. 1961）：77。

13. 其他用途包括工业,每人每天 36 加仑（23%）；商业,28 加仑（17. 8%）；以及公共事业 20 加仑（12. 7%）。个人系统也占 51 加仑。

14. 1950 年,每天 2 027 亿加仑水中的 51.6%,也就是 1 046 亿用于农业灌溉,840 亿加仑（41.4%）用于工业生产,141 亿（7%）用于国内和市政用途。1960 年,用于农业灌溉的水量升为每天 3 229 亿加仑水中的 1 410 亿加仑,但是占用比例下降为 43.7%,工业用途的水量实际增长为每天 1 599 亿加仑,占总用水的比例为 49.5%,而国内和市政用途的水增加为 220 亿加仑,但在总用水量中的比例不变。参见 Water Resources Council, *The Nations Water*

Resources(《国家水资源》),Washington,D. C. Water Resources Council,1968,4 - 1 - 1 and 4 - 1 - 2；Murray Stein,"Problems and Programs in Water Pollution" (《水污染的问题和计划》),*Natural Resources Journal*(《自然资源学报》)2 (Dec. 1962)：395；Jack Hirshleifer, James C. DeHaven, and Jerome W. Milliman,*Water Supply*：*Economics*,*Technology*,*and Policy*(《供水经济学、技术与政策》),Chicago：University of Chicago Press,1960,pp. 2,26；Fair et al. ,*Elements of Water Supply*(《供水与废水处理要素》),pp. 27 - 28。

15. Bollens and Schmandt,*The Metropolis*(《大都会》),pp. 176,178.

16. 较小的城市更有可能使用地下水,因为他们无法负担更多的远程供应。

17. Todd,ed. ,*Water Encyclopedia*(《水百科全书》),pp. 226 - 227,345 - 349. 参见 Edward Scott Hopkins, W. McLean Bingley, and George Wayne Schucker, *The Practice of Sanitation in Its Relation to the Environment*(《卫生与环境关系实践》)4th ed. ,Baltimore：Williams and Wilkins,1970,p. 146,尤其是1960 年 25 个最大城市的水资源清单。

18. Bollens and Schmandt,*The Metropolis*(《大都会》),p. 176.

19. Water Resources Council,*Nations Water Resources*(《国家水资源》),5 - 1 - 3. 参见 Richard D. Jones and Joseph W. Rezek,"A Regional Water Supply" (《区域供水》)pt. 1,*American City*(《美国城市》)83（March 1969）：108,110, 112；pt. 2,83（April 1969）：73 - 75。

20. 参见 Rodney R. Fleming,"The Big Questions"(《大问题》),*American City*(《美国城市》)82（June 1967）：94 - 95；Charles M. Bolton,"A Metropolitan Water Works Is Best"(《都市水厂是最好的》),*American City*(《美国城市》)74（Jan. 1959）：67 - 68；Wright and Hassall,"Trends in Water Financing"(《水融资的趋势》),p. 61；Kruse,"Our Nations Water"(《我们国家的水资源》),p. 54。

21. 参见 Martin V. Melosi,"Community and the Growth of Houston"(《社区与休斯敦的成长》),*Houston Review*(《休斯敦评论》)11（1989）：110 - 112。

22. Robert L. Lineberry, *Equality and Urban Policy*：*The Distribution of Municipal Public Services*(《平等与城市政策：市政公共服务的分配》),Beverly Hills,Calif. Sage Publications,1977,p. 130.

23. Bollens and Schmandt, *The Metropolis*(《大都会》), p. 177.

24. *Municipal Year Book*, *1947*(《市政年鉴, 1947 年》), pp. 295, 297. 参见 Kruse, "Our Nations Water"(《我们国家的水资源》), p. 54。

25. Michael N. Danielson, *The Politics of Exclusion*(《排斥政治》), New York: Columbia UP, 1976, pp. 223, 233.

26. T. E. Larson, "Deterioration of Water Quality in Distribution Systems"(《供水系统中水质的恶化》), *JAWWA*(《美国自来水协会杂志》)58（Oct. 1968）:1316. 较为保守的估计分解了分配的成本, 如下：

供应 / 水源	8.3%
泵站	17.1%
水库	5.6%
分流系统	53.0(其中水表约占 4%—5%)
过滤水厂	11.8%
房地产	4.2%

参见 Steel, *Water Supply and Sewerage*(《供水与排水》), p. 618。

27. Donald E. Stearns, "Expanding and Improving Water Distribution Systems"(《扩大和改善供水系统》), *Water and Sewage Works*(《供水与污水厂》)104（June 1957）: 256; William D. Hudson, "Studies of Distribution System Capacity in Seven Cities"(《七个城市分配系统容量的研究》), *JAWWA*(《美国自来水协会杂志》)58（Feb. 1966）: 157, 159, 161 – 163. 同时参见 W. D. Hudson, "Design of Additions to Distribution Systems"(《供水系统的附加设计》), *Water and Sewage Works*(《供水与污水厂》)106（July 1959）: 277 – 279。有趣的是, 一项研究表明, 每 1 000 人中主要供水管道的英里数与人口的大小成反比。在人口不到 1 万的城市, 每 1 000 人的平均里程是 5 英里, 而在 50 万左右人口的城市中, 平均只有 1.5 英里。这表明主要城市的自来水所载的重量比小城镇要重得多, 增加了其他分布问题。参见 Steel, *Water Supply and Sewerage*(《供水与排水》), p. 6。

28. Lineberry, *Equality and Urban Policy*(《平等与城市政策》), pp. 130– 131.

29. Kenneth J. Ives, "Progress in Filtration"(《过滤的进步》), *JAWWA*

(《美国自来水协会杂志》)56（Sept. 1964）：1225,1231；J. T. Ling,"Progress in Technology of Water Filtration"(《滤水技术的进步》), *Water and Sewage Works*(《供水与污水厂》)109（ Aug. 1962）：315 – 316. 参见 C. J. Velz,"Factors Influencing Self-Purification and Their Relation to Pollution Abatement"(《影响自净的因素及其与污染消减的关系》), *Sewage Work Journal*(《污水工程学报》)19(July 1947)：629 – 644。

30. Ling,"Progress in Technology"(《滤水技术的进步》),pp. 317 – 319. 1964年,在芝加哥的中央过滤工厂完工之前,芝加哥的南部过滤厂是世界上最大的过滤水厂。参见 Ellis Armstrong, Michael Robinson, and Suellen Hoy, eds. , *History of Public Works in the United States*, *1776 – 1976*(《美国公共工程史,1776—1976》), Chicago：APWA, 1976, pp. 228,240。同时参见 Samuel S. Baxter and Myron G. Mansfield,"Rapid Sand Filters Replace 50-Year-Old Equipment at Philadelphias Torresdale Water Plant"(《快速砂滤取代了费城托雷斯达尔水厂已有 50 年历史的设备》), *Civil Engineering*(《土木工程》)27（May 1957）：34 – 37, 106, 108；J. E. Ridley,"Experiences in the Use of Slow Sand Filtration, Double Sand Filtration and Microstraining"(《慢砂过滤、双砂过滤和微滤的应用经验》), *Proceedings of the Society for Water Treatment and Examination*(《水处理与检验学会论文集》)16（1967）：170 – 191；Henry A. Dirasian,"Water Quality：The State of the Art"(《水质：最先进的技术》), *Urban Affairs Quarterly*(《城市事务季刊》)6（Dec. 1970）：199 – 211。

31. J. Carrell Morris,"Future of Chloridation"(《氯化法的未来》), *JAWWA*(《美国自来水协会杂志》)58（Nov. 1968）：1475.

32. 小型水处理工厂主要是采用次氯粉。参见 AWWA, *Water Chlorination：Principles and Practices*（《水的氯化：原则与实践》), New York：AWWA,1973,p. 5；AWWA, *Water Quality and Treatment：A Handbook of Public Water Supplies*（《水质与处理：公共供水手册》), New York：McGraw-Hill,1971, pp. 182 – 183。

33. Morris,"Future of Chloridation"(《氯化法的未来》), pp. 1475,1481. 参见 Michael J. Taras,comp. , *The Quest for Pure Water*(《寻求洁净水》)vol. 2, 2d ed. ,Washington,D. C. AWWA,1981,pp. 3 – 4。其中对于氯业务的竞争,参

见 George C. White，"Chlorination and Dechlorination：A Scientific and Practical Approach"（《氯化和脱氯：科学和实用的方法》），*JAWWA*（《美国自来水协会杂志》）60（May 1968）：540。

34. Larry E. Jordan，"Outstanding Achievements in Water Supply and Treatment"（《供水和处理的杰出成就》），*Civil Engineering*（《土木工程》）22（Sept. 1952）：137；"Water Supply"（《供水》），*AJPH*（《美国公共卫生杂志》）37（May 1947）：556；Armstrong et al. eds.，*History of Public Works*（《美国公共工程史》），p. 240.

35. Jordan，"Outstanding Achievements"（《供水和处理的杰出成就》），p. 137；"Water Supply"（《供水》），p. 556；Herman E. Hilleboe，"Public Health Aspects of Water Fluoridation"（《水氟化处理的公共卫生问题》），*AJPH*（《美国公共卫生杂志》）41（Nov. 1951）：1370 – 1371.

36. "Fluoridation OK"（《氟化效果不错》），*Newsweek*（《新闻周刊》）38（Dec. 10,1951）：46；"Fluoridation of Public Water Supplies"（《水氟化的公共卫生问题》），*AJPH*（《美国公共卫生杂志》）42（March 1952）：339；"Fluoridation"（《氟化》），*Bulletin of Atomic Scientists*（《原子科学家公报》）20（Sept. 1964）：30；Armstrong et al. eds.，*History of Public Works*（《美国公共工程史》），p. 240.

37. J. C. Furnas，"The Fight Over Fluoridation"（《关于氟化的斗争》），*Saturday Evening Post*（《星期六晚邮报》）228（May 19,1956）：37,142 – 144；Fred Merryfield，"Water Supply Progress in 1956"（《1956 年供水的进展》），*Water and Sewage Works*（《供水与污水厂》）104（Jan. 1957）：12 – 13.

38. AWWA，*Water Quality and Treatment：A Handbook of Public Water Supplies*（《水质与处理：公共供水手册》），p. 406.

39. Furnas，"Fight Over Fluoridation"（《关于氟化的斗争》），p. 143.

40. Furnas，"Fight Over Fluoridation"（《关于氟化的斗争》），p. 143 – 144. 在英国，在医疗、法律和道德问题上，尽管早期的试验结果令人满意，但在水中使用氟化物的争论变得更加激烈。参见 C. E. Tiffen，"Fluoridation Stalemated in Great Britain"（《氟化在英国陷入僵局》），*American City*（《美国城市》）79（March 1964）：142 – 143；"Britain Looks at Fluoridation and Likes It"（《英国看

着氟化并且喜欢它》),*American City*(《美国城市》)69 (Feb. 1954): 21。

41. 参见 AWWA,*Water Quality and Treatment: A Handbook of Public Water Supplies*(《水质与处理:公共供水手册》),最高比例的州是科罗拉多州 (69.9%)、伊利诺伊州(76.5%)、马里兰州(73.8%)、纽约州(65.0%)、罗德 岛(80.3%)、哥伦比亚特区(100%)。最低比例的州为路易斯安那州 (7.1%)、马萨诸塞州(7.2%)、内华达州(3.9%)、新罕布什尔州(8.5%)、犹 他州(2.4%)。关于20世纪60年代氟化物使用的详细统计数据,参见"Status of Fluoridation in the United States and Canada,1960"(《1960 年美国和加拿大的 氟化状况》),*JAWWA*(《美国自来水协会杂志》)54 (May 1962): 559 – 578; "Status of Fluoridation in the United States and Canada,1965"(《1965 年美国和 加拿大的氟化状况》),*JAWWA*(《美国自来水协会杂志》)59 (April 1967): 440 – 445;"Status of Fluoridation in the United States and Canada,1966"(《1966 年美国和加拿大的氟化状况》),*JAWWA* (《美国自来水协会杂志》)60 (Oct. 1968): 1199 – 1204; Harry A. Faber, "Developments in Fluoridation—A Summary"(《氟化的发展——总结》),*Water and Sewage Works*(《供水与污水 厂》)98 (May 1951): 203 – 210。

42. "Fluoridation Decade"(《氟化十年》),*Scientific American*(《科学美国 人》)194 (Feb. 1956): 58. 参见 John Duffy, *The Sanitarians: A History of American Public Health* (《卫生工作者:美国公共卫生史》),Urbana: University of Illinois Press,1990,pp.288 – 290。

43. "Water Is Getting Scarce"(《水越来越缺乏》),*Business Week* (《商业周 刊》)20 (Feb. 28,1948): 24 – 25.

44. "Water: New York Feels the Pinch"(《水:纽约感到窘迫》),*Business Week*(《商业周刊》)21 (Dec. 3,1949): 31 – 33;Arthur H. Carhart, "Turn Off That Faucet!"(《把水龙头关掉!》),*Atlantic Monthly* (《大西洋月刊》)185 (Feb. 1950):39 – 42;Sherwood D. Ross, "Water Pollution: A National Disgrace" (《水污染:国家的耻辱》),*Progressive*(《进步》)24 (Aug. 1960): 18.

45. Hugh Hammond Bennett, "Warning: The Water Problem Is National" (《警告:水的问题是全国性的》),*Saturday Evening Post* (《星期六晚邮报》) 222(May 13,1950): 32 – 33.

46. 为了很好地讨论加州地下水开发和使用的政治问题,参见 Robert Gottlieb and Margaret FitzSimmons, *Thirst for Growth*: *Water Agencies as Hidden Government in California*(《增长的渴望:作为隐藏政府的加州水机构》), Tucson: University of Arizona Press,1991,pp. 44 – 70。

47. "Plenty of Water—But Not to Waste"(《大量的水——但不能浪费》), *Business Week*(《商业周刊》)22(Sept. 9,1950): 82,84,86; "Where Is Water Short?"(《哪里缺水?》), *Chemical Industries*(《化学工业》)66(April 1950): 515; Fairfield Osborn, "Water, Water Everywhere?"(《水,到处都是水?》), *Todays Health*(《今日健康》)28(July 1950): 18 – 19; Francis Bello, "How Are We Fixed for Water?"(《我们的水准备好了吗?》), *Fortune*(《财富》)49(March 1954): 120 – 123; "Water Crisis Still a Reality"(《水危机仍然是现实》), *American City*(《美国城市》)71(Nov. 1956): 23; "Will Water Become Scarce?"(《水会变得稀缺吗?》), *U. S. News and World Report*(《美国新闻与世界报道》)40(April 27,1956): 84 – 93; John Robbins, "Water: How Fast Can We Waste It?"(《水:我们能多快浪费它?》), *Atlantic Monthly*(《大西洋月刊》)200(July 1957): 31,33; "Great U. S. Water Shortage"(《伟大的美国水资源短缺》), *Newsweek*(《新闻周刊》)50(Nov. 11,1957): 45 – 46; "National Water Shortage"(《国家水资源短缺》), *Science*(《科学》)127(March 21,1958): 634; "The Worry Over Water"(《水的担忧》), *Changing Times*(《变化的时代》)15(March 1961): 41 – 42,44; "Nations Water Crisis"(《国家水资源危机》), *Science News Letter*(《科学通讯》)83(June 8,1963): 363; "Hydrology: A Question of Birthright"(《水文:一个与生俱来的问题》), *Time*(《时代》)86(Oct. 1965): 70; "Year of the Great Thirst"(《大旱之年》), *Newsweek*(《新闻周刊》)65(June 28,1965): 56 – 57; "The People-Water Crisis"(《人与水的危机》), *Newsweek*(《新闻周刊》)66(Aug. 23,1965): 48; "Water Crisis—Why?"(《为什么出现水危机?》), *U. S. News and World Report*(《美国新闻与世界报道》)59(Aug. 2,1965): 39 – 41; "Water Problem in U. S. —What Can Be Done about It"(《美国的水问题——我们能做些什么》), *U. S. News and World Report*(《美国新闻与世界报道》)59(Oct. 25,1965): 66 – 68,73 – 75; "Water—Too Little and Too Much"(《水——太少与太多》), *Nation*(《国家》)

201（Aug. 1965）：91. 参见"Lets Look at the Water 'Crisis'"（《让我们看看水危机》），*American City*（《美国城市》）76（Nov. 1961）：7。

48. William Bowen，"Water Shortage Is a Frame of Mind"（《水资源短缺是一种心态》），*Fortune*（《财富》）71（April 1965）：145.

49. "Water Scheme Assures City's Growth"（《保证城市发展的水计划》），*Engineering News -Record*（《工程新闻记录》）160（April 17,1958）：33 - 34,36,39 - 40. 1963 年,美国有 1 397 个主要水库,总容量为 1 169 560 亿加仑。储量居前列的水库集中在北大中部,有 239 个,但储水量最大的水库(281 010 亿加仑)位于密苏里河地区。参见 Water Resources Council, *Nations Water Resources*（《国家水资源》）,5 - 1 - 2。

50. "People-Water Crisis"（《人—水危机》），p. 52.

51. " Plenty of Water"（《大量的水》），p. 98；" Water-Supply Trends and Responsibilities"（《供水趋势与责任》），*American City*（《美国城市》）76（June 1961）：7；"Key West Gets Largest Desalting Plant"（《基韦斯特拥有最大的脱盐厂"》），*American City*（《美国城市》）81（July 1966）：22.

52. Carhart，"Turn Off That Faucet!"（《关掉水龙头!》），p. 42.

53. Wallace Stegner，"Myths of the Western Dam"（《西部大坝的神话》），*Saturday Review*（《周六评论》）48（Oct. 23,1965）：29.

54. Robbins，"Water：How Fast Can We Waste It?"（《水:我们能多快浪费它?》），p. 32.

55. "People-Water Crisis"（《人—水危机》），pp. 49,52.

56. Hopkins et al. ，*Practice of Sanitation*（《卫生的实践》），pp. 131 - 132,137.

57. 然而,由于人口变得更大,公共系统内发生了 19 928 起病例。

58. Water Resources Council, *Nations Water Resources*（《国家水资源》），5 - 4 - 1. 同时参见 Todd, ed. ，*Water Encyclopedia*（《水百科全书》），pp. 384 - 385。

59. Samuel P. Hays，*Beauty，Health，and Permanence：Environmental Politics in the United States,1955 - 1985*（《美丽、健康和永恒:美国的环境政治,1955—1985》），New York：Cambridge UP,1987,p. 77.

60. 通过典型的河流污染分析,不能检测到后者。参见 Victor B.

Scheffer, *The Shaping of Environmentalism in America*(《美国环境主义的形成》),
Seattle: University of Washington Press, 1991, p. 50; Joel A. Tarr and Charles
Jacobson, "Environmental Risk in Historical Perspective"(《环境风险的历史视
角》), in *The Social and Cultural Construction of Risk*(《风险的社会与文化建
构》), Branden B. Johnson and Vincent T. Covello eds. , Boston: Reidel, 1987,
p. 328; Stein, "Problems and Programs in Water Pollution"(《水污染的问题和计
划》), p. 401; Richard J. Frankel, "Water Quality Management: Engineering-
Economic Factors in Municipal Waste Disposal"(《水质管理:城市废物处理的工
程经济因素》), *Water Resource Research* (《水资源调查》)1 (June 1965): 173;
Kruse, "Our Nations Water"(《我们国家的水资源》), pp. 62 – 67, 151 – 54;
Bello, "How Are We Fixed for Water?"(《我们如何解决水资源问题?》), p. 124;
AWWA, *Water Quality and Treatment*(《水质与处理》), p. 441; "Nations Water
Crisis"(《国家水危机》), p. 83; "Worry Over Water"(《水的担忧》), p. 42;
"Plenty of Water"(《大量的水》), p. 88; Carhart, "Turn Off That Faucet!"(《关
掉水龙头!》), p. 42; Robbins, "Water: How Fast Can We Waste It?"(《水: 我们
能多快浪费它?》), p. 34; Water Resources Council, *Nations Water Resources*(《国
家水资源》), 5 – 4 – 2; "Water Supply"(《供水》), *APHA Yearbook, 1949 – 1950*
(《美国公共卫生协会年鉴, 1949 —1950》)40 (May 1950), 118.

  61. Ross, "Water Pollution"(《水污染》), pp. 17 – 18.

  62. Scheffer, *Shaping of Environmentalism in America*(《美国环境主义的形
成》), pp. 50 – 53; "Pollution Kills 7 800 000 Fish"(《污染杀死了 780 万条
鱼》), *American City* (《美国城市》)80 (March 1965): 133.

  63. AWWA, *Water Quality and Treatment*(《水质与处理》), pp. 20 – 31, 69;
Water Resources Council, *Nations Water Resources*(《国家水资源》), 5 – 4 – 2;
Armstrong et al. eds. , *History of Public Works*(《美国公共工程史》), p. 244.

  64. P. H. McGauhey, "Folklore in Water Quality Standards"(《水质标准中
的民间文学》), *Civil Engineering – ASCE* (《土木工程—美国土木工程师协
会》)35(June 1965): 71.

  65. "Water Supply"(《供水》)(May 1947):558.

  66. Tarr and Jacobson, "Environmental Risk in Historical Perspective"(《环

境风险的历史视角》),p. 329;John W. Clark,Warren Viessman Jr. and Mark J. Hammer,*Water Supply and Pollution Control*(《给水与污染控制》) 2d ed. , Scranton,Pa. International Textbook,1971,p. 228.

67. 美国水道的净污染负荷,在有机含量方面,相当于 5 500 万人的原始污水。

68. Ross,"Water Pollution"(《水污染》),p. 18;Mark D. Hollis, "Water Pollution Abatement in the United States"(《美国的水污染消减》),*Sewage and Industrial Waste*(《污水与工业废物》)23(Jan. 1951):89.

69. "What Stream Pollution Means Nationally"(《河流污染对全国意味着什么》),*American City*(《美国城市》)67(Jan. 1952):139;M. D. Hollis and G. E. McCallum,"Federal Water Pollution Control Legislation"(《联邦水污染控制立法》),*Sewage and Industrial Waste*(《污水和工业废物》)28(March 1956):308;David H. Howells,"We Need More Municipal Waste Treatment Works"(《我们需要更多的城市垃圾处理厂》),*Civil Engineering*(《土木工程》)33(Sept. 1963):54;Hanna,"Domestic Use and Reuse of Water Supply"(《供水的家庭使用和再利用》),p. 22.

70. Samuel A. Greeley,"Water Resource and Pollution Control Legislation"(《水资源与污染控制立法》),*Civil Engineering*(《土木工程》)31(Dec. 1961):62－63.

71. "Where We Stand on Pollution Control"(《我们在污染控制上的立场》),*Engineering News-Record*(《工程新闻记录》)137(Dec. 26,1946):78;Warren J. Scott,"Federal and State Legislation for Stream Pollution Control"(《河流污染控制的联邦与州立法》),*Sewage Works Journal*(《污水工程杂志》)19(Sept. 1947):884;Hollis,"Water Pollution Abatement"(《美国的水污染消减》),pp. 91-92;W. B. Hart,"Antipollution Legislation and Technical Problems in Water Pollution Abatement"(《反污染立法与水污染治理的技术问题》),in Jack B. Graham and Meredith F. Burrill,eds. ,*Water for Industry*(《工业用水》),Washington,D. C. AAAS,1956,pp. 79－81;Allen V. Kneese,"Scope and Challenge of the Water Pollution Situation"(《水污染形势的范围与挑战》),in *Water Pollution*:*Control and Abatement*(《水污染控制与治理》),Ted L.

Willrich and N. William Hines eds. , Ames：Iowa State UP, 1965, pp. 56, 60；Greeley，"Water Resource and Pollution Control Legislation"(《水资源与污染控制立法》), pp. 62－63.

72. Henry J. Graeser,"Americas Drinking Water Is/ Is Not Safe"(《美国的饮用水是否安全》), *American City*（《美国城市》)85（June 1970）：79；"Where We Stand on Pollution Control"(《我们在污染控制上的立场》), p. 78.

73. Scott,"Federal and State Legislation"(《联邦与州立法》), pp. 886－888；"Where We Stand on Pollution Control"(《我们在污染控制上的立场》), pp. 78－79.

74. J. Clarence Davies III, *The Politics of Pollution*（《污染的政治》), New York：Pegasus,1970, pp. 40－41；Camp,"Pollution Abatement Policy"(《污染治理政策》), pp. 252－253；Federal Security Agency, USPHS, *Water Pollution in the United States* (《美国的水污染》), Washington, D. C. GPO, 1951, p. 36；Hollis, "Water Pollution Abatement"(《美国的水污染消减》), p. 89；Hollis and McCallum,"Federal Water Pollution Control Legislation"(《联邦水污染控制立法》), p. 307；"Advances in Sewage Treatment in the Decade Ending with the Year 1949"(《1939 年至 1949 年 10 年来污水处理的进展》), *ASCE Transactions* (《美国土木工程师协会会刊》)115(1950)：1262－1263.

75. 参见 Philip P. Micklin,"Water Quality：A Question of Standards"(《水质：标准问题》), in *Congress and the Environment*(《国会与环境》), Richard A. Cooley and Geoffrey Wandesforde-Smith eds. , Seattle：University of Washington Press, 1970, p. 131。

76. Davies, *Politics of Pollution*(《污染的政治》), p. 41；Hollis, "Water Pollution Abatement"(《美国的水污染消减》), p. 91；Kruse, "Our Nations Water"(《我们国家的水资源》), p. 52.

77. Micklin,"Water Quality"(《水质》), pp. 131－132；Ross,"Water Pollution"(《水污染》), p. 18；Hollis and McCallum,"Federal Water Pollution Control Legislation"(《联邦水污染控制立法》), p. 308；Davies, *Politics of Pollution*(《污染的政治》), pp. 40－41；Murray Stein,"Legal Aspects Stimulate Pollution Control Program"(《法律层面促进污染控制计划》), *Civil Engineering*

（《土木工程》）32（July 1962）：50；Martin Reuss，"The Management of Stormwater Systems：Institutional Responses in Historical Perspective"（《雨水系统的管理：从历史的角度看制度的反应》），in *Water and the City：The Next Century*（《水与城市：下一个世纪》），Howard Rosen and Ann Durkin Keating eds.，Chicago：Public Works Historical Society，1991，p. 327.

78. Davies，*Politics of Pollution*（《污染的政治》），p. 40.

79. Micklin，"Water Quality"（《水质》），p. 132.

80. Micklin，"Water Quality"（《水质》），p. 132. 参见 Stein，"Legal Aspects Stimulate Pollution Control Program"（《法律层面促进污染控制计划》），p. 50；Davies，*Politics of Pollution*（《污染的政治》），p. 41。

81. 这些项目目前在6个流域：阿肯色州—红河、切萨皮克湾—萨斯奎汉纳河、哥伦比亚河、五大湖—伊利诺伊河、科罗拉多河和特拉华州河。剩下的16个河流流域定于1975年进行研究。参见 Stein，"Legal Aspects Stimulate Pollution Control Program"（《法律层面促进污染控制计划》），p. 50。

82. 参见 Howells，"We Need More Municipal Waste Treatment Works"（《我们需要更多的城市垃圾处理厂》），p. 54；Stein，"Legal Aspects Stimulate Pollution Control Program"（《法律层面促进污染控制计划》），p. 51。水和下水道项目的融资也来自其他的联邦资源。例如，市政当局向社区设施管理局寻求特定项目的贷款。在1965年至1967年，联邦助理管理局向2 009个家庭供水系统协会提供贷款或赠款，这些系统向150万人提供服务。住房和城市发展部协助实施城市和城镇的水利项目。农民家庭管理局向数千个水系统提供了赠款和贷款，其中许多位于偏远的农村地区。参见 Greeley，"Water Resource and Pollution Control Legislation"（《水资源与污染控制立法》），p. 61；*Water Resources Council，Nations Water Resources*（《国家水资源》），4 - 1 - 2；Armstrong et al. eds.，*History of Public Works*（《美国公共工程史》），p. 232。

83. See Graeser，"Americas Drinking Water Is/ Is Not Safe"（《美国的饮用水是否安全》），P. 79.

84. Stein，"Problems and Programs in Water Pollution"（《水污染的问题和计划》），pp. 403，411，413.

85. Micklin，"Water Quality"（《水质》），pp. 133 - 134.

86. Micklin, "Water Quality"(《水质》), pp. 133 – 134. ; Kneese, "Scope and Challenge of the Water Pollution Situation"(《水污染形势的范围与挑战》), p. 3; John F. Timmons, "Economics of Water Quality"(《水质的经济学》), in *Water Pollution*(《水污染》), Willrich and Hines eds. , pp. 3 – 4.

87. "Water Pollution: Federal Role Is Strengthened by Law Authorizing New Agency and Quality Standards"(《水污染:联邦政府的作用因法律授权新的机构和质量标准而得到加强》), *Science*(《科学》)150(Oct. 8, 1965):198.

88. "Water Pollution: Federal Role Is Strengthened by Law Authorizing New Agency and Quality Standards"(《水污染:联邦政府的作用因法律授权新的机构和质量标准而得到加强》), *Science*(《科学》)150(Oct. 8, 1965):198; Micklin, "Water Quality"(《水质》), p. 141; Timmons, "Economics of Water Quality"(《水质的经济学》), p. 63.

89. "Water Pollution: Federal Role"(《水污染:联邦政府的作用因法律授权新的机构和质量标准而得到加强》), p. 199; Micklin, "Water Quality"(《水质》), pp. 142 – 144.

90. 参见"Vietnam Peace Could Bring Surge in Water Pollution Control"(《越南和平可能带来水污染控制的激增》), *American City*(《美国城市》)83(Sept. 1968):124。

91. Joe G. Moore Jr. , "Water Quality Management in Transition"(《过渡中的水质管理》), *Civil Engineering*(《土木工程》)38(June 1968):30.

第十六章

超越极限：
腐烂的下水道、溢出物和冒着泡沫的
工厂，1945—1970年

第二次世界大战后大都市的迅猛发展，给城市官员和工程师们在开发新的污水处理系统或扩建旧的污水处理系统方面带来了重大挑战。总体统计数据似乎表明，下水道系统的扩张与城市的增长是同步的。1945年至1965年间，使用污水设施的地区从8 900个增加到1.3万多个——由组合或独立的下水道系统服务的人口从7 500万增加到1.33亿。[1]没有下水道的地区主要位于农村社区或远郊。[2]对增长趋势的进一步考察表明，直到20世纪50年代末，下水道建设才跟上人口增长的步伐。1942年至1957年间，人口明显超过了污水收集系统的扩张；从1957年到1962年，下水道的增长速度稍微快了一些。

当时一些人认为，对公共下水道的投资经常落后于对公共供水的投资，特别是因为很难确立有效的收入来源以履行债券义务，并且公众很难将污水处理视作与供水同等重要的公用事业。公民经常拒绝政府发行的排污债券，而各州往往对当地的排污需求漠不关心。在20世纪50年代末，只有4个州（缅因州、马里兰州、新墨西哥州和佛蒙特州）愿意为建设污水处理厂提供资助。州资金

的拨款总额不到 700 万美元。在加利福尼亚州,当局估计到 1960
年为止的下水道工程需要 6 亿美元,而州政府对市政当局的唯一
援助是一笔 100 万美元的循环贷款基金。[4]

如果只是比较供水与排水两项服务的施工招标数量(见图
16-1),那么污水工程的建设看起来并不落后于自来水厂。许多
观察家(包括美国公共卫生署)都明白一个重要的问题,那就是
下水道系统和污水处理厂的建设很难跟上城市的发展。1958 年,
一位作家估计,市政下水道系统的投资至少存在 69 亿美元的
缺口。[5]

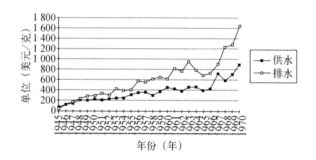

图 16-1　1945—1970 年施工招标量(供水/排水)

为了支付运营费用和帮助维护现有系统,越来越多的城市开
始租用下水道。[6]一些人认为,像计量用水一样,污水服务收费也会
鼓励节约用水。[7]1950 年,至少有 273 个超过 1 万人口的城市从一
般税收账目中减少了污水处理支出以换取污水服务费用。得克萨
斯州和俄亥俄州是这场运动的先锋。[8]

1951 年,一个由 8 个组织共同组成的委员会编制了一份关于
供水和下水道费率的报告和手册。[9]该委员会由美国土木工程师协
会和美国律师协会领导,包括来自美国自来水厂协会、美国公共工
程协会和水污染控制联合会的代表。报告中提出的重要原则是:
"污水处理厂所需的年度总收入应当由用户和非用户支出……工
程设施是为其使用、需要和受益的人提供的,其使用成本与工程效

益大致成正比例关系。"在战后年代,法律限制和对发行债券或产生其他债务手段的限制,使得有必要用从下水道服务费收益中支付的收入债券来资助新的下水道建设。[10]

尽管美国人现有的下水道经常已经达到或超出承受能力,但仍然存在排水工程的资金问题。20 世纪 50 年代初期,美国人均污水流量为每天 80 至 150 美制加仑,而英国为每天 25 至 45 英制加仑,西欧国家为每天 100 至 200 升(折合 26 至 53 美制加仑)。[11]

那些推动城市扩张的人(特别是开发商)往往成功地将污水管道修到新的边远社区,而在核心城市改建或重建污水系统没有得到多少关注。正如历史学家乔恩·蒂福德所指出的那样:"在某些情况下,战后中心城市在供水和污水设施方面的投资,几乎完全是为了满足不断增长的郊区需求。"[12]城市增长潜力和服务扩展(如污水管道)之间的相关性已经很好地建立起来。[13]因此,郊区现有供水和排水系统的连接(或新系统的建设)有助于城市进行进一步的分权,而不一定提高现有系统的质量。[14]即使是在郊区,也不能保证建成足够的污水管道来满足需求。卫生工程师约瑟夫·萨尔瓦托(Jodrph Salvato)说:"迄今为止的证据表明,郊区正在失去建设完善的液体废物处理系统的机会。"[15]

化粪池被认为对较小的发展缓慢的小型社区更经济,特别是在农村地区。1945 年,大约有 1 700 万人使用个人家庭污水处理系统,特别是化粪池,而只有 7 500 万人使用公共污水处理系统。从 1950 年到 1960 年,使用化粪池和污水池的总人数从 3 300 万(占使用污水人口的 21.5%)大幅增加到 1960 年的 4 900 万(27.5%)。1946 年至 1960 年间,都市地区超过半数的新居民使用化粪池。大多数增长发生在人口不超过 5 万的地区。[16]

随着人口的增加,化粪池往往无法满足较复杂的地区需要。当时的一篇报道写道:"为了快速地获利,许多房地产经营者建立了巨大的住宅小区,作为更昂贵的社区垃圾处理系统的替代品,他们经常为每户配备一个化粪池。密集排列的化粪池很快就超过了土壤的承载能力,导致厕所和厨房垃圾大面积渗漏。许多郊区因此开始遭受广泛的地下水污染的侵害。"[17]

1946 年,美国公共卫生署开始对家庭污水处理系统进行广泛的研究。到 1957 年,设计标准发生了变化。正如一位工程师所说:"在家用洗衣机、合成洗涤剂和垃圾研磨机出现之前,化粪池和地下污水处理系统最多只能作为处理生活污水的劣质替代品。"他接着说,由于化粪池很可能造成难以纠正的公共卫生问题,因此应尽可能避免使用化粪池,也不应在可能污染水源的地方使用。[18]

就像供水系统一样,之前对中心城市下水道系统的大量投资使得连接郊区管线很有吸引力。对于通常以小型政治实体为特征的郊区来说,它们没有能力承担重大工程项目,因此与现有系统连接比较有利。在某些情况下,对郊区的诱惑可能以低收费的形式出现。[19]而更常见的是郊区社区被要求支付更高的费率,以抵消连接管道的成本,以及现有污水处理厂和其他系统部件的额外磨损。市政官员辩称,提高郊区的污水处理费率是合理的,因为核心居民承担了建设该系统的初始成本。[20]

将卫生服务扩展到郊区,使区域性的服务提供方式得到了改进。特别是在较小的地区,由于缺乏管理技能和技术专门知识,它们发展和维护自身系统的能力受限。最重要的是,成本和效率是(或至少是)发展区域都市污水系统的中心因素。例如,在 20 世纪 60 年代末和 70 年代初,加利福尼亚州官员鼓励对蒙特雷半岛进行区域污水处理。这一计划被认为具有成本效益,但也可为发展供水(例如地下水补给系统)和通过统一排水口解决污染问题提供替代方法。[21]

人们在战后尝试了各种有组织的司法安排。在一些地区,多个城市进行合并已成为普遍现象。在 20 世纪 50 年代中期,新泽西州莫瑟县的尤因和劳伦斯镇等较小的社区逐步淘汰了污水池和化粪池,并与一个统一的系统相连,该系统为 4 000 户至 5 000 户家庭提供服务,约占这些城镇总人口的 75%。1950 年,一个新建的污水处理厂旨在为加利福尼亚州东湾的 6 个城市(阿拉米达、奥尔巴尼、伯克利、埃默里维尔、奥克兰和皮埃蒙特)提供服务。[22]

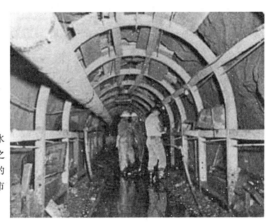

费城在建造截流下水道。在任何正式协议达成之前,该市决定建造足够大的拦截器以接收来自边远城市的污水。

一些诸如沃思堡提供污水运输和处理服务的卫生设施计划,开始取代一些大都市地区的独立排水系统。到 1960 年,费城地区几乎每个自治市都签署了一项协议,同意由中心城市接收和处理污水。[23]另一种办法是县里拥有排水系统的所有权,但由城市负责管理,例如 1968 年在汉密尔顿县和辛辛那提市之间安装的系统,它加速了集成整合污水系统的进程。[24]

在一些情况下,中心城市政府对污水处理服务的控制给边远地区带来了实际困难,他们认为自己无法对这些安排施加什么影响。特殊污水区的发展提供了一种替代方法,这种做法可追溯到19 世纪 80 年代,它可以弥合城市和县之间的边界,并可能减少司法斗争。明尼阿波利斯—圣保罗、哈特福德、华盛顿特区、芝加哥、纽瓦克和其他几个大城市在污水处理方面积累了丰富的经验。许多特殊污水处理区都选举了一些官员为其管理委员会服务,这些官员同时也获得了增加收入的权力。[25]

另一种方法是向污水管理局求助,比如宾夕法尼亚州阿勒格尼县和纽约州布法罗的做法。排污部门在宾夕法尼亚州特别受欢迎,该州的官员一直积极支持对污水污染进行立法,但通过一般税收计划建设净化工厂一直很困难。排水管理当局的委员会一般由具有商业及管理专长的人士组成。排污部门的优势在于不受评估限制和宪法对于借贷的限制——这是城市在扩大或改善其系统时面临的最大问题之一。事实证明,脱离政治在某些情况下是一种优势,但也可能是一个重大缺陷,因为这会减少对公众的影响力。由于当局的重点是维持金融体系的财务健康状态,因此他们往往对其他问题反应比较迟钝。[26]一些地区在设立特别行政区还是设立政府机构时犹豫不决,因为他们都增加了政府的层级。例如,在特拉华州威尔明顿市,人们在 20 世纪 50 年代中期仅通过合同就与周围的新堡县社区设立了一个协调的污水处理项目。[27]

城市发展并不是现有污水系统面临的唯一挑战。由于超负荷和条件的日益恶化,人们对其有效运作和持久的信心有所动摇。例如,曼哈顿的工程师们表示,19 世纪 60 年代和 70 年代修建的砖砌下水道"即将失效"。东西向的大型污水干渠已经发生重大坍塌。"这些旧下水道就像传说中的'单马两轮轻便车',只存在了一百年零一天。"在布鲁克林和皇后区,水泥下水道在 19 世纪 90 年代被认为是个创举,但它们到了 20 世纪 60 年代就开始变得失效,因为它们不能耐受硫酸盐的腐蚀。在 20 世纪 60 年代初期,这 5 个行政地区每年约花费 1 000 万美元兴建新的污水渠。另外还有 300 万美元用于建设与州高速公路项目有关的下水道,同时私人开发商每年还投资 300 万美元用于住宅和商业建设。除紧急情况外,重建或替换现有管道的数量是微不足道的。1967 年,根据政府的估计,仅仅是更换管道每年至少需要 6 000 万美元。[28]

1955 年 3 月的一天,在缅因州的路易斯顿,"艾德娜"飓风在几个小时内给小镇带来了 7 英寸的降水。湍急的洪水在一个有 80 年历史的下水道上方冲出了一个直径约50英尺的洞,导致地面塌陷,需要增建一段新的水泥管道。当地居民惊讶地发现管道破坏情况相当严重。当现有的排水系统都在努力承受过度使用的负担时,曾被视为"建筑精华"的路易斯顿下水道似乎更像是一个例外。[29]

在20世纪50年代和60年代,由于工程师们越来越关注管道腐蚀、接缝漏水以及越来越多的渗入水造成的下水道超载问题,因此,很多人开始讨论重新评估下水道技术的必要性的问题。[30]对现有系统的另一个威胁不是材料,而是设计。许多下水道已经不堪重负,污水溢出的问题引发了新一轮的争论,争论的焦点是独立下水道系统与组合下水道系统孰优孰劣。早在20世纪50年代,组合下水道——或者没有足够的雨水下水道补充设施的卫生下水道——就被认为是现有系统无法有效运行的罪魁祸首。

在绝对数量上,美国的卫生下水道系统比组合系统还要多。例如,1958年美国公共卫生署的一项研究表明,在11 131个有污水系统的地区中,8 632个地区使用了卫生下水道(77.5%),相比之下,1 451个社区使用了组合系统(13%),428个地区两者都在使用(4%)。[31]然而,许多卫生系统主要服务于中小型地区(见表16-1和16-2),而组合系统在人口稠密的东北部、五大湖区和俄亥俄河地区的使用更为普遍。[32]在20世纪60年代早期,根据美国公共工程协会进行的一项研究预测,组合系统可为多达5 400万人提供服务。[33]

表16-1　1958年按人口规模划分的污水系统

人口群体	地区数	1950年人口数	配有下水道的人口	系统类型		
				独立的	组合的	二者兼有
500以下	1 254	375 495	368 086	1 032	73	7
500—1 000	1 960	1 430 092	1 207 421	1 565	225	24

续表

人口群体	地区数	1950 年人口数	配有下水道的人口	系统类型		
				独立的	组合的	二者兼有
1 000—5 000	5 211	12 941 091	9 590 763	4 164	652	145
5 000—1 万	1 267	8 747 686	7 266 284	942	199	79
1 万—2.5 万	889	13 517 578	11 128 680	632	148	85
2.5 万—5 万	299	10 204 058	8 044 376	178	70	44
5 万—10 万	134	9 440 613	8 446 722	67	46	20
超过 10 万	117	45 391 099	52 309 064	52	38	24

资料来源：John R. Thoman and Kenneth H. Jenkins, *Statistical Summary of Sewage Works in the United States*（《美国污水处理厂统计摘要》）, Washington, D. C. : USPHS, HEW, 1958, p. 8.

表 16－2　1958 年按人口规模划分的污水系统类型

人口群体	独立的	组合的	二者兼有
500 以下	92.8%	6.6%	0.6%
500—1 000	86.3%	12.4%	1.3%
1 000—5 000	83.9%	13.2%	2.9%
5 000—1 万	77.2%	16.3%	6.5%
1 万—2.5 万	73.1%	17.1%	9.8%
2.5 万—5 万	60.9%	24%	15.1%
5 万—10 万	50.4%	34.6%	15%
超过 10 万	45.6%	33.3%	21.1%

资料来源：John R. Thoman and Kenneth H. Jenkins, *Statistical Summary of Sewage Works in the United States*（《美国污水处理厂统计摘要》）, Washington, D. C. : USPHS, HEW, 1958, p. 29.

到 1964 年，组合下水道的污水溢出情况已经成为全国范围内的一个重要污染源。[34]1970 年 6 月 22 日至 23 日，以暴风雨与下水道污水溢出问题为主题的联邦水质量管理研讨会在芝加哥举行。一位与会者指出："水污染问题（包括溢出）已成为公众舆论的目标。政府官员关心的是如今可能要为过去的罪恶还债。"[35]

从组合下水道排放过量的水（特别是大雨后），或从独立雨水排水渠排放雨水到可用的排水口时,会把一系列污染物带入水道。在一项调查研究中,约有三分之一接受调查的城市的污水渗入量超过了下水道的规格。按照设计,组合下水道会定期溢流。起初,卫生工程师和公共卫生部门认为这些溢流被充分稀释,因此不会造成严重的水污染问题。据估计,联合下水道的平均溢流中含有 3% 至 5% 的污水。随着城市的发展,特别是不透水区域的扩大,径流量和流速大幅增加,溢流的频率和持续时间也在增加,造成了更大的污染威胁。

组合下水道的溢流(约占所有溢流源的四分之三)和其他溢流问题经常发生在土地被用于工业生产以及排放主要进入流动溪流(同时进入湖泊和潮水区)的地方。20 世纪 60 年代早期进行的一项研究表明,在接受调查的 641 个行政辖区中,有 493 个辖区报告了 9 860 起组合下水道的污水溢出情况。大量的工业废物被排入下水道系统,这相当于被调查地区的人口增加了 69%。

需要指出的是,从独立雨水下水道排放雨水比从组合雨水下水道排放雨水的次数多,而且排放的时间往往较长(特别是在组合式下水道的调节装置能有效运作的情况下。组合式下水道的设计可在小雨时防止溢流),而且即使"干净"的雨水也会受到污染。然而,组合式下水道排放的雨水和各种其他废物被认为是更为严重的污染威胁。据估计,在暴雨高峰期间,下水道中多达 95% 的污水可能会直接溢出,并流到对接的河道中。[36]

20 世纪 60 年代,最广泛提倡的解决溢流的办法是改用卫生下水道。一些州实施了禁止建造新的组合排水系统或附加系统的规定。1966 年,俄亥俄州卫生部不再批准组合式下水道的计划。[37] 在华盛顿州的塔科马市,下水道最初是一个独立的系统,但后来变成了一个组合式系统。20 世纪 50 年代中期,公众对加强污染控制的必要性感到担忧,这导致国家污染控制部门呼吁停止进一步建设组合下水道。1957 年的一项研究建议改用独立系统。塔科马市于 1959 年开始发行下水道收益债券,该债券要求将居民污水处理服务费率提高 266%（从每月 0.75 美元提高到 2 美元）。截至 1966 年 1 月，塔科马市建造了 23 英里的卫生下水道和 54 英里的雨水渠。要完成这项计划，还需要另外铺设 8 英里的下水道。[38]

塔科马市这样的财政政策对许多城市来说过于苛刻。在 20 世纪 60 年代末，全国组合式下水道的分离计划的费用估计在 200 亿到 480 亿美元之间。[39]此外，一些专家认为，分离并不是解决所有与组合式下水道有关问题的灵丹妙药，特别是如果分离工作只在整个污水系统的一部分进行的情况下。[40]在芝加哥，城市领导们对改造所带来的巨大成本犹豫不决，并辩称，街道上的不便和混乱"几乎无法用语言形容"。作为另一种选择，芝加哥当局考虑开发一条深隧道，在那里雨水可以储存在地下 600 英尺的岩层中。暴风雨过后，水可以被运送到水库。[41]

与此同时，除了分离项目，其他城市也在寻找保护水道不受污染的其他方法。芝加哥官员提倡的储存概念（虽然不一定是深隧道方法）引起了人们的注意。尤其在 1965 年，国会批准了一个项目来开发和演示控制那些未经处理或处理不当的污水排放的新方法。尽管储水罐在英国、德国和加拿大流行了多年，而在此之前美国的储水罐相对较少。[42]

虽然溢流问题引起人们对现有供水系统的效力及其造成的污染程度的严重关切，但污水处理仍然是防止污染的主要重点。1946 年，一位观察家评论说："污水处理的独特之处在于，它是唯一一项市政职能，它更多地是为了他人的利益而不是市政本身。""我们几乎总是看到污水处理厂在禁令和法院命令的不健康背景下诞生；我们看到它们在不同卫生部门的严厉监督下执行操作，如果处理过程失败，它们总是会受到法律诉讼的威胁。"[43]

第二次世界大战后，接受污水处理服务的城市居民数量保持相对稳定，但在 20 世纪 50 年代和 60 年代开始急剧增加。1945 年，在 5 480 个地区中接受污水处理服务的人口占 62.7%；到 1957 年，在

8 066个地区中这一比例上升到 77.7%。[44]接受污水处理服务人数最多的是居住在人口超过 10 万的城市,1958 年人数达到 4 230 万。[45]

关于污水处理设施数量增加的综合统计数据具有一定的欺骗性,并不能代表战后几年污水处理的实际状况。1945 年,有服务 2 787 万人口的 3 610 个社区(占配备污水排放设施总人口的 37.3%)的污水未经处理直接排放。1970 年,仍有 1 500 万至 2 500 万人口的地区的污水未经处理直接排放,相对于具备污水排放设施的7 600 万至 8 400 万人的总人口。[46]此外,现有的工厂没有提供类似水平的污水处理。1950 年,大约有一半的工厂只进行了部分污水处理。[47]

1945 年后不久,美国开始了一场声势浩大的污水处理建设运动,暂时缓解了战时的积压。[48]1946 年至 1949 年,新建城市污水处理厂 646 个,综合设计能力可为 980 万人提供服务。[49]到1950 年,超过 1 100 个污水处理项目(特别是针对较小社区和机构)已接近完成,达到了前所未有的水平。大部分项目包括维修、扩建、更新换代和对现有工厂的扩建。[50]污水处理涉及的市政和工业总开支超过 3.15 亿美元。纽约州以 7 500 万美元的建设资金位居第一。[51]然而根据估计,到 20 世纪 50 年代末的时候,依然大约有 15% 的污水处理工厂需要更换设备,另有 10.4% 需要扩建,11.4% 需要增加其他处理设备。[52]

尽管战后出现大量污水处理项目建设活动,但对污水处理厂或升级或维修的需求还是超出了供应能力。1965 年国家卫生工程师会议的一项调查表明,新建污水处理厂或扩大或增加设施对 5 277 个地区至关重要,成本预算为 18 亿美元。[53]污水处理设施的费用取决于地区的规模,同时也取决于需要和期望的处理种类及数量。人口少于 500 人的城镇可能会依赖氧化池,而较大的城市可能会使用机械清洗的沉淀池。在战后的岁月里,像以前一样,没有能够满足所有需要和所有要求的标准做法。1958 年的一项研究表

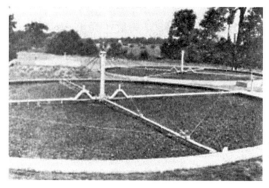

俄勒冈州奥维尔处理厂的滴滤器。一个由碎石床组成的滴流过滤器,有3英尺到9英尺深。污水通常通过旋转分配器喷洒到凹槽的表面,然后经由碎石子滴下来,最后通过地下排水管收集。

明,大约三分之一的污水处理厂只提供一级处理服务,另外三分之二的工厂提供二级处理服务。[54]

在较大的城市和人口密集的地区(如伊利湖盆地),活性污泥技术继续占据主导地位。例如,1951 年,洛杉矶启用了海伯利安活性污泥厂。它是当时同类工厂中最大的,也可能是最先进的。这个耗资 4 100 万美元的新工厂计划服务于洛杉矶和几个市郊地区。[55]活性污泥工艺的各种变化出现于 20 世纪 50 年代。在传统的方法中,废水与生物污泥混合并曝气。曝气污泥随后通过沉淀分离并返回到新的废水中。这种较新的方法改变了与活性污泥的接触周期,在一定情况下,利用较长的曝气周期来氧化生物污泥。[56]

污水处理技术并没有进步到足以减轻污水对水的污染。美国公共卫生署 J. K. 霍斯金斯(J. K. Hoskins)估计,1946 年美国的内陆水道接收到的生活污水相当于 4 700 万人使用过的原始污水。这条水道接收的工业废水相当于 5 500 万至 6 000 万人未经处理的污水。[57]1948 年出版的《商业周刊》称,未经处理的污水和工业废料倾倒在俄亥俄河及其支流中,情况非常糟糕,以至于"当水位很低时,下水道里每加仑的排水中就有一夸脱的废水"。然而,超过 150 万人从俄亥俄河获得饮用水。[58]根据 1951 年的估计,在美国试行的由水输送的总污染负荷(生活污水与工业废水)应当超过 1.5 亿人

口饮用未经处理的污水。[59]同一时期的另一项估计表明,美国有 2
万个重大污染源,城市污染源与工业污染源的比例大致相当。
6 000个城市的水道污染负荷估计相当于 3 000 万人口。[60]

1964 年,一些专家声称,人口的增长、取水量的增加以及废物
的种类和数量的增多"很快就使水的稀释与自我净化特性无法恢
复我们的供水"。事实上,许多水道变成了露天下水道。他们补充
说,对污染的主要治理方式,即建设污水处理工厂几乎跟不上当前
的需求。[61]

第二次世界大战后,由于进入污水管道和污水处理厂的成分
物质(包括石化产品和杀虫剂)发生了重大变化,污水排放变得复
杂起来。[62]最具争议的废水之一是合成洗涤剂。日益增多使用的合
成洗涤剂给污水处理业务造成了很大的问题,因为在工厂现场会
产生大量泡沫,并且含有洗涤剂的污水在处理前必须进行预处理。
据估计,20 世纪 50 年代全世界使用了 5 亿磅合成洗涤剂,预计这
个数字将增加到 10 亿磅。合成洗涤剂的销售促使多聚磷酸盐的
产量增加了 200%。[63]

合成洗涤剂的问题一经提出,专家和其他有关方面就公开对
新产品的潜在污染特性表达了不同的意见。可以预见的是,是制
造商刻意淡化了社会影响。在 20 世纪 50 年代早期,美国主要的合
成洗涤剂生产商宝洁公司给出的实验数据并没有考虑他们产品的
负面影响。一些专家声称现有的数据并非直接取得的。他们认为
泡沫对于污水处理厂来说只是一个小问题,洗涤剂只有在出现异
常大量的情况下才会影响污水处理操作。[64]

而污水处理工厂的操作人员继续关注合成洗涤剂产生的泡沫
和其他问题。1947 年,美国宾夕法尼亚州的一个小镇发生了第一
起有纪录的洗涤剂在污水处理厂造成泡沫问题的案例。一些专家
认为,泡沫只是污水处理厂需要解决的最明显的问题。传统肥皂
和合成洗涤剂的一个主要区别是后者的杀菌性质。他们声称,洗

涤剂还会干扰沉淀槽的操作,因为它们会乳化固体颗粒,杀死污水生物净化过程中使用的许多细菌,还会促进污水管道中黏液的生长。此外,含磷盐类进入湖泊和池塘,促进了有害物质的快速增殖。[65]

在许多方面,关于合成洗涤剂的争论只是人们对于工业污染物对污水系统、污水处理厂和水污染的影响的质疑的一个缩影。战后,生物对健康的威胁逐渐淡出人们的视野,人们越来越关注由城市径流引起的化学废物和其他污染问题。并不是每个人都接受关于污水和工业废料对美国水道目前和未来影响的可怕预测。1960 年,联邦官员宣布长达 2.1 万英里的州际河流的污染已经减少,一些工业官员甚至怀疑联邦对于污染的估计放大了问题的严重性。一位全国制造商协会的发言人说:"一些关于河流污染的警告在某种程度上是歇斯底里的,我们感觉这与现实不符。我们并不认为水的问题表明有必要采取紧急措施或对水资源进行严格的集中控制。"[66]这一反应暴露了人们对于更多监管的担心,尤其是对联邦政府的担心,但并不是断然否认工业水污染。许多工厂完全无视污染负荷增加的警告,强烈抵制关于改善生产条件的要求。[67]工业团体反对执行新的规定,并认为水污染控制政策推行得太快。甚至一些城市和区域机构也对失去污染问题的控制权表示关切。[68]

第二次世界大战之后,虽然美国公共卫生部门(和其他政府机构)致力于评估现有的水污染问题,但对进入水道的污水并没有固定的质量标准。1947 年,国会考虑出台 6 项措施要求联邦政府控制河流污染。尽管在争取更大的联邦权力上犹豫不决,但地方政府不希望继续新建和重建污水处理厂,以至于跟不上污染减排的步伐。正如一位观察家所指出的:"如果说为国家提供清洁河流的全部责任和费用都由每个市政当局单独承担,就像说每个市政当局应该资助和建设穿过其边界的内部或州际高速公路的那部分一样。"[69]

1948 年的《水污染控制法》设立了参与减少水污染的联邦当局，并制定了资助建造治理设施的政策，而 1956 年的《水污染控制法》对污水处理工作更为重要。美国公共卫生服务局供水和污染控制部门的建设拨款分部负责人大卫·豪厄尔斯（David Howells）说："1956 年的《水污染控制法》为控制城市废弃物污染提供了第一个真正的推动力。"该法案批准每年拨款 5 000 万美元，至多占污水处理设施成本的 30%。联邦政府的援助使废物处理工厂的建设增加了 62%。在实施新计划的第一年，联邦政府投入了 3 800 万美元，各地区为 446 个项目增加了约 1.29 亿美元。[70]

该法案大大受到建筑业的欢迎，但还远远不够。根据美国公共卫生署的计算，美国的城市必须在 10 年内以每年 5.33 亿美元的规模建造污水处理厂才能满足国家对减少水污染的要求。而实际建设成本大约是这个数字的一半。25 万美元的最高限额对于吸引大型项目来说太低了，并且也不鼓励邻近区域之间开展合作项目。此外，拨给各州款项的公式没有考虑到水污染程度的差异。相反，这个公式着重帮助的是小型而不是大型工厂。只有 13% 的拨款用于人口超过 5 万的城市。例如，阿拉巴马州、乔治亚州、密西西比州、北卡罗来纳州和田纳西州比新泽西州获得了更多的拨款。[71]

在 20 世纪 50 年代的后期，当新政的精神在艾森豪威尔时代逐渐消失时，一些人担心即使是这个较为温和的减少水污染联邦计划也会引发争议。《美国城市》1956 年 8 月的一篇报道指出："由于该法案重新引入了联邦拨款政策，它势必会引发更多的争议。那些反对它的人会骂它又是一个'爬行社会主义'的例子。"报道补充说："那些支持（该法案）的人会挖苦说，工程师和设计师不希望获得拨款，因为某个机构很有可能会检查他们的计划，并发现一些错误。或者许多州卫生局不想要它，因为某个联邦机构会查看他们的命令，并可能会发现一些不合理之处。"[72]

保守派坚决反对 1956 年法案,原因之一是那将重新引入(减少水污染的)联邦拨款。但那并不是唯一的原因。对于反对者来说,给予联邦政府更大的执行反污染措施的权力才是对他们最大的威胁。例如,在 1960 年,卫生、教育与福利部部长亚瑟·弗莱明(Arthur Flemming)向密苏里州的堪萨斯城和堪萨斯州的堪萨斯城以及这些城市中的 11 家工厂下达了命令,要求它们开始处理污水,而不是将污水直接排入密苏里河及其支流。这样的行为引起了对 1956 年法案实施司法检测的恐慌。[73]

联邦政府在减少水污染方面的作用并没有在 20 世纪 50 年代消失。1961 年,国会修改了 1956 年的法案,增加了处理设施的年度拨款,并将单笔拨款上限从 25 万美元提高到 60 万美元。同时它还要求将未使用的州拨款重新分配给其他需要更多资金的州。不过即使可以获得额外的联邦援助,一些州也没有对现有设施提供充分的监督。截至 1968 年,约有一半的州设立了处理污水污染的新机构,而其余的州则主要依赖负担本来就极为沉重的卫生部门。此外,截至 1968 年,美国和加拿大达成了 11 份关于河流污染和卫生的合作,最早的是美国和加拿大之间的国际联合委员会(1919年),最新的是德拉瓦河流域委员会(1961 年)。然而,自 1961 年以来就再没有签署新的合作协议。[74]

在 20 世纪 60 年代,联邦政府继续开展对处理设施的资助项目,资金开始用于全面的污染治理规划、人员培训和对水质标准的研究。通过强调水质标准,人们在国家层级讨论了建立某种形式的污水处理标准的问题。1965 年的《水质法》要求各州为所有州际水域制定水质标准,并且液体废物的排放必须符合这些标准。[75]

然而在 20 世纪 60 年代末,渴望更清洁的水质和更仔细监测的污水排放需求与联邦实际的支持之间依然存在一定的差距。在 1969 年,由于面临"伟大社会"计划和越南战争不断增加的需求,约翰逊政府仅为污水处理设施拨付了 2.14 亿美元。正如来自宾夕法尼亚州阿勒格尼县的行政官员所说："在越南战争之前,我们的污水处理厂大约 30% 的费用由联邦资金支付。现在降到了 5% 左右。"[76]

在国内的压力下,国会正在考虑一项接近 6 亿美元甚至是根据 1966 年《清洁水域恢复法案》批准的 10 亿美元的一揽子计划。但是,在 1966 年法案中规定的联邦资金承诺被拖延了很长时间,这使得许多城市没有能力非常仔细地规划未来。最初,该法案批准了一个为期 4 年的 34 亿美元项目,但在 1969 年批准的 12 亿美元中,只有 4.17 亿美元流入了各州。因此,资金缺口可能会阻碍自 20 世纪 50 年代末以来所取得的进展。

1957 年至 1969 年间,联邦政府拨款 12 亿美元用于建设污水处理设施,投资额达 54 亿美元。这些资金大部分用于人口不足 2.5 万的地区。因此,尽管用于污水处理设施的资金在加速增加,但许多大城市仍在继续与冷漠的州立法机构进行斗争。联邦资金流入较小城市的速度远远低于当地的需求,而水污染问题继续超出了建设所能达到的范围。[77]

就像供水系统一样,战后的经济繁荣和美国郊区的动态扩张掩盖了基础设施的长期恶化以及城市(尤其是主要核心城市)无法满足卫生需求的事实。在水污染问题上视野的扩大也对城市提出了挑战,并远远超出了早期防治流行病的范围。由于不像黄热病流行那样容易引起人们的注意,现代水污染问题更加隐蔽,可能更难以解决。20 世纪早期的供水和废水处理系统曾激发了人们对"可以做"精神的自豪感,如今却辜负了人们的期望,并预示着对新危机时代即将到来的令人不安的恐惧。

注 释

1. "Nationwide Sewage Treatment—How It Looks Today"(《全国污水处理——今天的样子》),*American City*(《美国城市》)65(June 1950):137;G.

M. Fair, J. L. Geyer, and Daniel Alexander Okun, *Elements of Water Supply and Wastewater Disposal*(《供水与废水处理要素》)2d ed., New York：Wiley, 1977, p. 14. 大量的污水系统——超过 90%——都是归市政所有。宾夕法尼亚州拥有最大的私人下水道系统，但这些属于例外情况，而非通行规则。参见 "Nationwide Sewage Treatment—How It Looks Today"(《全国污水处理——今天的样子》), p. 137。

2. 1957 年，有 600 多万人生活在没有下水道的城市地区。1956 年的一项研究显示，在调查的 440 个小社区中，有 166 人没有市政污水收集系统。参见 " Sewage Works Show Growth in Small Communities"(《污水处理工程在小型社区的发展》), *American City* (《美国城市》)71 (March 1956)：148；"More Sewers Than Ever"(《比以往更多的下水道》), *American City* (《美国城市》)74 (Feb. 1959)：14；*Water Supply and Sewage Disposal* (《供水和污水处理》), Paris：Organization for European Economic Co-operation, 1953, p. 69。

3. Abel Wolman , "The Metabolism of Cities"(《城市的新陈代谢》), *Scientific American* (《科学美国人》)213(Sept. 1965)：184.

4. Cornelius W. Kruse, "Our Nations Water：Its Pollution Control and Management"(《我们国家的水资源：污染控制与管理》), in *Advances in Environmental Sciences*(《环境科学进展》), James N. Pitts Jr. and Robert L. Metcalf eds. , vol. 1, New York：Wiley-Interscience, 1969, pp. 23 – 24, 53.

5. Edward T. Thompson, "The Worst Public-Works Problem"(《最糟糕的公共工程问题》), *Fortune* (《财富》)58(Dec. 1958)：6.

6. 有时会使用特殊的评估，特别是对于发展那些新的细分领域。参见 Institute for Training in Municipal Administration, *Municipal Public Works Administration*(《市政工程管理》)5th ed. , Chicago：International City Managers Association, 1957, pp. 52, 62。

7. "How Air Conditioning Affects Water Supply"(《空调如何影响供水》), *American City* (《美国城市》)63(July 1948)：9.

8. "273 Cities Charge Sewer Rentals"(《273 个城市收取下水道租金》), *American City* (《美国城市》)65(Aug. 1950)：21. 同时参见 " Sewage Works Financing Methods"(《污水工程融资方法》), *American City* (《美国城市》)66

（Feb. 1951）：15；"Sewer Service Charges in 78 Western Cities"（《78 个西部城市的下水道服务收费》），*Western City*（《西部城市》）34（April 1958）：26 - 31，57；"Flat-rate Sewer Service Charges"（《统一收费的下水道服务》），*American City*（《美国城市》）69（ Feb. 1954）：83 - 85；"More Cities Charge Sewer Rentals"（《越来越多的城市收取下水道租金》），*American City*（《美国城市》）64（Oct. 1949）：19；Samuel S. Baxter，" Rental Charge Expedites Philadelphias Sewage Treatment Program"（《租金加速费城污水处理计划》），*Civil Engineering*（《土木工程》）20（July 1950）：40 - 44；Dr. S. R. Wright，"Sewerage Service Charges"（《污水处理服务收费》），*Texas Municipalities*（《德州自治市》）34（March 1947）：51 - 53。

9. 该报告于 1973 年扩展并更新了内容。

10. "User Charges, Not Grants, Should Pay Utility Costs"（《用户费用，而非补助金，应该支付公用事业费用》），*American City*（《美国城市》）91（Nov. 1976）：72；Robie L. Mitchell，"Sewer Revenue Financing"（《下水道收入融资》），*American City*（《美国城市》）61（Nov. 1946）：121 - 122。

11. *Water Supply and Sewage Disposal*（《供水和污水处理》），p. 70.

12. Jon Teaford，*The Rough Road to Renaissance：Urban Revitalization in America，1940 - 1985*（《坎坷的复兴之路：美国城市复兴，1940—1985 年》），Baltimore：Johns Hopkins UP，1990，p. 91.

13. William Edwin Ross and George Erganian，"Sewer Extension Promotes Municipal Growth"（《下水道扩建促进市政发展》），*Civil Engineering*（《土木工程》）33（March 1963）：48 - 49.

14. 参见 Teaford，*Rough Road to Renaissance*（《坎坷的复兴之路》），p. 92。

15. Joseph A. Salvato，"Problems of Wastewater Disposal in Suburbia"（《郊区废水处理的问题》），*Public Works*（《公共工程》）95（March 1964）：120.

16. 参见 Kruse，" Our Nations Water"（《我们国家的水资源》），p. 55；V. G. MacKenzie，"Research Studies on Individual Sewage Disposal Systems"（《对个别污水处理系统的研究》），*AJPH*（《美国公共卫生杂志》）42（May 1952）：411；Salvato，"Problems of Wastewater Disposal"（《郊区废水处理的问题》），p. 120。

17. Lewis Herber, *Crisis in Our Cities* (《我们城市的危机》), Englewood Cliffs, N. J. Prentice-Hall, 1965, p. 16. 同时参见 Adam W. Rome, "Toward an Environmental History of Residential Development in American Cities and Suburbs, 1870 – 1990"(《迈向美国城市与郊区住宅发展的环境史, 1870—1990 年》), *Journal of Urban History* (《城市史杂志》) 20 (May 1994): 417 – 418。

18. John E. Kiker, "Developments in Septic Tank Systems"(《化粪池系统的发展》), *ASCE Transactions* (《美国土木工程师协会会刊》) 123 (1958): 77, 83.

19. 参见 Teaford, *Rough Road to Renaissance*(《坎坷的复兴之路》), p. 90。参见 Carl P. Herbert, "What Price Aid to Suburbs?"(《对郊区的援助有什么代价?》), *National Municipal Review* (《国家市政评论》) 35 (June 1946): 280 – 281。

20. "Cities Increase Service Charges to Suburbs"(《城市提高了对郊区的服务费》), *National Municipal Review* (《国家市政评论》) 35 (July 1946): 379.

21. Gail Eric Updegraff, "The Economics of Sewage Disposal in a Coastal Urban Area—A Case Study of the Monterey Peninsula, California"(《沿海城市地区污水处理的经济学——以加州蒙特利半岛为例研究》), *Natural Resources Journal*(《自然资源学报》) 11 (April 1971): 373 – 389.

22. David J. Galligan, "Townships Consolidate Sewerage Systems"(《乡镇整合污水系统》), *American City* (《美国城市》) 69 (Oct. 1954): 88; "Six East Bay Cities to End Pollution Problems"(《六座东湾城市终结污染问题》), *American City*(《美国城市》) 66 (Jan. 1951): 92 – 93.

23. Phil Holley, "Inter-City Water-Sewerage Agreements"(《城市间的污水处理协议》), *American City* (《美国城市》) 79 (Dec. 1964): 73 – 75.

24. Arthur D. Caster, "County-owned, City-managed Sewerage System"(《县拥有所有权, 而由城市管理的污水系统》), *American City* (《美国城市》) 84 (Aug. 1969): 117 – 118.

25. William S. Foster, "Metropolitan Sewerage Pacts; Part I—Inter-city Contracts"(《都市污水处理合约: 第一部分——城市间合约》), *American City* (《美国城市》) 75 (Oct. 1960): 87 – 89.

26. William S. Foster,"Metropolitan Sewerage Pacts; Part II—The Special Intermunicipal District"(《都市污水处理合约:第二部分——市际特别区》), *American City* (《美国城市》)75(Nov. 1960) : 1769 - 1776;Foster,"Metropolitan Sewerage Pacts; Part III—The Intermunicipal Sewerage Authority and a 'Metro' Plan"(《都市污水处理合约:第三部分——城市间污水处理管理局和"地铁"计划》), *American City* (《美国城市》)75(Dec. 1960) : 143 - 147;" Sewerage Authorities—Their Shortcomings and Advantages"(《污水处理当局——它们的优缺点》), *American City* (《美国城市》)68(Aug. 1953) : 15.

27. "Sewage Problems Can Be Solved Without Separate Districts"(《污水问题可以在没有分区的情况下得到解决》), *American City* (《美国城市》)71 (Feb. 1956) : 138 - 141.

28. Martin Lang et al. , "Sewering the City of New York"(《纽约城市的下水道》), *Civil Engineering -ASCE* (《土木工程—美国土木工程师协会》)46 (Jan.1976) : 55.

29. "80-Year-Old Sewer Collapses"(《80 年的下水道坍塌》), *American City* (《美国城市》)70(March 1955) : 122.

30. "Better Sewer Pipe Needed"(《需要更好的下水管道》), *American City* (《美国城市》)69(March 1954) : 27. 需要保护污水管道免受硫化氢的影响，因为硫化氢可能会导致硅酸盐水泥混凝土被腐蚀。参见 William J. Carroll, "Dual Protection for a Concrete Sewer System"(《混凝土下水道系统的双重保护》), *Civil Engineering* (《土木工程》)32(Jan. 1962) : 44 - 47。

31. 984 万人,占美国总人口的 57% ,他们在这一时期所生活的社区中配有下水道。

32. 一项研究表明,在中小城市,每 1 000 人配备的下水道为 3. 5 英里,而在大城市,每 1 000 人大约配备 1 英里长的下水道。因此,配备下水道的成本在更小的社区中要高得多。参见 Ernest W. Steel, *Water Supply and Sewerage* (《供水与排水》), New York: McGraw-Hill, 1960, p.7。

33. John R. Thoman and Kenneth H. Jenkins, *Statistical Summary of Sewage Works in the United States* (《美国污水处理厂统计摘要》), Washington, D. C. USPHS, HEW, 1958, pp.5, 8 - 9, 20;APWA, *Report on Problems of Combined*

Sewer Facilities and Overflows,*1967*(《关于综合下水道设施和溢流问题的报告,1967 年》),Washington, D. C. FWPCA, U. S. Department of Interior, Dec. 1,1967, pp. xii – xiii;Richard H. Sullivan,"Assessment of Combined Sewer Problems"(《组合式下水道问题评估》),in Federal Water Quality Administration, Symposium on Storm and Combined Overflows, Chicago, June 22 – 23, 1970,p. 108;Harold Romer and Lester M. Klashman,"How Combined Sewers Affect Water Pollution"(《联合的下水道如何影响水污染》),*Public Works*(《公共工程》)94(March 1963):100.

34. Allen Cynwin and William A. Rosenkranz, "Advances in Storm and Combined Sewer Pollution Abatement Technology"(《雨水和组合式下水道排污技术的进展》),paper presented at the Water Pollution Control Federation meeting, San Francisco, Oct. 3 – 8, 1971, p. 18.

35. Sullivan,"Assessment of Combined Sewer Problems"(《组合式下水道问题评估》),p. 108.

36. Sullivan,"Assessment of Combined Sewer Problems"(《组合式下水道问题评估》),pp. 109 – 111,115;APWA, *Report on Problems of Combined Sewer Facilities*(《组合式下水道设施问题报告》),pp. xiv – xv,2 – 4;Edward Scott Hopkins, W. McLean Bingley, George Wayne Schucker, *The Practice of Sanitation in Its Relation to the Environment*(《卫生与环境关系实践》)4th ed. , Baltimore:Williams and Wilkins, 1970,p. 324.

37. Sullivan,"Assessment of Combined Sewer Problems"(《组合式下水道问题评估》),p. 109;"No More Combined Sewers"(《不再有组合式下水道》),*American City*(《美国城市》)81(May 1966):30.

38. J. A. Bronow,"Separate Those Sewers"(《分离那些下水道》),*American City*(《美国城市》)82(Feb. 1967):94 – 96.

39. Cynwin and Rosenkranz, "Advances in Storm and Combined Sewer Pollution Abatement Technology"(《雨水和组合式下水道排污技术的进展》),p. 1;Sullivan,"Assessment of Combined Sewer Problems"(《组合式下水道问题评估》),p. 109;"No More Combined Sewers"(《不再有组合式下水道》),p. 33.

40. APWA,*Report on Problems of Combined Sewer Facilities*(《组合式下水道

设施问题报告》），p. xvii.

41. Vinton W. Bacon, "Separate Storm and Sanitary Sewers Not the Answer in Chicago"（《分离式雨水和卫生下水道在芝加哥不是解决办法》），*American City*（《美国城市》）82（Jan. 1967）：67.

42. Cynwin and Rosenkranz, "Advances in Storm and Combined Sewer Pollution Abatement Technology"（《雨水和组合式下水道排污技术的进展》），p. 5.

43. "Whose Responsibility Is Sewage Treatment?"（《污水处理是谁的责任?》），*American City*（《美国城市》）61（March 1946）：15.

44. 配备下水道的社区中，太平洋沿岸和中西部（俄亥俄州、印第安纳、伊利诺伊州、密歇根州和威斯康星州）各州的水处理比例最大。最低的比例是在东部的中南方州（肯塔基州、田纳西州、阿拉巴马州和密西西比州）。

45. "Nationwide Sewage Treatment"（《全国污水处理》），p. 137；Thoman and Jenkins, *Statistical Summary of Sewage Works*（《美国污水处理厂统计摘要》），pp. 10, 22, 25；Murray Stein, "Problems and Programs in Water Pollution"（《水污染的问题和计划》），*Natural Resources Journal*（《自然资源学报》）2（Dec. 1962）：397.

46. 参见 Thoman and Jenkins, *Statistical Summary of Sewage Works*（《美国污水处理厂统计摘要》），p. 25：Stein, "Problems and Programs"（《水污染的问题和计划》），p. 397。

47. *Water Supply and Sewage Disposal*（《供水和污水处理》），p. 79.

48. 1946 年，单项价值 8 万美元或更高的市政补贴项目几乎达到了 400 个。参见"Sewerage and Sewage Treatment Planning"（《污水系统和污水处理计划》），*American City*（《美国城市》）61（April 1946）：119。

49. USPHS, Federal Security Agency, *Water Pollution in the United States*（《美国的水污染》），Washington, D. C. GPO, 1951, p. 22.

50. 非机械到机械工厂的转换是一个明显的趋势。

51. Morris M. Cohn, "Over 1, 100 Treatment Plants Under Construction in 1950"（《1950 年在建的超过 1 100 个处理厂》），*Wastes Engineering*（《废物工程》）22（March 1951）：125 - 135. 参见 Harry Hewes, "National RoundUp of

Sewage Works Planning"(《国家污水处理厂规划汇编》), *Sewage Works Engineering* (《污水处理厂工程》) 19 (Oct. 1948): 511 – 516; "Sewage Works Show Growth in Small Communities"(《污水处理工程在小型社区的发展》), pp. 148– 149, 235。

52. John R. Thoman and Kenneth H. Jenkins, *Municipal Sewage Treatment Needs* (《城市污水处理的需求》), Washington, D. C. USPHS, HEW, 1958, p. 6.

53. 国内污水收集系统的成本大概是供水系统的一半,而污水处理设施的费用是水净化厂的两倍。当时,近 90% 的工厂将液体废物排放到社区下水道中。大约有 2.5 万个工厂直接将未处理过的废物排放到溪流中,这导致的污染负荷超过了所有现有处理的污染负荷。参见 Hopkins et al. , *Practice of Sanitation*(《卫生的实践》), pp. 322 – 323; Wolman, "Metabolism of Cities"(《城市的新陈代谢》), p. 185。

54. Thoman and Jenkins, *Municipal Sewage Treatment Needs*(《城市污水处理的需求》), pp. 5, 30. 参见 " Nationwide Sewage Treatment—How It Looks Today"(《全国污水处理——今天的样子》), p. 137; "More Sewers Than Ever"(《比以往更多的下水道》), p. 15。

55. Geoffrey A. Parkes, "Los Angeles Aims at Perfection"(《洛杉矶追求完美》), *American City* (《美国城市》) 66 (June 1951): 79 – 81, 169. 参见 David L. Narver Jr. and E. H. Graham Jr. , " Hyperion Plant Expanded to Treat 420 mgd"(《海伯利安工厂扩展到处理 420 百万加仑每日》), *Civil Engineering* (《土木工程》) 27 (Dec. 1957): 50 – 53; H. G. Smith, " Los Angeles $ 41 000 000 Hyperion Project Ends Beach Contamination"(《洛杉矶斥资 4 100 万美元的海伯利安项目结束海滩污染》), *Civil Engineering* (《土木工程》) 18 (July 1948): 18 – 23。

56. W. W. Eckenfelder Jr. , " Theory and Practice of Activated Sludge Process Modifications"(《活性污泥工艺改良的理论与实践》), *Water and Sewage Works*(《供水与污水厂》) 108 (April 1961): 145 – 150; "More Sewers Than Ever"(《比以往更多的下水道》), p. 15。

57. "The Treatment of Industrial Wastes"(《工业废物的处理》), *AJPH*

(《美国公共卫生杂志》)36(March 1946)：281.

58. "Eight-State Drive to Clean Up Rivers"(《八个州清理河流运动》),
Business Week(《商业周刊》)(July 31, 1948)：26.

59. USPHS,*Water Pollution in the United States*(《美国的水污染》),p.10.

60. Mark D. Hollis,"Water Pollution Abatement in the United States"(《美国的水污染消减》),*Sewage and Industrial Waste*(《污水与工业废物》)23(Jan. 1951)：89.

61. E. Weisberg, R. A. Phillips, and T. Helfgott,"New Aspects of Waste-Water Reclamation"(《废水再生的新方面》),*American City*(《美国城市》)79(Aug. 1964)：91.

62. 也有人担心潜在的放射性物质从新兴的核电行业进入水体。参见Weisberg, Phillips, and Helfgott, "New Aspects of Waste-Water Reclamation"(《废水再生的新方面》),p.91。对于污水污泥处理的持续问题,参见William A. OLeary,"New York Sludge Goes to Sea—Or to Parks"(《纽约污泥流向大海,或流向公园》),*Civil Engineering*(《土木工程》)29(April 1959)：52-55;James E. Etzel et al. "Sewage Sludge Conditioning and Disinfection by Gamma Radiation"(《污水污泥的调理和伽玛辐射消毒》),*AJPH*(《美国公共卫生杂志》)59(Nov. 1969)：2067-2076。

63. W. Wesley Eckenfelder and John W. Hood,"Detergents and Foaming in Sewage Treatment"(《污水处理中的洗涤剂和泡沫》),*American City*(《美国城市》)65(May 1950)：132.

64. "Detergents—Are They Really to Blame?"(《洗涤剂——真的要怪它们吗?》),*American City*(《美国城市》)68(Jan. 1953)：105;"Detergents—Not Necessarily Guilty"(《洗涤剂——不一定有罪》),*American City*(《美国城市》)71(March 1956)：120;Eckenfelder and Hood,"Detergents and Foaming"(《污水处理中的洗涤剂和泡沫》),p.133;"The Problem of Detergents in Sanitary Engineering"(《清洁工程中的洗涤剂问题》),*American City*(《美国城市》)66(Sept. 1951)：115.

65. "Soapless Opera"(《无肥皂剧》),*Scientific American*(《科学美国人》)189(July 1953)：48.参见R. W. Simpson,"The Effect of Synthetic Detergents

on Sewage Treatment"(《合成洗涤剂对污水处理的影响》), *American City*(《美国城市》)67(Oct. 1952)：93。

66. "Uncle Sam Steps Up Drive to Halt Pollution By Cities, Industries"(《山姆大叔加大力度制止城市和工业污染》), *Wall Street Journal*(《华尔街日报》)Nov. 14, 1960, p. 1.

67. 然而，一些制造商需要优质的供水来开展业务。根据全国制造商协会在 20 世纪 50 年代初的统计，生产每吨黏胶人造丝平均需要 18 万至 20 万加仑的水。生产每吨人造丝纱线需要 25 万至 40.4 万加仑的水；羊毛和精仿毛料需要 14 万加仑；轧制钢材需要 11 万加仑；酿造每 1 000 加仑威士忌需要 8 万加仑的水；每合成 1 000 桶汽油需要 1 580 万加仑的水。每生产 1 000 桶航空燃料需要 105 万加仑的水。参见 Rolf Eliassen, "Stream Pollution"(《河流污染》), in *Health and the Community*(《健康与社区》), Alfred H. Katz and Jean Spencer Felton eds. , New York：Free Press, 1965, p. 94。

68. 参见 "Federal Aid for Sewage Treatment"(《联邦援助处理污水》), *American City*(《美国城市》)71(Sept. 1956)：5；"Water Problem"(《水资源问题》), *Business Week*(《商业周刊》), p. 52。

69. Samuel I. Zack, "The Case for Federal Aid for Sewage Works"(《联邦援助处理污水案例》), *American City*(《美国城市》)71(Aug. 1956)：165.

70. David H. Howells, "We Need More Municipal Waste Treatment Works"(《我们需要更多的城市垃圾处理厂》), *Civil Engineering*(《土木工程》)33(Sept.1963)：54；"446 Cities Share in Aid"(《446 个城市分享援助》), *Texas Municipalities*(《德州自治市》)44(Oct. 1957)：285.

71. Howells, "We Need More Municipal Waste Treatment Works"(《我们需要更多的城市垃圾处理厂》), p. 54；"Sewage Works Get Federal Aid"(《污水处理厂获得联邦援助》), *American City*(《美国城市》)71(Aug. 1956)：15.

72. "Federal Grants for Sewage Works—A Sugar-Coated Warning"(《污水处理厂的联邦拨款——糖衣警告》), *American City*(《美国城市》)71(Aug. 1956)：18.

73. "Legal War on Water Pollution"(《水污染的法律战争》), *Business Week*(《商业周刊》)32(July 16, 1960)：132, 134.

74. Howells, "We Need More Municipal Waste Treatment Works"(《我们需要更多的城市垃圾处理厂》), p. 54; Hopkins et al. , *Practice of Sanitation*(《卫生的实践》), pp. 341 – 342.

75. Hopkins et al. , *Practice of Sanitation*(《卫生的实践》), pp. 321 , 348; Cynwin and Rosenkranz, "Advances in Storm and Combined Sewer Pollution Abatement Technology"(《雨水和组合式下水道排污技术的进展》), p. 1.

76. 参见"Collision Course on Pollution"(《污染的碰撞历程》), *Business Week*(《商业周刊》)41(Nov. 29 , 1969): 44。

77. 参见"Collision Course on Pollution"(《污染的碰撞历程》), *Business Week*(《商业周刊》)41(Nov. 29 , 1969): 46。

第十七章

"第三类污染":
固体废物,1945—1970 年

到 20 世纪 60 年代,固体废物已经成为一个全国性的环境问题。威廉·斯莫尔(William Small)在他的《第三类污染:固体废物处理的国家问题》一书中指出:

> 今天,人们普遍认识到固体废物是一种生长在土地上的癌症,其本身非常可怕,而且它们进一步破坏附近已经被污染的空气和水域的方式也很可怕——第三类污染与两种长期以来被认为不可接受的环境危害不可避免地交织在一起。[1]

土地污染与空气污染、水污染一起成为联邦政府应该采取行动的三大危害。《环境资料手册》的编辑宣称固体废物问题"在 20 世纪 60 年代让整个国家大吃一惊"[2]。虽然这种评估暗示着自 19 世纪以来社会对于废物收集和处置的漠视,但它同时也表明近年来人们对固体废物产生了高度重视。人们从不同的角度看待废物问题——不仅仅把它看作讨厌的东西(而非健康危害),而且是一种无处不在的污染物。1972 年,美国环境保护署署长威廉·拉克尔肖斯(William Ruckelshaus,后来担任布朗宁-费里斯废物管理公司的首席执行官)宣称:

> 固体废物管理是一种有效的管理方式和一个基本的生态问题。它也许比任何其他环境问题都更清楚地表明,我们必须改变许多传统的态度和习惯。它非常直接和具体地向我们表明,我们必须努力调整我们的公共与私营机构,以适应我们以往对污染处置的轻视,特别是滥用自然资源造成的问题和因素。[3]

二战后的繁荣催生了"一次性"文化(虽然新的一次性文化更恰当地说是 20 世纪初美国消费主义的延伸),但它因在产生越来越多的垃圾中所扮演的角色而备受抨击。一项对康涅狄格州纽黑文垃圾生产的研究证明了家庭富裕与垃圾之间的重要关系。20 世纪 60 年代末到 70 年代初,纽黑文一个年收入 6 000 美元的两人家庭每年产生 800 磅垃圾。年收入 1.2 万美元的四口之家每年产出 4 000 磅垃圾。在产生垃圾数量这一命题中,收入翻倍比家庭规模翻倍的影响要大得多。[4]

到 20 世纪中期,城市固体废物的数量增长到惊人的比例。住宅和商业垃圾的日产量从 1940 年的每天 2 磅增加到 1968 年的每天 4 磅。1955 年至 1965 年间,纽约市的人均垃圾产生量增加了 78%;从 1958 年到 1968 年,洛杉矶的人均垃圾产生量增长了 51%。[5]虽然人均废物处理量稳定在每天 4 磅左右,但人口的增加导致了废物处理量的逐步上升。1950 年,公共和私营部门收集了 1.05 亿吨居民、商业和工业废物,1960 年达到 1.35 亿吨,1970 年达到 1.95 亿吨。收集的垃圾和产生的垃圾之间存在着巨大的差距。1969 年,美国共产生了 2.56 亿吨的住宅、商业和其他城市垃圾,其中只有 1.9 亿吨被收集起来。[6]

废物数量的问题因废物种类的增多而加剧,这些废物包括新型的材料,如塑料、其他合成产品和有毒化学品。人们并没有就如何更好地适应固体废物的组成变化达成共识。随着对于废物本身了解的更多,旧的收集和处置方法受到一定的质疑,这些方法有时会被修改,但并没有被弃用。

废料的性质代表了战后时期重要的前端问题,至少从 19 世纪后期开始就如此。在所有被丢弃的物品中,纸张、塑料和铝在城市固体废弃物总量中所占的比例稳步增长。[7]包装工业的空前发展是对第二次世界大战后泛滥的消费主义的直接回应,这在很大程度上导致了无数产品的产生,这些产品的使用寿命都很短。20 世纪40 年代末,随着超市和其他消费渠道的自助销售的兴起,产品的包装变得特别重要。这一新的营销方向要求包装能够帮助销售产品,并有效减少偷窃或损坏。

这些材料的普及导致了纸张(和其他产品)的新用途和包装垃圾的大量增加。一次性商品的大量消费也严重加剧了城市与农村的公路和高速公路上的垃圾问题。纸张的使用量从 1946 年的 730万吨增加到 1966 年的 1 020 万吨。为了方便和大幅降低生产成本,可回收的瓶子、罐子被替换成不可回收的。1966 年,纸张和纸板占包装材料消耗的 55%,玻璃占 18%,金属占 16%,木材占 9%,塑料占 2%。1958 年,包装造成的人均垃圾约为 404 磅。1966 年,包装花费了美国公众 250 亿美元,占国民生产总值的 3.4%,这还不包括包装被丢弃后的回收和处理费用。当年,包装材料废弃物达 5 200 万吨。[8]

纸张在城市垃圾中所占比例最大。[9]主要的有机垃圾数量(庭院垃圾和食物垃圾)在稳步下降。塑料是第二次世界大战以来垃圾中的一种新元素,在总量中所占的比例相对较小,但增长迅速。[10]无机材料所占比例很小,但其中包括许多可能对环境造成严重影响的家用化学品(见表 17 - 1)。

表 17 - 1　都市固体废物中各种材料(以重量计)总数的百分比(%)

丢弃的固体废物	1960 年	1970 年
纸	34	36.5
玻璃	7.4	10.5
金属	12	11.4
塑料	0.5	2.5
食物浪费	13.9	10.6
庭院废弃物	22.9	19.3
其他	9.3	9.2

资料来源:U.S. EPA,*The Solid Waste Dilemma*:*An Agenda for Action*:*Background Document*(《固体废物的困境:行动议程之背景文件》),Washington, D. C. , Sept. 1988, pp. 1 - 9;Keep America Beautiful, "An Introduction to Municipal Solid Waste Management" (《城市固体废物管理导论》), *Focus*(《焦点》)1(1991):1.

1969 年,全国共收集纸张及纸制品 3 000 万吨,塑料 400 万吨,轮胎 1 亿条,瓶子 300 亿个,罐头 600 亿个,草木残片数百万吨,拆除垃圾、食品垃圾、污水污泥数百万吨,报废汽车和大件家电更是不计其数。仅在纽约市就有 5.7 万辆汽车被丢弃和处理。[11]

固体废物管理的费用仍然是垃圾收集和处置问题的一个重要因素。在 20 世纪 60 年代末,地方政府每年花费大约 15 亿美元用于收集和处理垃圾。到 20 世纪 70 年代初,美国 48 个大城市将其环境预算的近 50% 用于固体废物管理。一些城市开始着手调查研究,与同企业开展合作相比,由市政服务处理垃圾是否属于一种经济的手段。到 20 世纪 60 年代末,收集和处置费用总额,包括市政服务、工业和其他废物的私营服务以及自行处置的费用超过 40 亿美元,最高可能高达 57 亿美元。1968 年,固体废物处置的人均年成本(包括资本成本)为 1.42 美元。一周一次服务的年人均收费(包括资本费用)约为 5.6 美元,一周两次服务的收费为 6.82 美元。[12]拾取垃圾的频率和地点是决定收集成本的重要因素。20 世纪 60 年代在拉菲尼亚州的一项研究表明,一周两次的收集方式取代

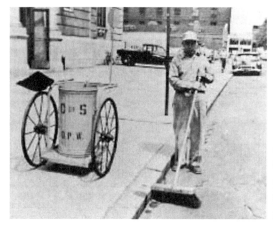

新泽西州纽瓦克的一名清洁工和他的设备。尽管街道清洁机动化了,但仍然需要像这样的人工去清洁那些车辆不能到达的地方。

了一周一次的收集方式后,垃圾的收集量增加了47%,所需的劳动力增加了约128%。[13]

到1950年,已经有300多个城市对收集和处理垃圾服务进行收费。当时每个家庭每月的花费相差很大,从33美分到7美元不等。这一趋势遵循了通常用于承担污水管道维护和污水处理工厂操作的用户付费方式。[14]作为固体废物管理总费用的一部分,垃圾收集所占的比例仍然最大。1968年的一项调查显示,拥有40万人口的典型地区每年花250万美元收集垃圾,但处理垃圾每年只花费90万美元。然而,垃圾收集的特点更多是属于密度经济,而不是规模经济。例如,每英里收集的吨数增加一倍,可使平均成本降低50%。相反,到处理场或转运站的长途运输会大大增加成本。这表明,现代大都市典型的人口扩散,是有效和经济收集固体废物的敌人。[15]

与固体废物收集相关的主要技术问题围绕着熟悉的主题,主要是向公众提供收集服务的方式和类型。曾经被视为代表未来实践操作的源头分离垃圾处理方式在很大程度上被弱化削减了,至少在形式上是这样的。一些城市对住宅用户和商业客户有着不同的垃圾分类要求,有些要求将庭院垃圾与有机垃圾和其他生活垃

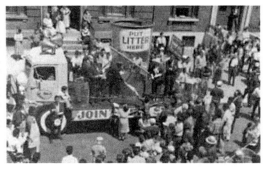

纽约的"清洁城市运动"试图将反垃圾理念引入居民区。这样的计划至少可以追溯到 19 世纪。尽管这些措施在当时激发了公众对卫生设施的热情,但几乎没有产生持久的影响。

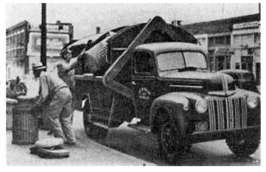

在得克萨斯州的达拉斯,清洁工人使用封闭式包装卡车收集垃圾。垃圾压缩的引入大大增加了一辆卡车的垃圾收集量,从而提高了住宅和商业垃圾收集的效率。

圾分开。1968 年美国公共工程协会的一项研究表明,56% 的受访城市收集混合垃圾,33% 的城市收集以某种形式分类的垃圾,剩下的 11% 使用上述两种方法。源头分离处理使用受限的主要原因是成本问题。多次收集的费用比较昂贵,特别是考虑到相对于处理成本的高收集成本。[16]

垃圾压缩车(可以将垃圾压缩到路边垃圾体积的 30%)的推出产生了一项利用密度经济的重大技术。使用转运站也有助于缓解远距离固体废物收集的问题。转运站是指收集卡车可以把货物卸到更大的车上或临时储存设施上的地方。机械化并非一个完整的解决方案。虽然一些固体垃圾管理人员希望机械化能减少对手工收集垃圾的依赖(从而减少事故索赔和防止混乱的劳动纠纷),但二战后垃圾收集仍然属于劳动密集型。在许多城市,劳工问题困扰着垃圾收集服务,尤其是在种族问题与工人各种不满交织在一起的情况下。负责垃圾收集的劳动力主要是不熟练或半熟练工人,而且这份工作非常不吸引人。[17]依靠机械化车队收集垃圾也对环境造成了影响。正如一项研究指出的那样:"大量垃圾车的排放、因垃圾车而加剧的交通拥堵、被吹走的垃圾造成的垃圾满天飞,以及处理过程本身都对环境造成了滋扰,如果没有垃圾,这种滋扰是不会发生的。"[18]

家庭处理技术对固体废物收集的做法有一定影响。嵌入式厨余垃圾研磨机在 20 世纪 50 年代开始流行。虽然研磨机还没有成为一种标准的家用电器,但它已经在新的中产阶级细分领域取得了巨大的进展。1968 年的一项调查显示,全国每 1 000 个家庭中有 63.5 个家庭研磨机。然而,该装置并没有完全解决垃圾收集问题,它处理的垃圾量占垃圾总量的十分之一左右。研磨机还面临着废水处理部门的强烈反对,因为它们会把废水从一种介质转化为另一种介质,从而堵塞污水管道,使污水处理设施超载。1949 年,反对者成功地阻止了在纽约、纽黑文、费城、迈阿密和新泽西的大部分地区使用电动研磨机。底特律、丹佛和哥伦布市试图通过立法增加该装置的使用,但它们通常只在新建房屋中使用。虽然在 20世纪 60 年代,人们更广泛地认可了家用研磨机对公众健康的好处,但一些人认为仅仅依靠这种设备使城市消除厨余垃圾的想法是不现实的。[19]

城市官员们通常更关注传统的垃圾收集和处理方法,而并非依靠新的、前景较好的家用技术来解决垃圾问题。最初,当市政当局在大城市扩展业务时,私营公司失去了居民客户,转而将注意力集中在商业和工业废物收集和其他的专门收集职能上。到 20 世纪 60 年代初,市政收集垃圾的趋势开始向私营公司转移(见表 17-2)。[20]美国公共工程协会关于 1939 年、1955 年和 1964 年的调查显示,在 1939 年至 1964 年期间,仅使用私营合同承包垃圾收集业

务的城市在总数中所占的比例保持相当稳定,但专门的市政收集
服务在这几年下降了 10%。家庭垃圾的收集对于市政垃圾收集服
务最为依赖。[21]1968 年的调查显示,公共垃圾车收集了 56% 的家庭
垃圾,但是它们只收集了 25% 的商业垃圾和 13% 的工业废物。[22]

表 17-2　美国公共工程协会对城市垃圾收集系统类型的调查

	城市数量		
	1939 年	1955 年	1964 年
市政	105(55%)	494(55%)	446(45%)
合同制	34(18%)	134(15%)	175(18%)
私营公司	20(11%)	95(11%)	130(13%)
市政和私营公司	20(10%)	51(6%)	151(15%)
市政和合同制	4(2%)	72(8%)	33(3%)
合同制和私营公司	7(4%)	21(2%)	44(5%)
合计	—	26(3%)	16(2%)

资料来源:Dennis Young, *How Shall We Collect the Garbage?* (《我们如何收集垃圾?》),Washington,D.C.:Urban Institute,1972,p.12.

　　一般来说,随着城市吞并了更多的郊区社区,它们往往与现有
的私营公司签约,而不是扩展市政服务。此外,垃圾收集由分类改
为混合式,以及对更高效率的要求,加速了向更具竞争性的系统的
转变。随着可收集垃圾数量的增加,一些城市在保留原有业务的
同时,也签订了部分服务合同。由于对市政服务的不满,一些私营
的垃圾收集公司声称他们可以与公共垃圾收集业务竞争,因为他
们在家庭垃圾收集中的作用有所扩大。[23]

　　关于垃圾收集服务私营化的辩论成为解决有关固体废物的各
种问题的战场。主要的问题不仅仅是谁效率更高或谁成本更低的
问题(尽管这是争论的重点),而是究竟谁对废物的处理有控制权
和决定权。在 20 世纪 60 年代,几家大型运输公司在一些城市兼并
了那些较小的公司,开始了该领域的一种主要的合并趋势。20 世
纪 70 年代,由 60 年代的布朗宁-费里斯工业公司(总部设在休斯

敦）、废物管理公司（总部设在芝加哥）和 SCA 服务公司（总部设在波士顿）组成的三家公司在该行业占据了主导地位。尽管这三家最大的公司当时处理的垃圾不到 15%，但这些"聚合物"和其他公司很快就获得了住宅和工业客户，并提供了一系列包括垃圾处理在内的服务。到 1974 年，这些大公司与 300 多个地区签订了合同。1964 年至 1973 年期间，65% 的被调查城市开展了某种形式的垃圾收集服务，而完全由市政垃圾收集的城市比例从 45% 下降到 39%。[24]

在合并的同时，社会上还出现许多对无良商业行为的批评，包括对垃圾处理公司被黑社会控制的指控，这种情况并不少见。至少从 20 世纪 50 年代开始，垃圾收集业务就被指由黑社会成员控制。为了回应这些（包括串通在内的）指控，政府授权消费者事务部负责发放垃圾运输车辆许可证，并在 1956 年设定最高税率。然而，根据此后对垃圾收集业务进行的多次调查显示，依然有敲诈者继续从事非市场自由竞争的行为，并经常欺骗客户。自 1956 年监管启动以来，垃圾收集市场上的公司数量急剧下降。大部分公司并没有倒闭，而是选择了合并，并且没有大型公司新进入市场。1957 年，纽约州参议院对劳工敲诈案进行了一项旷日持久的调查，结果发现，纽约黑社会成员控制了 813 号卡车司机协会，并利用它对那些不接受客户分配方案的司机进行胁迫。从 1956 年到 1984 年，纽约对固体废物行业进行了至少 14 项不同的调查。[25]

在第二次世界大战之后，寻找有效的垃圾处理方法仍然是一个严重的问题。《美国公共卫生杂志》1949 年的一篇社论断言："大约有 7 000 万人需要更好的垃圾处理设施。"再加上城市和农村地区的自来水厂长期短缺，以及农村地区的排泄物处理问题严重，《美国公共卫生杂志》得出结论："我们可以看出，超过三分之二的人口尚未完全实现卫生理想。"[26]

第二次世界大战后，陆地倾倒垃圾仍然是最普遍的固体废物处置方式。到 1970 年,美国有 15 000 个经批准的废物处置点,这个数量可能是未经批准的数量的 10 倍。然而,其中许多地方不能被视为卫生垃圾填埋场。[27]《美国城市》1958 年 11 月的一篇社论指出:"大多数市政卫生官员希望宣布露天垃圾场为非法,并将其称为危险、导致健康威胁和讨厌的东西。"作者补充说,它唯一有利的方面就是价格便宜。"由于它对普通税收基金的要求很少,这个看起来令人振奋的老式垃圾场仍然有一些支持者,他们会逼你证明它究竟是一种什么样的健康威胁,它到底存在哪些危险和制造了什么麻烦。"[28]

然而到了 20 世纪 50 年代,尽管卫生填埋场不能完全取代露天倾倒的方式,但它们的数量还是显著增加了,并且与其他处理方式相比有一定的竞争力。[29]如前文所述,美国陆军工程兵部队在第二次世界大战期间曾试验过垃圾填埋场。1940 年,由公共卫生专家和卫生工程师组成的委员会的主席托马斯·帕伦(Thomas Parran,时任美国卫生局局长)认定,卫生填埋场对公众垃圾场的健康有很大的改善,并为卫生填埋场的正确使用制定了标准。当时的评估标准还比较初级,大部分注意力放在卫生妨害问题而非长期的危险(如液体浸出和垃圾填埋燃烧)上。尽管如此,战后还是有几个城市采用了这种技术。[30]

20 世纪 50 年代,美国土木工程师协会的卫生工程部编写了一份卫生填埋手册,并成为标准指南。它将卫生填埋定义为:

> 一种在陆地上处置垃圾而不会对公众健康或安全造成妨害或危害的方法,利用工程原理将垃圾限制在最小的实用面积内,将其减少到最小的实用体积,在每天作业结束时或在更短的时间间隔内(必要时)在上面加盖一层土。[31]

在 20 世纪 50 年代和 60 年代,从事固体废物管理的人们普遍认为,卫生填埋是最经济的处理方式,同时它也提供了一种生产复垦土地的方法。[32] 1961 年,美国土木工程师协会对 250 个卫生填埋场进行的调查表明,填埋场完成后通常用于休闲和工业目的。用填充物进行土地复垦似乎很有希望。以这种方式填海的土地,虽然适合用作公园和休闲用地,甚至停车场,但不适用于住宅和商业用地(尤其是较新的、较不稳定的垃圾填埋场)。在东布朗克斯区曾经发生过一件令世人瞩目的事件。1959 年,那里的垃圾填埋场上建成了联排房屋。不出 6 个月,那里房屋的墙壁上就出现了裂缝。到 1965 年,地板出现严重倾斜,沿着砖墙出现了更大的裂缝。一年后,住房行政长官指出了这些住宅的问题,并下令将其拆除。[33]

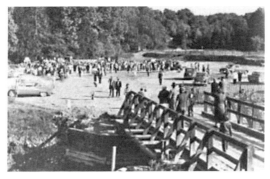

康涅狄格州西港卫生垃圾填埋场现场"茶会"期间的景象。大约 500 人参加了由镇政府官员举办的活动,以展示"一个真正的卫生垃圾填埋场可以有多么卫生"。

填埋的另一个风险是潜在的地下水污染。在第二次世界大战之后,几个州的卫生部门,特别是加利福尼亚州的卫生部门发布了关于卫生垃圾填埋场可能造成地下水污染的警告。工业废水问题日益受到社会关注。到 1970 年,这个问题在研究文献中得到了更广泛的关注。随着更为先进的仪器的出现,许多州颁布了规定,要求在设置垃圾填埋场之前对地下水的位置进行实地调查。当时最紧迫的问题主要集中在较旧的填埋场址上,这些场址最初可能没有很好地规划,或者没有考虑到液体浸出问题。在 1940 年以前,这一问题很少受到人们的关注。[34]

作为垃圾填埋的替代方法,焚烧法在大城市中得到了一些强有力的支持。一位专家指出:"地区垃圾的焚烧实践已经完成了一个从有利到不利、再从不利到有利的循环过程。"[35]与20世纪早期的实践相反,焚烧法在20世纪40年代是大城市的首选,对于郊区和较小的城市中心则不太适用。规模较小的地区似乎再也无力承担最新的焚烧技术来处理有机垃圾和可燃的无机垃圾,或者将大量的灰烬和非可燃物运输至填埋场。在主要的大城市中,只有纽约市在这一时期坚持使用填埋法,但它也依靠焚烧炉来处理部分垃圾。

20世纪40年代,焚烧方法越来越受到欢迎,在一定程度上这种方法被军营和其他军事设施广泛采用。在那里,焚烧比随意倾倒垃圾更方便。在平民世界里,建设和运营成本较高仍旧阻碍着焚烧法被广泛使用。在垃圾焚烧炉与填埋场竞争的情况下,争论的焦点集中在成本和便利性,而不是环境风险上。当时,机械化为降低操作成本提供了为数不多的解决方案之一。因此,许多中等规模的地区负担不起这种处理方法的成本。[36]焚烧法在20世纪50年代继续发展成为大型城市处理废物的一种选择,原因要么是当地没有垃圾填埋场,要么是运输到较远地方的成本太高。[37]

焚烧技术在20世纪50年代发生了重大变化。间歇式配料卸渣的焚烧炉越来越多地被连续加料、机械加料、连续除灰的焚烧炉所取代。虽然对经济的需求导致了市政府对热回收系统开展了更多的调查研究,但在这一时期成功建造或运行的项目相对较少。焚烧的主要目标仍然是销毁废物。[38]焚烧发展的障碍并不主要取决于环境成本。许多工程师仍然相信,如果设计和操作得当,焚烧炉就不会太被人们反感。人们对于焚烧最大的意见其实是来往于废物处理场的垃圾收集车辆。但是焚烧远远不是解决垃圾问题的通用方法。对于该方法能否适应城市快速发展的能力(这也是20世纪50年代的一个关键问题),并解决长期以来的成本问题,人们始终持保留态度。[39]

20世纪60年代发生了大量焚烧炉被放弃使用的事件。一项估计显示,有三分之一的城市(约175个)不再使用焚烧炉而采用其他方法(主要是卫生填埋)。这些工厂由于运行超出了设计能力,因而出现了许多问题。最重要的是人们开始日益关注到焚烧与空气污染之间的关系。焚烧炉的烟雾成为环境恶化的明显标志。《美国城市》的公共工程编辑罗德尼·弗莱明(Rodney Fleming)指出:"相当多的居民自动地把(焚烧炉所需要的)高烟囱等同于一些工业喷火和喷烟的怪物,认为这些怪物困扰着整个城市。"即使是设计精良的焚烧炉,在工作量超载时也会产生烟雾。他说:"垃圾数量在不断地增加,工作却不断遭受拖延,这会把一个行为良好的焚烧炉变成整个地区的祸害。"[40] 1969年对纽约大气中颗粒物排放的一项研究表明,19.3%来自城市垃圾焚烧,18.4%来自就地焚烧,其余来自空间加热、发电、工业和汽车尾气。[41]

直到20世纪60年代,垃圾焚烧炉技术的知识主要集中在一些焚烧炉建造者和一些工程师的手中。越来越多的人认识到焚烧废物产生的环境问题,专家们也对焚烧炉安全性的说法产生了疑问。例如,1965年的一项研究从公共卫生角度质疑焚烧炉残留物是否适合填埋。一些人认为,国家卫生部门对水和污水处理工厂的设计和操作实行的那种控制应该扩大到城市焚烧厂。一些州和城市出台了更严格的空气污染控制法规。然而,一些工程师仍然坚持认为,焚烧炉操作结果的不理想主要是因为资金问题,而并非技术问题。1970年,根据美国公共工程协会的估计,75%的焚烧炉设施没有采取足够的措施控制空气污染。[42]

与1945年到1970年之间的填埋法和焚烧法相比,其他处理方法的影响不那么显著,或者只是区域性的影响。直到20世纪50年代,给猪喂垃圾的行为一直没有减少。1953年至1955年间,由于水疱性疹伤寒(一种导致40多万头猪被屠宰的疾病)的迅速蔓延,美国农业部和国家卫生部门制定了禁止向猪喂食生垃圾的规定。尽管对垃圾的二次加工可以解决这个问题,但由于这种方法在经济上的限制,喂猪吃垃圾的方法在 20 世纪 50 年代末和 60 年代逐步下降。在 20 世纪 70 年代早期,只有 4% 的食物垃圾被用作猪饲料。尽管如此,1970 年还是有大约 1 500 万人产出的垃圾被用来喂猪。[43]

1934 年,美国最高法院的一项裁决维持了下级法院对向海上倾倒城市垃圾诉讼的判决,从而终止了这种行为。然而工业和一些商业废物获得了豁免。在 20 世纪 60 年代末,估计每年有 5 000 万到 6 200 万吨的垃圾(其中 60% 是港口深化作业产生的疏浚溢出物,美国陆军工程兵部队经常这样做)被倒入大海。事实上,从 1959 年至 1968 年,美国东北部的工业废料倾倒量增加了一倍多。纽约继续向方圆数平方英里的区域倾倒污水污泥,批评者将其描述为"淤泥和黑色粘稠物的死海"。20 世纪 70 年代中期,在美国海岸警卫队的监督下,美国共有将近 120 个海洋废物处理场。[44]

战后,各种形式的废物回收和再利用才刚刚开始被视为垃圾处理的可选项。堆肥,或者说是"有机物质的生化降解,以产生无公害的腐殖质样物质",在欧洲和亚洲次大陆进行了多年的实践过程。早在 1920 年,作为清理和处理废物的方式,欧洲就已经开始对城市垃圾进行了堆肥处理。荷兰在 1932 年建成并运行一家完整规模的堆肥厂。自 1960 年以来,除美国以外,世界上大约有 2 600 个堆肥厂在使用,其中 2 500 个是印度的小型堆肥厂。到 20 世纪 50 年代,没有一个美国城市使用有机废物堆肥。几年后,美国出现了几家由私人公司建造的堆肥厂,他们向市政当局收取费用来接收可回收的材料。那些无法销售的大量副产品,以及运输堆肥的高昂成本,都阻碍了业务的发展。从 1963 年至 1964 年,9 家工厂中 6 家关闭。到 1967 年年底,13 个堆肥厂中只有 3 个正常运行:佛罗里达州的圣彼得堡、阿拉巴马州的莫比尔和得克萨斯州的休斯敦。[45]

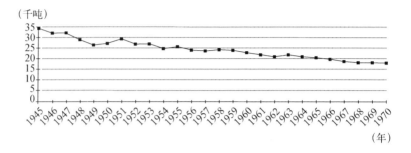

图 17 - 1　1945—1970 年纸张回收

在 20 世纪 60 年代后期,虽然那些对于环境问题较为敏感的人们提倡采用其他的回收形式,但在这一时期没有取得多少进展。1945 年至 1970 年间,纸张的回收率逐年稳步下降(见图 17 - 1)。1969 年,美国消耗了 5 850 万吨纸张,只有 17.8% 的废品被回收利用,而 1960 年和 1950 年的这一比例分别为 23.1% 和 27.4%。从 1956 年到 1967 年,废纸处理量增加了近 60%,从每年 2 200 万吨增加到每年 3 500 万吨。废纸的最大来源是瓦楞纸箱,其次是旧报纸。在 20 世纪 70 年代,纸张回收率的下降和消费量的增加使废纸问题日益突出,导致需要倾倒、燃烧和丢弃的垃圾变得更多(垃圾处置设施的分布见表 17 - 3)。[46]

表 17 - 3　垃圾处置设施的数目

(单位:个)

	公共设施	私营设施
土地填埋场所	1 901	1 549
垃圾焚烧厂	201	126
转运站	70	17
喂猪饲料	8	191
堆肥厂	0	9
锥形燃烧炉	14	25
其他	27	19
总计	2 221	1 936

注:共有覆盖 6 800 万人口的 2 663 个城市辖区接受调查。

资料来源:APWA, *Municipal Refuse Disposal*(《城市垃圾处理》)3d ed., Chicago:APWA, 1970, p. 82, 以及 1968 年的全国调查。

直到 20 世纪 60 年代中期,废物的收集和处理都被认为是地方政府的职能。它们被认为是一个根本性的城市问题,其管理与人口增长和城市扩张有关。直到 1963 年政府间关系咨询委员会才得出关于固体废物的收集和处置结论。根据一位观察员的说法,"它(指固体废物的收集和处置)没有显著的经济、社会或其他溢出效应,因此可以安全地交由当地管理"[47]。然而,人们越来越认为固体废物应该是一个普遍的国家环境问题。废物的收集和处理使地方财政资源变得紧张,以至于人们产生了这样一种假设,即局限于地方一级的控制将无法处理超出城市范围的问题。

与 19 世纪人们对于垃圾从令人讨厌的东西转变为健康危害的观念一样,将固体废物视为"第三类污染"的看法也非常关键。固体废物的处理与空气和水污染等同时成为重大的国家问题。卫生、教育与福利部发布的一份报告指出,商品的高生产和消费率,加上城市人口的不断增长,已经造成了"一个垃圾处理问题,远远超过了几乎全国每个地区的垃圾处理资源和设施"。它补充说,这个问题的结果是"明显而可怕的——滚滚浓烟从成千上万个陈旧不堪的焚烧炉中飘出,城市垃圾堆放场四处燃烧着明火,垃圾处理厂大规模的焚烧……大量废弃的汽车摧残着我们大城市的郊区,还有被遗弃在矿区的堆积如山的冒着烟的废物"[48]。

鉴于固体废物研究的糟糕状况,加之城市政治领袖要求推动新立法,1963 年 12 月,美国公共工程协会和美国公共卫生署在芝加哥主办了第一届固体废物研究全国会议。此后不久,美国公共工程协会在认识到固体废物问题的特殊性之后,于 1966 年成立了固体废物研究所。[49]

1965 年,林登·约翰逊总统在一份关于保护和恢复国家景观的特别致辞中呼吁更好地处理固体废物,并建议通过联邦立法协助州政府发展综合处理计划,以及提供研究和发展资金。约翰逊演讲后不久,作为 1965 年《清洁空气法案》修正案的标题,国会通过了《固体废物处理法案》。[50]该法案是第一部承认垃圾数量不断增加和性质不断变化是一个全国性问题的联邦立法,并使得联邦政府参与固体废物管理之中。其主要目的是启动和加速一项国家研发计划,并在废物处置计划的规划、发展和实施方面为州、地方政府和州际机构提供技术和财政援助。该法案还鼓励颁布关于收集、运输、分类、回收和处置固体废物的准则。[51]

《固体废物处理法案》侧重于发展固体废物收集、储存、处理和处置新方法的示范项目,包括减少不可回收的废物。到 1967 年,大约有 900 万美元被用于各种项目。有两种类型的拨款——用于测试拟议方法的技术和经济可行性的示范拨款与研究调查拨款。这个项目产生了几项特殊的投资。在弗吉尼亚州的弗吉尼亚海滩建造了一个垂直的卫生垃圾填埋场。马里兰州卫生部试图探索将废弃露天煤矿用作垃圾填埋场的可行性。在圣地亚哥进行了热解处理技术的实验。[52]美国公共工程协会研究了将废物从城市运送到其他地方的铁路运输。俄勒冈州立大学研究了废物的化学转化以期减少体积和发现可能的可销售材料。马里兰大学进行了一项研究,从食品加工公司的废料中提炼出一种蛋白浓缩物,可能用于人类和动物的食品中。[53]

新的法案指出,目前处理固体废物的方法能力有限,资源回收计划也未能将废物经济地转化为可用的副产品。但是,该法案对废物问题的评估并不完整,也没有授权管理当局处理与废物有关的更广泛的问题。此外,关注的重点是废物处理,而不是收集或街道清洁。[54]虽然《固体废物处理法案》是向联邦政府介入的方向迈出的重要一步,但关于待处理的固体废物问题的程度缺乏可靠数据。在其科学顾问委员会的建议下,约翰逊总统呼吁进行一项特别研究以评估美国垃圾问题的规模。

《全国地区固体废物处理调查》(1968 年)是 20 世纪第一次真正意义上的全国性研究。它是由白宫工作人员和美国农业部、国防部、内政部及其他组织的代表共同制作的。然而,产生的数据来自仅占美国人口一半的地区。大约有6 000个地区参与调查,只有不到一半的人提供了产生或收集的垃圾数量估计。虽然所选样本不完整,执行也不完善,但调查帮助填补了数据空白,并促进了其他的统计汇编。[55]

最初,执行1965年法案的权力落在了美国公共卫生署和内政部矿务局的肩上。美国公共卫生署负责管理城市垃圾,而矿务局则负责管理来自发电厂和工业蒸汽厂的采矿和化石燃料废物。随着1970年美国环境保护署的成立,大部分垃圾处理的责任转移到了它身上。在20世纪70年代,固体废物办公室被授权可以对有关固体废物问题进行特别研究、发放补助金及出版行动指南。[56]

为了完善1965年的法案,国会于1970年通过了《资源回收法案》,该法案将联邦政府参与的重点从处置转向循环、资源回收和能源转化。它创建了国家材料政策委员会制定关于材料需求、供应、使用、回收和处置的政策。1970年立法的另一个特点是实行国家危险废物储存处置制度的规定。[57]

虽然联邦的立法并不完整,联邦政府对固体废物问题的兴趣也不一致,但1965年和1970年的法令使各州更深入地参与同固体废物收集和处置有关的地方性问题。在1965年通过《固体废物处理法案》时,美国还没有州级固体废物处理机构,只有5个州有雇员负责全阶段固体废物管理。无论是受到联邦立法的压力还是激励,各州开始制定固体废物管理法规,并指定州政府的一个机构为固体废物管理办公室。在联邦政府给予第一笔技术援助的4年半后,共有44个州已经开始实施这些项目。通常有两种类型的运行机构——公共卫生机构或环境保护机构。有些公司的员工最多的有62人,最少的只有1个人。他们的预算从120万美元到零美元不等。在低端范围可以找到典型的运行程序。最重要的直接结果是固体废物管理计划的发展,这是获得联邦资金的先决条件。它们往往以县和(或)市的计划为基础,强调处理问题多于收集问题。然而,各州的计划几乎没有一致之处。[58]

1945 年至 1970 年,固体废物管理的关键变化是人们认识到垃圾是一个全国性的环境问题。地方当局非常欢迎州政府和联邦政府帮助开展与堆积如山的垃圾的斗争。但他们也会感到不满,因为新立法要求转移地方优先事项和投入地方资源。[59]日益兴起的邻避主义也使得人们迫切要求立即解决一系列长期存在的问题。就像供水和排水系统一样,公众对日益严重的"垃圾危机"的争论将在 20 世纪 70 年代出现。固体废物管理系统不再是"卫生工程的孤儿",而是第一次与其他卫生技术享有平等的地位。

注　释

1. William E. Small, *Third Pollution：The National Problem of Solid Waste Disposal*(《第三类污染：固体废物处理的国家问题》),New York：Praeger,1970,p. 7.

2. Kenneth A. Hammond, George Micinko, and Wilma B. Fairchild, eds., *Sourcebook on the Environment：A Guide to the Literature* (《环境资料手册：文献指南》),Chicago：University of Chicago Press, 1978,p. 327.

3. William D. Ruckelshaus,"Solid Waste Management：An Overview"(《固体废物管理：概览》),*Public Management*(《公共管理》)(Oct. 1972)：2－4.

4. Martin V. Melosi,"Waste Management：The Cleaning of America"(《废物管理：美国的清洁》),*Environment* (《环境》)23 (Oct. 1981)：9.

5. Edward Scott Hopkins, W. McLean Bingley, and George Wayne Schucker, *The Practice of Sanitation in Its Relation to the Environment* (《卫生与环境关系实践》),Baltimore：Williams and Wilkins, 1970, p. 227;Peter Kemper and John M. Quigley, *The Economics of Refuse Collection* (《垃圾收集经济学》),Cambridge, Mass. Ballinger, 1976,p. 6;Peter Steinhart,"Down in the Dumps"(《跌落谷底》),*Audubon* (《奥杜邦》)88 (May 19,1986)：104. 考虑到工业、拆除建筑和杂项废物,1968 年的都市固体废物日产量为人均 5.3 磅或更多。参

见 Bernard Baum et al. ,*Solid Waste Disposal*(《固体废物处理》),vol. 1 ,Ann Arbor,Mich. Science Pub. 1974,p. 3;Brian J. L. Berry and Frank E. Horton,*Urban Environmental Management*：*Planning for Pollution Control*(《城市环境管理：污染控制的规划》),Englewood Cliffs, N. J. Prentice Hall, 1974,p. 259。

6. 参见 Baum et al. ,*Solid Waste Disposal*(《固体废物处理》)1：4;Berry and Horton, *Urban Environmental Management*(《城市环境管理》),p. 259;Alfred J. Van Tassel, ed. , *Our Environment*：*The Outlook for 1980*(《我们的环境：1980 年展望》),Lexington, Mass. Lexington Books, 1973, p. 460;Martin V. Melosi,*Garbage in the Cities*：*Refuse*,*Reform*,*and the Environment*,*1880 – 1980*(《城市里的垃圾：废弃物、改革与环境,1880 – 1980 年》),College Station：Texas A&M UP, 1981,p. 191;U. S. EPA, *Characterization of Municipal Solid Waste in the United States*：*1990 Update*;*Executive Summary*(《美国城市固体废物特征：1990 年最新资料之行政摘要》),Washington, D. C. EPA, June 13, 1990, p. 3;*William Rathje and Cullen Murphy*,*Rubbish*! *The Archeology of Garbage*(《垃圾! 垃圾考古学》),New York：HarperCollins, 1992, p. 101;George Tchobanoglous, Hilary Theisen, and Rolf Eliassen, *Solid Wastes*：*Engineering Principles and Management Issues*(《固体废物：工程原理与管理问题》),New York：McGraw-Hill, 1977, p. 7。

7. U. S. EPA, *Solid Waste Dilemma*：*Background Documents*(《固体废物的困境：背景文件》),Washington,D. C. EPA, Sept. 1988,pp. 1 – 18, 1 – 19。

8. John A. Burns and Michael J. Seaman, "Some Aspects of Solid Waste Disposal"(《固体废物处理的一些方面》),in *Our Environment*(《我们的环境》), Van Tassel ed. ,pp. 457 – 458;Baum et al. ,*Solid Waste Disposal*(《固体废物处理》)1：vi;Laurent Hodges, *Environment Pollution*：*A Survey Emphasizing Physical and Chemical Principles*(《环境污染：强调物理和化学原理的调查》),New York：Holt, Rinehart, and Winston, 1973, p. 219;C. L. Mantell, ed. , *Solid Wastes*(《固体废物》),New York：Wiley, 1975, pp. 32,35。

9. 近年来,作为包装材料的一些纸张的使用量有所下降;新闻纸的使用量几乎没有增长;但用于商业用途的纸张——尤其是电脑用纸——的使用量却有所增加。

10. 1966 年,固体废物办公室(当时隶属于美国卫生、教育与福利部)的官员称聚乙烯容器可能是当时固体废物管理中的最大问题。除不可生物降解外,聚乙烯燃烧的温度高到足以融化焚烧炉中的传统格栅。有一次,一卡车的聚乙烯垃圾被错误地送到了一个传统的焚烧炉,造成了 300 万美元的损失,焚烧炉关闭了一年。参见 U. S. HEW, USPHS, Environmental Health Service, Bureau of Solid Waste Management, Solid Waste Management, *Abstracts and Excerpts from the Literature*(《文献摘要和节选》), Pub. No. 2038, 2 vols. , Washington, D. C. GPO,1970, p. 35。

11. Berry and Horton, *Urban Environmental Management*(《城市环境管理》), p. 260; Amos Turk, Jonathan Turk, and Janet T. Wittes, *Ecology, Pollution,Environment*(《生态、污染、环境》), Philadelphia: Saunders, 1972, p. 138.

12. 参见 Baum et al. , *Solid Waste Disposal*(《固体废物处理》)1 : vi; D. Joseph Hagerty, Joseph L. Pavoni, and John E. Heer Jr. , *Solid Waste Management*(《固体废物管理》), New York: Van Nostrand Reinhold, 1973, pp. 13-14; APWA, *Municipal Refuse Disposal*(《城市垃圾处理》)3d ed. , Chicago: APWA, 1970, pp. viii - ix; National League of Cities and U. S. Conference of Mayors, *Solid Waste Management Task Force*, *Cities and the Nations Disposal Crisis*(《城市和国家处理危机》), Washington, D. C. National League of Cities and U. S. Conference of Mayors, 1973, pp. 3, 32; Melosi, "Waste Management"(《废物管理》),p. 9。

13. Werner Z. Hirsch, "Cost Functions of an Urban Government Service: Refuse Collection"(《城市政府服务的成本功能:垃圾收集》), *Review of Economics and Statistics*(《经济与统计评论》)47(Feb. 1965): 92.

14. Hopkins et al. ,*Practice of Sanitation*(《卫生的实践》),p. 226.

15. Kemper and Quigley, *Economics of Refuse Collection*(《垃圾收集经济学》),pp. 109 - 111; Hagerty et al. , *Solid Waste Management*(《固体废物管理》),p. 13.

16. APWA, *Solid Waste Collection Practice*(《固体废物收集实践》)4th ed. , Chicago: Public Administration Service, 1963, pp. 36 - 39; Hagerty et al. ,

Solid Waste Management(《固体废物管理》),p. 10;William E. Korbitz, ed. , *Urban Public Works Administration* (《城市公共工程管理局》),Washington, D. C. International City Management Assoc. 1976,p. 439.

17. Ellis Armstrong, Michael Robinson, and Suellen Hoy, eds. ,*History of Public Works in the United States*, *1776 - 1976* (《美国公共工程史,1776—1976》),Chicago:APWA, 1976,pp. 442,444 - 446.

18. Homer A. Neal and J. R. Schubel, *Solid Waste Management and the Environment:The Mounting Garbage and Trash Crisis* (《固体废物管理与环境:越来越多的垃圾和废弃物危机》),Englewood Cliffs, N. J. Prentice-Hall, 1987,p. 29.

19. Suellen Hoy,"The Garbage Disposer:The Public Health, and the Good Life"(《垃圾处理者:公共卫生和美好生活》),*Technology and Culture* (《科技与文化》)26 (Oct. 1985):758ff. ;Susan Strasser, "Leftovers and Litter:Food Waste in the Late Twentieth Century"(《剩饭和垃圾:20 世纪晚期的食物垃圾》),unpublished paper presented at the annual meeting of the Organization of American Historians, Atlanta, April, 1994, p. 7;Melosi, *Garbage in the Cities* (《城市里的垃圾》),pp. 207 - 208.

20. 地区传统可能会阻碍这种趋势,就像西部各州的情况一样,从 1958 年到 1964 年,市政征收的税款大幅增加。

21. 美国公共卫生服务局固体废物管理局在 1968 年进行的一项调查表明,只有 41% 的社区采取市政收集。参见 E. S. Savas, ed. , *The Organization and Efficiency of Solid Waste Collection* (《固体废物收集的组织和效率》),Lexington, Mass. D. C. Heath,1977,pp. 37 - 38。

22. 参见 Baum et al. , *Solid Waste Disposal*(《固体废物处理》)1:5。

23. E. S. Savas, "Intracity Competition Between Public and Private Service Delivery"(《公共服务与私人服务之间的城市竞争》),*Public Administration Review* (《公共管理评论》)41 (Jan. Feb. 1981):47 - 48;Dennis Young, *How Shall We Collect the Garbage?* (《我们该如何收集垃圾?》),Washington, D. C. Urban Institute, 1972,pp. 8 - 10.

24. Armstrong et al. eds. , *History of Public Works*(《美国公共工程史》),

pp. 446-447；Charles G. Burck，"There's Big Business in All That Garbage"（《垃圾里有大生意》），*Fortune*（《财富》）101（April 7，1980）：106‐107. 参见 Young，*How Shall We Collect the Garbage?*（《我们该如何收集垃圾?》），p. 8；APWA，*Solid Waste Collection Practice*（《固体废物收集实践》），Chicago：APWA，1975，pp. 236‐237；Savas，ed.，*Organization and Efficiency of Solid Waste Collection*（《固体废物收集的组织和效率》），p. 43。

25. 参见 Peter Reuter，"Regulating Rackets"（《调节球拍》），*Regulation：AEI Journal on Government and Society*（《监管：美国企业协会政府与社会期刊》）8（Sept. Dec. 1984）：29‐30，33‐34。

26. "Sanitary Needs of the Nation"（《国家卫生需要》），*AJPH*（《美国公共卫生杂志》）39（Aug. 1949）：1038.

27. Esber Shaheen，*Environmental Pollution：Awareness and Control*（《环境污染：意识和控制》），Mahomet，Ill. Engineering Technology，1974，p. 261.

28. "The Menace of Open Dumps"（《露天垃圾场的威胁》），*American City*（《美国城市》）73（Nov. 1958）：5.

29. 例如，"Sanitary Landfill or Incineration?"（《卫生填埋还是焚烧?》），*American City*（《美国城市》）66（March 1951）：99。

30. 参见 Joel A. Tarr，"Historical Perspectives on Hazardous Wastes in the United States"（《美国危险废物的历史视角》），Waste Management and Research（《废物管理与研究》）3（1985）：99。

31. 参见 Thomas J. Sorg and Thomas W. Bendixen，"Sanitary Landfill"（《废物卫生填埋》），in *Solid Wastes*（《固体废物》）Mantell ed.，pp. 71‐72；Armstrong et al. eds.，*History of Public Works*（《美国公共工程史》），p. 450。

32. Melosi，*Garbage in the Cities*（《城市里的垃圾》），p. 219.

33. Melosi，"Waste Management"（《废物管理》），p. 13. 参见 Tarr，"Historical Perspectives on Hazardous Wastes"（《美国危险废物的历史视角》），p. 99。

34. Joel A. Tarr，"Risk Perception in Waste Disposal：A Historical Review"（《废物处理的风险观念：历史回顾》），unpublished paper，Pittsburgh，pp. 20-22。

35. Rolf Eliassen, "Incinerator Mechanization Wins Increasing Favor"(《焚烧炉机械化越来越受欢迎》), *Civil Engineering* (《土木工程》) 19 (April 1949): 17 - 19.

36. Rolf Eliassen, "Incinerator Mechanization Wins Increasing Favor"(《焚烧炉机械化越来越受欢迎》), *Civil Engineering* (《土木工程》) 19 (April 1949): 17 - 19.;Morris M. Cohn, "Highlights of Incinerator Construction—1941"(《焚烧炉建设的亮点——1941 年》), *Sewage Works Engineering*(《污水处理厂工程》) 13 (Feb. 1942): 87. 参见"National Census of Refuse Incinerator Construction—1940"(《全国垃圾焚烧厂建设普查——1940 年》), *Sewage Works Engineering* (《污水处理厂工程》) 12 (Feb. 1941): 88; Richard Fenton, "Current Trends in Municipal Solid Waste Disposal in New York City"(《纽约城市固体废物处理的当前趋势》), *Resource Recovery and Conservation* (《资源恢复与保护》) 1 (1975): 171, 173 - 174; T. E. Maxson, " New Incinerator Solves a Wartime Problem"(《新焚烧炉解决了一个战时问题》), *American City* (《美国城市》) 60 (May 1945): 81 - 82; R. II. Stellwagen, "Incinerators and How to Use Them" (《焚烧炉及其使用方法》), *American City* (《美国城市》) 63 (March 1948): 113 - 114; "The Worlds Largest Incinerator" (《世界上最大的焚烧炉》), *American City*(《美国城市》) 63 (July 1948): 75。

37. 在美国五大城市中,只有芝加哥放弃了垃圾焚烧,转而进行卫生填埋。F. R. Bowerman, "What Cities Use Incinerators—and Why?"(《什么城市使用焚烧炉——为什么?》), *American City* (《美国城市》) 67(March 1952): 100.

38. Casimir A. Rogus, " Refuse Incineration—Trends and Developments" (《垃圾焚烧——趋势与发展》), *American City* (《美国城市》) 74 (July 1959): 94 - 97.

39. "The Incinerator—'A Machine of Beauty'"(《焚烧炉——"美丽的机器"》), *American City* (《美国城市》) 69 (Aug. 1954): 85; "Sanitary Landfill or Incineration?"(《卫生填埋还是焚烧?》), pp. 98 - 99.

40. 参见 Rodney R. Fleming, "Solid-Waste Disposal; Part II—Incineration and Composting"(《固体废物处理:第二部分——焚烧和堆肥》), *American City* (《美国城市》) 81 (Feb. 1966): 95。

41. Mantell, ed. , *Solid Wastes*(《固体废物》), p. 21.

42. "Incinerator-Residue Study Under Way"(《正在进行的焚烧炉残留物研究》), *American City* (《美国城市》) 80 (March 1965)：20; Junius W. Stephenson, "Planning for Incineration"(《焚烧计划》), *Civil Engineering* (《土木工程》)34(Sept. 1964)：38, 40; APWA, *Municipal Refuse Disposal*(《城市垃圾处理》), p. viii.

43. Melosi, *Garbage in the Cities*(《城市里的垃圾》), pp. 215 - 216. 参见 Casimir A. Rogus, "Sanitary Fills and Incinerators"(《卫生填埋和焚烧炉》), *American City*(《美国城市》)70 (March 1955)：114 - 115。

44. Melosi, "Waste Management"(《废物管理》), p. 12; Fenton, " Current Trends in Municipal Solid Waste Disposal"(《纽约城市固体废物处理的当前趋势》), p. 170; Hodges, *Environment Pollution*(《环境污染》), p. 260; Shaheen, *Environmental Pollution* (《环境污染》), p. 260.

45. Shaheen, *Environmental Pollution*(《环境污染》), p. 271; Hopkins et al. , *Practice of Sanitation*(《卫生的实践》), p. 247; Max L. Panzer and Harvey F. Ludwig, "Should We Reconsider Composting of Organic Refuse?"(《我们应该重新考虑有机垃圾的堆肥吗?》), *Civil Engineering* (《土木工程》) 21 (Feb. 1951)：40 - 41; APWA, *Municipal Refuse Disposal* (《城市垃圾处理》), pp. 296- 298.

46. U. S. EPA, *Legal Compilation*：*Statutes and Legislative History*, *Executive Orders*, *Regulations*, *Guidelines and Reports*(《法律汇编:法规、立法史、行政命令、规章、准则和报告》) Suppl. 2, vol. 1, Solid Waste , Washington, D. C. EPA, Jan. 1974, pp. 45 - 50; J. Rodney Edwards, " Recycling Waste Paper" (《废纸的回收利用》), in *Solid Wastes*(《固体废物》), Mantell ed. , pp. 883 - 890. 到 1970 年,塑料只占可收集垃圾的不到 2%,而且没有造成严重的处理问题。然而,塑料废物(特别是聚烯烃和聚苯乙烯)的再利用尚未确立商业价值,研究也尚未开发出可生物降解的塑料包装材料。参见 Arthur J. Warner, Charles H. Parker, and Bernard Baum, *Solid Waste Management of Plastics* (《固体废物管理塑料》), Washington, D. C. Manufacturing Chemists Association, Dec. 1970, pp. 1 - 2。

47. Frank P. Grad,"The Role of the Federal and State Governments"(《联邦政府和州政府的角色》), in *Organization and Efficiency of Solid Waste Collection*(《固体废物收集的组织和效率》), Savas,ed. , p. 169.

48. Stanley D. Degler,*Federal Pollution Control Programs: Water, Air, and Solid Wastes*(《联邦污染控制计划：水、空气和固体废物》)rev. ed. , Washington, D. C. Bureau of National Affairs, 1971, p. 36. 参见 Melosi, *Garbage in the Cities*(《城市里的垃圾》),p. 199。

49. APWA,*Municipal Refuse Disposal*(《城市垃圾处理》)3d ed. ,Chicago: APWA, 1970,p. x.

50. Melosi,*Garbage in the Cities*(《城市里的垃圾》), pp. 199 - 200;Grad, "Role of the Federal and State Governments"(《联邦政府和州政府的角色》), pp. 169 - 170.

51. Mantell, ed. ,*Solid Wastes*(《固体废物》), pp. 3 - 7;Hagerty et al. , *Solid Waste Management*(《固体废物管理》), pp. 268 - 269;APWA, *Municipal Refuse Disposal*(《城市垃圾处理》)3d ed. ,Chicago: APWA, 1975, pp. 1 - 2; Shaheen,*Environmental Pollution*(《环境污染》),p. 9.

52. 热解技术提供了一种将固体废物转化为可储存、可运输的燃料的方法。热解将有机废物在低氧或无氧气氛中加热,产生气态、液态和固体燃料,在这种状态下化学分解但不发生燃烧。

53. J. Ernest Flack and Margaret C. Shipley,*Man and the Quality of His Environment*(《人与其所在环境质量》), Boulder: University of Colorado Press, 1968,pp. 117—119.

54. 在汽车出现后,垃圾收集与街道清洁和处理之间的联系减弱了。

55. Tchobanoglous et al. ,*Solid Wastes*(《固体废物》),p. 40;Mantell, ed. , *Solid Wastes*(《固体废物》),pp. 11 - 12;Kemper and Quigley, *Economic of Refuse Collection*(《垃圾收集的经济性》),p. 5.

56. Armstrong et al. eds. ,*History of Public Works*(《美国公共工程史》), p. 453;Tchobanoglous et al. ,*Solid Wastes*(《固体废物》), pp. 40 - 43;Hagerty et al. ,*Solid Waste Management*(《固体废物管理》),pp. 269,283 - 291;Douglas B. Cargo, *Solid Wastes: Factors Influencing Generation Rates*(《固体废物：影响生育

率的因素》),Chicago: University of Chicago, Department of Geography, 1978, p. 74.

57. Melosi, "Waste Management"(《废物管理》), p. 7; Degler, *Federal Pollution Control Programs*(《联邦污染控制计划》),pp. 37 - 38.

58. Van Tassel,ed. ,*Our Environment*(《我们的环境》),p. 468;Grad,"Role of the Federal and State Governments"(《联邦政府和州政府的角色》),pp. 169- 183;Armstrong et al. eds. ,*History of Public Works*(《美国公共工程史》), p. 453;Peter S. Menell, "Beyond the Throwaway Society: An Incentive Approach to Regulating Municipal Solid Waste"(《超越丢弃型社会:一种管理城市固体废物的激励方法》),*Ecology Law Quarterly*(《生态法季刊》)17(1990): 671; William L. Kovacs,"Legislation and Involved Agencies"(《立法与相关机构》), in *The Solid Waste Handbook*(《固体废物手册》),William D. Robinson ed. , New York: Wiley, 1986, p. 9; Berry and Horton, *Urban Environmental Management*(《城市环境管理》),pp. 361 - 362. 参见 David Mafrici, "The Role of the Local Health Department in Solid Waste Management"(《地方卫生部门在固体废物管理中的作用》),*AJPH*(《美国公共卫生杂志》)61(Oct. 1971): 2010 - 2014。

59. 例如, Craig E. Colten, "Chicago's Waste Lands: Refuse Disposal and Urban Growth, 1840 - 1990"(《芝加哥的荒地:垃圾处理与城市发展,1840— 1990 年》),*Journal of Historical Geography*(《历史地理学报》)20(1994): 124。

第十八章

从地球日到基础设施危机：
塑造新的卫生城市的力量

20 世纪 70 年代以后，由于都市增长变得更加复杂，城市财政问题加深，环境问题日益加剧，新卫生服务的实施和现有系统的维护面临着严重的挑战。到 20 世纪 80 年代初，很多人都在谈论迫在眉睫的基础设施危机。

历史学家大卫·戈德菲尔德和布莱恩·布劳内尔谈道："1970 年之后出现了一个新的城市化时代，尽管当时并没有很多人注意到它。1970 年的人口普查宣布，美国已成为一个郊区国家，这一趋势起始于 1920 年。"中心城市人口持续减少，经济基础不断削弱，在这一过程中变得更加专业化。大都市发展了多个中心，包括周边自给自足的地区。同时，非大都市的增长挑战了传统的郊区扩张。在全国范围内，南部和西南部城市的增长是以东北部和中西部旧城区为代价的（见表 18－1）。[1]

1970 年后，大都会建筑群成为大多数美国人的家园。1975 年，73% 的美国人口（2.13 亿）居住在大城市；到了 20 世纪 80 年代，这一数字跃升至 86%。到 1988 年，全国 49% 的人口居住在 100 万以上的超大城市中。1990 年的人口普查表明，加利福尼亚是美国城市化程度最高的州,其城市化率高达93%,而其南部地区拥有最多的都市人口(同时也有最多的非都市人口)。[2]这些模式是所谓的阳光地带运动的一部分。然而,阳光地带的发展本质上是阳光地带郊区的发展。[3]

表 18-1 1970—1990 年城市、郊区和农村人口

(单位:百万)

	美国人口总计	城市	郊区	农村	合并地方的数量
1970 年	203.2	63.8 (31.4%)	75.6 (37.2%)	63.8 (31.4%)	18 666
1980 年	226.5	67.9 (30%)	101.5 (44.8%)	57.1 (25.2%)	19 097
1990 年	248.7	77.8 (31.3%)	114.9 (44.8%)	56 (22.5%)	19 262

资料来源:U. S. Council on Environmental Quality, *Environmental Quality: Twenty-fourth Annual Report of the Council on Environmental Quality*(《环境质量:环境质量委员会第 24 次年度报告》), Washington, D. C.: Government Printing Office, 1993, p. 385; U. S. Department of Commerce, Bureau of the Census, *Statistical Abstract of the United States*(《美国统计摘要》), Washington, D. C.: Department of Commerce, 1995, p. 43.

长期以来,人们普遍接受的核心城市和郊区环之间的划分在大都市区更为模糊(而且也过时了)。[4]旧中心城区只是几个活动中心之一。许多郊区已经不仅仅是居住地区,有些已经成为综合性社区,那里的许多设施以前只有在城市中心才能见到。因此,大都市地区为多极(而非两极)的城市社会提供了一个巨大的保护伞。尽管预期未来会有一些中产阶级通过城市绅士化回到城市中心,但市中心的人口仍在继续下降。[5]从 1970 年到 1976 年,城镇人口下降了 3.4%(为 6 070 万)。1986 年,只有大约 30% 的美国人住在中心城市;贫困的非洲裔美国人和拉美裔美国人占据了很大的比例。[6]此外,城市人口密度从 1970 年的每平方英里 2 766 人下降到 1990 年的 2 141 人,表明人口从中心城市向卫星社区和"外城镇"流动。

在 20 世纪后期,中心城市基本上不再是城市的轴心。然而它并没有消失,而是经常成为由银行、金融、医疗和教育机构主导的

服务型经济的焦点。正如历史学家乔恩·蒂福德所指出的那样，市中心"只不过变成了另一个郊区，另一个为特定阶层的城市居民提供服务的美国大都市的碎片"[7]。在大都市范围内，越来越多的人住在中心城市之外也就是所谓的郊区。到 1970 年，超过一半的大都市居民住在郊区，其中一些地区有 20% 到 40% 的穷人。1980 年，在 15 个最大的都市区中，郊区的比例从波士顿的 83.7% 到休斯敦的 45.1% 不等。[8]

"郊区"这个词在描述城市边缘发生的事情时越来越不适用了。以前为中心城市提供工人的居住地区越来越变得自给自足，吸引了大量的新工作和许多新的商业设施，以及曾经为市中心保留的文化和娱乐活动。到 20 世纪 80 年代，许多以前的郊区不再依赖于核心城市。评论家和学者们开始把关于郊区的旧概念换成新概念，比如外镇、大型城镇、边缘城市和技术郊区。[9]

在 1970 年之后的几年里，美国的城市，特别是东部和中西部的核心城市，面临着一些学者所说的持久的困境——财政压力、缺乏连贯的联邦城市政策，以及不断上升的社会和物质问题。[10]

在许多情况下，这些城市面临的财政问题是结构性的。例如，联邦政府和州政府授权城市履行一系列广泛的职能。贫困人口的集中也提高了提供许多公共服务的成本。城市居民必须为非居民的福利服务提供资金，特别是通勤者和那些进入城市享受文化和娱乐活动的人。中等收入居民的外迁和低收入群体的涌入意味着城市增加收入和提供令人满意的服务的能力减弱。正如最近的一本书所指出的："有证据表明，城市和郊区之间的财政状况差异可能比城市之间的差异还要大。"例如，从 1960 年到 1989 年，城市与边缘地区的人均收入之比从芝加哥的 0.86 降至 0.66，从纽约市的 0.84 降至 0.68。[11]

核心城市提供公共服务的成本也往往高于周边地区。首先，低收入群体越来越多地集中在核心地区，导致了额外的服务需求，包括更多的公共福利、保健和医院。1978 年,15.4% 的中心城市人口收入低于贫困线;1992 年,这一比例为 20.5%。其次,核心城市,尤其是东北部和中西部的核心城市,比郊区要旧得多,因此维护或替换现有基础设施的成本很高。第三,向非居民提供服务的成本减少了用于其他目的的资金。[12]

　　除结构性问题之外,财政困境也是真实而具有普遍性的。由于白人不断逃离中心城市,加上市政官员不愿增加税收,他们不得不寻找其他方法来平衡预算。与此同时,一般收入的来源也在不断下降。为了履行服务义务,多个部门开始从该市的现金流中借款,并计划用未来的收入偿还债务。没过多久,城市就积累了大量的内部债务,"中心城市的问题已经从街头转移到了银行董事会"[13]。1986 年,市政当局的债务总额超过 1 640 亿美元;有 20 个城市的债务超过 10 亿美元。[14]

　　1975 年纽约市的金融崩溃是一个经典案例,它引起了全国对市政财政混乱的关注。纽约的财政问题至少已经酝酿了 10 年。到 1975 年,这座城市已经积累了 26 亿美元的债务,这是 20 世纪 60 年代经济扩张期间大量借贷的结果。纽约市的支出具有一些特殊性,因为它购买了一些由其他州、县和特别行政区提供的服务。然而,当尼克松政府大幅削减对纽约市的联邦援助时,当地官员通过一项短期借款计划操纵了预算,并推迟了对以前债务的偿还。在纽约和其他城市,支付利息成为增长最快的预算项目。当纽约最大的几家银行在 1974 年年底退出纽约债券市场时,这种金融把戏无法继续再演下去。纽约市的预算陷入一片混乱,并造成 50 多万人失业。20 世纪 70 年代末,国会的紧急援助使纽约恢复了一定程度的金融稳定,但其他城市也面临着类似的金融危机,其中包括克利夫兰、底特律、巴尔的摩、辛辛那提和费城。而一些城市(特别是那些在阳光地带的城市,如休斯敦、达拉斯和凤凰城)能够避免遭遇同样的困境。[15]在某些方面,财政困难的城市和财政似乎稳定的城市之间的分裂只会增加制定清晰联邦城市政策的难度。

各个城市早就开始向华盛顿以及各州首府寻求财政援助。到20世纪70年代,联邦和州政府的资金几乎是每个市政预算的重要组成部分。1960年,联邦拨款占城市一般收入的3.9%,1970年为5.1%,到1977年增至16.3%。1967年至1978年间,联邦拨款占圣路易斯预算的比例从1%上升到55%,布法罗从2.1%上升到69%以上。在其他几个城市,有四分之一到一半的运营收入来自联邦政府。1977年,州和联邦对城市的援助达到了425亿美元(其中联邦政府援助135亿美元,州政府援助290亿美元)。从1960年到1977年,地方税收用于一般收入的比例从61.1%下降到42.8%。[16]

尽管在20世纪70年代地方对联邦拨款的依赖有所增加,但这些资金的支出方式发生了巨大变化。随着这种变化,金融杠杆逐渐向郊区转移。20世纪70年代初,理查德·尼克松把他对联邦城市关系的设想带到了华盛顿。林登·约翰逊的"伟大社会"已经招致了许多批评,这其中也包括尼克松。尼克松对于取消那些优先考虑地区参与而不是民选官员权力的项目特别感兴趣。随着东北部和中西部城市人口的减少,以及阳光地带人口的增长(以及随之而来的共和党的政治前景),新一届政府对在财政上支援衰败的旧中心城市并不非常热心。尼克松的新联邦制虽然不愿意终止政府对地方事务的参与,但它要求地方政府在控制华盛顿的资金支出方面承担更大的责任。[17]

从1972年的《州和地方援助法案》开始,尼克松获得了国会对一项税收分享计划的支持,该计划在5年内将大约300亿美元分配给3 900个地方政府单位。随后又出台了2项收入分享法案。第一个是1973年的《综合就业和培训法案》,它取代了"大社会"职业培训和咨询项目。第二个是在杰拉尔德·福特(Gerald Ford)任期内的1974年的《住房和社区发展法案》。该法案将几个项目,包括城市重建、模范城市、住房法规执行以及供水和排污设施等合并为单一的整体拨款(地区发展整体拨款),但不要求相应配套的资金。这些补助金给地方官员在使用联邦资金方面很大的自由支配权。到1980年,华盛顿直接向各州拨款超过180亿美元,向地方政府拨款360亿美元。[18]

虽然《住房和社区发展法案》被认为是对中心城市的一项援助计划,但实际上,收入分成基本上成了郊区补助的一个项目。根据1974年法案,资金自动拨给80多个人口超过20万的市区县,以及人口超过5万的大都市区的所有城市。1962年,最高法院下令重新分配州立法机构席位,这增强了郊区的政治实力,以便与中心城市争夺资金。都市外向型增长促进了无数独立行政机构的发展(比如特别地区),其中很多都符合收入分成的要求。事实上,收入共享加剧了中心城市和郊区社区之间的分裂。前者往往不得不花费政府拨款中很大的一部分以避免重大的预算削减,并维持现有的项目。后者可以利用联邦资金来防止税率上升,提高市政人员的工资,并为道路建设、公园开发和污水处理等新项目提供资金。[19]

1977年,即将上台的吉米·卡特(Jimmy Carter)的民主党政府延续了尼克松-福特执政时期的地方控制政策。[20]然而,随着罗纳德·里根(Ronald Reagan)的当选,20世纪70年代的新联邦制与80年代对城市事务的重大承诺开始产生巨大分歧。正如最近的一项研究指出的那样:"没有哪个经济部门比城市更能感受到(里根)预算计划的威胁。"[21]新一届共和党政府重新调整了工作重点,大力强调联邦政府对国家安全的支持,以及以牺牲许多国内项目为代价重建国家的国防系统。里根支持用社会保障为穷人建立"安全网",他主张全面削减对城市的联邦援助,包括取消收入共享来支持鼓励私人投资,以及许多项目和服务的私有化。在1982年至1984年间,1981年出台的《综合预算调节法案》将联邦政府对城市的拨款减少了140亿美元,并将个人福利支出减少了110亿美元。

此外,政府削减了一半的联邦补贴住房,增加了对公共住房租户的租金,减少了职业培训项目。这些年来唯一真正的城市计划是由纽约国会议员杰克·肯普(Jack Kemp)倡导的企业园区推广计划。[22]

20世纪80年代国家城市政策(被称为"非城市城市政策")的这种剧烈变化与不断缩小的城市税基结合在一起,最初造成了"大城市政府的混乱",导致学校、公园和图书馆的关闭,并中断了对街道、下水道和桥梁的修复。回顾过去,关于里根削减预算的可怕预言有些言过其实,因为民主党控制的国会恢复了几个项目的资金。此外,州和地方政府还通过设立应急基金和提高税收来弥补收入损失。尽管如此,1982年专门用于城市项目的资金比旧预算下的预期减少了23%,而除了呼吁刺激私人项目,税收分成项目也完全被毫无连贯性的联邦城市政策所取代。此外,州政府的援助并没有弥补失去联邦支持所带来的缺口。相对于城市支出,州政府对城市的补助从1977年的25.4%下降到1992年的21.2%。[23]

联邦政府的"反投资"计划对那些经济衰退的城市来说尤其是雪上加霜,这些城市已经饱受经济、社会和物质问题的折磨,尤其是社会服务的削减。从1980年到1986年,联邦政府在"健康"城市(或者说无不良经济问题的城市)的总支出增长了近66%(以当前美元计算);而在经济衰退的城市,联邦支出仅增长了15%。里根的新联邦制对美国的老城市造成了严重的压力,不过这些打击至少并不致命。然而,中心城市的衰落和外围城市的增长之间依然存在着差距。[24]

20世纪80年代初,公众也认识到现有城市基础设施恶化和新基础设施投资不平衡的趋势,这种趋势早在20世纪初就已经露出端倪。自20世纪60年代以来出现的短期情况显示喜忧参半的结果,给人留下的印象是经济崩溃只是近些年才发生的。扣除通货膨胀损失,政府在公共工程上的开支从1960年的600亿美元增加到 1984 年的 970 亿美元。这意味着其在国民生产总值所占的比重从 3.7% 下降到 2.7%。1977 年,联邦政府项目所提供的资金占州和地方公共工程资本投资的 53%,主要用于交通、机场项目和废水处理设施的拨款。到 1982 年,这一比例下降到 40% 左右。1970 年至 1985 年间,国家在基础设施方面的支出从 32% 下降到 23%。[25]

1981 年,美国天合汽车集团公司的政策分析师帕特·乔特(Pat Choate)和通用电气州政府事务经理苏珊·沃尔特(Susan Walter)合作出版了《废墟中的美国:衰败的基础设施》一书。这本书引发了一场关于国家公共工程状况和未来需求的广泛辩论。根据乔特和沃尔特在书中所言,公共设施的耗竭速度比它们被替换的速度还要快。在预算紧张和通货膨胀的时期,维修的工作被推迟,陈旧的公共工程被拖延更换,新的建筑项目也被取消。他们认为,"基础设施危机最严重的影响是国家经济恢复的严重瓶颈"[26]。乔特和沃尔特声称,美国在公共工程上严重投资不足,缺口达数十亿美元,他们为现有状况描绘了一幅令人沮丧的画面:州际高速公路系统正在恶化,每年需要重建 2 000 英里的道路;每 5 座桥梁中就有 1 座需要修复或重建;未来 20 年间,维持城市供水系统将需要 750 亿至 1 100 亿美元。他们在"无效修修补补"和"大规模革命"之间策划了一个折中方案,呼吁联邦政府行政部门帮助制定一个连贯的公共工程政策,并与国会一起分析国家的基础设施需求。他们还呼吁国会制定一项资本预算,提出与短期和长期需求挂钩的"阶段性资本投资"。这些变化必须伴随着新的行政程序,以尽量减少腐败和浪费。他们的结论是:"我们别无选择,只能面对眼前的复杂任务,重建我们的公共设施。这是经济复苏的必要先决条件。"[27]

虽然并非所有人都赞同"废墟中的美国"的夸张说法,也不是所有人对"基础设施危机"的程度或缓解危机所需的实际成本表示认可,但几乎没有人否认美国存在巨大的问题。1982 年,一个由住房和城市发展部支持的社区和经济发展专责小组指出,国家"发现"了城市基础设施问题,而在最陈旧的城市中心,这个问题尤为明显。[28]在市政财政官员协会政府金融研究中心完成的几项研究中,第一项(1983年)就直截了当地指出,"美国的基础设施正处于困境",它强调应当"缩减投资"(而不是投资不足)5亿美元到3万亿美元。同年,在参议院预算委员会的要求下,一项研究重点关注了基础设施投资的成本效益,并观察到"持续强调新的建设和替换会导致各州和地方忽略必要的修复工作"。一项同样于1983年完成的私人研究指出,自1965年以来,由于优先事项从这些不太明显的问题转变为对社会问题的关注,用于各级政府公共工程的国民生产总值从4.1%下降到2.3%。它还发现,随着现有设施得到更大的使用,资金被抽走用于中心城市以外进行新的建设。[29]

20世纪80年代中期的研究虽然仍然宣称基础设施已经摇摇欲坠,但同时也对早期的预测提出了改进。政府间关系咨询委员会的一份报告称,许多基础设施问题都是特定的和局部性的,东北部和中西部受到的影响比美国其他地区更严重。[30]在1984年召开的有关城市基础设施替代方案的研讨会上,会议记录中提到了一个越来越明显的问题,"人们对于问题的严重程度一直没有达成共识",也没有找出明显的单一原因。然而,研讨会上的论文指出,现阶段不存在"任何或所有公共体系即将在全国范围内崩溃"的危机,但"一切照旧"也是不可能的。这是一种呼唤创新与合作的局面。[31]

1984年的《公共工程改进法案》设立了国家公共工程改进委员会,旨在向总统和国会汇报国家基础设施的状况。在其第一份报告《国家的公共工程》(1986年)中,委员会指出,基础设施问题自第一次轰动的新闻报道以来就已经成熟。尽管如此,该报告还是呼应了之前的研究,声称美国的基础设施维护不均衡,许多系统年久失修,问题存在非常普遍,满足未来需求的成本将非常高昂。[32]

在备受期待的 1988 年名为《脆弱的基础》的报告中,委员会采取了比较积极的态度,在国家基础设施的规划、建设、运营和维护中发现了很多好的方面。它总结道:"总的来说,我们认为目前国家的基础设施不足以维持稳定和增长的经济。作为一个国家,我们需要重申对未来的承诺,在过去几代建筑的基础上追加重大投资。"该委员会像一位认真而关切的教师一样,向美国发布了"国家公共工程成绩报告单"。最高等级(B)是水资源,这是因为 1986 年的《水资源法》将履行其要求,在许多水项目中强制分摊成本。供水和航空得分为 B−,前者是因为它是一个"有效的、本地运作的项目",而后者是因为它"安全有效地处理了快速增长的需求"。高速公路得了个 C+,因为在改善路面保养等方面不错;废水系统得分为 C,因为废水处理量大,但水质的改善不大;公共交通的得分是 C,虽然它在某些方面有所改善,但整体上有所下降;固体废物得分是 C−,因为它的测试、监测和发展替代处置方案更为严格,但成本也不断走高;危险废物的得分最低,是 D,因为其清除工作的进展比预期的要慢。尽管没有一项公共工程能逃过批评,但在委员会的眼中,它们全都在及格线以上。[33]

与之前的几份报告的实质相同,该报告认为,如果能够确定提供适当的资金,那么即使未来的任务非常艰巨,也并非不可能完成。当然,这就是问题所在。《脆弱的基础》报告指出,公共工程的资本投资在 20 世纪 70 年代达到顶峰(州和地方政府每年 340 亿美元,联邦政府每年 250 亿美元。都是以 1984 年的美元价值计算)。人们认为,当前的支出水平只能勉强抵消这些公共设施的年度折旧,更不用说满足新需求了。[34]到了 20 世纪 90 年代,尽管比尔·克林顿(Bill Clinton)总统和其他人承诺推动"重建美国"的努力,但依然存在许多的问题。这些问题包括报告者是否采用了适当的方法,是否提供了最准确的数字来衡量基础设施危机的程度。从政治角度来看,公共工程仍然缺乏一个强大而统一的选民群体。它必须面对选举政治的变化无常,而这种变化会迅速而定期地改变优先事项。几乎没有政治家和专家否认这个问题的存在,但是对于如何继续下去并没有达成一致意见。[35]

基础设施危机的幽灵一直笼罩在20世纪后期卫生服务维修与发展的上空。环境运动发展的势头进一步改变了人们认为这些服务发挥作用的范围。环保运动之所以如此引人注目是因为它从20世纪60年代末开始迅速引起了全国的关注(如果尚未被普遍认可的话)。没有什么比地球日更能体现这种吸引力了。这个想法最初是基于一个关于反越南战争策略模式的宣讲。环境行动组织(前身为环境宣讲有限公司)的工作人员宣称:"在1970年4月22日,一代人开始致力于拯救地球。一个新的运动诞生了——这个奇怪的联盟跨越了从校园激进分子到美国中产阶级的意识形态。它的目的是逆转我们匆忙走向灭绝的趋势。"在全美国的2 000多个大学校园里,在10 000多个高中里,在公园和各种开放地区,多达2 000万人参与了这场被称为"美国历史上规模最大、最干净、最和平的示威"。从形式上看,地球日非常像60年代的和平示威,以至于美国革命之女(Daughters of the American Revolution,简称DAR)坚持认为它一定是具有颠覆性的。事实上,它针对的是介于新左派和老牌环保组织之间的温和派活动人士,如塞拉俱乐部和奥杜邦协会。作为对环境问题新热情的象征,以及公众对一种趋势的认识,地球日达到了它的目的。[36]

尼克松政府对地球日给予了美好的祝福。在他的第一个国情咨文中,尼克松总统宣称:"清洁的空气、清洁的水和开放的空间——这些应该是每个美国人与生俱来的权利。"1970年1月1日,在距地球日还有4个月的时候,尼克松签署了1969年《国家环境政策法》。尽管在国会会议通过该法案之前,尼克松政府一直对其表示反对,但最终他还是接受了《国家环境政策法》。光是记录清洁的空气、清洁的水和开放的空间并没有任何意义。光靠口头上的承诺并不能阻止这一新的环保运动的势头。通过将他的政府与环保主义联系起来,尼克松能够以自己的方式解决这个问题,尤其是通过技术解决污染问题。许多人对总统的举动大加赞赏,其他人则持保留意见或者仍然持怀疑态度。[37]

《国家环境政策法》是在圣巴巴拉石油泄漏事件发生后出现的,该法案主要出自几位国会民主党人之手,特别是参议员埃德蒙·马斯基(缅因州)、亨利·杰克逊(Henry Jackson,华盛顿州)、盖洛德·纳尔森(Gaylord Nelson,威斯康星州)、众议员约翰·丁格尔(John Dingell,密歇根州)以及杰克逊的首席顾问、印第安纳大学教授林顿·考德威尔(Lynton Caldwell)。尽管与一些人宣称的"环境保护大宪章"相去甚远,但《国家环境政策法》积极呼吁国家对环境承担新的责任。它不仅仅是对资源管理的重申,还努力促进保护和改善环境。它特别强调了科学和技术在决策过程和寻求解决办法方面的应用。这项规定要求联邦机构提交环境影响报告书,借此评估拟建项目和(即将被公开的)立法的环境影响。[38]

《国家环境政策法》为公民参与提供了大量机会,特别是允许公民获取政府机构文件中的信息。它还成立了环境质量委员会(CEQ),借此审查政府与环境有关的活动,制定影响报告指南,并就环境事宜向总统提出意见。虽然《国家环境政策法》可能会受到人为因素的操控,但它增加了环境行动的责任。[39]

从本质上说,环境质量委员会只是一个总统的工具,政府的环境项目仍然非常分散。1970年年初,总统理事会建议设立一个自然资源和环境部,以便将几个部门和机构编入法典。这导致了受影响的部门(内政部、农业部、商业部)的内讧立即加剧。由于尼克松总统并没有做好接受理事会建议的准备,因此他必须小心谨慎地处理这一敏感问题。他提议的一项妥协做法成功避免了内政部和商业部之间的重大对抗,同时也对政府重组和环境政治表达了敬意。同年6月,美国政府宣布污染控制项目和影响报告书的评估将由新的政府机构美国环境保护署负责。

在威廉·拉克尔肖斯的领导下,美国环境保护署于1970年12月开始正式运行。最初,它的工作范围包括水污染、空气污染、杀虫剂、固体废物和辐射等内容。其他自然资源和环境项目仍由别的政府机构负责,主要是商务部和内政部。更重要的是,环境保护署在环境保护方面并没有一个全面的法定权力,它只是针对特定的环境问题执行一系列具体的法规。不过,该机构很快就被自己的监管责任淹没了,同时也受到了业内规避这些规定的压力。此外,无论是尼克松政府还是福特政府,在环境问题上都没有明确的政策方针。[40]

到20世纪70年代中期,环保主义已经成为一个固定的全国性问题。主流环保组织的日常工作是主动帮助起草新的法规,推动现有法规的实施,关注环境影响审查过程,并对政府机构进行监督。此外,随着越来越多的诉讼考验关键的监管规定,法院成了一个重要的战场。[41]

在20世纪80年代,里根政府将国家政府的角色重新定位为制定和实施环境法规的主要力量。支持者希望新的政府可以减少环境立法对商业的不利影响,促进经济发展,降低政府在环境事务中的作用;批评者则感觉反环境主义时代即将到来。随着詹姆斯·瓦特被任命为内政部部长,以及安妮·戈萨奇(Anne Gorsuch)被任命为环境保护署署长,似乎证实了双方的预期。根据一些观察家的说法,里根政府将"经济发展高于环境约束"的检验方法应用于其大部分政策,更倾向于将"行政自由裁量权而非立法作为首选的变革工具"。[42]詹姆斯·瓦特宣布计划在西部公共土地上开发资源,并加大近海石油钻探力度。而在环境保护署,戈萨奇提出的预算大约是卡特政府预算的四分之一,并严重削弱了执行部门。

政府管理和预算办公室的大卫·斯托克曼(David Stockman)要求对所有环境法规进行成本效益分析。同时,里根总统解雇了所有就职于改善环境质量委员会的人员。[43]

　　20 世纪 70 年代的环境发展势头在 80 年代中期发生了停滞，但没有完全停摆。随着瓦特推动的反环境主义变得越来越离谱，几个主要环境组织的成员人数不断增加。即使在瓦特于 1983 年 10 月辞职（辞职与他的环保活动没有直接关系）之后，成员人数仍在增加。同年，戈萨奇因环境保护署的不当行为和潜在犯罪行为而辞职。为了解救环境保护署工作的瘫痪，并修复围绕戈萨奇的争议所造成的政治破坏，里根说服了威廉·拉克尔肖斯重新担任行政长官。1985 年，他曾经被政府职业经理人李·托马斯（Lee Thomas）取代。在乔治·布什执政期间，保护基金会和世界野生动物基金会的负责人威廉·莱利（William Reilly）成为环境保护署署长。[44]

　　到 70 年代结束的时候，对于环境管制和遵守方面的进展必须逐步地加以衡量。在政治圈中，平衡经济发展和环境保护的想法仍然很流行。而在环境界，"可持续发展"的概念已成为关系环境的经济发展的口号。[45]然而，履行对环境事务的工作仍然是国家的首要任务，这体现在华盛顿根深蒂固的环境游说团体、各种基层组织的出现，以及在几个具体问题上反复出现的公开斗争。

　　到了 20 世纪 80 年代，主流环保主义者不仅面临来自政治和私营部门批评人士的挑战，还面临来自相互竞争的环境观点的挑战。尽管这些挑战有时是尖锐的，但它们开始扩大了环保运动的基础。20 世纪 80 年代中期出现的环境正义运动试图对抗它所认为的日益严重的环境种族主义威胁。运动中的一些人将阶级与种族联系起来，但也有人认为种族主义才是罪魁祸首。美国全国有色人种协进会（NAACP）前主席小本杰明·查维斯牧师（Rev. Benjamin Chavis Jr）被认为是"环境种族主义"一词的创造者，同时也是联合基督教会种族正义委员会的执行理事。[46]1982 年，查维斯开始对研究种族和污染之间的联系产生兴趣，当时北卡罗来纳州沃伦县的居民主要是非洲裔美国人,他们向种族正义委员会寻求帮助,以抵制在他们的社区倾倒多氯联苯。但是抗议活动并没有取得成功,结果导致超过 500 人被捕,其中包括查维斯、南方基督教领袖协会的约瑟夫·洛韦里(Joseph Lowery)博士和华盛顿特区的国会议员沃尔特·方特罗伊(Walter Fauntroy)。虽然环境正义运动的根源可以追溯到 20 世纪 70 年代,但沃伦县一案在当时还是引起了社会的轰动。[47]

这场运动的力量在很大部分来自社会底层,特别是低收入的有色人种,他们面临着来自数种有毒物质和危险废物的严重环境威胁。社会学家安德鲁·萨斯(Andrew Szasz)曾说:"有毒、危险的工业废料问题可以说是过去 20 年来最具影响力的环境问题。"到 1980 年,"美国公众对有毒废料的恐惧,不亚于三里岛事件后对核能的恐惧"[48]。

当地团体对有毒物质(如铅中毒或接触杀虫剂)和危险废物的反应,一开始是邻避主义,但后来有了彻底的发展和改变。路易丝·吉布斯(Lois Gibbs)是公民危险废物信息交流中心的知名草根领袖,她在拉夫运河旁说道:"我们的运动一开始是'不要在我的后院'(邻避主义),但很快就变成了'不要在任何人的后院',包括墨西哥和其他欠发达国家。"[49]

根据萨斯的说法,在美国激进主义的传统中出现了一种影响力更大的环保民粹主义——生态民粹主义。据估计,到 1988 年,大约有 4 700 个地方团体对有毒物质发出了强烈的抗议。在拉夫运河事件曝光之前(1978 年),各组织之间的联系很少。但在 20 世纪 80 年代出现了一场更有活力、联系网络更加完善的社会运动,在地方一级主要由妇女领导。[50]

倡导环保主义的人士表示,草根阶层对环境威胁的抵制,只不过是对长期经济和社会趋势带来的最基本不公正现象的反应。加利福尼亚州州立大学洛杉矶分校的泛非研究部副教授辛西娅·汉密尔顿(Cynthia Hamilton)表示,工业化的后果迫使越来越多的非洲裔美国人成为环保人士。对于那些生活在中心城市的人来说尤其如此。在那里,工业生产的残余物、碎片和腐烂使人们不堪重负。[51]社会学家和环境正义组织领袖罗伯特·布拉德(Robert Bullard)指出,这场反对"环境不公"的斗争,"与当初在塞尔玛、蒙哥马利、伯明翰和'北方的'纽约、波士顿、费城、芝加哥以及洛杉矶地区为废除种族隔离制度而发动的民权斗争没有区别"[52]。

1991年10月,一个多种族团体的600多人聚集在华盛顿特区,参加了第一届全国有色人种环境峰会。在"环境正义的原则"会议上,与会者宣称希望"建立一个由所有有色人种组成的国家和国际运动,与破坏和夺取我们的土地和地区作斗争","重新构建精神上的相互依赖,重建我们神圣的地球母亲",以及"确保我们的政治、经济和文化解放。500多年来,殖民和压迫剥夺了我们的政治、经济和文化解放,导致我们的地区和土地遭到荼毒,我们的人民遭到种族灭绝"[53]。

在这一背景下,运动的积极分子要求为所有社会群体争取全面的权利,包括公平的公共待遇、法律保护和赔偿。[54]正如观察家所言,在某些方面,20世纪70年代末和80年代摇摇欲坠的民权运动正在通过环境正义等问题寻求复苏。[55]通过支持民权运动的历史根源,环境正义运动为了其政治目标而否定了与主流环境主义的联系,并批评了它所认为的传统环境组织狭隘的目标。在这场运动中,主流环境保护主义,特别是所谓的"十大环保组织"[56]的人员构成主要是白人,通常是男性,属于中产和上层阶级,他们主要关心荒野保护和保留,对少数族裔的利益不敏感,或者至少没有能力照顾到这些利益。[57]

沃伦县事件和其他一些事件影响到中产阶级的黑人和穷人,其结果是促成一项关于种族和有毒废物倾倒之间关系的全国性研究。经过5年的工作,1987年,联合基督教会种族正义委员会发布

了《美国的有毒废物和种族问题研究报告》。在查尔斯·李
(Charles Lee)的研究指导下,该报告第一次对与危险废物处置地点
有关的人口模式进行全面的全国性研究。研究结果强调,社区的
种族组成是最能预测社区商业有害废物设施选址的单一变量。在
拥有这些设施的社区中,少数族裔,尤其是非洲裔和拉丁裔的人数
过多。报告的结论是,这些设施的分布几乎不可能是偶然的,因此
这些族群必须在本地发挥核心作用。该报告结果的支持者认为,
早在20世纪70年代,那些不太全面的研究普遍就已经证实了这些
发现。[58]

联合基督教会种族正义委员会的报告,尤其是它对种族原因
故意将目标对准社区的强烈推断,为那些有志将对模糊定义的"环
境公平"的关注扩大到环境正义运动的人提供了强有力的武器。[59]
该运动的领导人认为,故意把种族和族裔少数群体作为(有毒废物
倾倒)目标的问题,对于继续关注种族和污染之间的关系是必不可
少的。它还引发了一场关于种族重要性的争论,种族问题是这一
目标的中心变量,导致那些支持研究报告的人指责研究质量不高
并存在逻辑错误。关于故意定位目标的持续争论以及对有毒废物
和种族问题研究报告及类似报告的调查结果的质疑,导致了有的
观点变得强硬,而有的结论变得没有那么肯定。[60]

尽管存在争议,"环境正义组织"领导人布拉德还是见证了"黑
人家后院"取代了"不要在我的后院"的邻避主义。他认为,"由于
富裕和中等收入的人群与贫穷的非裔美国人生活在一起,环境正
义的问题很难被归结为贫困问题"[61]。即使企业在少数族裔社区获
得当地的批准,将污染技术和工业安置在那里,"工作敲诈"也只是
被视为一种不同类型的种族主义,其后果与此类似。

人们认为,故意定位目标的罪魁祸首不仅是私营企业,还有政
府。布拉德断言:"在许多情况下,政府才是问题所在。"在他看来,
一种"占主导地位的环境保护范式"一直在运行,这种范式使法律

和法规的不平等执行制度化,偏袒污染行业而不是受害者,并故意拖延清理工作。[62]

联邦政府为解决环境种族主义、不公正和不平等问题所做的努力,遭到了该运动组织人士的怀疑。环境保护署 1992 年 6 月发表了一份报告《环境公平:减少所有社区的危险》。该报告支持一些关于少数族裔受到严重污染的说法,但它在大多数情况下把族裔和阶级联系在一起。1992 年,《国家法律期刊》进行了一项研究,质疑环境保护署的环境公平记录,指出在管理超级基金项目时,在处理少数族裔社区的危险废物场所方面与白人社区存在差异。在里根总统和布什总统任内担任环境保护署署长的威廉·莱利(William Reilly),因为没有参加有色人种环保峰会而受到环保运动成员的强烈批评。尽管克林顿总统签署了一项行政命令,责成联邦政府解决少数群体和低收入群体的环境正义问题,"促使联邦政府关注少数群体社区和低收入社区的环境和人类健康状况,以实现环境正义"[63],但人们依然感到有些失望,因为国会并未审议通过环境正义行动。

然而,对于有色人种来说,对主流环保主义和政府行动的批评主要是不希望给人留下少数族裔几乎或根本不关心各种环境问题的印象——尽管这种印象很普遍。此外,环境正义运动内部对于是与主流环境团体联合还是在共同利益的领域与他们合作,或仅仅遵循一条单独的道路来实现其目标也存在着意见分歧。

有色人种对现有的一套环境利益的主张(有时比较含蓄),以及将主流环境运动定性为狭隘的精英主义,反映了法律教授雷吉娜·奥斯汀(Regina Austin)和迈克尔·希尔(Michael Schill)对于少数草根环保主义的描述:"反资产阶级、反种族主义、阶级意识、民粹主义和参与性。"[64]

毫无疑问,环境正义运动被再次提出,并在许多方面扩大了与环保主义有关的公平问题。这场运动已经说服(或可能迫使)环保组织、政府和私营部门考虑到种族和阶级的重要性，将其作为对美国人和第三世界有色人种同样关心的环境问题的中心特征。它有助于将有毒物质和危险废物问题提升到一系列环境问题的核心地位。它将人们的注意力转移到了城市的衰败、公共卫生和城市生活条件上，这比早期环境改革者的努力要大得多。它还质疑以牺牲人类福祉为代价的经济增长需求。然而，这一运动也并非没有局限。它在种族与阶级问题上的立场（有时前后矛盾）、对于盟友的低估、对敌人时而错误的描述，都是其政治修辞与广泛持有的信念的表现。[65]

环境运动的扩大还表现在 20 世纪 80 年代妇女在抗击毒害运动和其他基层改革中发挥日益重要的作用（她们在前 10 年的反核运动中也发挥了重要作用）。在此之前，除路易斯·邓拉普（Louise Dunlap，环境政策中心）、珍妮特·布朗（Janet Brown，环境保护基金）和辛西娅·威尔逊（Cynthia Wilson，地球之友）以外，很少有女性在传统的环境组织中担任领导角色。1987 年，43 名妇女在弗吉尼亚州阿灵顿举行的"妇女在有毒物质组织会议"上讨论对策问题。有几位与会者已经是她们所在地区的重要领导人。在那个时候，随着像路易丝·吉布斯这样草根代表的不断努力，作为一种理论建构和社会行动的结合，生态女权主义的影响力也在日益增长，并开始阐述新的想法和新的行动方法。[66]

在新生态时代，科学在帮助制定环境问题、寻求解决方法和在政治舞台上辩论方面也发挥了重要作用。20 世纪 70 年代，生态学从生物学的一个分支发展成为一门独立的学科。由于它的范围相当广泛，包含生物、人类和物理环境，它也分裂成不同的支系，如种群遗传学、保护生态学、农业生态学、系统生态学和生态经济学。环境科学虽然也包含生态原理，但它主要侧重于资源、气候和地球科学，以及污染控制和技术评估。[67]这一时期也出现了环境卫生的多样化领域。环境卫生从业者是应用科学家和教育工作者，他们利用"自然、行为和环境科学的知识及技能预防疾病和伤害,并努力促进人类福祉"[68]。

20世纪80年代,由于科学界的活动和新的管理规定,人们对生态风险的研究迅速增长。虽然在人类健康风险评估方面也有类似的做法,但它不仅仅开展对于地区个人的研究,研究范围已经包括整个人口、资源、生物多样性和生态系统恢复等内容。[69]风险正通过不同形式成为评估人类和物理环境之间的界面的主要手段。科学家在解释研究结果的过程中,对于风险和危害的证明水平产生了各种各样的争议。正如历史学家塞缪尔·海斯(Samuel Hays)所指出的:"在许多证据有限或是比较复杂的问题上,环境问题已经把科学远远推到了传统知识之外。"[70]在向公众提出环境问题和帮助制定环境法规方面,科学研究可以提供评估风险的工具或提供控制污染的新技术。与此同时,它可以发现未预料到的环境危害,引入以前没有意识到的复杂程度,或在政治过程中引发关于数据准确性的辩论。[71]在某些方面,有如此大量新的科学数据,同缺乏科学数据一样,是寻求对环境问题的风险和解决办法达成一致意见的障碍。然而,几乎没有人能想象出在没有科学家的情况下如何面对这些问题。

在20世纪70年代,新监管机构的出现、生态科学的进步以及公众对日益恶化的基础设施的讨论,共同对公共工程领域产生了重大影响。特别是在工程界进行了相当大的调整。到20世纪60年代末,"卫生工程师"变成了"环境工程师"。[72]在很短的时间内,几乎所有的重工业和公用事业公司,许多公共工程建设项目,包括环保局在内的联邦机构、州政府和地方政府,以及咨询公司都雇用了环境工程师。到1972年,美国土木工程师协会通过了一项政策声明,表达了专业意识和对生态平衡的关注。[73]

在工程学教授阿卡蒂奥·新赛罗(Arcadio Sincero)和工程师格雷戈里亚·新赛罗(Gregoria Sincero)看来,环境工程师"负责处理用于保护和提高环境质量、保护公众健康和福利的结构、设备以及系统"。他们在各种领域进行运作：供水和废水、环境水文、环境水力学和气动、空气、固体废物、噪音、环境建模和危险废物。他们补充说，这些活动是在一些制约因素下进行的，比如资金短缺、政治压力、社会和种族因素、建筑空间不足，以及其他限制设计自由的因素。[74]

　　这一广泛的、最近才出现的定义试图平衡对物理环境的关注和以人为中心的观点，侧重于保护个人健康和福祉。这种对工程师角色的解释，脱离了早期的控制（或者至少是管理）倾向。正如一位污染控制经理所说："当工程师们理解到生态的微妙平衡时，他们就会欣赏它。"[75]另一些人则认为，环境问题给工程师的工作增加了新的维度，并要求制定新的道德准则。[76]工程师大卫·伯斯坦（David Burstein）在 1990 年出版的《环境工程标准手册》中，反映了工程师们仍然具有与旧观点相结合的想法："环境工程是研究环境及其合理管理的一门学科。"[77]这个例子表明，从卫生工程到环境工程的转变（至少在概念层面上）与其说是革命性的，不如说是渐进式的。[78]历史学家杰弗里·斯泰恩为这个新领域的建立提出了一个实用的目标："通过推动环境工程，工程师们寻求增加他们的支持者。"[79]第三版《环境工程》强调了环保工程如何"为工程师的工作增加了社会效益"，但也承认污染控制工程已成为"一项非常有利可图的冒险"。[80]

　　无论是广义还是狭义地构建工程师在处理环境问题中的角色，他们在技术解决方案方面的作用仍然被广泛认同，并扩展到工程领域之外。例如，美国环境保护署署长拉塞尔·特雷恩（Russell Train）在 1975 年写道："在控制污染方面，无论是为新污染源制定排放标准，还是为现有设施制定合规的排放时间表，技术的进步必须也必将成为实现我们环境目标的推动力。"[81]总的来说，这种策略在 1970 年以后的几年里主导了环境工程师的思维。他们对自己在处理自然环境方面的作用有了更广泛的看法,但仍然把注意力集中在技术解决上。

20世纪60年代,有人提出了一种类似但截然不同的土木工程方法——生态工程。俄亥俄州立大学自然资源和环境生物学教授威廉·米驰(William Mitsch)在追踪生态工程的根源和构建实用定义方面做了大量工作。他将奥德姆(Odum)与20世纪中国生态文学联系起来,将生态工程(或"生态技术")定义为"人类社会与其自然环境的共同设计,使两者均受益"。他补充说,与环境工程相比,生态工程涉及"识别那些最能适应人类需求的生态系统,并认识到这些系统的多重价值"。与其他形式的工程和技术不同,"生态工程的存在理由是人类社会主动适应自然环境,而不是试图征服它"[82]。这门学科显然比环境工程更倾向于以生态为中心的自然观点。此外,生态科学和生态工程主要由生物科学形成,而环境科学和环境工程则主要由自然科学形成。1970年以后,生态工程和生态科学的原理开始应用于一些公共工程项目,尤其是用于废水和排泄物的处理。但在大多数地区,它们并没有取代环境工程实践。[83]

在1970年的末期,维持现有的卫生系统同开放新的项目似乎受到了两股力量的制约:财政资源的减少导致了明显的基础设施危机,而环境问题在决定公共工程的实施和利用方面的作用越来越大。20世纪末的卫生城市与19世纪的起源雏形相去甚远。然而,多年来发展和维护各种卫生技术的结果是否能够适应现代大都市的需求,还有待继续观察。

注 释

1. David R. Goldfield and Blaine A. Brownell, *Urban America：A History*(《美国城市：一段历史》)2d ed. ,Boston：Houghton Mifflin,1990,p. 375. 参见 John J. Harrigan,*Political Change in the Metropolis*(《大都市的政治变革》)5th

ed. ,New York: HarperCollins,1993,pp. 39 - 40. 关于东北部和西南部的更多对比,参见 John H. Mollenkopf, *The Contested City*(《对抗的城市》), Princeton: Princeton UP,1983,pp. 213 - 253。

2. 包括在南方的州有特拉华州、马里兰州、弗吉尼亚州、西弗吉尼亚州、北卡罗来纳州、南卡罗来纳州、佐治亚州、佛罗里达州、肯塔基州、田纳西州、阿拉巴马州、密西西比州、阿肯色州、路易斯安那州、俄克拉何马州、得克萨斯州和哥伦比亚特区。U. S. Department of Commerce, Bureau of the Census, *Statistical Abstract of the United States*(《美国统计摘要》), Washington, D. C. : Department of Commerce,1995,p. 39;U. S. Department of Commerce,Bureau of the Census, *1990 Census of Population and Housing*, Supplemental Reports: *Urbanized Areas of the United States and Puer to Rico*(《1990 年人口和住房普查之补充报告:美国和波多黎各的城市化地区》)sec. 1, Washing ton, D. C. : Department of Commerce,1993,Ⅱ - 2. 从 1980 年到 1988 年,大城市中心的人口增长速度(9. 7%)是非大都市地区(4%)的两倍。1990 年,美国总人口有2. 487 亿,其中 0. 789 亿(31. 7%)居住在中心城市,0. 794 亿(31. 9%)居住在城市边缘,0. 288 亿居住在农村地区。

3. Carl Abbott, *Urban America in the Modern Age*: 1920 *to the Present*(《现代美国城市:1920 年至今》), Arlington Heights, Ill. Harlan Davidson, 1987, p. 110.

4. 参见 Robert Fishman, "Americas New City: Megalopolis Unbound"(《美国的新城市:不受约束的大都市》), in *Americas Cities*: *Problems and Prospects*(《美国的城市:问题与前景》), Roger L. Kemp ed. , Aldershot: Avebury,1995, p. 128。

5. 1966 年的一项法案扩大了国家保护遗址名录的范围,将市中心可能具有建筑和历史意义的建筑物和地区纳入其中。1976 年,那些打算修复历史街区建筑的人可以获得联邦税收抵免。对老旧社区的修复和重新燃起的兴趣吸引了一些富裕群体回到中心城市。中产阶级化的进程似乎减缓了外迁,甚至在 20 世纪 70 年代中期一度逆转了外迁。然而,从长远来看,远离城市中心的趋势仍在全国范围继续。参见 Howard P. Chudacoff and Judith E. Smith, *The Evolution of American Urban Society*(《美国城市社会的演变》)4th ed. ,

Englewood Cliffs, N. J. Prentice-Hall, 1994 , pp. 289 – 290; Abbott, *Urban America in the Modern Age* (《现代美国城市》), p. 136; Goldfield and Brownell, *Urban America* (《美国城市》), pp. 380 – 381, 414 – 423。

6. 在 20 世纪 70 年代,黑人郊区化的进程显著加快,在 50 个最大的标准化大都市统计区中,有 44 个地区的非裔美国人比例增加。少数民族郊区化在 20 世纪 80 年代和 90 年代继续增加。然而,郊区黑人和拉美裔人口仍然倾向于集中在少数边缘社区,融合不均衡,核心城市与边缘地区之间仍然存在严重的种族不平衡。参见 Christopher Silver, "Housing Policy and Suburbanization: An Analysis of the Changing Quality and Quantity of Black Housing in Suburbia since 1950" (《住房政策与郊区化:1950 年以来郊区黑人住房质量和数量变化的分析》), in *Race, Ethnicity, and Minority Housing in the United States* (《美国的种族、民族和少数族裔住房》), Jamshid A. Momeni ed. , New York: Greenwood Press, 1986, p. 71; Bernard H. Ross and Myron A. Levine, *Urban Politics: Power in Metropolitan America* (《城市政治:美国大都市的权力》) 5th ed. , Itasca, Ill. F. E. Peacock Pub. 1996, pp. 59, 285 – 289。

7. Jon C. Teaford, *The Twentieth-Century American City : Problem, Promise, and Reality* (《20 世纪美国城市:问题、承诺和现实》), Baltimore: Johns Hopkins UP, 1993, p. 153; Marian Lief Palley and Howard A. Palley, *Urban America and Public Policies* (《美国城市与公共政策》) 2d ed. , Lexington, Mass. D. C. Heath, 1981, p. 19; Chudacoff and Smith, *Evolution of American Urban Society* (《美国城市社会的演变》), pp. 289, 292; Kenneth Fox, *Metropolitan America: Urban Life and Urban Policy in the United States, 1940 – 1980* (《美国大都市:美国的城市生活和城市政策,1940—1980 年》), New Brunswick, N. J. Rutgers UP, 1986, p. 51.

8. Kenneth T. Jackson, *Crabgrass Frontier: The Suburbanization of the United States* (《杂草边界:美国的郊区化》), New York: Oxford UP, 1985, p. 284.

9. Teaford, *Twentieth-Century American City* (《20 世纪美国城市》), pp. 153 – 154; Chudacoff and Smith, *Evolution of American Urban Society* (《美国城市社会的演变》), pp. 288 – 289, 301; Abbott, *Urban America in the Modern Age* (《现代美国城市》), pp. 111, 113 – 115, 132; Zane L. Miller and Patricia M.

Melvin,*The Urbanization of Modern America：A Brief History*(《现代美国的城市化：简史》)2d ed.,San Diego：Harcourt Brace Jovanovich,1987,p.213；Goldfield and Brownell,*Urban America*(《美国城市》),pp.435-448.

10. 参见 Chudacoff and Smith,*Evolution of American Urban Society*(《美国城市社会的演变》),p.294。

11. Howard Chernick and Andrew Reschovsky,"Urban Fiscal Problems：Coordinating Actions among Governments"(《城市财政问题：政府间的协调行动》),in *The Urban Crisis：Linking Research to Action*(《城市危机：研究与行动的联系》),Burton A. Weisbrod and James C. Worthy eds.,Evanston,Ill. Northwestern UP,1997,pp.132,135-136.

12. Howard Chernick and Andrew Reschovsky,"Urban Fiscal Problems：Coordinating Actions among Governments"(《城市财政问题：政府间的协调行动》),in *The Urban Crisis：Linking Research to Action*(《城市危机：研究与行动的联系》),Burton A. Weisbrod and James C. Worthy eds.,pp.138-141.

13. Teaford,*Twentieth-Century American City*(《20 世纪美国城市》),p.142；Jon C. Teaford,*The Rough Road to Renaissance：Urban Revitalization in America,1940-1985*(《坎坷的复兴之路：美国城市复兴,1940—1985 年》),Baltimore：Johns Hopkins UP,1990,pp.218,225,262,265；Chudacoff and Smith,*Evolution of American Urban Society*(《美国城市社会的演变》),pp.294-295.

14. Lawrence J. R. Herson and John M. Bolland,*The Urban Web：Politics,Policy,and Theory*(《城市网络：政治、政策和理论》),Chicago：Nelson-Hall,1990,p.347.

15. Teaford,*Rough Road to Renaissance*(《坎坷的复兴之路》),pp.227-230；Teaford,*Twentieth-Century American City*(《20 世纪美国城市》),pp.143-146；Goldfield and Brownell,*Urban America*(《美国城市》),pp.385-387；Abbott,*Urban America in the Modern Age*(《现代美国城市》),p.130；Chudacoff and Smith,*Evolution of American Urban Society*(《美国城市社会的演变》),pp.295-296.

16. Palley and Palley,*Urban America and Public Policies*(《美国城市与公共政策》),pp.24,59；Teaford,*Twentieth Century American City*(《20 世纪美国城

市》),pp. 140 - 141;Chudacoff and Smith,*Evolution of American Urban Society*(《美国城市社会的演变》),p. 293;Herson and Bolland,*Urban Web*(《城市网络》),pp. 335 - 336.

17. Benjamin Kleinberg,*Urban America in Transformation*:*Perspectives on Urban Policy and Development*(《转型中的美国城市:城市政策与发展的视角》),Thousand Oaks,Calif. :Sage,1995 ,pp. 187 - 188;Miller and Melvin,*Urbanization of Modern America*(《现代美国的城市化》),pp. 210 - 211;Teaford,*Twentieth-Century American City*(《20 世纪美国城市》),p. 140.

18. Herson and Bolland,*Urban Web* (《城市网络》),p. 306;Palley and Palley,*Urban America and Public Policies*(《美国的城市与公共政策》),p. 92;Kleinberg,*Urban America in Transformation*(《转型中的美国城市》),pp. 188 - 193;Goldfield and Brownell,*Urban America*(《美国城市》),pp. 388 - 390;Miller and Melvin,*Urbanization of Modern America*(《现代美国的城市化》),pp. 236 - 238;Abbott,*Urban America in the Modern Age*(《现代美国城市》),p. 130;Chudacoff and Smith,*Evolution of American Urban Society*(《美国城市社会的演变》),p. 292.

19. Abbott,*Urban America in the Modern Age*(《现代美国城市》),p. 131;Miller and Melvin,*Urbanization of Modern America*(《现代美国的城市化》),p. 211;Chudacoff and Smith,*Evolution of American Urban Society*(《美国城市社会的演变》),p. 293.

20. 参见 Kleinberg,*Urban America in Transformation*(《转型中的美国城市》),pp. 210 - 213;Goldfield and Brownell,*Urban America*(《美国城市》),pp. 392- 394。

21. George E. Peterson and Carol W. Lewis,eds. ,*Reagan and the Cities*(《里根和城市》),Washington,D. C. :Urban Institute Press,1986,p. 1.

22. 企业园区是指低收入社区的一个区域,联邦政府会向企业提供税收优惠和其他优惠,以换取经济发展的承诺。有些区域成立于 20 世纪 80 年代,但很少有取得成功的案例。一些经济学家对企业园区促进经济发展的能力表示怀疑。参见 Chernick and Reschovsky,"Urban Fiscal Problems"(《城市财政问题》),p. 146。

23. 参见 Chernick and Reschovsky,"Urban Fiscal Problems"(《城市财政问题》),p. 141。

24. Peterson and Lewis, eds. , *Reagan and the Cities*(《里根和城市》),pp. 1-10;Kleinberg, *Urban America in Transformation*(《转型中的美国城市》),pp. 226-236,242-244;Miller and Melvin, *Urbanization of Modern America*(《现代美国的城市化》),pp. 228-239;Abbott, *Urban America in the Modern Age*(《现代美国城市》),p. 131;Chudacoff and Smith, *Evolution of American Urban Society*(《美国城市社会的演变》),pp. 294,296-297;Goldfield and Brownell, *Urban America*(《美国城市》),pp. 433-435.

25. Committee on Infrastructure Innovation, *National Research Council*, *Infrastructure for the 21st Century：Framework for a Research Agenda*(《21世纪基础设施：研究议程框架》),Washington,D. C. ：National Academy Press,1987,p. 9;NCPWI, *The Nation's Public Works：Defining the Issues*(《国家公共工程：界定问题》),Washington, D. C. ：NCPWI, Sept. 1986, p. 57;NCPWI, *Fragile Foundations：A Report on America's Public Works*(《脆弱的基础：美国公共工程报告》),Washington,D. C. ：GPO,Feb. 1988,pp. 12-13.

26. Pat Choate and Susan Walter, *America in Ruins：The Decaying Infrastructure*(《废墟中的美国：衰败的基础设施》),Durham, N. C. ：Duke Press Paperbacks,1981,p. xi.

27. Pat Choate and Susan Walter, *America in Ruins：The Decaying Infrastructure*(《废墟中的美国：衰败的基础设施》),pp. xi-xii,1-4. 同时参见 CONSAD Research Corporation, *A Study of Public Works Investment in the United States*(《美国公共工程投资研究》),Pittsburgh：CONSAD, March 1980,乔特和沃尔特的大部分结论都是基于此得出的。

28. George E. Peterson and Mary John Miller, *Financing Public Infrastructure：Policy Options* (《公共基础设施融资：政策选择》),Washington, D. C. ：Community and Economic Development Task Force,HUD,1982,p. 1. 参见 Ruth Eckdish Knack,"America in Ruins? Not Quite"(《废墟中的美国？——不完全是》),*Planning* (《规划》)54（Feb. 1988）：9-14。

29. Government Finance Research Center, *Municipal Finance Officers*

Association, *Building Prosperity*: *Financing Public Infrastructure for Economic Development* (《建设繁荣:为经济发展融资的公共基础设施》),Washington,D. C.: Municipal Finance Officers Assoc. , Oct. 1983, pp. 2 - 3,72; Congressional Budget Office, U. S. Congress,*Public Works Infrastructure*: *Policy Considerations for the 1980s* (《公共工程基础设施:20 世纪 80 年代的政策考虑》), Washington,D. C. : GPO,April 1983,pp. 1,6 - 7,14;Touche Ross and Co. ,*The Infrastructure Crisis* (《基础设施危机》),New York:Touche Ross and Co. ,1983, p. 1. 20 世纪 90 年代初发表的一些其他研究,参见 U. S. Army Corps of Engineers,*Institute for Water Resources*, *Living within Constraints*: *An Emerging Vision for High Performance Public Works* (《在约束下生活:高性能公共工程的新愿景》),Washington, D. C. : U. S. Army Corps of Engineers,Jan. 1995;ACIR, *High Performance Public Works*: *A New Federal Infrastructure Investment Strategy for America* (《高性能公共工程:美国联邦基础设施投资新战略》), Washington,D. C. : GPO,Nov. 1993。

30. ACIR,*Financing Public Physical Infrastructure* (《公共实体基础设施融资》),Washington,D. C. : ACIR,June 1984,pp. 1 - 2,17.

31. John P. Eberhard and Abram B. Bernstein,eds. ,*Technological Alternatives for Urban Infrastructure*(《城市基础设施的技术替代品》),Washington,D. C. : National Research Council and Urban Land Institute,Dec. 1985,pp. 1 - 2,40,46, 51 - 52.

32. NCPWI,*Nation's Public Works*: *Defining the Issues*(《国家公共工程:界定问题》),pp. 1,8.

33. NCPWI,*Fragile Foundations*(《脆弱的基础》),pp. 1,6.

34. NCPWI,*Fragile Foundations*(《脆弱的基础》),pp. 7 - 8,10,43,45.

35. 参见 Roger W. Caves,*Exploring Urban America* (《探索美国城市》), Thousand Oaks, Calif. : Sage, 1995 , pp. 247 - 255; Ralph Gakenheimer, "Infrastructure Shortfall: The Institutional Problems" (《基础设施短缺:制度问题》),*American Planning Association Journal* (《美国规划协会期刊》)55 (Winter 1987): 22;Bruce Seely, " A Republic Bound Together"(《团结的共和国》), *Wilson Quarterly* (《威尔逊季刊》)17 (Winter 1993): 19 - 20,38;Michael

Pagano, "Local Infrastructure: Intergovernmental Grants and Urban Needs"(《地方基础设施：政府间拨款和城市需求》), *Public Works Management and Policy*(《公共工程管理与政策》)1（July 1996）：19 – 22；Carol T. Everett, "So Is There an Infrastructure Crisis or What?"(《那么,是否存在基础设施危机?》), *Public Works Management and Policy*(《公共工程管理和政策》)1（July 1996）：88 – 95。

36. Martin V. Melosi, *Coping with Abundance：Energy and Environment in Industrial America*(《应对充裕：美国工业的能源和环境》), New York：Knopf, 1985, p. 297；Robert Gottlieb, *Forcing the Spring：The Transformation of the American Environmental Movement*(《推进春天：美国环境运动的转变》), Washington, D. C. ：Island Press, 1993, pp. 105 – 114.

37. Melosi, *Coping with Abundance*(《应对充裕》), pp. 297 – 298；Gottlieb, *Forcing the Spring*(《推进春天》), pp. 109 – 110.

38. Wallis E. McClain Jr. , ed. , *U. S. Environmental Laws：1994 Edition*(《美国环境法：1994 年版》), Washington, D. C. ：Bureau of National Affairs, 1994, 9 – 1；Gottlieb, *Forcing the Spring*(《推进春天》), pp. 124 – 125；Melosi, *Coping with Abundance*(《应对充裕》), p. 298.

39. Melosi, *Coping with Abundance*(《应对充裕》), p. 298；McClain, ed. , *U. S. Environmental Laws：1994 Edition*(《美国环境法：1994 年版》), 9 – 1；Gottlieb, *Forcing the Spring*(《推进春天》), pp. 128 – 129.

40. Richard N. L. Andrews, "Environmental Protection Agency"(《环境保护署》), in *Conservation and Environmentalism：An Encyclopedia*(《节能和环保：百科全书》), Robert Paehlke ed. , New York：Garland, 1995, p. 256；Gottlieb, *Forcing the Spring*(《推进春天》), p. 129；Joseph Petulla, *Environmental Protection in the United States*(《美国的环境保护》), San Francisco：San Francisco Study Center, 1987, pp. 48 – 49；Melosi, *Coping with Abundance*(《应对充裕》), p. 298. 参见 Marc K. Landy, Marc J. Roberts, and Stephen Thomas, *The Environmental Protection Agency：Asking the Wrong Questions from Nixon to Clinton*(《环境保护署：从尼克松到克林顿问了错误的问题》), New York：Oxford UP, 1994, pp. 22 – 45；Edmund P. Russell III, "Lost Among the Parts per Billion：Ecological

Protection at the United States Environmental Protection Agency, 1970 – 1993 ”（《十亿分之一的损失：美国环境保护署的生态保护, 1970—1993》）, *Environmental History*（《环境历史》）2（Jan. 1997）：29 – 51。

41. Gottlieb, *Forcing the Spring*（《推进春天》）, pp. 126, 129.

42. Daniel H. Henning and William R. Mangun, *Managing the Environmental Crisis: Incorporating Competing Values in Natural Resource Administration*（《管理环境危机：在自然资源管理中整合竞争性价值》）, Durham, N. C. : Duke UP, 1989, pp. 20 – 21, 27.

43. Petulla, *Environmental Protection*（《环境保护》）, pp. 56 – 57.

44. Terry Davies, “Environmental Protection Agency”（《环境保护署》）, in *The Encyclopedia of the Environment*（《环境百科全书》）, Ruth A. Eblen and William R. Eblen eds. , Boston: Houghton Mifflin, 1994 , p. 223; Henning and Mangun, *Managing the Environmental Crisis*（《管理环境危机》）, pp. 27 – 29.

45. Sir Shridath Ramphal, “Sustainable Development”（《可持续发展》）, in *The Encyclopedia of the Environment*（《环境百科全书》）, Ruth A. Eblen and William R. Eblen eds. , Boston: Houghton Mifflin, 1994, pp. 680 – 683; Lester W. Milbrath, “Sustainability”（《可持续性》）, in *Conservation and Environmentalism*（《节能和环保》）, Paehlke ed. , pp. 612 – 613.

46. 联合基督教会种族正义委员会成立于 1963 年, 当时黑人活动家梅德加·埃弗斯（Medgar Evers）被暗杀, 阿拉巴马州伯明翰发生教堂爆炸事件, 以及其他反民权活动。

47. 参见 Eileen Maura McGurty, “From NIMBY to Civil Rights: The Origins of the Environmental Justice Movement”（《从邻避主义到公民权利：环境正义运动的起源》）, *Environmental History*（《环境历史》）2（July 1997）：305 – 314。

48. Andrew Szasz, *Ecopopulism: Toxic Waste and the Movement for Environmental Justice*（《生态民粹主义：有毒废物与环境正义运动》）, Minneapolis: University of Minnesota Press, 1994, p. 5.

49. Lois Marie Gibbs, “Celebrating Ten Years of Triumph”（《庆祝十年胜利》）, *Everyone's Backyard*（《每个人的后院》）11（Feb. 1993）：2.

50. Szasz, *Ecopopulism*（《生态民粹主义》）, pp. 6, 69 – 72. 参见 “The

Grassroots Movement for Environmental Justice"(《环境正义的草根运动》),
Everyone's Backyard(《每个人的后院》)11（Feb. 1993）：3。

51. Cynthia Hamilton,"Coping with Industrial Exploitation"(《应对工业剥削》),in *Confronting Environmental Racism：Voices from the Grassroots*(《面对环境种族主义：来自基层的声音》), Robert D. Bullard eds.,Boston：South End Press,1993,p. 63.

52. Robert D. Bullard,*Dumping in Dixie：Race,Class,and Environmental Quality*(《美国南方的倾倒：种族、阶级与环境质量》)2d ed.,Boulder,Colo.：Westview Press,1994,p. xiii.

53. Quoted in Karl Grossman,"The People of Color Environmental Summit"(《有色人种环境峰会》),in *Unequal Protection：Environmental Justice and Communities of Color*(《不平等保护：环境正义与有色人种地区》), Robert D. Bullard ed.,San Francisco：Sierra Club Books,1994,p. 272.

54. Stella M. Capek,"The'Environmental Justice'Frame：A Conceptual Discussion and an Application"(《"环境正义"的框架：概念上的讨论和应用》),*Social Problems*(《社会问题》)40（Feb. 1993）：8.

55. Bunyan Bryant and Paul Mohai, eds.,*Race and the Incidence of Environmental Hazards：A Time for Discourse*(《种族与环境危害的发生：话语的时代》),Boulder,Colo.：Westview Press,1992,pp. 1 - 2.

56. 塞拉俱乐部、国家野生动物联合会、奥杜邦协会、环境保护基金、环境政策研究所、地球之友、绿色和平组织,等等。

57. Dana A. Alston,ed.,*We Speak for Ourselves：Social Justice,Race,and Environment*(《我们为自己说话：社会正义、种族和环境》),Washington,D. C.：Panos Institute,1990,p. 3;"From the Front Lines of the Movement for Environmental Justice"(《来自环境正义运动的前线》),*Social Policy*(《社会政策》)22（Spring 1992）：12;Robert D. Bullard,"Anatomy of Environmental Racism and the Environmental Justice Movement"(《环境种族主义与环境正义运动的剖析》),in *Confronting Environmental Racism*(《面对环境种族主义》), Bullard ed.,pp. 22 - 23;Pat Bryant,"Toxics and Racial Justice"(《有毒物质和种族正义》),*Social Policy*(《社会政策》)20（Summer 1989）：51.

58. 参见 Charles Lee, "Toxic Waste and Race in the United States"(《美国的有毒废物和种族问题研究报告》), in *Race and the Incidence of Environmental Hazards*(《种族和环境危害的发生率》), Bryant and Mohaied, eds., pp. 10 - 16, 22 - 27; Rosemari Mealy, "Charles Lee on Environmental Racism"(《查尔斯·李论环境种族主义》), in *We Speak for Ourselves*(《我们为自己发声》), Alston ed., p. 8; Karl Grossman, "Environmental Racism"(《环境种族主义》), *Crisis*(《危机》) 98 (April 1991): 16 - 17; Grossman, "From Toxic Racism to Environmental Justice"(《从有毒的种族主义到环境正义》), *The Environmental Magazine*(《环境杂志》) 3 (May/ June1992): 30 - 32; Dick Russell, "Environmental Racism"(《环境种族主义》), *Amicus Journal*(《法庭之友》) 11 (Spring 1989): 22 - 25; Bryant, "Toxics and Racial Justice"(《有毒物质和种族正义》), pp. 49 - 50。

59. 根据欧内斯特·奥兰多·劳伦斯伯克利国家实验室的环境分析师丹尼尔·凯文(Daniel Kevin)的说法,环境正义倡导者"主导了讨论环境正义问题的法律评论文献的那一部分"。参见 Daniel Kevin, "'Environmental Racism' and Locally Undesirable Land Uses: A Critique of Environmental Justice Theories and Remedies"(《"环境种族主义"与当地不受欢迎的土地使用:环境正义理论与救济的批判》), *Villanova Environmental Law Journal*(《维拉诺瓦环境法期刊》) 8(1997): 122。

60. 对于将种族作为有毒设施选址的核心问题的争论,参见 Rachel D. Godsil, "Remedying Environmental Racism"(《纠正环境种族主义》), *Michigan Law Review*(《密歇根法律评论》) 90 (November 1991): 397 - 398; Robert D. Bullard, ed., *Confronting Environmental Racism: Voices from the Grassroots*(《面对环境种族主义:来自基层的声音》), Boston: South End Press, 1993, pp. 10 - 13, 18, 21。关于美国收入和种族环境差异的实证研究列表,参见 Benjamin A. Goldman, *Not Just Prosperity: Achieving Sustainability with Environmental Justice*(《不仅仅是繁荣:实现环境正义的可持续性》), Washington, D. C., 1993, pp. 5 - 6。纽约大学法学副教授维姬·比恩(Vicki Been)一直带头反对将种族作为有毒设施选址的关键因素的笼统说法。参见 Been, "What's Fairness Got to Do with It? Environmental Justice and the Siting of Locally Undesirable Land

Use"(《这和公平有什么关系？——环境正义与当地不良土地使用的选址》)，

Cornell Law Review（《科内尔法律评论》）78（September 1993）：1014 - 1015，

1018 - 1024；Been，"Locally Undesirable Land Uses in Minority Neighborhoods：

Disproportionate Siting or Marketing Dynamics?"(《少数族裔社区不受欢迎的土

地使用：不成比例的选址或营销动态?》)，*Yale Law Journal*（《耶鲁法律期

刊》）（April 1994）：1386，1406。参见 Richard J. Lazarus，"Pursuing

'Environmental Justice'：The Distributional Effects of Environmental Protection"

(《起诉"环境正义"：环境保护的分配效应》)，*Northwestern University Law

Review*（《西北大学法律评论》）87（1993）：796；Douglas L. Anderson et al.，

"Environmental Equity：The Demographics of Dumping"(《环境公平：倾销的人

口统计》)，*Demography*（《人口统计》）31（May 1994）：229；Kevin，

"'Environmental Racism' and Locally Undesirable Land Uses"(《"环境种族主

义"与当地不受欢迎的土地使用》)，pp. 133 - 138，145 - 150。Historian Andrew

Hurley has noted in"Fiasco at Wagner Electric：Environmental Justice and Urban

Geography in St. Louis"(《瓦格纳电气的惨败：圣路易斯的环境正义和城市地

理》)，*Environmental History*（《环境历史》）2（October 1997）：474，在圣路易

斯，"房地产动态"是导致少数民族进入已经有危险废物的社区的主要原因，

而不是带有歧视性的选址决定。

61. Bullard，*Dumping on Dixie*（《在迪克西倾倒》），p. xv. 参见 Bullard，

ed.，*Confronting Environmental Racism*（《面对环境种族主义》），pp. 10 - 13，

15 - 22；Bullard，"Race and Environmental Justice in the United States"(《美国的

种族与环境正义》)，*Yale Journal of International Law*（《耶鲁国际法期刊》）18

（1993）：319 - 335。

62. Bullard，ed.，*Unequal Protection*（《不平等保护》），p. xvi.

63. Pres. William Clinton，"Executive Order on Federal Actions to Address

Environmental Justice in Minority Populations and Low-Income Populations"(《针

对少数族裔和低收入群体的环境正义的联邦行动的行政命令》)，Washington，

D. C.，Feb. 11，1994；"Not in My Backyard"(《不要在我的后院》)，*Human

Rights*（《人权》）20（Fall 1993）：27 - 28；Bryant and Mohai，eds.，*Race and the

Incidence of Environmental Hazards*（《种族和环境危害的发生率》），p. 5；

Grossman,"People of Color Environmental Summit"(《有色人种环境峰会》),p. 287.

64. Regina Austin and Michael Schill,"Black,Brown,Poor and Poisoned：Minority Grassroots Environmentalism and the Quest for Eco-Justice"(《黑人、棕色人种、贫穷和有毒：少数族裔基层环保主义与生态正义的追求》),*Journal of Law and Public Policy*(《法律与公共政策期刊》)1(Summer 1991)：79.

65. 有关环境正义运动的更多概览,参见 Gottlieb,*Forcing the Spring*(《推进春天》),pp. 235 - 269；Mark Dowie,*Losing Ground：American Environmentalism at the Close of the Twentieth Century*(《失势：20 世纪末期的美国环境保护主义》),Cambridge：MIT Press,1997,pp. 125 - 135,170 - 172。

66. Gottlieb,*Forcing the Spring*(《推进春天》),pp. 207,227 - 230,233 - 234. 关于生态女性主义的观点,可参见如 *Carolyn Merchant,The Death of Nature：Women,Ecology,and the Scientific Revolution*(《自然的死亡：妇女、生态和科学革命》),San Francisco：Harper and Row,1980；Merchant,*Radical Ecology：The Search for a Livable World*(《激进生态学：寻找一个宜居的世界》),New York：Routledge,1992,pp. 183 - 209。

67. Eugene P. Odum,"Ecology as a Science"(《作为一门科学的生态学》),in *Encyclopedia of the Environment*(《环境百科全书》),Eblen and Eblen ed.,p. 171.

68. Herman Koren,ed.,*Handbook of Environmental Health and Safety：Principles and Practices*(《环境健康与安全手册：原则和实践》)vol. 1,Boca Raton,Fla.：Lewis Publishers,1991,p. 81.

69. Daniel Woltering and Talbot Page,"Ecological Risk"(《生态风险》),in *Encyclopedia of the Environment*(《环境百科全书》),Eblen and Eblen ed.,p. 163.

70. Samuel P. Hays,*Beauty,Health,and Permanence：Environmental Politics in the United States,1955 - 1985*(《美丽、健康和永恒：美国的环境政治,1955—1985》),New York：Cambridge UP,1987,p. 338.

71. Walter A. Rosenbaum,*Environmental Politics and Policy*(《环境政治与政策》)3d ed.,Washington,D. C.：Congressional Quarterly Press,1995,pp. 9 -

11,75 - 78,175.

72. 虽然这个词的使用较早,但随着新环保运动的出现,它的使用越来越普遍。

73. P. Aarne Vesilind,J. Jeffrey Peirce,and Ruth F. Weiner,*Environmental Engineering*(《环境工程》)3d ed. , Boston:Butterworth-Heinemann,1994 ,p. 11; Robert A. Corbitt,ed. ,*Standard Handbook of Environmental Engineering* (《环境工程标准手册》), New York:McGraw-Hill, 1990, 1. 2 - 1. 6; C. Maxwell Stanley, " The Engineer and the Environment " (《工程师与环境》), *Civil Engineering -ASCE* (《土木工程—美国土木工程师协会》)42 (July 1972):79.

74. Arcadio P. Sincero and Gregoria A. Sincero,*Environmental Engineering: A Design Approach* (《环境工程:一种设计方法》),Upper Saddle River,N. J. : Prentice-Hall,1996,pp. xv,1 - 2. 他们将土木工程的这一分支追溯到 1968 年, 当时美国的卫生工程和英国的公共卫生工程被称为环境工程。

75. C. P. Hicks, "Environmental Engineering—A Source of New Industries" (《环境工程——新工业之源》), in *Environmental Engineering: A Chemical Engineering Discipline*(《环境工程:化学工程的学科》), G. Lindner and K. Nyberg eds. , Boston:Reidel,1973,p. 13.

76. Stanley, " Engineer and the Environment " (《工程师与环境》), pp. 78- 79.

77. Corbitt,ed. ,*Standard Handbook of Environmental Engineering*(《环境工程标准手册》),1 - 1. 关于将环境管理作为一种职业进行全面研究,参见 Robert S. Dorney,*The Professional Practice of Environmental Management* (《环境管理的专业实践》),New York:Springer-Verlag,1989。

78. 在工程师抵制变革的问题上,参见 Alastair S. Gunn and P. Aarne Vesilind,*Environmental Ethics for Engineers* (《工程师的环境伦理》),Boca Raton,Fla. :Lewis Publishers,1986,pp. 34 - 35。

79. Jeffrey K. Stine, "Engineering a Better Environment"(《一个更好的环境工程》),unpublished paper delivered at the SHOT/ HSS Critical Problems and Research Frontiers Conference,Madison,Wis. ,1991,p. 11.

80. Vesilind et al. ,*Environmental Engineering*(《环境工程》),p. 11.

81. Paul N. Cheremisinoff and Richard A. Young, eds. , *Pollution Engineering Practice Handbook* (《污染工程实践手册》), Ann Arbor, Mich. : Ann Arbor Science Pubs. , 1975, p. v. 参见 Howard S. Peavy, Donald R. Rowe, and George Tchobanoglous, *Environmental Engineering* (《环境工程》), New York: McGraw-Hill, 1985, pp. 7 − 8。

82. William J. Mitsch and Sven Erik Jorgensen, eds. , *Ecological Engineering: An Introduction to Ecotechnology* (《生态工程:生态技术导论》), New York: Wiley, 1989 , pp. 4 − 5. 参见 William J. Mitsch, "Ecological Engineering: The Roots and Rationale of a New Ecological Paradigm"(《生态工程:新生态范式的根源和基本原理》), in *Ecological Engineering for Wastewater Treatment*(《污水处理的生态工程》), Carl Etnier and Bjorn Guterstam eds. , Boca Raton, Fla. : CRC Press, 1991, pp. 19 − 22。

83. 参见 Peter C. Schulze, ed. , *Engineering within Ecological Constraints* (《生态约束下的工程》), Washington, D. C. : National Academy Press, 1996, pp. 1 , 3 , 6 , 31 , 33 , 66 − 68 , 79 , 112 − 114 , 131。

破碎的管道与负荷过载的处理厂：
供水、废水和 1970 年以来的污染问题

在基础设施危机之后，几项研究报告对于公共系统的朽坏和恶化进行了非常可怕的预测，但是供水和废水系统并未名列其中。美国国家公共工程改善委员会（NCPWI）在 1987 年的一份报告指出，美国并不存在需要大量联邦补贴的供水基础设施缺口。报告总结说，城市供水系统作为一个整体，不构成一个全国性的问题，尽管报告承认小型供水系统确实存在全国性的问题。[1]

该评估是基于与美国基础设施其他组成部分相比较得出的结论。与 20 世纪 80 年代中期估计约 2 万亿美元的公路维修和更换以满足未来 20 年的需要水平相比，供水废水的需求似乎并不大。该需求研究将供水和废水处理的费用定为 1 250 亿美元和 1 000 亿美元，分别用于修复、扩建和改善供水系统。[2]这个相对较小但并非无关紧要的数字掩盖了多年来一直存在的问题。一些专家并非只关注报告上的统计数据，他们指责许多饮用水系统已经过时，面临着大量的泄漏和维护不善等问题，并且依赖于已经使用了上百年的管道。他们认为废水处理系统也并不完备。[3]

1970 年以后，将供水系统和废水处理系统结合起来以提高两

者效率的想法获得了一定的支持,但实际开展尝试的人很少。有些人认为这个概念过于抽象,还有些人则认为这从制度的角度来看是不可行的,要么各种大小的系统不能充分结合在一起,要么就是传统的风俗很难加以改变。[4]然而,举国上下均对水质的新威胁日益产生关注(最明显的是地下水的恶化和非点源污染),这在概念上是与供水和废水纠缠在一起的。在新生态时代,联邦政府扩大对水污染的监管权力和收紧水质标准是认识到水污染的严重性和复杂性的第一步。由于供水和废水系统的操作和维护仍然主要由地方负责,联邦当局的职责主要是水质管理。职能分工的分散对于提供纯水和处理废水的效果有很大的影响。

总体来说,在这一期间满足供水需求的工作似乎比较稳定。不过,有几个问题引起了地方和区域政府的关注。一些地区(特别是在城市中心)经历了严重的干旱和长期缺水。在 20 世纪 80 年代中期,纽约市准备实施限制用水,丹佛市则制定了废水再利用计划,加利福尼亚州的几个地区也报告了水资源短缺的情况。[5]专家威廉·惠普尔(William Whipple)说:"由于人们越来越多地依赖地表水源,这使得水资源在干旱面前更加脆弱。"[6]

1993 年,根据改善环境质量委员会的报告,采取组合式的取水可以继续满足人们的需要。事实上,与 1980 年的数字相比,1985 年的全部河水和河水以外的其他水源的使用数量均有所下降。1990 年其他水源的使用数量比 1985 年增加了 2%,这个数字比之前的预测少了 8%。[7]从 1985 年到 1990 年,美国人口增长了 4%,而取水和用水量只增长了 2%。改善环境质量委员会报告说,节水措施、提高用水效率和水资源再利用技术有助于降低水的使用量(见表 19 – 1)。[8]

表 19-1　1970—1990 年美国每天的取水量和用水量

年份	总计 （10 亿加仑）	人均 （加仑）	公共供给	
			总计（10 亿加仑）	人均（加仑）
取水				
1970 年	370	1 815	27	166
1975 年	420	1 972	29	168
1980 年	440	1 953	34	183
1985 年	399	1 650	38	189
1990 年	408	1 620	41	195
用水				
1970 年	87	427	5.9	36
1975 年	96	451	6.7	38
1980 年	100	440	7.1	38
1985 年	92	380	—	—
1990 年	94	370	—	—

注：本表取水和用水包括公共和商业用水的提取/消费、灌溉、农村使用、工业使用及蒸汽电力设施。

资料来源：U. S. Department of Commerce, *Bureau of the Census*, *Statistical Abstract of the United States*（《美国统计摘要》）, Washington, D. C.： Department of Commerce, 1995, p.232.

　　到 20 世纪 80 年代末，美国的用水量从一些印第安人保留区和农村社区的人均每天 40 加仑到一些西部地区的人均每天 200 加仑。平均使用量约为人均每天 120 加仑至 150 加仑。在家庭中，每天只有大约 0.5 加仑用于做饭或实际消费，其余的用于洗衣、淋浴、上厕所、草坪护理和洗车。[9]

　　20 世纪 80 年代中期的数字表明，美国共有 206 300 个公共供水系统。其中 148 000 个（71.7%）为小型、非社区供水系统，58 300个（28.3%）为社区供水系统，主要服务于居民区。后一组的绝大多数也是小型系统。在为 5 万以上人口提供服务的城市供水系统中，大约82%为公有系统。另有约 15 740 个私营供水系统为3 750万人提供服务。其中大型系统由投资者所有，较小的由业主协会和开发商进行运营。另外 17 000 个属于辅助系统,服务于拖车房屋公园、学校、医院和其他较小的发展项目。[10]

1985 年进行的一项社区供水系统规模分布研究提供了如下的统计数字:"非常小"的类别代表服务于 600 万人的 58 530 个社区供水系统,而"非常大"的类别则代表服务于 9 500 万人的 279 个社区供水系统。社区供水系统的规模与被服务的数量之间的直接关系,以及社区供水系统总数的百分比与被服务的数量之间的反比关系,指出了试图为全国系统制定统一的规章制度和水质标准所面临的困境。[11]

直到 20 世纪后期,当地的环境和条件依然强烈地影响供水系统的运作和性能。然而,水的问题往往是由在所谓不受公众审查的非政治机构工作的专家用技术术语进行定义的。当然,自进步时代以来,地方官僚机构往往由接受任命的行政人员和职业官僚主导,他们在制定和执行市政政策方面比地方政治中的任何团体都拥有更大的权力。一项研究指出,除了大量的行政裁量权,公共工程机构(像其他市政机构一样)是关于其服务领域的专业知识库,经常积极动员外部客户群体(关于其服务领域的专业知识库供应商、设备制造商等)支持其工作。城市服务专业的发展(例如在土木工程领域)极大地影响了供水、废水处理和处置等服务方面所提出的问题和所采取的方法。虽然私有化已进入若干服务领域,但供水和废水处理与处置基本上仍是公共事业。正如社会科学家伯纳德・罗斯(Bernard Ross)和迈伦・莱文(Myron Levine)所说:"官僚规则和专业规范,而不是政治力量,似乎是决定城市服务分配的重要因素。"[12]

一些古老的战争仍在继续。在最近的时期,洛杉矶市继续与欧文斯谷的居民发生冲突。在 20 世纪 20 年代和 70 年代之前的紧张局势过后,剩下的山谷居民接待了那些到内陆旅游的度假者,他们可以利用靠近洛杉矶的几个未开发地区之一。具有讽刺意味的是,向城市和帝王谷引水使得欧文斯谷免受大规模灌溉农业的影响。

1970 年之后,第二个渡槽的完工导致了欧文斯谷居民针对莫诺湖开展了冲突。引水渠完工后,该市开始努力开展一项大规模地下水抽运计划,该计划有可能使欧文斯谷永远干涸。由于未能与洛杉矶达成妥协,山谷居民寻求禁令来阻止新的抽水,但并没有在法庭上得到满意的结果,并面临着城市的报复。在 1976 年,随着一段渡槽被炸毁,这种紧张局势达到了顶峰。在持续的争吵之后,双方都寻求通过谈判解决问题,但直到 1989 年底才达成了一个决定未来地下水抽取的方案。到了 20 世纪 90 年代,洛杉矶和欧文斯谷之间的所有问题都还没有解决。限制在山谷抽水导致城市增加了对于大都市水区的依赖,主要依靠来自北加州和科罗拉多河的水源。欧文斯谷的居民必须继续思考他们的宿敌未来的决定会给他们带来什么影响。[13]

水工业的区域化引起了相当多的关注,特别是加利福尼亚州的大都市水区和大芝加哥的大都市卫生区。国家公共工程改善委员会的报告《国家公共工程:供水报告》(1987 年)断言,美国也同样存在导致英国和荷兰发生区域化的条件:大量不经济的运行单元提供着劣质的服务。然而,尽管受到一些全国性研究结果的推动,供水系统的"地方狭隘主义"并没有被克服,特别是在 20 世纪 80 年代的基础设施危机期间。[14]

虽然服务领域总体上有所扩大,但很少有城市污水系统能达到服务区域的地位。1976 年,集中式废水处理设施共为 67% 的美国人口提供了服务。10 年后,大约 19 300 个污水处理系统和 16 000 个公共污水处理设施为全国 70% 的人口和大约 16 万个工业场所提供了服务。[15] 2 年后,服务人口比例几乎达到 75%。据估计,在每天通过这些设施排放的 370 亿加仑废水中,经过处理大约去除了 85% 的污染物。然而,大量未经处理的废物被工业排放到地表水中,可能分布在多达 39 000 个地点。[16]

在 20 世纪 80 年代早期,美国约有一半地区的污水处理设施是满负荷运转的,无法满足进一步的住宅或工业增长的需求。[17] 这种设施处理的废水可能无法达到水质标准,在某些情况下,州政府当局可能会强制暂停排污直至问题得到解决。下水道禁令被用作一项临时的增长控制措施,对包括新的下水道管道、现有管道的连接、建筑许可和重新规划等内容加以限制。人们很早就认识到,限制供水和污水管道的扩展会抑制增长,而下水道禁令会对城市的经济地位产生不利影响,因此系统的改善问题可能很快就会得到解决。1976 年年底的一项调查显示,有 4 500 平方英里的排污工作处于暂停状态,影响到大约 900 万人口。[18]

1970 年以后,许多社区的废水处理设施超负荷是一个严重的问题,但处理的实际质量情况有所改善。1978 年,68% 的工厂处理能力处于二级或二级以上;1988 年,这一数字上升到大约 88%。在下一年,四分之三以上的美国人接受了集中污水处理设施的服务(见表 19 - 2)。[19]

表 19 - 2　1988 年按处理水平划分的处理设施

(单位:个)

处理水平	设施数量
少于二次处理	1 789
二次处理	8 536
二次处理以上	3 412
没有排放	1 854
其他	117
总计	15 708

资料来源:George Tchobanoglous and Franklin L. Burton,eds.,*Wastewater Engineering*:*Treatment*,*Disposal*,*and Reuse*(《废水工程:处理、处置和再利用》),New York:McGraw-Hill,1991,p.4.

尽管成功地扩大了污水处理的范围,专家们依然继续寻求技术方面的改进。一些人认为,设计师倾向于接受最广泛使用的过程,而不是确定最佳过程,导致应用了一些不恰当的技术,这阻碍了技术的发展。[20]另一些人则吹捧一些改进,例如广泛使用机械除去沉淀池中的污泥,更有效地控制混凝以缩短沉降时间和提高过滤率,利用电脑提升工厂功能,等等。[21]其中,废物的地面处理方法在这个资源

回收越来越受欢迎的时代再次出现。到 20 世纪 80 年代末,大约
25% 的城市污水处理污泥散布在 2 600 多个不同位置的土地上。然
而,只有 3% 的工业废水和污泥被认为适合地面处理方法。[22]

用于维护供水和废水系统及基本支出的融资也展示了 1970
年后由地方提供卫生服务的特性。[23]20 世纪 80 年代初的统计数据
表明,州和地方政府在市政供水方面的支出占 83%,在暴雨和综合
排水系统方面的支出占 92%,在废水处理方面的支出占 80%。[24]国
会习惯上认为水系统是可出售的、应该自给自足的运作。此外,与
减少污染相比,联邦政府对大规模供水系统的资助似乎没有明确
的国家目标,甚至对废水处理项目也是如此。水资源投资主要集
中在工程兵建设项目、防洪、娱乐、水力发电和供水开发等方面。
例如,对 1976 年至 1977 年地方政府的一般收入分享基金的分析显
示,这些基金中只有 1.8% 用于投资公共事业,包括供水系统。[25]

总的来说,用于供水和排水工程的联邦基金在 20 世纪 70 年代
呈下降趋势,而所有政府用于水资源的资本支出从 20 世纪 60 年代
后期至 80 年代后期下降了 60%。[26]1982 年,联邦政府用于市政供水
系统的总支出约为 9 亿美元,相比之下,州和地方政府用于基本建设
和业务的开支约为 116 亿美元。[27]除了认为水利工程需要地方关注,
到 20 世纪 70 年代末,更传统的"砖和砂浆"项目已经输给了公共服
务和福利项目。[28]在 20 世纪 80 年代初,联邦政府在供水和废水处理
系统上的支出有所反弹,但到 1984 年又再度回落(见表 19-3)。[29]

表 19-3　政府在供水和废水系统上的开支(以 1984 年百万美元计)

	1960 年	1970 年	1980 年	1984 年
供水系统				
联邦政府	0.365	0.570	1.38	0.580
州政府	0	0.122	0.400	0.946
当地市政	6.17	7.968	11.61	12.514
总计	6.535	8.66	13.39	14.04

续表

	1960 年	1970 年	1980 年	1984 年
废水系统				
联邦政府	0.165	0.808	5.659	2.969
州政府	0.123	0.172	0.234	0.190
当地市政	3.959	5.534	6.694	8.707
总计	4.247	6.514	12.587	11.866

资料来源:NCPWI, *The Nation's Public Works: Defining the Issues*(《国家公共工程:定义问题》),Washington, D. C. : NCPWI, Sept.1986, p.52.

尽管用于改善基本建设的总体资金在减少,但州和地方政府部门依然不得不承受供水系统资金、维护和运营成本上升的冲击。从 1965 年到 20 世纪 80 年代,供水总支出每年增长 3.4%(运营支出每年增长 4.5%)。[30]在供水和排水方面,从 1971 年到 1990 年,州和地方的资本支出一直在相对稳定地增长(见图 19-1)。然而,20 世纪 80 年代早期的通货膨胀和紧张的预算使得各州和城市更无法或更不愿意以很高的利率借款,到 80 年代中期,用于供水系统的资本支出有所下降,用于废水系统的资本支出趋于平缓。[31]

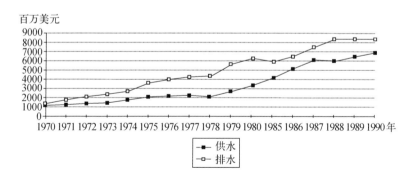

图 19-1 州和地方政府的资本支出

在 80 年代末,公有供水系统的留存收益仅占其总收入的 20% 至 30%,而 60% 来自免税市政债券(联邦政府通过这些债券的免税性提供了间接援助）。[32] 收入债券融资在水利项目和下水道项目的债务融资中也占有主要部分。1970 年,税收债券只占所有长期州和地方债务的 33%,但到了 1980 年,这个数字几乎翻了一番。对收益债券的重视使供水融资的重点低于联邦的水平,但它使资本项目的融资变得更容易,这些项目可以收取使用费,而不是利用一般税收来偿还债务。[33]

废水处理设施的筹资模式并没有供水系统那么明确。从公众的关注程度来看,它处于中间位置。供水显然被视为一个地方性问题,而减少污染则上升为一个主要的全国性问题。1984 年,联邦拨款约占污水处理公共支出的 25%。所有的联邦资金都花在了建设上,相当于这些成本的 55%。各州贡献了约 5% 的建设费用,当地支出包含运营成本和大约一半的建设成本。联邦政府在废水处理设施上的开支在 70 年代前期迅速增长,并在 1977 年达到了约 60 亿美元的峰值（以 1984 年美元价值计算）。从那个时候起,环境保护署和其他联邦部门开始减少了项目拨款。[34]

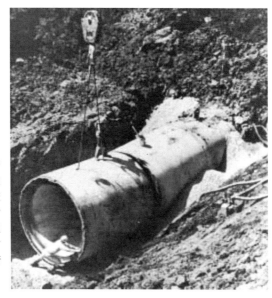

20 世纪 70 年代末,新型污水管道正在安装。在 20 世纪 80 年代之前,对废水处理的投资是联邦和地方当局之间的合作项目。在里根执政期间,州政府拨款有所增加,而联邦拨款有所减少。

　　州政府为地方政府提供废水处理设施的资金援助项目相对较新，这至少在一定程度上是里根政府削减联邦政府在非军事项目上的开支所推动的。从 1978 年开始，为了获得联邦拨款，已有 41 个州制定了提供拨款或贷款的计划以帮助满足环境保护署所要求的 25% 的配套资金。比较讽刺的是，在 70 年代早期，州政府和地方政府的拨款也因环境保护署的财政承诺而有所减少，但随着环境保护署拨款的消失，州政府和地方政府拨款只略有增加。到 1989 年，与供水的资金相同，废水处理的资金越来越多地由地方和州政府掌握。环境保护署估计，在 1995 年以后的 20 年里将需要 1 370 亿美元用于公共污水处理厂、管道维护、新污水管道、组合式下水道溢流管理和相关需求，另外每年还需要 37 亿至 120 亿美元用于饮用水系统。此外，按照 90 年代中期的更替率，任何一根水管都只能每两百年更换一次！[35]

　　1970 年以后，决定在供水和废水需求上如何支出以及把钱花在哪里成为一个越来越复杂的过程。例如，维护或更换现有系统必须在多大程度上迎合未来系统扩张的需求？此外，在这一时期，

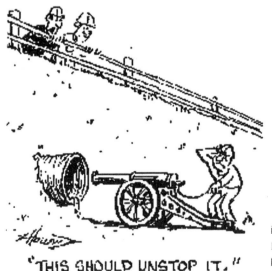

"THIS SHOULD UNSTOP IT."

关于下水道堵塞的漫画。漫画中提出的解决方案比近年来复杂的供水和排水问题要简单得多。

水体污染问题的性质和程度也发生了重大变化。许多水媒疾病明
显减少,地表水质量在若干地区有所改善,而地下水污染和非点源
污染则在不断升级。

　　在一个威胁美国供水、使废水处理过程复杂化的一系列环境
风险日益受到关注的时代,水传播疾病了失去其存在的土壤。霍
乱和伤寒等疾病实际上已经被消灭。环境质量委员会在其 1993
年发布的报告称,自 20 世纪 70 年代以来,饮用水供应中的水传播
疾病一直在减少,爆发的数量也有所减少。[36]疾病爆发多发生在小
型社区或非社区系统,那些地方可能会发生周期性大爆发。例如
1987 年 1 月在佐治亚州发生的隐孢子虫病,受到影响的人数达到
1. 3 万;1993 年 3 月在密尔沃基发生的肠胃炎,受到影响的人数达
到 40. 3 万。因此,与总疫情相比,病例数量可能有所不同。供水
分配系统的污染和水(特别是地下水)消毒不当是爆发的主要
原因。[37]

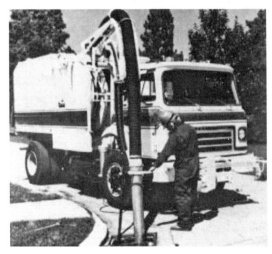

　　用真空泵清除下水道中
的杂物。增设真空泵是对水
力喷射清洁器的重大改进。
喷射喷嘴会松开杂物,利用
真空则会将杂物从下水道中
排出。

　　消毒仍然被认为是水处理中最重要的步骤之一,它可以确保
供应的卫生。1970 年,氯占城市饮用水消毒剂的 95％。然而,氯胺
被认为对水中病毒的影响有限,因此人们的注意力转向了替代的

消毒剂,如溴和碘等其他卤族元素。(另外,氯的成本在 1973 年至 1975 年间增加了 43%。)最明显的是氯消毒会产生一些不良的副产物,包括产生三卤甲烷。在控制三卤甲烷的尝试中,官员们重新审视了臭氧,因为它具有很高的杀菌效果,能够对抗气味、味道和颜色的问题,并能良性分解。过去,由于臭氧必须根据需要用电生产,不能储存,难以适应水质的变化,而且作为消毒剂的作用并不普遍,因此人们对臭氧的接受程度并不高。但如今臭氧已被发现在低需求或持续需求的地下水供应中最为有效。不过人们也没有放弃氯化处理的方法。在继续研究可能的替代品的同时,环境保护署仍然认为氯化是控制水传播疾病最有效的常用添加剂。[38]

尽管氯化处理技术的记录令人瞩目,但在 20 世纪 70 年代中期,它却因可能致癌而受到严厉批评。1974 年发表的一份报告声称,使用含有大量氯化污水的密西西比河水与癌症发病率之间存在因果关系。虽然这项研究的有效性后来受到质疑,但它提高了人们对供水中化学污染物和氯化作用影响的认识。1975 年 4 月,环境保护署报告说,美国 79 个城市的水源中含有致癌化学物质,这个消息登在了许多报纸的头版。新奥尔良和明尼苏达州德卢斯等城市出现了水资源恐慌。最后,发现氯处理可产生氯仿和其他三卤代甲烷。1976 年 3 月,美国国家癌症研究所发布的一份报告表明氯仿具有致癌性。一位专家在 1978 年指出:"根据最极端的估计,以目前的氯化水平,每年可能在美国产生约 200 例疾病。"1979 年,环境保护署制定了第一个限制三卤甲烷的规定。[39]

氟化处理没有像消毒那样受到严格的审查,但关于其使用的争论仍在继续。1990 年,氟被添加到 57% 的美国人的水源中。它被大多数主要的健康组织(包括美国牙科协会、美国营养协会和美国临床营养协会)认定为一种预防蛀牙的药物。国家卫生行动委员会(成立于 1980 年)和安全水基金会等组织积极推动学校社区用水添加氟和含氟漱口水项目。氟化的支持者指责反对派撒谎、使用恐吓战术,散布半真半假的言论,断章取义,甚至试图将氟化与老龄化和艾滋病联系起来。

一些研究对氟化物抑制蛀牙的能力质疑,表明接触氟化物的组与未接触的组之间没有明显差异。一些人也越来越担心氟中毒的发生率——在一些最极端的病例中,氟中毒会导致棕色斑点和牙齿凹陷。世界各地关于氟化物对健康的影响的争论仍在继续,但环境保护署的结论是,有关饮用水中氟化物对健康影响的研究相互矛盾,没有足够的证据来限制它的使用。辩论将持续到 21世纪。[40]

与水传播疾病的情况一样,在 20 世纪 70 年代和 80 年代,几个地点的地表水质量似乎有了可衡量的改善。美国国家公共工程改善委员会在 1987 年的报告指出,在 1972 年至 1982 年期间,河流和河口水质有所改善,但湖泊水质有所退化。该研究报告还说,有 21个州宣布它们的水质在 1980 年至 1982 年期间有所改善。[41]但是地表水仍然存在严重的污染问题。自 1973 年以来,美国各地的供水系统中相继发现了石棉纤维,污水污泥仍然是一个非常难以解决的问题。[42]美国有超过 30 多万家工厂在使用水,各种有毒物质进入了地表水的供应。有一些是例行性排放,还有一些是意外排放。环境保护署 1984 年的《国家水质清单》声称,工业排放损害了美国11% 的河流里程和 10% 的湖泊区域的使用。在 1982 年,尽管环境保护署估计有 78% 的工业达到了排放许可的要求(相比之下,市政设施达到了 76%),但是一项评估表明,工业排放约占点源含氧废物总量的三分之一,到 20 世纪 80 年代末,溶解氧的浓度有所增加,而溶解固体有所减少,一些有毒物质(如砷、镉、铅、氯丹、狄氏剂、滴滴涕和毒杀芬)的浓度下降了,这表明点源控制正在产生积极的效果。[43]

虽然地表水仍然是城市和工业用途、灌溉及发电的主要供应来源,但地表水的使用在明显增加,特别是中小城市的社区用水系统。地下水占总水源地的 80.4%。在非社区供水系统中,96% 是由地下水供应的。[44]然而在 20 世纪 70 年代,许多大城市已经开始减少地下水资源的使用,转而使用更多的地表水。[45]

地下水的使用非常重要,因为它是许多社区的主要饮用水来源,可以满足一些特殊的需求。到 20 世纪 80 年代末,超过 50% 的美国人口依赖地下水作为主要的饮用水来源。[46]美国几乎所有地方都有地下水,但地下水的数量和质量因地区而不同。例如,平均水量最多的水井位于哥伦比亚熔岩高原(华盛顿州、俄勒冈州、加利福尼亚州、内华达州和爱达荷州)和东南沿海平原。产量最小的通常是在西部山脉。在东部和南部,地下水主要用于家庭和工业;在西部则主要用于灌溉。

在一些地区,特别是得克萨斯海湾地区和西部部分地区,将地下水用于农业灌溉是造成地下水枯竭的主要原因。1950 年至 1975 年间,地下水抽取量的增长速度大约是地表水的两倍,特别是用于灌溉。到 20 世纪 80 年代末,灌溉占地下水使用的 67%(尽管从 1975 年到 1980 年使用速度有所放缓),而公共和工业使用各仅占大约 13%。即使在城市地区,过度抽取(抽水速度快于恢复速度)可能也是一个问题。[47]

过度开采造成的结果是地面下沉。当过多的地下水从一个特定的位置被移走,导致周围的黏土坍塌,然后压实,就会发生地面下沉的情况。地表发生地面沉降,并且地表以下的淡水不能补充进去。此外,地面下沉还可能破坏管道,堵塞下水道,促使海水渗入含水层,增加发生洪水的可能性。由于地下水水位下降,路易斯安那州、得克萨斯州、亚利桑那州、内华达州和加利福尼亚州出现了明显的地面下陷。例如,在休斯敦航道的周边地区,由于地下水的抽取,1978 年测量到的地面下沉多达 10 英尺。[48]

虽然多年来地下水枯竭的问题长期存在,但水质不是什么问题,特别是在国家层面。人们一直相信,地下水本质上比地表水更纯净,更不受污染。从 20 世纪 70 年代开始,人们开始质疑这种认识,但要确定全国地下水的总体质量还需要一定的时间。各种形式的人类活动被视为对宝贵资源的破坏。地下水污染的来源包括各种废物处理方法、灌溉回流、溢漏、废弃的油井和气井,以及地下储罐和管道的泄漏。20 世纪 70 年代末的一项研究将地下水污染称为"缓慢的、潜在的退化"。[49]在 1978 年到 1981 年期间,由于受到污染,数百口水井被迫关闭。根据报告,1984 年有 8 000 口公共和私人水井的水质已经变差或无法使用。1984 年,技术评估办公室在地下水中列出了大约 175 种有机化学品、50 多种无机化学品、各种放射性核素和几种生物有机体。1988 年环境保护署的一份报告指出,在 38 个州的地下水中检测到 74 种杀虫剂。即使是在杀虫剂被禁止之后,滴滴涕的来源也很多。虽然没有一种地下水可以达到 100% 的纯度,但这些发现揭示了严重的并且可能相当广泛的问题。地下水一旦受到污染,要恢复到高质量就比地表水困难得多。[50]

近年来瓶装水购买量的增加表明,人们对饮用水质量的担忧日益加剧,公众也愿意为高质量的饮用水付费。1990 年,美国市场上有 700 多个不同品牌的水。国际瓶装水协会指出,瓶装水的销售额在 1985 年超过了 10 亿美元。大约十五分之一的美国人饮用瓶装水(其中三分之一在南加州)。在 20 世纪 80 年代,该行业以每年 10% 到 15% 的速度增长。此外,家庭水处理设备的购买量也在上升。[51]

在 20 世纪 70 年代,人们对非点源污染的认识也有所提高,这是美国关注的一个主要问题。[52]据估计,到 1990 年,美国超过 50% 的水质问题是农业、工业和居民的非点源污染造成的。流入河道的径流中含有石棉、重金属、石油和油脂、盐类、粪肥、杀虫剂和除草剂、建筑工地污染物、细菌和病毒污染物、碳氢化合物和表层土。[53]国家公共工程改善委员会在 1987 年的研究报告中指出:"美国一些地区的非点源污染非常严重,完全消除所有点源仍然不能带来明显洁净的水。"[54]

农业是非点源污染的主要来源(见表 19 - 4)。由于常规农业活动,至少 26 个州的地下水被检测出了杀虫剂。[55]由于对地表和地下水供应的整体影响,农业径流对全国都有影响。对于城市来说,城市雨水径流也是一个紧迫而又关键的非点源污染问题。[56]正如环境保护署的工程师在 1980 年指出的那样:"城市雨水和组合式下水道溢流一直没有得到充分的研究,它们作为水污染的原因,却常常被忽视,直到最近……大量的钱被花在二级处理厂上,城市雨水和组合式下水道溢流等罪魁祸首却无法得到有效控制。"[57]过去的工程设计实践,通常将径流和雨水作为稀释污水的来源,以取代或(至少)增加污水处理。此外,许多早期的研究侧重于与径流有关的洪水控制,而不是污染。[58]

表 19 - 4　非点源污染比例(%)

源	河流	湖泊
农业	64	57
矿业	9	1
造林	6	1
城市径流	5	12
水电	4	13
建设	2	4
土地处理	1	5
其他	9	7

资料来源:NCPWI, *The Nation's Public Works*: *Report on Wastewater Management*(《国家公共工程:定义问题》),Washington, D. C.: NCPWI,May 1987,p. 11.

一些地方研究已经开始发现 20 世纪 70 年代和 80 年代城市径流污染特征的一种模式。密尔沃基的一个项目在密尔沃基河的粪便大肠菌群中发现了组合式下水道溢流情况。城市径流被确定为佛罗里达伊奥拉湖水质变差的唯一来源。在一些地区,城市的藻类、小龙虾和香蒲样本中发现的铅浓度比非城市样本高出 2 到 3 倍。1978 年至 1983 年期间,28 个地区开展了由环境保护署资助的全国城市径流项目,代表了全国对这个问题的认知。1989 年,环境保护署公布了《国家组合式下水道溢流中心战略》,该战略将注意力集中到组合式下水道溢流上,但并没有解决相应的各种问题,包括组合式下水道溢流特定地点的性质、控制的成本和一系列完整的可能解决方案。[59]

1970 年以后,联邦政府在供水和废水问题上的作用最大,因为联邦政府制定了更全面的规章,包括扩大和深化水质及废水标准。在联邦环境立法总体势头正在形成的时期,新的法律出台,例如《国家环境政策法》和《清洁空气法案》。[60]1970 年,国会通过了《水质改善法》,确定了溢油船舶所有者的责任,制定了新的规则来管理热污染,并为可能导致违反水质标准的活动建立了许可证制度。1971 年,环境保护署被赋予对水质负责的职责,并制定了 22 种污染物的标准。由于受到以前立法成功的限制,也因为希望扩大水质项目,1972 年的《联邦水污染控制法》——后来更名为《清洁水法案》获得了压倒性的支持。它成为国家水质立法的一个重要转折点。[61]根据国家公共工程改善委员会在 1987 年的研究,该法案"确定了国家水质管理计划的形式,并建立了管理水质的程序"[62]。

该法律的目的是使联邦政府在各州的协助下,在处理水污染方面发挥领导作用,而不仅仅是协助各州管理水质。更具体地说,该法案旨在通过设定两个目标来减少排入地表水的污染物数量:为了到 1983 年达到适合渔业和游泳的通航水域的水质(即所谓可钓鱼可游泳的目标),规定所有公有废水处理设施在 1988 年(最初是 1983 年)之前提供二级处理;到 1995 年实现污染物零排放目标。提出这些目标是为了改变联邦水质管理的基本战略,以限制工业点源排放和城市污水处理厂的污染物排放(技术标准)取代河流(环境)水质标准。此外,1972 年的法案还试图减少 1899 年《垃圾处理法》中的污水排放方法同 1965 年《水质法》通过的全国统一计划颁布的水质方法之间的混淆(如果不是冲突的话)。到 1976

年,批准的建设拨款总额为 180 亿美元,联邦在符合条件的总费用中所占比例从 50% 提高到 75% 。要求各州制定水质管理计划,包括查明点污染源和非点污染源。

此外,每个点污染源的排放者(城市和工业)都必须获得联邦政府的许可。许可制的目的是控制个别污染者和进入水道的特定污染物,而不是控制河流中污染物数量的水质限制。旧的和不可行的许可制度被《国家消除污染排放制度》所取代。当各州和各地区的许可项目符合严格的新联邦标准时,该制度就由各州和各地区管理。许可证规定了排放限制以及监测和报告要求。1990 年,大约有 48 400 个工业设施和 15 300 个市政设施获得了国家消除污染排放制度许可证。到 1994 年为止,54 个州和领土中有 39 个州和领土承担了消除污染排放制度的责任。[63] 问题是,与仅仅获得该制度许可相比,他们在多大程度上遵守了该制度许可?[64]

重点放在以技术为基础的标准或"技术强制",是建立在要求所有城市废水处理厂达到以二次处理为基础的统一废水标准的基础上,所有工业污染源到 1977 年需应用"最佳可行技术"(BPT),到 1983 年需应用"最佳可用技术"(BAT)。所采用的执行机制赋予了环境保护署定义 BPT 和 BAT 的权力,并将执行环境保护条例的任务分配给每个州。到 1977 年,环境保护署为 190 个行业发布了 BPT 标准;他们还发布了 303 个行业标准,帮助他们满足 1983年的要求。[65]

1977 年的《清洁水法案修正案》将联邦政府对采用创新技术项目的资助比例从 75% 提高到 85% ,保持了对以技术为基础的标准的重视。该法案将联邦政府对城市废水处理设施的拨款授权增加到 1981 年的 245 亿美元。1977 年的修正案还试图通过修改最后期限和具体规定哪些污染物应该得到最广泛的关注来处理零排放的目标。1977 年,联邦政府在财政和管理方面的作用被削弱,因为所有的项目都回到各州,由环境保护署进行监督。各州获得了根据环境保护署的需求调查对项目进行排名的独家权力。对这种转变的一种解释是，1977年的修正案更多地是由州政府、市政当局和企业制定的，而1972年的立法则受到公共利益团体的强烈影响。因此，较小的司法管辖区和农村地区的问题在修正案中得到了更多的关注。[66]

尽管70年代的清洁水立法在改善美国几个地区的水质方面发挥了作用，但它并没有符合其原来的时间表（虽然经过修改），没有使用核准的资金，也没有达到防治污染的目标。一些批评人士指责《清洁水法案》和《清洁空气法案》都有大量可以被理解为迁就、姑息或收买这个或那个集团的条款。[67]另一些人则指责里根政府在20世纪80年代早期弱化了污染控制法。他们声称，现有的监管体系效率低下，缺乏灵活性，法案所要求的控制水平严重影响了经济的生产力。[68]

这些观点是有道理的。行业对过于严苛的标准的担忧影响了立法的形成和里根政府对它的回应。正如1977年《商业周刊》指出的那样，1972年的法案"对为城市和工业提供污水处理系统的工程师、承包商和设备制造商来说，是一种美妙的选择。但是，对于那些无法在1977年7月1日的最后期限前获得'最佳可行技术'的公司，以及那些看到了更严格的1983年规定即将到来的公司来说，同样的法律是一只可怕的野兽"[69]。与这种批评相对应的是，1972年法案的困难在于环境保护署无法确保其得到遵守。1977年的修正案在这一点上有一定的让步，通过对每个污染类别的不同要求，修正案对于污染物类型进行分类，处理了不充分的遵守或不遵守的问题，从而更加强调控制有毒污染物。此外，1977年的修正案加强了人们对应用新技术减少污染物进入水道的信心。[70]

无论政治领袖、公共利益团体和工业界的意见如何，《清洁水法案》及其修正案对于解决一系列复杂的问题，尤其是那些严重依赖技术推动的问题，都算不上是完善的机制。法律专家威廉·罗杰斯(William Rodgers)断言:"《清洁水法案》(就像《清洁空气法案》一样)在通常披着经济效率外衣的绝对权利和功利主义之间产生了戏剧性的冲突。""这两个任务是不可能完成的,"他补充说,"特别是零排放目标,是 20 世纪国会所采取的最彻底的谴责行动之一。"罗杰斯还顽皮地补充道:

> 自然资源经济学的老师们喜欢把零排放目标作为效率低下的范例,比如花费数十亿美元清除最后几粒沙子,把无害的排放转移到其他地方成为地下或空中的灾难,涓涓细流被巨大的能量输入所消除,以极大的代价向动植物获取有益的排放,并且通过重复和过度浪费的零风险行为,避免了无意义的泄漏。[71]

一位城市水务专家指出,零排放目标被"工程师们当作笑柄"[72]。

提倡使用技术方面法律的人可以指出这样一个事实,即有可能重新设计系统以减少用水量和废水排放水平,甚至回收废水以重新使用。[73]正如罗杰斯断言的那样,这种方法也有其局限性。例如,要求所有公用废水处理设施对废物进行二次处理,是一种向零排放目标或制定质量标准迈进的武断做法。以"最佳可用技术"或"最佳可行技术"为基础的排放标准和要求许可的排放标准,没有考虑到接收水的质量或排放对整体环境的影响。相反,他们依靠自己的实际许可证和对处理技术有效性的信心来消除点源污染。换句话说,该法案和修正案倾向于过分强调单一的控制污染措施,却牺牲了更全面的方法。此外,界定"最佳可用技术"和"最佳可行技术"的过程相当复杂,当工业界反对这些标准时,有时对环境保护署来说,进一步削弱这些标准要比在法庭上打一场官司或找到一种方法为这些标准辩护简单得多。[74]最严厉的批评者对《清洁水法案》最严重的指控是,该法案在减少污染方面没有起到作用,全国至少有 17 000 个水体仍然受到严重污染。充其量零排放的目标值得赞扬,却是无法实现的,也是模糊不清的。[75]

在几个方面,新的立法以处理废水强大的历史力量为指导,即依赖高度集中、资本密集型的供水过滤和废水处理设施,其目的是收集进入水道或通过这些水道返回消费者的污染物的点源。这些机制本身并不能解决所有水体的污染问题,特别是地下水污染、雨水径流和其他形式的非点源污染问题。它们几乎没有解决在污染源头防止污染的问题。

联邦政府对地下水的保护可以通过 20 世纪 60 年代及以后颁布的各种法律一步步确定下来。但它们通常处理的是地下水的修复,而不是地下水的质量。[76]例如,在 1974 年颁布的《安全饮用水法案》中规定了一项控制向地下注水的方案,目的是防止将地下废物排放到井中并造成污染。此外,联邦政府还制定了一项"单一水源含水层"计划,使环境保护署得以保护国内那些只有一个含水层作为主要饮用水来源的地区。1977 年的《清洁水法案》要求环境保护署建立一个项目来维持地表水和地下水的水质监测系统。关于地下水的规定也可在 1976 年的《资源保护和恢复法》、1980 年的《综合环境反应和责任法》和若干其他法律中找到。[77]在联邦一级,有10 多项法规批准了与地下水保护有关的项目,有 20 多个机构和办公室参与了与地下水有关的活动。但是,没有国家立法明确规定保护地下水,而且以前的立法中也不是所有的规定都有效。[78]

在 20 世纪 80 年代,国会和一些联邦机构努力加强地下水保护的权威。技术评价办公室在 1984 年发布的一份报告引起了人们对地下水污染的关注。同年,环境保护署成立了地下水保护办公室,并公布了地下水保护战略。环境保护署新办公室的成立并不足以安抚那些关心这个问题的人们的情绪。1985 年,保护基金会与全国州长协会共同组织了一次全国地下水政策论坛,为全国地下水保护计划提出了若干建议,包括呼吁制定更多的联邦立法。[79]

1987 年,国会议员詹姆斯·奥伯斯塔(James Oberstar,明尼苏达州民主党)提出了地下水保护法案,旨在修正联邦的农药管理法。一段时间以来,独立的公共利益组织"清洁水行动"一直在游说限制使用污染地下水的致癌农药。然而,地区的分歧阻碍了对拟议立法的共识。支持者主要来自东北部和南方各州。在南方的大部分地区,由于使用杀虫剂并不十分有效,农民们更愿意接受农业部的援助以采取其他的措施。而在中西部的一些州,尤其是那些使用杀虫剂比较广泛的州,普遍对奥伯斯塔的提议热情不高。地下水保护立法的反对者拒绝联邦政府的更多干预,而是支持延续现有的州措施。出台一项全面的联邦地下水法的想法只能等到未来时机成熟的时候再说。此外,直到 20 世纪 90 年代初,还没有一个综合的国家数据库或监测系统来测量地下水污染。[80]

非点源污染被证明是 20 世纪后期最令人困惑的污染问题,主要在于它的原因相当多样化,现有的处理系统对它并不适用,并且盛行的法规一直忽视了这一点。20 世纪 70 年代,唯一直接解决非点源污染的联邦方案是《清洁水法案》的第 208 条。该法条要求规划机构研究废物管理的替代方案,并在区域范围内制定计划以减少点源和非点源污染。[81]直到 1987 年通过了《清洁水法案修正案》,才有了试图解决关于非点源和雨水径流的激烈争论的法定语言。在总统否决的情况下,国会依然通过了修正案,该修正案要求环境保护署和各州官员以水质为基础来补充以技术为基础的标准,试图控制非点源污染和各种有毒污染物。此外,该修正案还修改了对技术强制的规定,以便处理以前被忽视或不容易解决的非常棘手的问题。[82]

1987 年修正案的第 402 条规定了一套专门与非点源排放和雨水有关的管制制度。这是一个正确方向的开始,但它并没有解决所有有关非点源污染的监管问题。人们的注意力很快转移到了环境保护署,并在第 402 条关于雨水规定的执行上引起了争议。虽然颁布了一般雨水排放许可证的规定,但其他雨水排放问题还有待解决。到了 20 世纪 90 年代,包括关于组合式下水道溢流和卫生下水道溢流在内等悬而未决的问题辩论仍在继续。[83]

1970 年以后美国减少水污染的立法历史表明,解决(更不用说重新解决)一系列广泛的污染问题是非常困难的。制定质量标准也令人困惑,而且是一个大到不能被忽视的公共问题。1972 年的《清洁水法案》并没有明确直接涉及饮用水标准,特别是因为它在保护地下水和非点源污染方面做得很少。以前的有关饮用水标准的法律只限制了州际运输公司提供的水,关注的重点集中在引起传染性疾病的污染物上,对地下水源几乎没有任何规定。1974 年的《安全饮用水法案》制定了《国家基本饮用水条例》,规定了生物、化学和物理污染物以及饮用水中剩余物质的最大污染物水平。与《清洁水法案》的情况一样,各州拥有主要的执行权力。[84]在过去的几年,生物污染物得到了供水者的主要关注(如果不是唯一关注的话),而 1974 年的法案承认了对饮用水的广泛威胁。根据北卡罗来纳大学环境工程科南教授丹尼尔·奥肯(Daniel Okun)的说法:"考虑到其庞大的酝酿期,1974 年的《安全饮用水法案》……实现了美国公共供水新时代的诞生。"[85]

制定新国家标准的最直接推动力始于 1970 年美国公共卫生署关于供水的研究,该研究指出,许多供水系统未能达到 1962 年美国公共卫生署的饮用水标准。1973 年 11 月 7 日,美国环境保护基金公布了一项初步调查结果,在新奥尔良和其他以密西西比河为饮用水源的城市的供水中发现了致癌物质,这一发现立即引起了公众的关注。紧接着,环境保护署在第二天宣布了研究结果,在新奥尔良的饮用水中检测出 66 种潜在致癌的有机化学物质,最后在 1974 年哥伦比亚广播公司播出特别节目"饮用水可能危害你的健康"。经过一番激烈的争论,1974 年 12 月 3 日,国会通过了一项妥协法案,并于 12 月 16 日由福特总统签署(尽管此前担心会遭到否决）。[86]

　　《安全饮用水法案》在越过武断的规定和处理保护供水及公共卫生所必需的一系列广泛问题方面具有重要意义,但具体执行起来非常困难。环境保护署在执行这些要求方面动作很慢,就像他们执行《清洁水法案》的部分规定一样。在某种程度上,环境保护署不愿对地方政府部门动用其执法权力,而地方政府部门是最常见的饮用水供应者。虽然重新授权比较困难,但是《安全饮用水法案》在1986年还是进行了广泛的修订以加快执行的步伐,并敦促环境保护署履行其监管职责。修正案极大扩展了要求环境保护署管制饮用水中污染物水平的内容,规定了须为83种单独的物质订立可强制执行的限量。修正案还产生了两项主要的地下水保护计划:保护公共水井周围区域的井口保护计划,以及唯一水源含水层示范计划。根据1974年的法案和1986年的修正案,不处理地表水供应的社区现在被要求必须这样做。[87]一位环境保护署的律师带有挑衅性地指出,当里根总统将这些修正案签署成为法律时,它们几乎没有受到媒体的关注和大肆宣传:"也许缺乏关注并不令人惊讶。就获得尊重程度而言,《安全饮用水法案》一直是联邦环境法的罗德尼·丹杰菲尔德。"[88]

　　在华盛顿特区以外,《安全饮用水法案》受到了批评人士的攻击。最重要的问题是:"多安全才算安全?""有多干净才算干净?"或者换句话说,这些标准是否与他们的收费标准相匹配。地方当局认为该法案是联邦政府强加的额外负担,没有资金用来支付检测和处理,特别是在新物质被添加到污染物清单上的情况下。州政府不愿强制执行这项法律,一些州政府考虑将责任归还给联邦政府。另一些人则认为,遵守规定的最后期限与《清洁空气法案》和《清洁水法案》中规定的期限一样不切实际。还有一些人认为,该法律没能充分处理向小城镇和农村社区的人们提供服务不足的问题。20世纪90年代初,皮特·多梅尼西(Pete Domenici,新墨西哥州的共和党人）参议员试图通过暂停执行部分标准来修改环境保护署的拨款法案,而克林顿政府则试图为社区实施《安全饮用水法案》提供联邦援助。[89]

无论基础设施危机作为对美国公共工程状况的一般性批评的价值如何,它的范围还不够广泛,不足以描述 1970 年后供水和废水系统的状况。诚然,这些卫生技术往往反映了老化和恶化的基础设施的无数问题。但同样重要的是,这些服务在 19 世纪开始作为原型系统,在 20 世纪发展为复杂的中央系统,并没有设计预测诸如地下水污染和非点源污染等问题。尤其是在后者的情况下,设计和建立这些系统的概念框架集中于流行病和（最终）一系列点源污染物的问题,但没有考虑到（也可以说无法预见到）径流和非点源造成的环境问题。如果说供水和废水系统出现了基础设施危机,那也是与其他公共工程有所差别的。

注　释

1. NCPWI, *The Nations Public Works*: *Executive Summaries of Nine Studies*（《国家公共工程九项研究的执行摘要》）, Washington, D. C.　NCPWI, May 1987, pp. 37 – 38.

2. 另外估计需要 350 亿元用于综合污水系统,930 亿元用于控制雨水污染。然而,它们不包括城市发展或防洪所产生的需求。参见 Neil S. Grigg, *Urban Water Infrastructure*: *Planning*, *Management*, *and Operations*（《城市供水基础设施:规划、管理与运作》）, New York: Wiley, 1986, pp. 7 – 8。同时参见 NCPWI, *The Nations Public Works*: *Report on Wastewater Management*（《国家公共工程:废水管理报告》）, Washington, D. C.　NCPWI, 1987, pp. 21 – 27; EPA, Office of Municipal Pollution Control, *Assessment of Needed Publicly Owned Wastewater Treatment Facilities in the United States*（《对美国所需的公共污水处理设施进行评估》）, Washington, D. C.　EPA, Feb. 10, 1985, p. 2; Jarir S. Dajani and Robert S. Gammell, *Economics of Wastewater Collection Networks*（《污水收集网络的经济学》）, Urbana: Water Resources Center, University of Illinois, June

1971,p.4。

3. 参见 Carol T. Everett, "So Is There an Infrastructure Crisis or What?" (《那么是否存在基础设施危机呢?》), *Public Works Management and Policy* (《公共工程管理及政策》) 1 (July 1996), 91; Jesse H. Ausubel and Robert Herman, eds. , *Cities and Their Vital Systems: Infrastructure Past, Present, and Future* (《城市及其重要系统:过去、现在和未来的基础设施》), Washington, D. C. National Academy Press, 1988, p. 265。

4. Grigg, *Urban Water Infrastructure* (《城市供水基础设施》), p. 17; NCPWI, *The Nations Public Works: Report on Water Supply* (《国家公共工程: 供水报告》), Washington, D. C. NCPWI, 1987, p. 14; David Holtz and Scott Sebastian, eds. , *Municipal Water Systems: The Challenge for Urban Resource Management* (《城市水系统:城市资源管理的挑战》), Bloomington: Indiana UP, 1978, p. 71.

5. Sam M. Cristofano and William S. Foster, eds. , *Management of Local Public Works* (《地方公共工程的管理》), Washington, D. C. International City Management Association, 1986, p. 280; Duane D. Baumann and Daniel Dworkin, *Water Resources for Our Cities* (《我们城市的水资源》), Carbondale. Southern Illinois UP, 1978, p. 8; U. S. Water Resources Council, *The Nations Water Resources, 1975 - 2000* (《国家水资源, 1975—2000》) vol. 1, Washington, D. C. U. S. Water Resources Council, Dec. 1978, p. 2.

6. William Whipple Jr. , *New Perspectives in Water Supply* (《供水新视角》) Boca Raton, Fla. Lewis Publishers, 1994, p. 9.

7. 20 世纪 70 年代, 用水量的增长速度已经放缓至 14%, 而此前十年的增长率为 44%。工业用水的下降最为显著, 部分原因是新的联邦法规使工业用水的再循环比处理和排放更为经济。参见 Conservation Foundation, *State of the Environment: A View Toward the Nineties* (《环境状况:展望 90 年代》), Washington, D. C. Conservation Foundation, 1987, pp. 225 - 226, 232。

8. CEQ, *Environmental Quality: Twenty-fourth Annual Report of the Council on Environmental Quality* (《环境质量:环境质量理事会第二十四次年度报告》), Washington, D. C. GPO, 1993, pp. 55 - 57. 参见 Baumann and Dworkin,

Water Resources for Our Cities(《我们城市的水资源》), pp. 3 – 4；C. Vaughan Jones, Municipal Water Demand：Statistical and Management Issues (《城市用水需求：统计和管理问题》), Boulder, Colo. Westview Press, 1984, pp. 3 – 4；U. S. Water Resources Council, *Nations Water Resources*(《国家水资源》), pp. 25, 29；C. Richard Murray and E. Bodette Reeves, "Estimated Use of Water in the United States in 1975" (《1975 年美国估计的用水量》), *Geological Survey Circular* 765 (《地质调查局第 765 号通告》), 1975, pp. 1, 10。

9. NCPWI, *The Nations Public Works*：*Report on Water Supply*(《国家公共工程：供水报告》), p. 7.

10. NCPWI, *The Nations Public Works*：*Report on Water Supply*(《国家公共工程：供水报告》), pp. 17 – 18, 91. 许多其他研究估计, 在 20 世纪 80 年代和 90 年代初, 供水的社区数量从 52 509 到 59 621 个不等。全国公共工程改善委员会给出的数据为 58 300 个, 这是一个合理的中间数字。参见 Jones, *Municipal Water Demand*(《市政用水需求》), pp. 5 – 6；NCPWI, *Fragile Foundations*：*A Report on Americas Public Works* (《脆弱的基础：美国公共工程报告》), Washington, D. C. GPO, Feb. 1988, pp. 157 – 158；U. S. Congress, Congressional Budget Office, *Financing Municipal Water Supply Systems* (《资助市政供水系统》), Washington, D. C. GPO, May 1987, pp. 1 – 3；U. S. Congress, *Congressional Budget Office*, *Public Works Infrastructure*：*Policy Considerations for the 1980s* (《公共工程基础设施：20 世纪 80 年代的政策考虑》), Washington, D. C. GPO, April 1983, p. 125；Kyle E. Schilling and Eric Porter, eds. , *Urban Water Infrastructure* (《城市供水基础设施》), Dodrecht：Kluwer Academic Pubs. 1990, p. 241；Herman Koren, ed. , *Handbook of Environmental Health and Safety*：*Principles and Practices*(《环境健康与安全手册：原则和实践》) vol. 1 , Boca Raton, Fla. Lewis Publishers, 1991, p. 209；Charles D. Jacobson and Joel A. Tarr, "Patterns and Policy Choices in Infrastructure History：The United States, France, and Great Britain" (《基础设施历史中的模式和政策选择：美国、法国和英国》), *Public Works Management and Policy* (《公共工程管理与政策》)1 (July 1996)：62.

11. 总体数据如下：

规模	社区供水系统数量（个）	服务人口数量（百万人）
非常小	37 425	6
小型	13 995	19
中型	4 029	23
大型	2 802	76
非常大	279	95
总计	58 530	219

12. Bernard H. Ross and Myron A. Levine, *Urban Politics：Power in Metropolitan America* (《城市政治：美国大都市的权力》), Itasca, Ill. F. E. Peacock, 1996, p. 261, pp. 249 - 250, 256 - 257, 264 - 268. Robert Gottlieb, and Margaret FitzSimmons, *Thirst for Growth：Water Agencies as Hidden Government in California* (《增长的渴望：作为隐藏政府的加州水机构》), Tucson：University of Arizona Press, 1991, pp. 106 - 107, 109 - 110；Richard Pinkham and Scott Chaplin, *Water 2010：Four Scenarios for 21st Century Water Systems* (《水的 2010：21 世纪水系统的四个场景》), Denver：Rocky Mountain Institute, 1996, p. 3. 得克萨斯大学达拉斯分校的政治经济学教授罗伊斯·汉森（Royce Hanson）等一些观察人士更相信传统政治对供水决策的指导作用。他说，城市水的政治一直建立在水机构、发展利益集团和立法机构的铁三角形基础上。他说，水政治本质上与其他功能政治没有什么不同。它的目标不是创造一个有效的市场，在这个市场中，竞争性价格会产生供需平衡。相反，如果可能的话，政治的功能是，将成本转移给其他人，或者至少在使用者之间分摊成本，让自己的选民以尽可能低的成本获得尽可能大的利益。参见 Royce Hanson, "Rethinking Urban Water：Its Institutional Future" (《重新思考城市用水：其制度的未来》), in *Water and the City：The Next Century* (《水与城市：下一个世纪》), Howard Rosen and Ann Durkin Keating eds. , Chicago：Public Works Historical Society, 1991, pp. 17 - 18。

13. 参见 Norris Hundley Jr. , *The Great Thirst：Californians and Water, 1770s - 1990s* (《极度干渴：18 世纪 70 年代至 20 世纪 90 年代的加州人和水》), Berkeley：University of California Press, 1992, pp. 332 - 347。跨流域调水

是将水输送到高需水量地区的技术解决方案,但具有强大的政治和环境影响。因此,几个州颁布了立法,以防止跨州的水转移。参见 Ausubel and Herman, eds. , *Cities and Their Vital Systems*(《城市及其极为重要的系统》), pp. 269 - 271。

14. NCPWI, *The Nations Public Works*:*Report on Water Supply*(《国家公共工程:供水报告》), p. 16; Holtz and Sebastian, eds. , *Municipal Water Systems*(《市政供水系统》), p. 71; Grigg, *Urban Water Infrastructure*(《城市供水基础设施》), pp. 1, 85.

15. 预计到 2005 年,污水处理厂的数量只会增加到 1.7 万个左右,因为大型区域性处理厂将取代一些较小的处理厂。参见 NCPWI, *The Nations Public Works*:*Report on Wastewater Management*(《国家公共工程:废水管理报告》), p. 35。在污水处理设施所服务的人口比例方面,美国比其他国家优越。1983 年,一项研究指出,美国的污水处理设施为 75% 的人口提供服务,而日本为 28%、荷兰为 69%、德意志联邦共和国为 70%、英国为 72%、加拿大为 50%。参见 NCPWI, *The Nations Public Works*:*Report on Water Supply*(《国家公共工程:供水报告》), p. 129。

16. NCPWI, *The Nations Public Works*:*Executive Summaries of Nine Studies*(《国家公共工程:九项研究的执行摘要》), p. 41; NCPWI, *The Nations Public Works*:*Defining the Issues*(《国家公共工程:界定问题》), Washington, D. C. NCPWI, Sept. 1986, p. 13; NCPWI, *Fragile Foundations*(《脆弱的基础》), pp. 54, 158, 164; NCPWI, *The Nations Public Works*:*Report on Wastewater* Management(《国家公共工程:废水管理报告》), p. 1; Robert B. Williams and Gordon L. Culp, eds. , *Handbook of Public Water Systems*(《公共供水系统手册》), New York: Van Nostrand Reinhold, 1986, p. 801; Otis L. Graham, A Limited Bounty: *The United States Since World War II*(《有限的赏金:二战后的美国》), New York: McGraw-Hill, 1996, p. 165.

17. Government Finance Research Center, *Municipal Finance Officers Association*, *Building Prosperity*:*Financing Public Infrastructure for Economic Development*(《建设繁荣:为经济发展融资的公共基础设施》), Washington, D. C. Government Finance Research Center, Municipal Finance Officers Association,

Oct. 1983, p. 4.

18. NCPWI, *The Nations Public Works*: *Report on Wastewater Management* (《国家公共工程:废水管理报告》), pp. 86 – 87; SCS Engineers, *Sewer Moratoria*: *Causes*, *Effects*, *Alternatives* (《下水道暂停:原因、影响、替代方案》), Washington, D. C. Office of Policy Development and Research, Department of Housing and Urban Development, July, 1977, pp. 1, 4, 9 – 15, 17 – 22. 1979 年,吉米·卡特总统指示环境保护署使用拨款来支持老城市的污水修复项目,并阻止在新地区开发拦截系统,以免将人口从城市核心转移到外围。限制为新下水道装置提供拨款是有效的,但实际上并没有为修理和改进中心城市下水道收集系统提供资金。参见 George E. Peterson and Mary John Miller, *Financing Public Infrastructure*: *Policy Options* (《公共基础设施融资:政策选择》), Washington, D. C. HUD, 1982, p. 30。

19. NCPWI, *Fragile Foundations* (《脆弱的基础》), p. 54; George Tchobanoglous and Franklin L. Burton, eds. , *Wastewater Engineering*: *Treatment*, *Disposal*, *and Reuse* (《污水工程:处理、处置和再利用》), New York: McGraw-Hill, 1991, p. 4.

20. 参见 H. E. Hudson Jr. , "Water Treatment—Present, Near Future, Futuristic"(《水处理——现在,不久的未来,未来主义》), *JAWWA* (《美国自来水协会杂志》)68 (June 1976): 275 – 276。

21. 参见 Graham Walton, "Developments in Water Clarification in the U. S. A. "(《美国水澄清技术的发展》), in Society for Water Treatment and Examination and the Water Research Association, "Water Treatment in the Seventies"(《70 年代的水处理》), proceedings of a symposium, Reading, Pa. Jan. 1970, p. 69; U. S. EPA, Office of Water Programs Operations, *Primer for Wastewater Treatment* (《废水处理剂》), Washington, D. C. EPA, July 1980, p. 4; Koren, ed. , *Handbook of Environmental Health and Safety*(《环境健康与安全手册》), pp. 513 – 514; William S. Foster, "Wastewater Plants Using Computers"(《使用计算机的废水处理厂》), *American City*(《美国城市》) 90 (Dec. 1975): 66; "Tertiary Sewage Treatment by Irradiation"(《三级污水辐照处理》), *American City* (《美国城市》) 86 (June 1971): 143; George A. Sawyer, "New Trends in

Wastewater Treatment and Recycle"(《污水处理与再循环的新趋势》), *Chemical Engineering* (《化学工程》)79 (July 24,1972): 120 - 128;Russell L. Culp, "No Innovation in Wastewater Treatment?"(《废 水 处 理 中 没 有 创 新?》), *Civil Engineering-ASCE* (《土木工程—美国土木工程师协会》)42 (July 1972): 46 - 48;"Lagoons Get a Lid"(《泻湖有个盖子》), *American City and County* (《美国城市与县》)91 (Sept. 1976): 47;"Lagoons Get Secondary Treatment OK"(《泻湖可以得到二级处理》), *American City and County*(《美国城市与县》) 92 (Dec. 1977): 41 - 42;"Two Cities Test Reverse Osmosis System"(《两个城市测试反渗透系统》), *American City and County* (《美 国 城 市 与 县》)90 (Sept. 1975): 122;"Hydraulic Gate Helps Solve Odor Problem"(《液压闸门帮助解决气 味 问 题》), *American City and County* (《美 国 城 市 与 县》) 90 (Feb. 1975): 70。

22. Conservation Foundation, *State of the Environment: A View Toward the Nineties*(《环境状况:展望 90 年代》), p. 446.

23. 在 20 世纪 60 年代早期,对供水的投资经历了快速增长。20 世纪 70 年代初出现了下水道设施建设的高峰。20 世纪 80 年代初期投资的减少至少部分是因为几年前建成了主要的新设施。参见 ACIR, *Financing Public Physical Infrastructure* (《公共实体基础设施融资》),Washington,D. C. ACIR, June 1984,p. 12。

24. APWA, *Proceedings of the National Water Symposium: Changing Directions in Water Management* (《国家水研讨会论文集:水管理的变化方向》),Washington,D. C. APWA,Nov. 1982,p. 11.

25. Peterson and Miller,*Financing Public Infrastructure*(《公共基础设施融资》),pp. 31 - 32.

26. Peterson and Miller,*Financing Public Infrastructure*(《公共基础设施融资》), p. 32;NCPWI, *The Nations Public Works: Executive Summaries of Nine Studies*(《国家公共工程:九项研究的执行摘要》),p. 31.

27. U. S. Congress,*Public Works Infrastructure*(《公共工程基础设施》), p. 127.

28. ACIR,*Financing Public Physical Infrastructure*(《公共实体基础设施融

资》），p. 10.

29. 支出数字见表 19-3。与其他统计摘要略有不同,部分原因是 1984 年美元的代表含义以及如何定义"公共工程支出"。

30. NCPWI, *The Nations Public Works：Report on Water Supply*（《国家公共工程：供水报告》），p. 147. 这些数据是以全国汇总数据表述的。不同地区的统计数据差别很大。参见 U. S. Congress, *Financing Municipal Water Supply Systems*（《市政供水系统融资》），pp. xi, 15；关于水费的讨论,参见 Baumann and Dworkin, *Water Resources for Our Cities*（《我们城市的水资源》），p. 23；U. S. Congress, *Financing Municipal Water Supply Systems*（《市政供水系统融资》），pp. 2, 4；U. S. Congress, *Public Works Infrastructure*（《公共工程基础设施》），p. 134；NCPWI, *The Nations Public Works：Report on Water Supply*（《国家公共工程：供水报告》），pp. 24-25；Steve H. Hanke, "Water Rates：An Assessment of Current Issues"（《水价：当前问题的评估》），*JAWWA*（《美国自来水协会杂志》）67（May 1975）：215-219。

31. 参见 APWA, *Proceedings of the National Water Symposium*（《全国水资源研讨会论文集》），pp. 3-6。

32. 对于私有系统,留存收益达到 40% 至 50%,其余部分来自股票、应税债券、产业债券和银行贷款。

33. Peterson and Miller, *Financing Public Infrastructure*（《公共基础设施融资》），p. 10；Robert Lamb and Stephen P. Rappaport, *Municipal Bonds*（《市政债券》）2d ed. , New York：McGraw-Hill, 1987, 10, pp. 137-143.

34. 然而,1972 年至 1987 年间,联邦政府对废水处理的拨款总额接近 570 亿美元。

35. NCPWI, *The Nations Public Works：Report on Wastewater Management*（《国家公共工程：废水管理报告》），pp. 14-15, 17；Pinkham and Chaplin, *Water 2010*（《水的 2010》），p. 4.

36. 原始数据显示,这种下降始于 20 世纪 80 年代。

37. CEQ, *Environmental Quality*（《环境质量》），pp. 83, 86-87. 参见 NCPWI, *The Nations Public Works：Report on Water Supply*（《国家公共工程：供水报告》），p. 5；Baumann and Dworkin, *Water Resources for Our Cities*（《我们城市的

水资源》),p.5;George Clifford White,"Disinfection:The Last Line of Defense for Potable Water"(《消毒:饮用水的最后一道防线》),*JAWWA*(《美国自来水协会杂志》)67（Aug. 1975）:410;National Research Council,Safe Drinking Water Committee,*Drinking Water and Health*(《饮用水与健康》)vol. 4,Washington,D. C. National Academy Press,1982,pp. 140 – 149;Williams and Culp,eds.,*Handbook of Public Water Systems*(《公共供水系统手册》),p. 379;David H. Speidel,Lon C. Ruedisili,Allen F. Agnew,eds.,*Perspectives on Water Uses and Abuses*(《水的使用和滥用的观点》),New York:Oxford UP,1988,pp. 241 – 242;Rajindar K. Koshal,"Water Pollution and Human Health"(《水污染与人类健康》),*Water,Air,and Soil Pollution*(《水、空气和土壤污染》)5（1976）:293 – 294;Koren,ed.,*Handbook of Environmental Health and Safety*(《环境健康与安全手册》),pp. 234 – 236;"Status of Waterborne Diseases in the U. S. and Canada"(《美国和加拿大的水传播疾病状况》),*Journal of the American Waterworks Association*(《美国水利协会期刊》)67（Feb. 1975）:95 – 98;*Houston Chronicle*(《休斯敦纪事报》)Oct. 6,1996,25A.

38. J. Carrell Morris,"Chlorination and Disinfection—State of the Art"(《氯化和消毒——最先进的状态》),*JAWWA*(《美国自来水协会杂志》)63（Dec. 1971）:769,772 – 773;Whipple,*New Perspectives in Water Supply*(《供水新视角》),pp. 15 – 21;Charles D. Larson,O. Thomas Love,and James M. Symons,"Recent Developments in Chlorination Practice"(《氯化实践的最新发展》),*Journal of the New England Water Works Association*(《新英格兰水务协会期刊》)91（Sept. 1977）:279;George E. Symons and Kenneth W. Henderson,"Disinfection—Where Are We?"(《消毒——我们在哪里?》),*JAWWA*(《美国自来水协会杂志》)69（March 1977）:148 – 154;T. E. Stallworth Jr.,"An Economic Assessment of the Impact of Present Shortages on the Water Industry"(《对目前短缺对水工业影响的经济评估》),*JAWWA*(《美国自来水协会杂志》)67（April 1975）:171.

39. J. Carrell Morris,"Chlorination and Practice"(《氯化与实践》),*Proceedings of the Annual Public Water Supply Engineers Conference*(《年度公共供水工程师会议论文集》)（1978）:31;Joseph T. Ling,"Research—Key to Quality

Water Supply in the 1980s"(《研究——20 世纪 80 年代优质供水之关键》),
JAWWA (《美国自来水协会杂志》)68 (Dec. 1976)：659；NCPWI, *The Nations
Public Works*：*Report on Water Supply*(《国家公共工程：供水报告》), p. 3, 5；
Larson et al. , "Recent Developments in Chlorination Practice"(《氯化实践的最新
发展》), pp. 262 – 263, 268；Pat Costner, *We All Live Downstream*：*For Everyone
Who Wants Clean Water*：*A Guide to Waste Treatment That Stops Water Pollution*
(《我们都生活在下游：为每个想要清洁水的人：阻止水污染的废物处理指
南》)rev. ed. , Jacqueline Froelich ed. , Eureka Springs, Ark. Waterworks Pub.
Co. 1990, p. 8；Symons and Henderson, "Disinfection"(《消毒》), p. 149；Jane
Kay, "Chemicals Used to Cleanse Water Can Also Cause Problems"(《用于净水的
化学物质也会引起问题》), *Houston Chronicle*(《休斯敦纪事报》), Oct. 7,
1996, 12A. 关于过滤实践，参见 K. J. Roberts, "Status of Direct Filtration"(《直
接过滤的现状》), *Proceedings of the AWWA 1979 Annual Conference*(《美国自来
水厂协会 1979 年年会论文集》), San Francisco, June 24 – 29, 1979, pp. 855 –
862；Carol H. Tate and R. Rhodes Trussell, "Developing Drinking Water
Standards"(《发展饮用水标准》), *JAWWA* (《美国自来水协会杂志》)69
(Sept. 1977)：257；"State of the Art of Water Filtration"(《水过滤技术的现
状》), *JAWWA*(《美国自来水协会杂志》)64 (Oct. 1972)：662 – 665；Gary S.
Logsdon, ed. , *Slow Sand Filtration* (《慢速砂过滤》), New York：ASCE, 1991,
pp. 1 – 3, 5.

40. John Cary Stewart, *Drinking Water Hazards* (《饮用水危害》), Hiram,
Ohio：Envirographics, 1990, pp. 121 – 126；"The Fluoridation Controversy：
Understanding the Opposition and Effectively Meeting the Challenge"(《氟化争议：
理解反对意见和有效地迎接挑战》), *Health Matrix* (《健康矩阵》)2 (Summer
1984)：66 – 76.

41. 改善很可能指的是常规污染源，而不是非点源污染。NCPWI, *The
Nation's Public Water*：*Report on Wastewater Management* (《国家公共工程：废水
管理报告》), p. 10.

42. Williams and Culp, eds. , *Handbook of Public Water Systems*(《公共供水
系统手册》), p. 552；William H. Rodgers Jr. , *Environmental Law*：*Air and Water*

（《环境法：空气和水》）vol. 1，St. Paul：West，1986，pp. 230 – 237.

43. Conservation Foundation，*State of the Environment*：*A View Toward the Nineties*（《环境状况：展望 90 年代》），p. 103；Council on Environmental Quality，*Environmental Quality*（《环境质量》），pp. 66 – 69；Koren，ed.，*Handbook of Environmental Health and Safety*（《环境健康与安全手册》），p. 472；Tchobanoglous and Burton，eds.，*Wastewater Engineering*（《污水工程》），p. 5；K. L. Kollar and R. Brewer，"The Impact of Industrial Water Use on Public Water Supplies"（《工业用水对公共供水的影响》），*JAWWA*（《美国自来水协会杂志》）69（Sept. 1977）：468 – 473；John T. OConnor，Les Hash，and Allan B. Edwards，"Deterioration of Water Quality in Distribution Systems"（《分配系统中的水质恶化》），*JAWWA*（《美国自来水协会杂志》）67（March 1975）：113 – 116；Millard W. Hall and Otis J. Sproul，"Water Quality and Recreational Land Use"（《水质和消闲用地》），*Public Works*（《公共工程》）102（March 1971）：52 – 56；Steven O. Rohmann，Tracing a Rivers Toxic Pollution：A Case Study of the Hudson（《追踪河流的有毒污染：哈德逊河的个案研究》），Washington，D. C. INFORM，1985，pp. 1 – 5，7. 来自动植物源的工业废物和生活污水的有机物质和氨有助于减少接收废物的水源中的氧气。参见 Koren，ed.，*Handbook of Environmental Health and Safety*（《环境健康与安全手册》），pp. 472 – 473。关于污泥和海洋倾倒，参见 John A. Howell，"Treatment of Effluents"（《废水的处理》），*Oceans*（《海洋》）10（May 1977）：63 – 64；EPA，*Primer for Wastewater Treatment*（《废水处理剂》），pp. 4，17 – 18；Tchobanoglous and Burton，eds.，*Wastewater Engineering*（《污水工程》），pp. 8 – 9；National Advisory Committee on Oceans and Atmosphere，*The Role of the Ocean in a Waste Management Strategy*（《海洋在废物管理战略中的作用》），Washington，D. C. National Advisory Committee on Oceans and Atmosphere，Jan. 1981，pp. 1 – 5；"Dont Go Near the Water"（《不要靠近水边》），*Newsweek*（《新闻周刊》）112（Aug. 1，1988）：42 – 47；Koren，ed.，*Handbook of Environmental Health and Safety*（《环境健康与安全手册》），p. 356。关于水污染企业的资料，参见 Stan Miller and Carol Lewicke，"The Business of Water Pollution"（《水污染业务》），in *Water Pollution*（《水污染》），Stanton S. Miller ed.，Washington，D. C. American Chemical

Society,1974,pp. 1 - 6。

44. NCPWI, *The Nations Public Works*：*Report on Water Supply*(《国家公共工程：供水报告》),p. 18.

45. Holtz and Sebastian,eds. , *Municipal Water Systems*(《市政供水系统》),p. 24.

46. Sarah E. Lewis,"The 1986 Amendments to the Safe Drinking Water Act and Their Effect on Groundwater"(《1986 年安全饮用水法修正案及其对地下水的影响》), *Syracuse Law Review*(《锡拉丘兹法律评论》)40 (1989)：894.

47. CEQ, *Environmental Quality* (《环境质量》), p. 63；Conservation Foundation, *State of the Environment*：*A View Toward the Nineties*(《环境状况：展望 90 年代》), p. 231；Sally Benjamin and David Belluck, *State Groundwater Regulation* (《州地下水法规》),Washington,D. C. Bureau of National Affairs, 1994,pp. 9 - 10；GAO, *Water Supply for Urban Areas*：*Problems in Meeting Future Demand* (《城市供水：满足未来需求的问题》),Washington,D. C. GPO,June 15,1979,p. 10.

48. Martin V. Melosi, "Sanitary Services and Decision Making in Houston, 1876 - 1945"(《休斯敦的卫生服务与决策,1876—1945》), *Journal of Urban History* (《城市史杂志》)20 (May 1994)：393. 参见 GAO, *Water Supply for Urban Areas*：*Problems in Meeting Future Demand* (《城市供水：满足未来需求的问题》),Washington,D. C. GAO,1979,p. 13。

49. James J. Geraghty and David W. Miller, " Status of Groundwater Contamination in the U. S. "(《美国地下水污染状况》), *JAWWA* (《美国自来水协会杂志》)70 (March 1978)：162.

50. Conservation Foundation, *State of the Environment*：*A View Toward the Nineties*(《环境状况：展望 90 年代》), pp. xlii,96；Lewis,"1986 Amendments to the Safe Drinking Water Act"(《1986 年安全饮用水法修正案及其对地下水的影响》),p. 897；Benjamin and Belluck, *State Groundwater Regulation*(《州地下水法规》),pp. 3,7,10；Carol Wekesser,ed. , *Water*：*Opposing Viewpoints* (《水：对立观点》), San Diego：Greenhaven Press, 1994, p. 81；Geraghty and Miller, "Status of Groundwater Contamination"(《地下水污染现状》),pp. 162,166；Joan

Goldstein, *Demanding Clean Food and Water*：*The Fight for a Basic Human Right*
(《需要干净的食物和水：为基本人权而战》), New York：Plenum Press, 1990,
pp. 113, 116; David E. Lindorff, "Ground-Water Pollution—A Status Report"(《地
下水污染——现状报告》), *Ground Water*(《地下水》) vol. 1, *the Proceedings of
the Fourth NWWA-EPA National Ground Water Quality Symposium* (《第四届国家
水井学会-美国环境保护署全国地下水水质研讨会论文集》)(Jan. - Feb.
1979), pp. 9 - 12; U. S. Congress, Office of Technology Assessment, *Protecting the
Nations Groundwater from Contamination* (《保护国家地下水免受污染》),
Washington, D. C. GPO, 1984, p. 7; Cristofano and Foster, eds., *Management of
Local Public Works*(《地方公共工程的管理》), p. 282.

51. NCPWI, *The Nations Public Works*：*Report on Water Supply*(《国家公共工
程：供水报告》), p. 6; Stewart, *Drinking Water Hazards* (《饮用水危害》),
pp. 225- 226.

52. 在此之前,包括瑞士、德意志联邦共和国和一些斯堪的纳维亚国家在
内的欧洲国家已经开始了减排计划。

53. Laurel Berman, Connie Hartline, Nancy Ryan, and James D. Thorne,
Urban Runoff：*Water Quality Solutions* (《城市径流：水质解决方案》), Chicago：
APWA Research Foundation, May 1991, pp. 9 - 10; ACIR, *Sourcebook of Working
Documents to accompany High Performance Public Works* (《伴随高绩效公共工程
的工作文件源书》), Washington, D. C. ACIR, Sept. 1994, p. 453; Vladimir
Novotny and Gordon Chesters, *Handbook of Nonpoint Pollution*：*Sources and
Management* (《非点源污染的源头与管理》), New York：Van Nostrand
Reinhold, 1981, pp. 2 - 3, 7 - 9, 11.

54. NCPWI, *The Nations Public Works*：*Report on Wastewater Management*
(《国家公共工程：废水管理报告》), p. 18.

55. Goldstein, *Demanding Clean Food and Water*(《需要干净的食物和
水》), pp. 114—115.

56. 基本上有三种类型的排放:合并下水道溢流、单独系统的暴雨排水,以
及渗透卫生下水道的溢流(旁路)。参见 Richard Field and John A. Lager,
"Urban Runoff Pollution Control—State-of-the-Art"(《城市径流污染控制——顶

尖的》),*Journal of the Environmental Engineering Division-ASCE*(《环境工程学部—美国土木工程师协会》)101（Feb. 1975）:107。

57. Richard Field and Robert Turkeltaub, Dont Underestimate Urban Runoff Problems, *Water and Wastes Engineering*（《水与废物工程》)17（Oct. 1980）:48. 到 20 世纪 90 年代中期,联合下水道系统仍然存在于许多社区,特别是在新英格兰和五大湖地区。大约有 1 100 个城市拥有多达 15 000 个联合下水道溢出系统(CSO),为 4 300 万人服务。有公民社会组织的城市往往在污水处理设施发达之前就建成了下水道系统。参见 Kevin B. Smith,"Combined Sewer Overflows and Sanitary Sewer Overflows: EPAs Regulatory Approach and Policy Under the Federal Water Pollution Control Act"(《组合下水道和卫生下水道溢流:美国环境保护署在联邦水污染控制法下的管理方法和政策》), *Environmental Law Reporter*(《环境法记者》)26（June 1996）:26 - 27。

58. Novotny and Chesters, *Handbook of Nonpoint Pollution*(《非点源污染手册》), pp. ix,2;Robert Pitt and Richard Field," Water-Quality Effects from Urban Runoff"(《城市径流的水质影响》), *JAWWA*（《美国自来水协会杂志》)69（Aug. 1977）:432 - 433.

59. Field and Turkeltaub,"Dont Underestimate Urban Runoff Problems"(《不要低估城市径流问题》), pp. 50 - 51;Vladimir Novotny and Harvey Olem, *Water Quality: Prevention, Identification, and Management of Diffuse Pollution*（《水质:扩散污染的预防、识别和管理》), New York: Van Nostrand Reinhold, 1994, pp. 7- 8;Smith,"Combined Sewer Overflows and Sanitary Sewer Overflows"(《组合下水道和卫生下水道溢流》), p. 27; Pitt and Field," Water-Quality Effects from Urban Runoff"(《城市径流的水质影响》), p. 436.

60. Grigg, *Urban Water Infrastructure*(《城市供水基础设施》), p. 85.

61. 这并不是说该法案没有经过修改或没有争议就通过了。在将该法案付诸最终形式的过程中,各方做出了许多妥协,国会必须避免总统的否决才能最终通过。参见 Ralph A. Luken and Edward H. Pechan, *Water Pollution Control: Assessing the Impacts and Costs of Environmental Standards*(《水污染控制:评估环境标准的影响和成本》), New York: Praeger, 1977, p. 4。

62. NCPWI, *The Nations Public Works: Report on Wastewater Management*

(《国家公共工程:废水管理报告》),p. 5. 要了解 20 世纪 70 年代公众对联邦水立法的看法,参见 U. S. Senate,Committee on Environment and Public Works, *American Attitudes Toward Clean Water*(《美国对清洁水的态度》),Washington, D. C. GPO,1983,pp. 13 – 18。

63. NCPWI,*The Nations Public Works:Report on Wastewater Management* (《国家公共工程:废水管理报告》),pp. 6,13,56 – 57;Russell V. Randle and Suzanne R. Shaeffer,"Water Pollution"(《水污染》),in *Environmental Law Handbook*(《环境保护法手册》),Timothy A. Vanderver Jr. ed. ,Washington,D. C. Bureau of National Affairs,1994,pp. 148 – 149;Koren,ed. ,*Handbook of Environmental Health and Safety*(《环境健康与安全手册》),p. 535;Grigg,Urban Water Infrastructure(《城市供水基础设施》),p. 87.

64. 例如,Conservation Foundation,*State of the Environment:An Assessment at Mid-Decade* (《环境状况:十年中期评估》),Washington,D. C. Conservation Foundation,1984,p. 122;Rodgers,*Environmental Law:Air and Water*(《环境法:空气和水》),pp. 84 – 87。

65. Paul B. Downing,*Environmental Economics and Policy* (《环境经济学与政策》),Boston:Little,Brown,1984,p. 5;George S. Tolley,Philip E. Graves,and Glenn C. Blomquist,*Environmental Policy:Elements of Environmental Analysis* (《环境政策:环境分析的要素》)vol. 1 ,Cambridge,Mass. Ballinger,1981, p. 182;Luken and Pechan,*Water Pollution Control*(《水污染控制》),p. 3;Koren, ed. ,*Handbook of Environmental Health and Safety*(《环境健康与安全手册》), pp. 458–459,536 – 539.

66. NCPWI,*The Nations Public Works:Report on Wastewater Management* (《国家公共工程:废水管理报告》),pp. 13,57 – 58. 1981 年的《市政污水处理建设拨款修正案》将 1982 年至 1985 年的拨款上限减至 24 亿美元。使用传统技术的工厂的联邦资金份额从 75% 减少到 55%,使用创新技术的工厂从 85% 减少到 75%。从 1985 年开始,补助金的资格仅限于现有人口,以便减少建设远远超出吸引增长能力的设施。1987 年的《清洁水法案》拨款 180 亿美元用于建设废水处理设施。参见 Marian Lief Palley and Howard A. Palley,*Urban America and Public Policies* (《美国城市与公共政策》),Lexington,Mass. D. C.

Heath, 1981, 291; Peterson and Miller, *Financing Public Infrastructure*(《公共基础设施融资》), pp. 28 – 29; Charles E. Pound, Ronald W. Crites, and Sherwood C. Reed, "Land Treatment: Present Status, Future Prospects"(《土地治理:现状与未来》), *Civil Engineering-ASCE*(《土木工程—美国土木工程师协会》)48 (June 1978): 100; Tolley et al., *Environmental Policy*(《环境政策》), pp. 182 – 183; Robert A. Collins, "The Distributive Effects of Public Law 92 – 500"(《公共法的分配效应》), *Journal of Environmental Economics and Management*(《环境经济与管理》)4 (1977): 344 – 346, 352 – 353。

67. Rodgers, *Environmental Law: Air and Water*(《环境法:空气和水》), p. 16.

68. Downing, *Environmental Economic and Policy*(《环境、经济和政策》), pp. 7 – 8. 另一个问题是一些观察人士所说的机构间竞争和管辖权重叠令人担忧的混乱。亨宁(Henning)和曼根(Mangun)在《管理环境危机》中,突出强调了新墨西哥州阿尔伯克基的例子:至少有 29 个联邦机构、8 个州机构、6 个地区机构、1 个县机构、1 个市县联合机构、4 个市机构和 3 个军事基地负责确保充足的供水和保持良好的水质。

69. "The Push to Ease Water Rules"(《推动放宽水资源规则》), *Business Week*(《商业周刊》)49 (March 21, 1977): 69.

70. Palley and Palley, *Urban America and Public Policies*(《美国城市与公共政策》), pp. 291 – 292.

71. Rodgers, *Environmental Law: Air and Water*(《环境法:空气和水》), pp. 19 – 20.

72. Grigg, *Urban Water Infrastructure*(《城市供水基础设施》), p. 86.

73. 关于水的再利用的信息在 20 世纪 70 年代开始受到关注,要了解更多信息,参见 NCPWI, *The Nations Public Works: Report on Water Supply*(《国家公共工程:供水报告》), pp. 8 – 9; AWWA and Water Environment Federation, *1994 Water Reuse Symposium Proceedings*(《1994 年水循环再利用研讨会论文集》), Dallas, 1994。

74. 1973 年和 1974 年,美国自然资源保护委员会(NRDC)先后四次起诉环境保护署署长,要求其提交有毒化学品清单,并说明其标准。1975 年,美国地方法院法官托马斯·弗兰纳里(Thomas Flannery)对这些案件进行了合并,环境保护署提出通过一项同意法令来解决问题。最终,一份包含65种化学物质的清单——优先污染物——被提交出来,代表了美国自然资源保护委员会认为环境保护署可以强制执行的那些。同时,21个主要产业类别被选为"第一产业"进行监管。同意令使环境保护署免于制定有毒污染物的标准,但并没有改变《清洁水法案》的运作方式。参见 Joseph M. Petulla, *Environmental Protection in the United States:Industry,Agencies,Environmentalists*(《美国的环境保护:工业、机构、环保主义者》),San Francisco:San Francisco Study Center,1987,pp. 54 – 55。

75. 参见 J. Clarence Davies III and Barbara S. Davies, *The Politics of Pollution*(《污染的政治》)2d ed. ,Indianapolis:Bobbs-Merrill,1975,pp. 184,187,194 – 196;"Water Quality:Problems"(《水质:问题》),*Water and Sewage Works*(《供水与污水厂》)123(Dec. 1976):41;Samuel P. Hays, *Beauty, Health, and Permanence:Environmental Politics in the United States,1955 – 1985*(《美丽、健康和永恒:美国的环境政治,1955—1985》),New York:Cambridge UP,1989,pp. 78 – 79;Downing,*Environmental Economics and Policy*(《环境经济学与政策》),p.5;Wekesser,ed. ,*Water*(《水》),pp. 63 – 66。

76. 有关1962年至1991年间与地下水有关的联邦法律的简要年表,参见 G. E. Eden and M. D. F. Haigh,*Water and Environmental Management in Europe and North America:A Comparison of Methods and Practices*(《欧洲和北美的水与环境管理:方法和实践的比较》),New York:Ellis Horwood,1994,pp. 33– 35。

77. Wendy Gordon,"Federal Protection of Ground Water"(《联邦政府对地下水的保护》),in *Perspectives on Water Uses and Abuses*(《水的使用和滥用的观点》),Speidel et al. ,ed. ,pp. 326 – 328;Benjamin and Belluck,*State Groundwater Regulation*(《州地下水法规》),pp. 19 – 27.

78. 参见 U. S. Congress,*Protecting the Nations Groundwater from Contamination*(《保护国家地下水免受污染》),p. 9;Lewis,"1986 Amendments to the Safe Drinking Water Act"(《1986年安全饮用水法修正案及其对地下水的影响》),pp. 900– 905。

79. Lewis,"1986 Amendments to the Safe Drinking Water Act"(《1986 年安全饮用水法修正案及其对地下水的影响》),pp. 898 – 899.

80. 1985 年至 1991 年间,所有 50 个州都颁布了包括地下水管理条款在内的立法。Benjamin and Belluck, *State Groundwater Regulation*(《州地下水法规》),pp. 6 – 7,11.

81. Environment and Natural Resources Policy Division, *Congressional Research Service*, *Nonpoint Pollution and the Area-Wide Waste Treatment Management Program Under the Federal Water Pollution Control Act*(《联邦水污染控制法下的非点源污染和区域范围内的废物处理管理计划》),Washington, D. C. GPO,1980,p. 14.

82. 除了非点源污染,1987 年的法案还关注了另一个顽固的污染问题——有毒污染物水平过高——即使在采用了必要的污染控制技术的地方也是如此。环境保护署 1984 年全国水质清单显示,37 个州报告其供水中的有毒物质水平增加。1987 年的法案还加强了改善湖泊水质和控制河口污染的计划,并逐步取消了联邦政府对市政水处理厂建设的援助,代之以循环贷款基金。参见 Wallis E. McClain Jr. ed. , *U. S. Environmental Laws*(《美国环境法》),Washington, D. C. Bureau of National Affairs, 1994, 2 – 1 – 2; Koren, ed. ,*Handbook of Environmental Health*(《环境健康与安全手册》),pp. 534,540 – 541。

83. Randle and Shaeffer, " Water Pollution"(《水污染》), p. 192; Smith, "Combined Sewer Overflows and Sanitary Sewer Overflows"(《组合下水道和卫生下水道溢流》),p. 31; Berman et al. , *Urban Runoff*(《城市径流》),p. 7.

84. 该法案赋予环保局控制公共系统中饮用水质量的权力。为实施该法律,建立了一个分三个阶段的机制:(1)《国家基本饮用水暂行条例》将采用普遍可用的技术和处理技术;(2) 授权国家科学院开展一项接触饮用水中污染物对人类健康影响的研究;(3) 根据国家科学院报告修订的《国家基本饮用水条例》将设定最大污染物容许浓度。参见 Williams and Culp, eds. , *Handbook of Public Water Systems*(《公共供水系统手册》), p. 10; Whipple, *New Perspectives in Water Supply*(《供水新视角》), p. 73; Goldstein, *Demanding Clean Food and Water*(《需要干净的食物和水》), p. 133; CONSAD Research

Corporation, *Study of Public Works Investment in the United States*(《美国公共工程投资研究》)vol. 4 , Pittsburgh：CONSAD, March 1980, E27；Grigg, *Urban Water Infrastructure*(《城市供水基础设施》), pp. 55 – 56；Alan Levin, "Safe Drinking Water Act and Its Implications"(《安全饮用水法案及其影响》), *Proceedings of the Third Domestic Water Quality Symposium*(《第三届国内水质研讨会论文集》), St. Louis, Feb. 27 – March 1,1979, pp. 1020 – 1021。

85. Daniel A. Okun, "Drinking Water for the Future"(《未来的饮用水》), *AJPH* (《美国公共卫生杂志》)66 (July 1976)：639.

86. Daniel A. Okun, "Drinking Water for the Future"(《未来的饮用水》), *AJPH* (《美国公共卫生杂志》) 66 (July 1976)：639 ；McClain, ed. , *U. S. Environmental Laws*(《美国环境法》), 5 – 1.

87. Randle and Schaeffer, "Water Pollution"(《水污染》), pp. 220 – 221. 参见 Kenneth F. Gray, "The Safe Drinking Water Act Amendments of 1986：Now a Tougher Act to Follow"(《1986 年的安全饮用水法修正案：更强硬的行动如今接踵而至》), *Environmental Law Reporter*(《环境法记者》)16 (Nov. 1986)：10338 – 10344；Roger D. Lee, "The Development and Application of the 1974 Drinking Water Standards"(《1974 年饮用水标准的发展与应用》), *The State of Americas Drinking Water：National Symposium*(《美国饮用水状况：国家专题讨论会》)Sept. 26 – 27, 1974, pp. 19 – 32；Levin, "Safe Drinking Water Act and Its Implications"(《安全饮用水法案及其影响》), pp. 61 – 64；Paul D. Haney, "The Continuing Quest for Pure Water"(《对纯净水的持续追求》), *JAWWA* (《美国自来水协会杂志》)68 (May 1976)：244 – 245。

88. Kenneth F. Gray, " Drinking-Water Act Amendments Will Tap New Sources of Strength"(《饮用水法案修正案将挖掘新的力量来源》), *National Law Journal* (《国家法律期刊》)8 (Sept. 1,1986)：16.

89. Randle and Schaeffer, " Water Pollution" (《水污染》), p. 235；Ling, "Research"(《研究》), p. 661；Palley and Palley, *Urban America and Public Policies*(《美国城市与公共政策》), pp. 293 – 294；Okun, "Drinking Water for the Future"(《未来的饮用水》), p. 639. 从法律角度对安全饮用水法案进行更深入的批评,参见 Rodgers, *Environmental Law：Air and Water*(《环境法：空气和

水》）,pp. 295 – 303。关于对 20 世纪 80 年代初进行的地表水水质调查进行良好的讨论,参见 Conservation Foundation, State of the Environment: An Assessment at Mid-Decade(《环境状况:十年中期的评估》）,pp. 106 – 115。关于各级政府控制和减少污染支出的统计数字,参见 CEQ, *Environmental Quality*（《环境质量》）,pp. 390 – 403;Conservation Foundation, *State of the Environment*（《环境状况》）,1987,pp. 23 – 29;Henry M. Peskin,Paul R. Portney, and Allen V. Kneese,*Environmental Regulation and the U. S. Economy*（《环境规制与美国经济》）,Baltimore: Johns Hopkins University Press,1981,pp. 33,35。

第二十章

州界之外，心界之外：
美国的垃圾危机

1987 年 3 月 22 日，满载垃圾的驳船"莫布罗号"离开了纽约的艾斯利普，试图寻找一个可以收容这些令人不愉快货物的垃圾填埋场。在 2 个月的时间里，共有 5 个州（北卡罗来纳州、路易斯安那州、阿拉巴马州、密西西比州和佛罗里达州）和 3 个国家（墨西哥、伯利兹和巴哈马群岛）禁止该驳船卸货。船长不情愿地驾驶着莫布罗号打道回府，在那里它受到了粗鲁而令人沮丧的欢迎。比较讽刺的是，最终它被允许把这 3 100 吨废物卸回它出发的地方。[1]垃圾驳船的故事是记者的乐事。它突出了纽约在服务提供方面长期存在的问题，也暴露了阳光地带对冰雪地带所处困境的冷漠。它也生动地展示了美国所谓的垃圾危机——在某些方面，这种困境比与供水和排水相关的基础设施危机更为直接，并且影响到每一个人。[2]

最近一次关于垃圾危机的讨论始于 20 世纪 70 年代初，不过我们可以在更早的时候找到相关的例子。[3]1973 年，全国城市联盟和美国市长会议发表了一份报告《城市和国家的垃圾处理危机》，他们将固体废物"激增"和可用城市垃圾处理场用地"急剧减少"视为罪魁祸首：

> 废物处理和资源节约是我国在 21 世纪后三分之一
> 需要理解和解决的两大问题。在未来一到五年内,我们
> 几乎一半的城市将耗尽现有的垃圾处理能力,美国的城
> 市地区面临着一场迫在眉睫的垃圾处理危机。[4]

在接下来的几十年里,垃圾数量危机和垃圾填埋空间危机的概念一直存在,尤其是在莫布罗号的故事中。1987 年的一项研究指出:"许多城市正在迅速面临有机垃圾和废弃物的危机:没有地方堆放垃圾。"[5]其他一些研究在肯定了其全国范围危机的同时,也确定了危机的中心在美国东部:"纽约困境的重量级可能是个例外,但是其本身并不是一个普通的问题:虽然很难得到全国范围内的可靠数据,但各地的城市似乎已经没有地方可以扔垃圾了。"[6]美国环境保护署固体废物办公室主任西尔维娅·劳伦斯(Sylvia Lowrance)对这种普遍看法表示赞同:"在美国的某些地区,(这场危机)如今非常严重。他们实际上没有更多的垃圾填埋空间。而在这个国家的其他地区,如果地方和市民不马上采取措施为未来做好准备,这场危机很快就会使他们不堪重负。"[7]

而一些观察人士对这场危机有不同的看法。一份名为《世界废物》的特别报告指出,除了没有处理场地,公共和私人经营者还面临着责任保险危机。他说:"保险费用在可能的情况下几乎一夜之间就像雨后春笋般增长,承保范围却非常有限。"这一问题之所以出现,是因为据说对高责任风险企业的承保范围正在缩减,而且法院在涉及固体废物的案件中,判决向要求损害赔偿的诉讼人支付巨额赔偿金。[8]

在《大西洋月刊》一篇被广泛讨论的文章中,由考古学家转变为垃圾学家的威廉·拉思杰(William Rathje)就人们对危机的标准

看法质疑：

> 近年来，媒体对垃圾填埋场的填埋操作（并因此而关闭）、焚烧炉的潜在危险，以及我们在回收利用方面明显不足等问题给予了很大关注。在这种情况下，"危机"一词的使用已成为惯例。然而，对于所有的宣传，事情的确切状态并不为人所知。真正的垃圾危机可能是由于缺乏可靠的信息和持续存在的虚假信息。[9]

　　人们几乎普遍接受用"危机"来描述 1970 年以后美国固体废物收集和处置的状况，而拉思杰对此提出了正确的疑问。通过广泛的研究，他试图纠正人们长期以来对一些问题的看法，比如当代美国人的处理废物习惯、垃圾填埋场中废弃物的可降解性以及回收利用的可行性等。[10]

　　"垃圾危机"的概念正如它被描述的那样，是对行动的呼吁，但也是一系列复杂问题的便利标签。它之所以方便，是因为"危机"的概念赋予了问题相对有形的、具体的性质，这些性质可以通过同样有形和具体的办法如新技术、有效管理或民众意愿来解决。从某种意义上说，"危机"否认了问题的复杂性，忽视了它的持久性，没有质疑它是长期的、周期性的还是暂时的。1993 年 5 月 29 日，《经济学人》杂志上的一篇文章提出了一个略微不同但更为积极的观点："在许多富裕国家，垃圾是人们最关心的环境问题。政府的政策开始反映这一事实。""一旦成为一个公共健康问题，目标就转移到减少废物的增长和更多的回收利用上。这个问题似乎变得越来越重要，因为废物往往是一种污染问题，而其他问题最终会被解决。"[11]

　　毫无疑问，在美国产生的大量废物是造成收集和处理垃圾问题的重要原因。1970 年至 1990 年，城市固体废物增加了 61.6%，从每年 1.219 亿吨增加到 1.98 亿吨;人均垃圾量从每天 3.3 磅增加到每天 4.3 磅。[12]人口的增长,以及消费模式的变化,都是丢弃物总量稳定上升的原因。[13]富兰克林学会在 1992 年的研究分析了 1972 年至 1987 年间城市生活垃圾的产生趋势,发现在这 15 年间,美国人口增长了 16%(从 1972 年的 2.099 亿增长到 1987 年的 2.438 亿),人均垃圾丢弃量也增长了 16%。该报告总结称:"在过去 15 年里,垃圾的增长可能有一半是人口增长造成的。"[14]无论如何,美国每年的人均废物产生量是很高的,与其他国家相比尤其如此(见图 20 – 1)。[15]

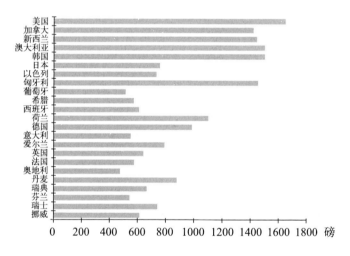

图 20 – 1　年人均废物产生量

虽然垃圾的数量是造成垃圾问题的一个关键因素,但它并不是唯一的问题。废物流中物质的组成也起了很大的作用。城市垃圾的构成既存在"前端"问题,也存在"后端"问题。例如,废物的产生使人对消耗稀少资源的理由质疑,同时也导致人们产生迅速和有效处理社会废弃物的要求。1970 年以后的废物流中包含一种难以替代和可回收材料的复杂混合物,并含有大量的有毒物质。如何最好地收集这些材料,而不仅仅是如何处理它们,挑战了传统的固体废物处理方法。

表 20 - 1　都市固体废物的总丢弃量比例(%)

丢弃物	1970 年	1980 年	1990 年
纸	36. 3	36. 1	36. 7
玻璃	10. 4	9. 9	6. 7
金属	11. 6	9. 6	8. 3
塑料	2. 5	5. 2	8. 5
橡胶/皮革	2. 6	2. 8	3
纺织品	1. 6	1. 7	3. 3
木质	3. 3	4. 4	6. 2
食物浪费	10. 5	8. 7	6. 7
庭院废弃物	19	18. 2	17. 7
其他废弃物	2. 2	3. 4	3. 1

资料来源:U. S. Department of Commerce, Bureau of the Census, *Statistical Abstract of the United States*, *1995*(《美国统计文摘,1995 年》) , Washington, D. C. : Department of Commerce, 1995, p. 236.

近年来,纸张在城市垃圾中所占比例变得最大。主要的有机垃圾(庭院垃圾和食物垃圾)已经稳步下降。塑料是第二次世界大战以来垃圾流中的一种新元素,在总量中所占的比例相对较小,但增长迅速。[16]无机材料所占比例很低,但其中包含许多可能对环境造成严重影响的家用化学品。[17]

至少从 1960 年开始,废物流的性质显现了重要的"前端"问题。在所有被丢弃的物品中,纸张、塑料和铝在城市垃圾总量中所占的比例一直在稳步增长。[18]这些材料的使用反映了包装废物的大量增加和纸张的各种额外用途。几乎没有人会否认泛滥的消费主义是造成固体废物问题的一个主要因素,尤其是自二战以来。然而,我们不应该将全部问题都归咎于过度包装。从 1958 年到 1976 年,包装消费增长了 63%。但是到了 20 世纪 80 年代和 90 年代,包装垃圾并没有持续快速增长。例如,在 1970 年到 1986 年间,作为都市固体垃圾组成部分的包装只增加了 9%,而耐用消费品增加了 35%;服装鞋类为 88%;非耐用消费品为 300%;报纸、杂志和书为 40%;办公室和商业票据为 69%。[19]

在"前端"和"后端"问题方面,包装的一个更关键的问题是材料组合的变化。纸板箱、塑料瓶取代了玻璃奶瓶和其他玻璃容器;铝饮料罐代替了钢罐;塑料袋也开始取代了纸袋。1985 年,美国生产了 470 亿磅塑料。国内消费的 390 亿磅塑料中,33% 用于包装,超过一半的塑料废弃物来自包装。对塑料的依赖需要使用大量石化和其他原料,导致大量的垃圾(如果不是重量的话)被丢弃在垃圾填埋场,如果使用焚烧炉则会对健康造成危害,而且回收方法比处理玻璃或纸张更为复杂。如果包装是由几种材料复合而成的,就会产生更多额外的问题。[20]

以纸张为例,如第十七章所讨论的,它们不仅被丢弃的数量增加了,而且用途也发生了改变。虽然某些形式的包装不再依赖于纸制品,但正在增加纸张的其他用途。办公室用纸和商业印刷纸开始增加,而新闻纸占城市生活垃圾总量的比例保持不变。电脑打印纸、传真纸、直邮广告用纸和高速复印机的使用增加尤为突出。由于计算机和先进的电子通信技术,人们对"无纸化办公室"的期望被这些新用途所抵消。尽管各种类型的纸和纸板经常混合在垃圾填埋场,但是回收纸张的潜力还是非常巨大的,因此必须从源头回收。即使采用源头分离,将除新闻纸和清洁的白纸以外的所有纸张转化为新产品的有效技术在市场上仍是不可行的。

纸张的问题还伴随着另一个处理问题——纸张增加垃圾数量的比例远远大于其重量。1986 年,约有 5 000 万吨纸制品被倾倒在垃圾填埋场或焚烧,占当年垃圾重量的 35.6%。然而,纸张垃圾的产出量要比这个数字大得多。由于大多数关于总废弃物的预测都是以重量来计算的,因此即使在纸张被压缩后,纸张对垃圾处理问题的贡献率也常常被低估。[21]

毫无疑问,丢弃物的多样性和复杂性加剧了数量问题。在新生态时代,当固体废物的组成开始受到更多关注时,过去通常被忽视的过度产生废物和浪费自然资源的问题变得更为人们所重视。废物流中材料的组成取决于若干外部因素，包括消费和生产模式、供应和使用新材料、新技术以及老旧的材料和技术。由于没有仔细注意进入废物流材料的类型，也没有认识到组成部分通常处于不断变化的状态，传统的收集和处理方法有时被证明是无效的或过时的。从本质上讲，公共工程人员面临的问题与19世纪末期汽车取代马匹、电力取代燃烧的木材和煤炭的同行们面临的问题相似。

　　长期以来，固体废物的收集一直被认为是一项繁琐的、劳动密度大且成本较高的投资，但它在"垃圾危机"中并不是特别引人注目的部分。不幸的是它的重要性被严重低估。一项调查估计，在美国，70%到90%的垃圾处理费用都用于收集垃圾。根据保守估计，1974年固体废物管理的总成本为50亿美元，而其中收集和运送废物到达处置地点的费用约为40亿美元。[22]还有研究指出，预算的回收金额和实际成本之间可能存在很大的差距。[23]

　　如前文所述，垃圾收集的特点是密度经济，而不是规模经济。每英里收集的吨数增加一倍，平均成本可降低50%。因此，长途运输到处理地点或转运站，大大增加了成本。这意味着就像现代大都市的情况一样，人口的扩散或分散已经成为有效经济聚集的障

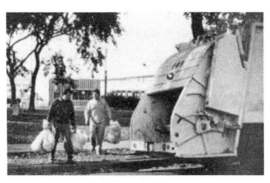

利用装载机回收垃圾。

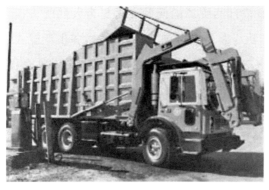

用于商业垃圾收集的现代前端装载机。这种压实机通过碾压或压缩垃圾，可以比老式车辆承载更多的垃圾。

碍。[24]依靠机械化车队收集垃圾也对环境造成了影响。正如一项研究指出的那样："大量垃圾车的排放、因垃圾车而加剧的交通拥堵、被吹走的垃圾造成的垃圾乱飞，以及处理过程本身都对环境造成了干扰，如果没有垃圾，这种干扰是不会发生的。"[25]

近年来，垃圾收集工作引发了对一些旧问题的讨论。在一些城市中，关于服务提供私有化的争论越来越激烈。从消费者的角度来看，服务的频率仍然是一个关键问题。人们对垃圾回收的兴趣日益增加，重新讨论了垃圾的源头分离还是混合收集的问题——争论的焦点可以追溯到 19 世纪后期。一般来说，收集垃圾问题（很像废物组成性质的变化）暴露的是影响服务质量的外部因素的重要性。城市结构和规模的改变、人口分布的变化以及环境意识的增强都对垃圾收集工作产生了巨大的影响。

如果说近年来发生了垃圾危机，那么它与垃圾处理问题密切相关，特别是美国东部垃圾填埋场的缩小。1988 年，《洛杉矶时报》的凯伦·图穆蒂（Karen Tumulty）写道："纽约仅存的大型垃圾填埋场弗莱士河公园，也象征着整个美国东北部地区面临的一场危机。到世纪之交，当垃圾空间耗尽时，710 万人口将不得不寻找其他途径处理四分之三的垃圾。"[26]

有一种解决的方案是废品输出，就像莫布罗号的例子一样。在不久以前，这是一种带有绝望意味的行为，是那些完全放弃本地

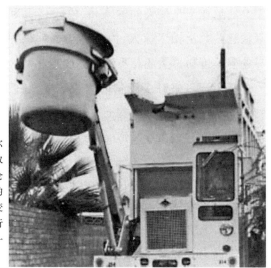

亚利桑那州斯科茨代尔开发和使用的"垃圾桶抓取机"能够以每小时 100 加仑的速度自动收集 300 加仑的垃圾桶。这些技术正在改变劳动密集型的垃圾收集行业。一些工人被解雇，另一些重新被分配工作。

解决方案的行为。20 世纪 80 年代末，美国东北部的 3 个州（新泽西州、宾夕法尼亚州和纽约州）每年输出 800 万吨垃圾，其中大部分都堆积在中西部地区，那里的填埋场更丰富，倾倒费用也更低。[27] 在 20 世纪 90 年代，固体废物的州际运输已经变得司空见惯，尤其是因为它已经被证明是一种相对便宜和简单的替代处理方法。1990 年，国家固体废物管理协会（NSWMA）进行了第一次非危险固体废物跨州运输调查，并于 1992 年和 1995 年进行了数据更新。固体废物输出和输入的模式表明，这种活动的增加趋势将持续到 21 世纪。1995 年，共有 252 次州间或国家间固体废物的相互作用（输出或输入）。这比 1992 年的数字（203 次相互作用）增加了 24%，比 1990 年的数字（132 次相互作用）增加了 91%。1995 年，所有州都参与了输出或输入固体废物的活动。马里兰州、密苏里州、新泽西州和纽约州 4 个州各自输出了超过 100 万吨固体废物。1995 年总共输出了 1 730 万吨固体废物。同一年，伊利诺伊州、印第安纳州、堪萨斯州、马里兰州、密歇根州、俄亥俄州、宾夕法尼亚州和弗吉尼亚州 8 个州输入了 100 万吨或更多的固体废物以待处理，其中宾夕法尼亚州是最大的输入州,输入总量为2 480万吨。不过,尽管输送的数量相当惊人,而且各州也都很积极,但1995年跨越州界的固体废物总量还是不到固体废物总量的9%。[28]

几个因素解释了废物的跨州转移,它们表明了近年来固体废物处理条件的一些基本特征。一些城市仍然依赖最近和最容易获得的处理能力。在某些情况下,这意味着跨越州界输送。例如,圣路易斯和堪萨斯城跨越州界运送垃圾,因为垃圾处理场距离州界非常近,而且运输不受地理障碍的限制。制度上的变化(如服务提供的区域化和固体废物管理行业的合并)削弱了认定州界为不可逾越边界的意义。在后一种情况下,大型综合私营公司设法通过采取区域办法收集和处置废物以发展具有成本效益的服务。此外,随着垃圾填埋场规模越来越大,并且数量越来越少,倾倒废物的选择范围也缩小了。[29]

固体废物跨州运输的趋势并不意味着州政府不关心这些物质在州际之间的流动,也不意味着他们忽视了控制运输的规定。全国的各个州和地方政府均通过了流动控制条例,指定了垃圾加工、处理或处置的地点。但是,由于流量控制,某些指定的设施(如焚烧炉)可以对当地固体废物或可回收材料的来源保持垄断。1992年,国会指示环境保护署审查与城市生活垃圾管理有关的问题。结果发现,有35个州、哥伦比亚特区和维尔京群岛直接授权控制废物流动。另外还有4个州通过各种行政机制(例如固体废物管理计划)批准了这项计划。环境保护署的结论是,流动控制是固体废物管理的有效工具,但对发展新的管理能力或实现回收目标并非不可或缺。在20世纪90年代,法院的想法与政府有所不同(尽管80年代的时候情况正好相反)。例如,1994年5月,美国最高法院裁定,华盛顿州斯波坎县为确保垃圾供应用于焚烧而通过的流动控制法令违反了宪法的州际贸易条款。众所周知,卡波恩裁定是最高法院自1990年以来就固体废物问题作出的几项裁决之一。

国会继续审查流动控制的优点，而支持者则希望推翻 1994 年的决定。[30]

垃圾填埋场已经成为垃圾危机的核心标志。到了 20 世纪 70 年代，固体废物专业人员和其他人开始怀疑卫生填埋场是否能满足城市未来的需求。来自回收计划的竞争引出了许多关于把资源埋在地下的经济可行性问题。更复杂的回收、原始材料的保存、使用都市固体废物作为燃料的替代来源，以及建造和维护垃圾填埋场的高昂费用，这些都使卫生填埋场在美国失去了其作为首选处理的地位。而人们越来越关注地下水渗滤液的污染和产出未能被监测的甲烷气体，也使得卫生垃圾填埋场很快名誉扫地。

无论对环境有什么影响，最直接的讨论点还是取得足够空间的问题。比较讽刺的是，卫生垃圾填埋场作为一种处置方式很有吸引力的原因就是廉价而充足的土地，也正因如此，在 20 世纪 70 年代，人们对它的态度发生了彻底的转变，并对其开始大加抨击。在美国的一些地区，新的垃圾填埋场的选址成了突出的问题。许多地区根本没有留出专门用于废物处理设施的土地。这其中的部分原因是物理或环境上的边际土地（或被认为是环境边际的土地）不再可用。在与其他土地用途的竞争中，垃圾填埋场的优势地位迅速下降。由于人们对于卫生填充具有强烈的共识，这也意味着其他废物处理方案受到的关注要少得多，它们在很多情况下遭到搁置。[31]

是否有可供选择的土地只是最明显的争论点。由于市民的抵制和日益严格的环境标准，填埋场的选址已成为一项危险的业务。人们已经做了很多关于邻避主义综合征的研究，这也表明人们普遍越来越怀疑垃圾填埋场的环境可靠性。而同样重要的是，邻避主义得到了更广泛的媒体报道，因为邻避主义试图将垃圾填埋场建在市中心以外的城市边缘，而那里的人口并非特别贫穷。因此有时会产生双方对立的情况。在加利福尼亚州的康特拉科斯塔县，所有的新垃圾填埋场都将建在以蓝领为主的东部地区。东县联盟组织"我们有足够的垃圾"（WHEW）的领导者说："每当有不受欢迎的地方要安置，比如说是垃圾场或者监狱，你们会去哪里找？肯定是东县！让东县的居民来接收全县其他地区的垃圾，这公平吗？"[32]

其至那些曾经被动的或者政治上中立的社区也开始反击，他们不愿意为整个城市提供垃圾倾倒的空间。20 世纪 80 年代，那些一直在处理有毒物质的草根组织也将他们的利益范围从危险废物处理设施扩展到了垃圾填埋场和焚烧炉。例如，位于弗吉尼亚州福尔斯彻奇市的公民危险废物交换中心（CCHW）于 1986 年建立了固体废物组织项目，其奋斗目标有 3 个：（1）停止不安全的和不健全的处理做法如倾倒和焚烧等；（2）推广安全有效的替代方法，如循环再造和堆肥；（3）改变行业惯例，减少和淘汰那些加剧固体废物问题的产品。该组织声称，从加利福尼亚州的鹰山垃圾场提案到佐治亚州的斯巴达，当地基层组织都努力取得了胜利。[33]除了抗议有毒设施的选址，环保正义运动的成员们还对垃圾填埋场和焚烧炉排放有害物质的行为加以谴责。[34]本杰明·查维斯牧师说："数以百万计的非裔美国人、拉美人、亚洲人、太平洋岛民和印第安人因为他们的种族和肤色而困在被污染的环境中。这些社区的居民比一般人面临更大的健康和环境风险。"[35]适当处置垃圾的问题已超出技术上可行、经济上可行及无害环境的范围，需要达到社会和政治上可接受的程度。

越来越多的人担心垃圾填埋场并不像其名称所暗示的那样卫生，这给公民团体和其他组织提供了抵制新填埋场的斗争武器。鸟类、昆虫、啮齿动物和其他经常出没于垃圾填埋场的动物会将病原体带回人类体内。即使在最原始的设施中，这个问题也没有完全消除。80 年代末，在 6 个现有的都市固体废物堆填区中，只有 1 个配有隔离膜。如果填埋场没有适当的隔离膜，就会对地下水和地表水造成威胁，特别是通过渗滤液（即有毒液体）。20 个州中只有 1 个配备渗滤液收集系统，只有 25% 的州有能力监测地下水。人们还担心各种有害物质和焚烧炉灰烬的污染，它们从家庭和工厂进入垃圾填埋场。拉思杰指出："垃圾填埋场潜在的有毒物质可能在很久以前就被医院和高尔夫球场所覆盖，这说明在开明的垃圾管理中的一个可怕的讽刺——一个看似合理和正确的想法往往会被社会的转变和垃圾内容的变化所取代。"[36]

根据最近的估计，美国产生的垃圾有 75% 到 85% 最终被扔进了垃圾填埋场，与此同时，填埋场的总数却在下降。综合统计数据显示，美国城市逐步淘汰卫生填埋场，作为单一处置方式，卫生填埋场的前景非常黯淡。根据环境保护署的说法，到 1995 年，美国大约 6 000 个垃圾填埋场中有一半将被关闭。自 1978 年以来，14 000 个设施（或者说美国 70% 的垃圾填埋场）已经关闭。最重要的是，新的垃圾填埋场并没有投入使用来取代旧的垃圾填埋场。1988 年，5 年以下的垃圾填埋场只有 9.5%，15 年以上的垃圾填埋场有 46%，20 年以上的垃圾填埋场有 30%。20 世纪 70 年代初，每年建成 330 个至 400 个城市垃圾填埋场。到了 20 世纪 80 年代，这一数字降到了 50 个至 200 个。在 20 世纪 80 年代早期完成的一项研究中，对调查作出回应的 43 个州里，超过 75% 的表示它们的填埋场容量不足。[37]

对某些社区来说是一场危机，而对其他人来说似乎还很遥远。由于可供使用的土地和填充物空间的地区差异，很难提醒每个城市注意到全国的困境。垃圾填埋场高度集中在某几个地区，即新英格兰州、纽约州、威斯康星州、得克萨斯州和加利福尼亚州。20 世纪 80 年代，缅因州、纽约州、威斯康星州、得克萨斯州和加利福尼亚州的垃圾填埋场占美国所有垃圾填埋场的 40%。仅占美国人口 2% 的威斯康星州拥有 15% 的垃圾填埋场。[38]同样，对于垃圾填埋场的容量也很难一概而论。例如，在 1980 年到 1984 年，特拉华州固体废物管理局建立了 3 个新的垃圾填埋场,并将该州的可用容量扩大到估计 25 年到 30 年。在西南部,亚利桑那州和新墨西哥州似乎没有容量的危机。较低的人口密度和较高的土地利用率削弱了其他东部各州所面临的问题。此外,由于西南部地区的地下水含水层往往比其他地区深得多,因此当地对渗滤液污染几乎不怎么担心。甚至在各州内部也存在着很大的差异。农村地区一般没有面临与城市中心相同程度的垃圾处理问题。而在一些州情况则正好相反。[39]

20 世纪 80 年代后半期倾倒费用的上涨(见图 20-2)表明,东北部地区的填埋区问题已变得非常严重。在东北部的 16 个调查点,倾倒费用从 1985 年的每吨 12.66 美元急剧增长到 1990 年的 64.76 美元。在大西洋中部地区也有大量增加。在接受调查的 39 个地点中,倾倒费用在同一时期从 16.99 美元增加到 40.75 美元。全国其他地区的费用都在稳步增长,但没有一个像东北部地区那样增长得如此迅猛。[40]对于那些需要立即采取行动的社区来说,处置成本的累积结果、环境风险因素、管理问题、对于规章制度的遵守以及资源的浪费,这些问题综合起来,加剧了垃圾填埋场的问题。而对于那些还没有面临这种困境的人来说则是一个警告。如果说卫生垃圾填埋场理应处于危机状态,那是因为美国城市至少40 年以来一直依赖单一的处理系统,而并没有为可行的替代方案做好充分准备。

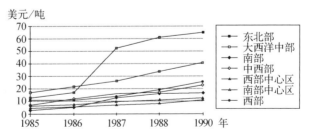

图 20-2　各区域倾倒废物的费用

在可用的替代方法中,焚烧法是最受欢迎的。然而,到1966年,焚烧工厂的总数下降到265座。到1974年年底,一位专家估计只有160座焚烧工厂在运行。1988年,美国只焚烧了3%的城市生活垃圾。[41]作为仅次于填埋法的垃圾处理技术,这些数字并不能很好地说明焚烧法的受欢迎程度,但是由于焚烧法能够大幅度减少废物量,而且与垃圾填埋场相比,它所占的空间相对有限,因此它经常用于垃圾处置工作中。与此同时,焚烧的缺点——高资本成本和空气污染——使其无法与垃圾填埋场有效竞争。

20世纪70年代,能源危机后人们开始寻找替代燃料,因此大家对于废物转化能源焚烧炉的兴趣增强了。废物转化能源焚烧炉的历史可以追溯到19世纪英国研制的可以产生蒸气的“破坏者”。多年来,人们对大规模燃烧和垃圾衍生燃料(RDF)的兴趣总是周期性地出现,但焚烧法从来不能与卫生填埋法相提并论。尽管如此,20世纪90年代早期,垃圾管理领域也有一些支持者认为,城市垃圾焚烧仍然是“整个固体废物管理战略中必要和不可分割的一部分”[42]。

有两种产生于19世纪末和20世纪初的垃圾燃烧设备一直都在使用。第一种是只燃烧垃圾以减少垃圾填埋量的设施。这类工厂大多建造于1975年以前,规模相对较小(每天的焚烧能力不足1 000吨)。这是一个典型的大规模燃烧装置,也就是说,它燃烧废物没有或很少进行预处理。第二类是废物转化能源设施,它燃烧废物,但利用产生的热烟道气体产生蒸气,用于发电或直接销售给热能用户。在20世纪70年代的能源危机之后,作为化石燃料的几种替代品之一,这种设备开始流行起来。废物转化能源工厂可以采用大规模燃烧技术,也可以是垃圾衍生燃料设施。垃圾衍生燃料工厂对废物进行预处理,并使用碎纸机、筛网和分离器来分离可燃材料。由此产生的可燃物质常常被转化成颗粒状,可以储存或运输以备以后使用。球团燃烧产生的热量非常均匀,一般在专门设计的锅炉中燃烧。

尽管现代焚烧炉技术非常先进,但在 1988 年只有 134 个焚烧设施投入使用,包括 38 个第一种类型的焚烧炉和 96 个废物转化能源焚烧炉。并且其中在 1988 年启动的废物转化能源新工厂只有 18 个。这些设施最集中的地方是密西西比河以东地区。然而环境保护署的预测显示,到 20 世纪 90 年代初,焚烧炉的容量将增加近 50%。[43] 焚烧法的经济可行性一直是工程师和市政官员长期关注的问题。灰烬处理方法和空气污染控制设备的改进使得建设数量大为增加,同时运行费用也大大增长。然而,焚烧处理费约为每吨 70 美元(这在过去被认为是相当高的)在 20 世纪 90 年代美国的一些地区还是比较有竞争优势的,在那些年,垃圾填埋场的倾倒费可能已经超过了这个数字。经济可行性并不能完全解释为什么焚烧炉不能有效地与卫生垃圾填埋场竞争。焚烧法不能成为主要的废物处理办法是由于一些与成本有关但不完全取决于成本的时效性问题,包括焚烧炉不能克服其环境责任的假设;它们的价值只满足特定的处理需要;而且生产的可用副产品也没有超过其他责任。从历史上看,焚烧法一直受到诸如环境可行性、特殊用途和潜在副产品的价值等方面的质疑,而这些质疑只是最近才开始针对垃圾填埋场。

到 20 世纪 70 年代初,人们对焚烧炉清洁操作的担忧导致了公众日益严重的敌意,这一点变得越来越明显。但是,尽管污染排放尤其使焚烧炉受到公众的嫌弃,但它们减少垃圾量的独特能力使它们没有完全消失。此外,使用洗涤器和除尘器可以减少空气污染的风险。在 20 世纪 70 年代末,随着能源危机的持续,提高蒸气生产能源的效果(加上垃圾衍生燃料的发展)开始发挥出良好的作用。在 70 年代的大部分时间里,加强污染控制的成本往往令人望而却步。这时候的焚烧炉很少能与卫生垃圾填埋场正面竞争,只有在不选择垃圾填埋场的时候才会考虑选择焚烧法。从环境的角度来看,尽管有从焚烧炉残渣中回收金属的可能,但是焚烧炉似乎与新兴的资源再利用哲学并不相容。直到 70 年代末,即使有望产生更多的能源,焚烧炉也依旧不受公众的欢迎,尤其是因为出售蒸气的副产品非常困难。不过那些对焚烧法持最乐观态度的人认为,这种方法还是有用武之地的,特别是在卫生填埋法使用土地稀缺或者无法获取土地的地方。[44]

1979 年,由于《公共事业管理政策法案》的出台,资源回收工厂得到了适度的发展。这项法律为电力销售提供了市场保障,尽管用垃圾发电的成本很高。能源产生的潜力使得几个城市对资源回收系统产生了兴趣。这倒不是因为它们填补了垃圾填埋场减少留下的空白,而是因为它们提供了一些投资回报的可能性。然而,联邦政府的这种支持并没有产生市场力量使资源回收工厂在处置领域发挥强有力的竞争作用。[45]

大规模焚烧固体垃圾在 20 世纪 80 年代是一项成熟的技术,有一些地方开始采用了这种技术,但废物转化能源这个概念在 80 年代的前 10 年里尚不成熟。大规模焚烧仍然代价高昂,而且对剧毒二噁英和呋喃、酸性气体以及重金属排放的警告削弱了人们对这种焚烧形式的热情。[46]在 20 世纪早期,焚烧炉即使有效运行也会对健康造成极其严重的威胁,与此相比,烟雾污染的说法就相形见绌了。资源回收工厂也不能幸免于这种批评。反对者声称,焚烧法在本质上非常不可靠,不但无法生产足够数量的能源来抵消成本,而且它们还排放了二噁英。就像对待垃圾填埋场一样,草根组织和环境正义倡导者也针对焚烧厂的选址进行强烈的抗争。20 世纪 80 年代,"关注洛杉矶中南部的市民组织"(CC-SCLA)成功阻止了在黑人居多的市中心社区建造大型焚烧炉的计划。事实上,在 20 世纪 80 年代中期到后期,关于焚烧炉设施的争论大幅增加。[47]然而,垃圾焚烧厂并没有被单独拿出来接受批评。如前所述,一些环保人士指责垃圾填埋场对于环境的污染程度也很高。

城市发现自己处于谚语所说的"岩石和硬地"之间。不过一些官员和行业领袖也确实采取了一些方法来对抗邻避主义。例如，加利福尼亚州废物管理委员会聘请塞雷尔政治咨询公司制定了一项计划以应对公众对于废物转化能源设施的抵制。塞雷尔公司的报告大致列出了如何确定哪些社区最不可能进行抗议。这么做是为了把握社区对废物设施的接受程度。[48]

到 20 世纪 80 年代中期,围绕废物处理的环境辩论使人们不再热情关注废物转化能源设施。废物转化能源的推广者必须证明他们所采用的系统能够产生足够的能源来抵消建设和运营成本,并且不会对空气或地下水造成严重威胁。随着辩论的越发激烈,公共标准也在明显发生改变。如前文所述,在 20 世纪 70 年代可以接受的事情,到 80 年代中期就不可以了。根据一项统计,尽管当时官方报道的数字比较高,事实上 1988 年在美国只有 38 家还原设施和 96 家废物转化能源设施还在运行。其中只有 18 个是 1988 年新建的废物转化能源工厂。[49]

在 80 年代,美国环境保护署和能源部为焚烧炉的规划、研究、示范和商业化提供了很多支持,但也由于联邦预算削减和拉夫运河事件(1978 年)而大受影响。拉夫运河事件以后,人们对都市固体废物的关注转移到了危险有毒废物方面。[50]此外,对于焚烧系统的融资性质也发生了变化,这影响了当地的管理决策。一些投资公司开始限制债券的发行。1986 年的税收改革法案减少了投资税收抵免。目前还不清楚《公共事业管理政策法案》是否对废物转化能源的发展产生了很大的影响,特别是由于该法案从未受到电力公司的欢迎,而且一些市政当局也因长期合同不受益而损失惨重。[51]

这些因素造成了垃圾处理的混乱局面,此外人们日益对低技术回收和再利用项目增长产生了兴趣,使得焚烧和填埋受欢迎的程度有所降低。人们普遍希望将回收率提高到废物总量的 25% 左右,这使得回收利用成为一种可行的处理方式,并具有强烈的政治和社会吸引力,这是有史以来的第一次。[52]因此,到20世纪80年代末,各种因素使焚烧炉的使用大幅减少。

20世纪90年代初,情况开始发生变化(虽然早在1988年就有些明显),市政当局开始慢慢增加使用焚烧炉的趋势。这主要是因为卫生垃圾填埋场地在不断收缩。美国环境保护署于1991年颁布了《城市垃圾焚烧炉的国家标准》,对现有的焚烧炉进行了严格的限制,这在某种程度上起到了制衡作用。1990年的《清洁空气法案》也限制了焚烧炉的排放。他们希望更清洁的技术最终能够胜出并达到联邦标准,并通过新的废物转化能源装置鼓励更高效的能源生产。这一点在美国能源部出台的1991年国家能源战略预测中得到了明确的说明。环境保护署和其他政府机构推动的"固体废物综合管理"还包括规划焚烧场所。[53]

近年来,废物转化能源的推动者开发了新的策略来增加它的使用。通过"商务"的方法,努力将废物转化能源设施引入社区,私营部门的公司通过这种办法确定哪些社区具有特定的需要,而这些需要可以在项目发展的范围内得到有效满足。在现有的商业设施中,1988年,马萨诸塞州米尔伯里的砂粒喷磨机环境系统工厂开始运行。尽管这一策略受到了一些社区的热烈欢迎,但市民团体(尤其是那些与环境正义运动相关的团体)担心这样的方法只是另一种形式的联合选择,并阻碍了在财政、环境和社会方面选址这些设施的努力。社区改变其处置选择的另一种方法是提出一项关于建立新固体废物管理设施的请求。与其让私营公司采取主动,不如各社区积极征求各种公司的建议,说明他们的具体需求。然后,地方官员可以评估这些建议,并决定哪些(如果有的话)最适合他们。[54]

关于焚烧的持续争论是一场经典的对抗,一方相信技术可以解决社会和经济问题,另一方则怀疑技术解决的效果。从理论上讲,废物转化能源有两大优点:有效减少废物的数量和产生有价值的副产品。支持者们并不否认燃烧废物可能造成潜在的环境危害,但他们还是愿意相信,虽然旧的设施通常无法达到新的排放标准,但是新型的废物转化能源设施可以经得起性能的测试。[55]

焚烧厂的批评者质疑焚烧厂的效率,他们抱怨为焚烧厂提供原料的资源被浪费,并担心使用这些资源会对环境造成影响。他们不愿意给予这些设施与支持者同等的自由度。艾伦·赫什科维茨(Allen Hershkowitz)是纽约环境研究组织"固体废物 INFORM"的负责人,他非常简明扼要地说:"垃圾燃烧产生一系列污染物,包括含有重金属和二噁英的气体,这些气体会导致酸雨。此外,焚烧炉需要一种新的安全的垃圾填埋场,用于专门只接受它们产生的有毒灰烬。"[56]

环保主义者巴里·康芒纳(Barry Commoner)的批评就没有那么含蓄了。他将新一代的焚烧厂称为"二噁英生产工厂",并且在他的领导下,纽约市的公民团体成功设法推迟了当地的一项复杂资源回收开发计划。[57]

总部设在华盛顿的研究机构"地方自力更生研究所"强烈地抨击了焚烧法,同时也反对将卫生填埋法作为美国城市中心的一种可行的处置方式。这次评估的重点是成本因素和环境影响。事实上,该研究所将两者联系在了一起,认为"由于环保法规的要求尚未完全明确,因此大规模焚烧设施(以及卫生垃圾填埋场)的最终成本尚未完全清楚"。研究所坚定地支持资源回收的做法,但倾向于采取的形式是循环利用和尽可能废物产出最小化,而不是通过废物转化能源设施。一份报告指出,提倡焚烧法的人们使用"资源回收"一词具有误导性:"虽然这类技术回收热量是事实……这些热量可以用不同的效率来生产蒸气或电力,但它们并不回收其他资源。从环境的角度来看，它们将有毒物质集中起来，并将污染物扩散到空气、土壤和地下水中。"[58]

尽管有趋势表明，在 20 世纪 90 年代早期，焚烧处理的垃圾占垃圾总量的 15% 到 20%，但它仍然是一种不稳定的处理技术，其数量继续波动取决于各种外部因素，包括金融、环境和监管，以及邻避主义。[59]

关于垃圾填埋还是焚烧的长期争论在 20 世纪 80 年代出现了新的转折。回收是一种替代的处理策略。20 世纪 60 年代，回收一度被认为是一种简单减少污染源的基本方法，是对过度消耗的相对无害的抗议，但在 80 年代，它成了更传统的处理方法的替代品（或者至少是一种补充）。回收是一种处理方式，就像一些能源专家认为节约能源也是一种能源来源一样，是一种消耗现有资源并产生更少浪费的负累加，否则这些垃圾将被填埋或者焚烧。正如俄勒冈州的一位工程师告诫美国化学工程师学会的，回收"曾经被嘲笑为是环保主义者的无效嗜好，现在被认为是固体废物管理的一个重要组成部分，也是减少对垃圾填埋场依赖的一个经济有效的方法"[60]。20 世纪 70 年代，随着生态运动和能源危机的爆发，人们再次对资源回收产生兴趣。[61]

在 20 世纪 80 年代，美国的回收工作还处于起步阶段，有许多的问题需要解决。应该采取什么样的激励措施来让家庭、企业、运输商和制造商遵守规定？那么强制回收法律呢？政府是否有明确的回收产品采购政策？回收方法应该受到多大的重视？而最大的问题是：能否找到并开发市场来应对不断增加的可回收物品？[62]

当固体废物管理人员、私营企业和公民团体为解决这些问题而苦苦挣扎时，全国各地涌现出了各种废品回收项目，寻求实际答案的压力也随之而来。在 1980 年之前，美国只有不到 140 个地区有门对门的废品回收服务。据估计，在 20 世纪 90 年代，这一数字超过了 1 000 个。1989 年,全国有 1 万多个回收中心和 7 000 多个废料处理中心在运作。[63]全国大多数社区的主要目标是提高废品回收率,在 20 世纪 80 年代末,废品回收率为 10%。美国环境保护署 1988 年的报告草案《固体废物的困境:行动议程》要求在 1992 年将全国废物回收率提高到 25%(尽管并没有实现)。[64]一些社区声称取得的成就超过了国家的标准。俄勒冈州波特兰市达到了 26%;新泽西州蒙特克莱尔为 30%;还有纽约州的伊斯利普——莫布罗号的故乡,达到了 35%。一些州开始了积极的回收计划,包括康涅狄格州、新泽西州、纽约州、宾夕法尼亚州和东部的罗德岛州、南部的佛罗里达州以及西部的俄勒冈州。[65]

然而,对回收新观念持怀疑态度的人仍然坚持自己的想法,他们严重担心回收的成本,缺乏稳定的市场,以及(他们认为的)许多对于回收项目不准确描述的问题。[66]许多措辞激烈的报告中还附加了警示说明,很明显,美国的回收率(特别是纸张和玻璃)与其他工业化国家相比相对较低。[67]批评回收利用的人往往会夸大他们的观点,不过支持者有时对回收利用计划的成功的确过于乐观。例如在 1989 年,美国只回收了 0.2% 的塑料。一项估计表明,在所有可回收物中,只有大约 11% 的物品被回收。[68]但自 1970 年以来,回收工作有了显著的增加,而且总的回收率比预估的还要好(见表 20 - 2 和 20 - 3)。

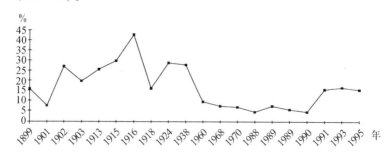

图 20 - 3　1899—1995 年焚烧都市固体废物的估计百分比

表 20 - 2 1970—1990 年回收利用

（单位:百万吨）

年份	丢弃的总量	回收的总量
1970 年	121.9	8.6(7.05%)
1975 年	128.1	9.9(7.72%)
1980 年	151.4	14.5(9.58%)
1985 年	164.4	16.4(9.98%)
1990 年	195.7	33.4(17.06%)

资料来源:U.S. Council on Environmental Quality, *Environmental Quality: Twenty-fourth Annual Report of the Council on Environmental Quality*（《环境质量:环境质量委员会第 24 年度报告》）,Washington, D.C.：Government Printing Office, 1993, p.505.

表 20 - 3 1970 年至 1990 年按废物种类分类的回收情况

（单位:百万吨）

	1970 年	1975 年	1980 年	1985 年	1990 年
纸张	44.2/7.4 (16.7%)	43.0/8.2 (19.1%)	54.7/11.9 (21.8%)	61.5/13.1 (21.3%)	73.3/20.9 (28.5%)
玻璃	12.7/0.2 (1.6%)	13.5/0.4 (3%)	15.0/0.8 (5.3%)	13.2/1.0 (7.6%)	13.2/2.6 (19.7%)
金属	13.3/0.4 (3%)	13.2/0.6 (4.5%)	12.7/0.9 (7.1%)	11.9/0.6 (5%)	13.5/2.7 (20%)
铝	0.8/—	1.1/0.1 (9.1%)	1.8/0.3 (16.7%)	2.3/0.6 (26%)	2.7/1.0 (37%)
塑料	3.1/—	4.5/—	7.8/—	11.6/0.1 (0.9%)	16.2/0.4 (2.5%)
橡胶和皮革	3.2/0.3 (9.4%)	3.9/0.2 (5.1%)	4.3/0.1 (2.3%)	3.8/0.2 (5.3%)	4.6/0.2 (4.3%)
纺织品	2/—	2.2/—	2.6/—	2.8/—	5.6/0.2 (3.8%)
木材	4/—	4.4/—	6.7/—	8.2/—	12.3/0.4 (3.3%)
食品	12.8/—	13.4/—	12.2/—	12.2/—	12.2/—
庭院废物	23.2/—	25.2/—	27.5/—	30/—	35.2/4.2 (12%)

资料来源:U.S. Council on Environmental Quality, *Environmental Quality: Twenty-fourth Annual Report of the Council on Environmental Quality*（《环境质量:环境质量委员会第 24 年度报告》）,Washington, D.C.：Government Printing Office,1993,p.505.

尽管受到一些批评,回收利用依然在20世纪80年代不断发展壮大,开始具有了强大的政治和社会吸引力。虽然回收利用的成本并不低,但它使决策者站在了资源保护的一边,同时也给关心的公民提供了一种参与解决具体固体废物难题和一般环境问题的途径。在20世纪80年代,将回收利用作为解决国家垃圾处理问题方法的观念给它带来了强大的动力。作为节约资源和减少污染的手段,它与减少废物和产出废物最小化之间的联系吸引了新的追随者。支持回收利用的一个有力论据是,通过减少产生的废物量,可以保护环境不受许多污染物的影响,这样就不必为了处理不需要的残留物而被迫去寻找解决方法。[69]

从20世纪90年代开始,资源回收成为一个快速发展的行业,到了90年代中期,回收材料的市场呈上升趋势。当时有9 000多个社区提供路边可回收物品收集设施,这个数字是1990年的10倍。但正如固体废物工业组织的刊物《废物时代》在1997年12月报道的那样:"在过去一年中,国内媒体上出现的很多文章都在谴责垃圾回收是一项成本高昂、自我感觉良好的事业,对整体环境保护几乎没有影响。"作家约翰·蒂尔尼(John Tierney)在1996年6月30日的《纽约时报杂志》上发表了一篇文章,这篇文章被20多家报纸转载。在《回收就是垃圾》一文中,蒂尔尼写道,由于1987年的莫布罗号事件,"地球历史上最富裕社会的公民突然开始沉迷于由个人处理自己的垃圾"。他说,由于担心垃圾填埋场被填满,美国人把回收利用视为他们唯一的选择,但他们没有意识到1987年的危机是一场虚报,强制性的回收计划对子孙后代没有好处。通过给少数群体(政治家、公共关系顾问、环境组织和废物处理公司)提供短期利益,垃圾回收挪用了真正的社会和环境问题的资金。他总结道:"美国人已经把回收利用视为一种超然的体验,一种道德救赎的行为。"[70]

垃圾回收的支持者们对此感到极为愤慨,《纽约时报杂志》也收到了大量批评蒂尔尼的信件。这篇文章在数据的使用上是有选择性的,蒂尔尼实际上是讲了一个类似于将婴儿和洗澡水一起泼掉的故事:在他的眼里,回收狂潮是近几年出现的新事物,只是冲动的产物,这与许多年前同废物处理的对抗是不一样的;他批评支持回收利用的人没有从成本效益的现实出发,但也没有提供关于回收失败和成功的详细文件;在他的描述中,回收利用的倡导者代表了一个清晰可见的社会或政治边缘群体(而并非多样化的),他们的目标是做些什么来减轻自己的负罪感;他似乎主张回收利用应该独立于其他废物处理方式来考虑,而不是作为一个庞大而复杂的系统中的一个组成部分;他描绘了回收利用的历史,仿佛它已经发挥了自己的作用,因此它的结果可以被确定地评估。由于蒂尔尼并没有把回收视为一个新兴的处理选择,而是认为它已经是过时的东西,这使得他的批评难以服众。然而,正如卫生垃圾填埋场在 20 世纪中叶被视为处置垃圾的灵丹妙药(后来却遭到了质疑)一样,垃圾回收带来的喜悦需要在未来取得切实成果的良好记录中加以验证。[71]

“对于市政官员来说,没有什么比垃圾事务更重要了。”1984年,芝加哥市政官员罗曼·普辛斯基(Roman Pucinski)如是说。[72]许多人同意这一观点,而且许多人认为,光从利益集团政治的身上就可以解释美国的垃圾危机。在 1988 年的《福布斯》杂志上,詹姆斯·库克(James Cook)评论道:

> 互相对立的人群包括环保团体、咨询公司、制造商、政府机构、政客和房主。垃圾转化能源公司担心这种回收利用的做法会把他们踢出市场。而废品经销商担心回收的做法会抢走他们的生意。电池、容器和塑料生产商怀疑这将限制他们的增长。极端的环保主义者则不喜欢其他人的手中可能握有一部分真相。

当地社区反对资源回收项目，环保主义者反对环境
保护署，而环境保护署则反对所有人。只有垃圾填埋场
的经营者对快速上涨的垃圾倾倒费感到高兴。[73]

不可否认的是，过多的利益集团给垃圾问题带来了困惑和复
杂性，也给政治领导人带来了艰巨的任务。但政治环境本身并不
能解释每个城市的优先次序设置，也无法找到解决应对所谓的垃
圾危机的方法。

在 20 世纪 70 年代，随着许多城市开始禁止在庭院焚烧垃圾，
收集垃圾也变成了强制性的。随着可收集垃圾数量的增加，一些
城市在保留原有路线的同时也签订了部分服务合同。随着私营公
司在收集家庭垃圾方面的影响日益扩大，出于对市政服务的不满，
一些私营垃圾收集公司声称他们可以与公共收集服务进行竞争。[74]
到 1974 年，这些大公司与 300 多个地区签订了合同。1964 年至
1973 年间，65% 的被调查城市开展了某种形式的垃圾收集服务，而
完全由市政垃圾收集的城市比例从 45% 下降到了 39%。[75]

关于收集垃圾服务私营化的争论导致了一系列关于固体废物
问题的对抗。主要的问题不仅仅是谁的效率更高和谁的成本更低
（当然，这些问题都很关键），还包括由谁负责收集垃圾，由谁自行
决定如何处置垃圾。

在许多方面，向私人服务的转变比预期的要容易。在 1981 年
对 10 个城市（规模从 3.5 万人到 59.3 万人不等）的研究中发现，
由私人机构负责收集垃圾的举动得到了广泛的支持，在城市官僚
机构或市政工会中也没有遇到明显的反对。[76] 服务费用在合同的第
一年就已大幅度降低，这无疑反映了支持者所希望达到的目标。
促成支持私人合同的关键因素包括：联邦或州法规的转变迫使各
城市重新审视自身的垃圾收集系统；通过增加成本减少城市资源、
通货膨胀、税基下降或地方抗税活动（或以上所有这些）；私营公

司，特别是以国家为基础的私营公司尽量提供关于私营服务的信息并促进服务私营化。这些因素（而不是任何明确的地理格局）影响了决策。而城市规模也是一个重要因素。拥有固定的、集中的、专业的公共工程系统的大城市往往比小城市更强烈抵制私人承包。[77]

私营垃圾收集业务增长的趋势持续到 20 世纪 80 年代和 90 年代。1988 年，全国垃圾管理协会表示，全国 80% 以上的垃圾是由私人公司收集的，这些公司要么与政府签订合同，要么直接为当地居民工作。1973 年至 1982 年，开展私营垃圾收集业务的地区数量从 339 个增加到 486 个。私人对处置设施的控制则不那么引人注目。从 1973 年到 1983 年，承包垃圾处理的地区从 143 个增加到 342 个。虽然这个数字比较显著，但它还是赶不上私营垃圾收集业务的增速。在 1987 年，尽管有 32% 的市政府计划在 1989 年聘请承包商，但当时只有 22% 的市政府与私人垃圾填埋场或焚烧工厂签订了合同。1988 年，全国只有 15% 的垃圾填埋场，但大约一半的资源回收工厂是私营的。[78]

随着私有化程度的提高，固体废物行业内部也出现了整合。在 20 世纪 60 年代末和 70 年代初，三家主导了 80 年代美国市场的行业巨头就已经产生，他们是废物管理公司、布朗宁-费里斯工业公司和波士顿 SCA 服务公司。虽然他们只处理了全国 15% 的固体废物，但是他们的资本、规模和管理团队使得他们在该行业有着广泛的影响力。[79]到 1987 年，美国六大公共废物管理公司报告称，他们每年从固体废物和危险废物处理服务中获得 50 亿美元的收入；1996 年，排名前六的公司的收入超过了 190 亿美元。横向合并与纵向整合占了他们增长的大部分，其中一些公司正在成长为国际企业。[80]1998 年 3 月，当时的全国第三大废物处理公司美国废品服务公司收购了行业领袖但境况不景气的废物管理公司，成为最大的废物处理公司。[81]1998 年 1 月 12 日，行业周刊《废物新闻》报道称："行业观察家认为,目前垃圾处理和废金属市场的整合趋势不会很快结束。"布朗宁-费里斯工业公司很快也会被吞并。[82]

除了寻求更高的利润,许多大型垃圾处理公司意识到需要改善自身的公众形象。正如一位记者所指出的:"废物处理商给怀疑论者提供了一切可以想象得到的理由来不信任他们,包括技术故障、投标操纵和其他抵制反垄断的行为、管理不善和与犯罪组织相联系。"例如,1988 年布朗宁-费里斯工业公司选择了聘用新闻媒体口中的"清洁先生"——前环境保护署署长威廉·拉克尔肖斯担任该公司的首席执行官,除了做好本职工作,公司还需要利用他美化公司的形象。然而,废品的集聚、反复出现的价格操纵和黑社会的参与等问题持续困扰着这个行业。[83]

私营化的趋势(特别是在垃圾收集方面)表明固体废物管理的操作阶段正发生巨大的变化。关于废物收集和处理服务的最终责任和控制问题,私有化只是 20 世纪后期的一个复杂因素,使得关于垃圾危机的辩论更加模糊。最近的一项研究指出,竞争(而不是所有权的类型)似乎是影响服务效率的最重要因素。废物处理行业的合并趋势会强烈影响竞争的性质,从而影响在制定收集和处置废物政策时与市政府的关系。在 20 世纪 80 年代,布朗宁-费里斯工业公司、废物管理公司和波士顿 SCA 服务公司这三家主导行业的公司,比它们取代或吞并的无数小公司具有更大的影响力。[84]

各种政府机构之间也存在着管辖权的竞争。正如一份报告所指出的,"固体废物处理正迅速成为州内和州际事务"[85]。由于认识到垃圾问题很少局限在城市范围内或某一特定管辖范围内,于是各地出现了各种新的政策安排。一些地区尝试了开展地方间协议、全县系统、多地区公司或州内规划机构。这些安排往往是出于需要而产生的,负责解决废物收集和处理的复杂问题。但是同私有化的出现一样,人们需要在决策过程中重点关注决定权力的路线。关于"由谁负责"的问题特别重要,公共和私营实体最近都致力于"综合废物管理"系统。美国环境保护署 1989 年出版的《固体废物的困境：行动议程》中建议：

> 利用"综合废物管理"系统，在地方、区域和国家层面解决城市固体废物的产生和管理问题。在这个整体方法中，我们设计了一些系统，使四种废物管理方案（源头削减、回收利用、燃烧和填埋）的一部分或全部相互配合，以安全有效地管理城市固体废物。[86]

在制定这样一个富有价值且雄心勃勃的目标时，环境保护署和其他机构将"综合废物管理"作为解决垃圾危机的办法。这一构想的支持者可能没有充分注意到这样一个事实，这将有可能加剧寻求控制收集和处置系统的公共和私人力量之间的传统竞争。环境保护署倡导"综合废物管理"的概念，表明联邦政府不仅要在制定固体废物的国家议程方面发挥重要的作用，而且要在制定扩大的监管角色方面发挥作用。[87]

特别是自 20 世纪 60 年代以来，联邦政府扩大了废物问题的范围，强调其作为一个具有全国影响环境问题的重要性。在 20 世纪 80 年代末，联邦政府在固体废物管理方面的权力有所增加，这使它回到了多年来一直被搁置的角色。最初，《固体废物处理法》（1965 年）的执行权落在了美国公共卫生署和内政部矿务局的身上。美国公共卫生署负责管理城市垃圾，而矿务局则负责管理来自发电厂和工业蒸气厂的采矿和化石燃料废物。随着 1970 年环境保护署的成立，大部分垃圾处理的责任转移到了环境保护署。在 70 年代，固体废物办公室获得了对有关固体废物的问题进行特别研究、提供资助和出版指导方针的权力。

固体废物办公室的建立为联邦固体废物计划提供了一定程度的稳定性（如果不是永久的），但也并非没有争议。由于环境保护署的主要职能是协助控制和消除污染,一些官员倾向于集中处理危险废物的问题,而不像 1965 年和后来 1970 年的法案所设想的那样强调固体废物的管理问题。在 20 世纪 70 年代中期,环境保护署提议大幅削减联邦固体废物计划,并建议联邦活动应仅限于管理危险废物。当国会、州和地方团体对这一立场犹豫不决时,环境保护署放弃了这种极端的立场,并宣布愿意继续发展和促进资源回收系统和技术。但是在 20 世纪 80 年代初,当能源危机的直接威胁过去后,紧缩银根的条款削减了环境保护署的预算,该机构几乎完全放弃了垃圾问题。[88]

随着公众对即将到来的"垃圾危机"的关注,以及 20 世纪 80 年代中期影响城市生活垃圾的《资源保护和回收法案》(RCRA)条款的强化,环境保护署与其他联邦机构(如技术评估办公室)一起回到了城市生活垃圾争论的中心。《固体废物困境》的发表清楚地表明,环境保护署希望为应对危机定下总的基调。在谈到环境保护署的新角色时(特别是考虑到污染预防办公室的建立),威廉·莱利署长说道:"这将是这个地方的特点——从源头预防和减少污染。"[89]但是环境保护署的回归还是引发了一些社会反响。

有些人对联邦政府加入这场"垃圾危机"之战的决心表示赞赏。另一些人则认为,监管权限的增加并没有与实际行动相匹配。在《资源保护和回收法案》颁布期间,威廉·科瓦奇斯(William Kovacs)担任众议院交通和商业小组委员会的首席顾问(对固体和危险废物有主要管辖权),他表示:"环境保护署对于《资源保护和回收法案》的实施只能被形容为动作迟缓、支离破碎、忽隐忽现、前后不一。"[90]对于那些生活在新标准下的机构(尤其是当地和国家政府,各种废物处理部门和私营企业)来说,在国家层面上,这种万物有灵论常常使人们对遵守新规则的类型和程度感到困惑,有时还会对联邦政府干涉地方事务产生怀疑并进行冷嘲热讽。

对于乐观主义者来说,联邦政府在固体废物问题上的扩大作用有可能动员美国人采取行动。对悲观主义者来说,这不过是给五音不全的唱诗班增加了一个不和谐的声音而已。至少,联邦政府参与的结果可能会产生一种中间路线的效果:"尽管联邦政府在颁布法规方面表现冷淡,但固体废物危机使环境保护署和国会重新对固体废物管理政策产生了兴趣。"[91]

1965 年的《固体废物处理法案》在 1970 年、1971 年和 1972 年随着法律的通过而得到修正。国会在 1970 年通过并由理查德·尼克松总统签署了《资源回收法案》,该法案将联邦政府参与的重点从处置转向回收利用、资源回收以及将废物转化为能源。其中包括《国家材料政策法案》。该法案创建了国家材料政策委员会,负责制定关于材料需求、供应、使用、回收和处置的国家政策。1970 年立法的另一个重要特点是规定必须为储存和处置危险废物采取国家制度。[92]如前文所述,1965 年和 1970 年的法案使各州更加深入地参与与固体废物收集和处置有关的地方问题。这些行动最重要的直接结果是制定了固体废物管理计划,这是获得联邦资金的先决条件。[93]

1976 年通过了《资源保护和回收法案》。1984 年,它被重新授权为《危险废物和固体废物修正案》。这大大增加了联邦政府在固体废物管理方面的作用,并成为美国第一个危险废物管理的综合框架。[94]它完全改变了《资源保护和回收法案》的措辞,重新定义了固体废物,并将危险废物也包含在内。《资源保护和回收法案》继续关于固体废物和资源回收的规定;命令环境保护署要求对危险废物进行"从摇篮到坟墓"的追踪,并控制危险废物处理设施;关闭大多数运行的垃圾转储站点;并通过各州颁布的规章制度,设定废物处理设施的最低标准,包括规模和地点。直到 1978 年拉夫运河事件被公开以后,环境保护署才对执行有关危险废物的规定给予了很大关注。[95]根据美国国家公共工程改善委员会的基础设施报告,《资源保护和回收法案》的规定"是基于这样一种假设,即自由企业制度负责从回收的材料中生产和采购材料,从而减少固体废物问题"。此外,随着时间的推移,在垃圾填埋场处理固体废物的成本也相应增加,减少产生的废物数量、回收大量废物或利用废物产生能源,将有效增加工业的经济效益。[96]

对城市固体废物特别重要的是《资源保护和回收法案》中的副标题 D,它规定了开发无害环境的处置方法和用新的填埋标准保护地下水。为了实现合理的废物处理方法和鼓励节约资源,该法案概述了联邦财政和技术援助计划,并以此协助州和地方司法部门制定固体废物管理计划,从而促进联邦、州和地方政府以及私营企业之间的合作。1984 年的修订大幅提高了有关堆填区的标准。一位分析人士说:"简单地说,《资源保护和回收法案》的前提是固体废物问题是我们工业社会的结果。因此,处理废物的真正费用应该由那些从产生废物的产品中获益的人承担。因此,一旦廉价垃圾填埋场的补贴被取消,其他更先进的技术将会得到发展。"[97]

根据《资源保护和回收法案》,环境保护署获得了对都市固体废物广泛的监管权力,特别是在垃圾填埋场和焚烧炉的设计及操作方面。国会凭借《资源保护和回收法案》要求环境保护署制定垃圾填埋标准,其中包括禁止公开倾倒垃圾。环境保护署于 1979 年发布了该标准。垃圾填埋场也受到更严格的国家规定及《综合环境反应、赔偿和污染场地清理责任法案》规定的财政责任。1984 年的修正案试图收紧垃圾填埋场的标准。现有和新建垃圾填埋场满足副标题 D 标准的成本非常高,导致全国垃圾填埋场供应进一步受到限制,因此有利于发展更大的区域性垃圾填埋场以降低单位成本或促使地区采用替代处置方法。此外,垃圾填埋场越来越多地转为由私人企业经营,因为处理成本太高,地区根本无法独立承担。在 1984 年,美国只有 17% 的垃圾填埋场是私营的。到 1991 年,这个数字增加到一半以上。[98]

1970 年以后,美国的固体废物问题变得极为复杂,不能简单地把它看作一场危机。"危机"一词的这种用法隐含着这样一种假设，即社会已经达到了一个临界点，超过这个临界点就会出现危险的结果。被认定为是造成"垃圾危机"的许多问题并不是过去的作法不当或当前的不作为造成的，而是一系列长期存在的问题，这些问题相互关联，并不能简单加以解决。解决这些问题的困难之处在于要确定哪些需要立即采取行动，哪些需要采取谨慎而坚定的行动。那些属于长期类型的问题包括以下内容：废物量过大、固有的废物收集问题、依赖单一处置办法（而非明确处置战略）、强调"后端"解决方案（但可能是"前端"问题）、关于公共与私人经营和管理的争论，以及关于监管的管辖争端。

　　那些尤其需要立即注意的问题（其中一些可能已经处于危机状态）包括城市垃圾中不断增加的有毒物质、对有限资源的浪费、缺乏可用的垃圾填埋空间，以及空气和水污染的加剧。其中一些问题表现出不同地区的强度差异，比如垃圾填埋选址。其他的问题则更为普遍，如消耗稀缺或其他有价值资源的情况。

　　在某些方面，处理长期问题可能比应对那些被认为处于危机时刻的问题更为困难。长期问题和危机状态之间的区别绝不是纯粹字面上的。这也并非要贬低固体废物问题的重要性。显然，人们对"垃圾危机"的广泛接受，很大程度上源于这样一个事实：至少从 20 世纪 70 年代开始，人们对垃圾问题比以往更重视，认为它导致了环境恶化。曾经在 19 世纪是一种麻烦的东西，但在 20 世纪变成了一种重大的环境灾难。固体垃圾以一种反常的方式达到了与供水和污水同等的地位，成为未来公共工程的重大挑战，在某些方面甚至超过了它们。

注　释

1. 参见 *Houston Chronicle*（《休斯敦纪事报》），May 18，1987。

2. 参见 Louis Blumberg and Robert Gottlieb，*in War on Waste：Can America*

Win Its Battle with Garbage? (《反对浪费之争：美国能打赢垃圾之战吗?》)，Washington，D. C. Island Press，1989，pp. 3 - 5，路易斯讲述了自己在费城的一次类似经历。这艘载着 14 000 吨城市焚化炉灰烬的驳船，未能在新泽西州、弗吉尼亚州和整个加勒比海地区找到一个垃圾场。在海地，安排在戈纳伊夫港附近海滩倾倒垃圾的军方领导告诉码头工人，这些货物只是肥料。在绿色和平组织的提醒下，政治反对派将这笔交易提请公众注意，然后吉安海又开始寻找新的垃圾场。在 1987 年和 1988 年间，这艘驳船前往非洲、斯里兰卡，最终到达新加坡，然后货物在那里消失了。灰烬已经被倾倒，但驳船的最后一个主人不愿告诉费城官员具体位置。

3. 例如，参见 Harry A. Mount，"A Garbage Crisis：Must We Solve Anew the Problem of the Disposition of Domestic Wastes?"（《垃圾危机：我们必须重新解决生活垃圾的处理问题吗?》），*Scientific American* (《科学美国人》)126 (Jan. 1922)：38。芒特(Mount)呼吁出现"垃圾桶摩西"来解决垃圾危机。

4. National League of Cities and U. S. Conference of Mayors，*Cities and the Nations Disposal Crisis* (《城市和国家处置危机》)，Washington，D. C. National League of Cities and U. S. Conference of Mayors，March 1973，p. 1.

5. Homer A. Neal and J. R. Schubel，*Solid Waste Management and the Environment：The Mounting Garbage and Trash Crisis* (《固体废物管理与环境：越来越多的垃圾和废弃物危机》)，Englewood Cliffs，N. J. Prentice-Hall，1987，p. 5.

6. Robert Emmet Long，ed. ，*The Problem of Waste Disposal* (《废物处理问题》)，New York：H. W. Wilson，1989，p. 9.

7. "An Interview with Sylvia Lowrance"(《对西尔维娅·劳伦斯的采访》)，*EPA Journal*(《环境保护署杂志》)15 (March/ April 1989)：10.

8. "Leaders Waste No Time in Facing Tough Issues"(《领导人不浪费时间面对棘手的问题》)，*World Wastes* (《世界废物》)29 (Jan. 1986)：13 - 14.

9. William L. Rathje，"Rubbish!"(《垃圾!》)，*Atlantic Monthly* (《大西洋月刊》)264 (Dec. 1989)：99.

10. William L. Rathje，"Rubbish!"(《垃圾!》)，*Atlantic Monthly* (《大西洋月刊》)264 (Dec. 1989)：99 - 106，108 - 109.

11. "Waste and the Environment"(《废物与环境》)，*The Economist*(《经济学人》)327（May 29，1993）：3.

12. U. S. Department of Commerce，Bureau of the Census，*Statistical Abstract of the United States*(《美国统计摘要》)，Washington，D. C. Department of Commerce，1995，p.236. 20 世纪 70 年代的预测是到 80 年代人均消费 8 英镑，这是一个严重的错误估计。拉斯杰认为即使是人均 4 英镑也可能太高了。他估计这个数字约为人均 3 英镑。参见 William Rathje and Cullen Murphy，*Rubbish！The Archeology of Garbage*（《垃圾！垃圾考古学》），New York：HarperCollins，1992，p. 101；U. S. EPA，*Characterization of Municipal Solid Waste in the United States：1990 Update；Executive Summary*（《美国城市固体废物特征：1990 年更新之执行摘要》），Washington，D. C. GPO，June 13，1990，p.3；NCPWI，*The Nations Public Works：Executive Summaries of Nine Studies*(《国家公共工程：九项研究的执行摘要》)，Washington，D. C. NCPWI，May 1987，p.48。

13. 消费模式的变化包括新的工作模式、饮食模式、技术创新和富裕程度。然而，富裕本身并不是废物产生的关键变量。参见" the Comparative Data on National Solid Waste Generation and Economic Output"(《全国固体废物产生和经济产出的比较数据》)，in *Recycling and Incineration：Evaluating the Choices*(《回收与焚烧：选择的评估》)，Richard A. Denison and John Ruston eds. ，Washington，D. C. Island Press，1990，pp.34 - 35。例如，它显示瑞士的年人均国民生产总值高于美国，但每年的人均废物产生量不到美国的一半。

14. Franklin Associates，Ltd. ，*Analysis of Trends in Municipal Solid Waste Generation，1972 to 1987：Final Report*(《城市固体废物产生趋势分析：1972 年至 1987 年之最终报告》)（Jan. 1992），ES - 1 - 2，1 - 4. 这份报告是为宝洁公司、布朗宁-费里斯工业公司、通用磨坊和西尔斯公司准备的。

15. 参见 Richard Stren，Rodney White，and Joseph Whitney，eds. ，*Sustainable Cities：Urbanization and the Environment in International Perspective*(《可持续城市：国际视野下的城市化与环境》)，Boulder，Colo. Westview Press，1992，p. 184。

16. 到 20 世纪 80 年代末，美国每年生产 600 亿磅塑料树脂，每年塑料产品的销售额超过 1 500 亿美元。参见 Stratford P. Sherman,"Trashing a $150 Billion Business"(《搞垮一个 1 500 亿美元的生意》),*Fortune*(《财富》)120 (Aug. 28, 1989):90。

17. 20 世纪 80 年代末和 90 年代初完成的各种研究表明,不同地区的垃圾组成存在很大差异,特别是在食物垃圾、庭院垃圾甚至废纸等类别中。参见 Philip OLeary and Patrick Walsh,"Introduction to Solid Waste Landfills"(《固体废物填埋导论》),*Waste Age*(《废物时代》)22(Jan. 1991):44;Franklin Associates,*Analysis of Trends in Municipal Solid Waste Generation*(《城市固体废物产生趋势分析》),pp.1-6。

18. EPA,*Solid Waste Dilemma*:*Background Documents*(《固体废物的困境:背景文件》),Washington, D. C. EPA, Sept. 1988,pp. 1-19.

19. Lewis Erwin and L. Hall Healy Jr.,*Packaging and Solid Waste*(《包装和固体废物》),Washington, D. C. AMA Membership Publications Division, American Management Assoc. 1990, p. 19;Martin V. Melosi, *Garbage in the Cities*:*Refuse, Reform, and the Environment, 1880-1980*(《城市里的垃圾:废弃物、改革与环境,1880-1980 年》),College Station:Texas A&M UP, 1981, p. 210. 食品包装中的瓦楞容器确实大幅增加。富兰克林协会表示,它是固体废物中最大的单一制成品,占 1972 年城市固体废物总量的 9.6%,1987 年是 5%。参见 Franklin Associates, *Analysis of Trends in Municipal Solid Waste Generation*(《城市固体废物产生趋势分析》),1-7-8。

20. EPA,*The Solid Waste Dilemma*:*An Agenda for Action*:*Appendices A-B-C* (《固体废物困境:行动议程之附录 A-B-C》),Washington,D. C. EPA,1988, A. C-1-15;EPA, *Solid Waste Dilemma*:*Background Document*(《固体废物困境:背景文件》),pp.1-20.

21. EPA,*Solid Waste Dilemma*:*Appendices A-B-C*(《固体废物困境:行动议程之附录 A-B-C》),A. A-1-48;Franklin Associates, *Analysis of Trends in Municipal Solid Waste Generation*(《城市固体废物产生趋势分析》),pp.1-10-11, 4-1-6, 4-14,5-3-4, 5-11, 5-14, 6-1-2, 6-10, 7-3.

22. APWA,*Solid Waste Collection Practice*(《固体废物收集实践》),Chicago:APWA, 1975,p. 1. 1985 年,仅建造和操作固体废物设施的公共开

支总额估计为 51 亿美元。参见 NCPWI, *Fragile Foundations*: *A Report on Americas Public Works*(《脆弱的基础:美国公共工程报告》),Washington, D. C. GPO, Feb. 1988,p. 195。

23. E. S. Savas,"How Much Do Government Services Really Cost?"(《政府服务到底要花多少钱?》),*Urban Affairs Quarterly* (《城市事务季刊》)15(Sept. 1979):23 – 42.

24. Peter Kemper and John M. Quigley, *The Economics of Refuse Collection* (《垃圾收集经济学》),Cambridge, Mass. Ballinger, 1976,pp. 109 – 111. 20 世纪 70 年代中期,在营运的收集车辆中,带压缩器的卡车占一半以上。参见 Martin V. Melosi,"Waste Management: The Cleaning of America"(《废物管理: 美国的清洁》),*Environment* (《环境》)23(Oct. 1981):9。

25. Neal and Schubel, *Solid Waste Management and the Environment*(《固体废物管理与环境》),p. 29.

26. Karen Tumulty,"No Dumping(Theres No More Dump)"(《没有倾倒》),*Los Angeles Times* (《洛杉矶时报》)Sept. 2, 1988, p. 1. 20 世纪 70 年代中期,有近 120 个海洋废物处理地点,但在 1972 年,国会通过了《海洋保护、研究和保护区法案》来限制海洋倾倒。参见 Melosi,"Waste Management"(《废物管理》),p. 12。

27. Casey Bukro,"Eastern Trash Being Dumped in Americas Heartland"(《倾倒在美国中心地带的东部垃圾》),*Houston Chronicle*(《休斯敦纪事报》)Nov. 24,1989, 1F.;Lori Gilmore,"The Export of Nonhazardous Waste"(《非危险废物的出口》),*Environmental Law* (《环境法》)19(Summer 1989):879 – 907;Jim Schwab,"Garbage In, Garbage Out"(《垃圾输入,垃圾输出》),*Planning* (《规划》)52(Oct. 1986):5 – 6;"Waste and the Environment"(《废物与环境》),p. 17.

28. Edward W. Repa,"Interstate Movement:1995 Update"(《州际运动:1995 年更新》),*Waste Age*(《废物时代》)28(June 1997):41 – 44, 48, 50.

29. Edward W. Repa,"Interstate Movement:1995 Update"(《州际运动:1995 年更新》),*Waste Age*(《废物时代》)28(June 1997):52, 54, 56.

30. Deb Starkey and Kelly Hill,*A Legislators Guide to Municipal Solid Waste*

Management（《城市固体废物管理立法者指南》），Washington，D. C. National Conference of State Legislatures，Aug. 1996 ，pp. 20 – 21；Solid Waste and Emergency Response，Office of Solid Waste，U. S. EPA，Environmental Fact Sheet：Report to Congress on Flow Control and Municipal Solid Waste，EPA530-F-95-008，March 1995，on-line；Larry S. Luton，*The Politics of Garbage：A Community Perspective on Solid Waste Policy Making*（《垃圾政治：固体废物政策制定的地区视角》），Pittsburgh：University of Pittsburgh Press，1996，pp. 29，107 – 108，117 – 118，133 – 134.

31. 参见 J. J. Dunn Jr. and Penelope Hong，" Landfill Siting—An Old Skill in a New Setting"（《垃圾填埋场的定位—新环境中的旧技能》），*APWA Reporter*（《美国公共工程协会报告者》）46（June 1979）：12。

32. Quoted in Peter Steinhart，" Down in the Dumps "（《跌落谷底》），*Audubon*（《奥杜邦》）88（May 19，1986）：106.

33. "Solid Waste Organizing Project"（《固体废物组织计划》），*Everyone's Backyard*（《每个人的后院》）11（Feb. 1993）：8；Robert Gottlieb，*Forcing the Spring：The Transformation of the American Environmental Movement*（《推进春天：美国环境运动的转变》），Washington，D. C. Island Press，1993，pp. 168，189 – 190，261；Luton，*Politics of Garbage*（《垃圾政治》），pp.204，208，210 – 211.

34. 环境正义运动的领导人一再指责,垃圾填埋场和危险废物设施的选址是故意针对少数种族和族裔社区的。参见 Martin V. Melosi，"Equity, Eco-racism and Environmental History"（《公平、生态种族主义和环境历史》），*Environmental History Review*（《环境历史回顾》）19（Fall 1995）：1 – 16。

35. Robert D. Bullard，ed.，*Confronting Environmental Racism：Voices from the Grassroots*（《面对环境种族主义：来自基层的声音》），Boston：South End Press，1993，p. 3.

36. Neal and Schubel，*Solid Waste Management and the Environment*（《固体废物管理与环境》），p.116；Sue Darcey，"Landfill Crisis Prompts Action"（《垃圾填埋危机促进行动》），*World Wastes*（《世界废物》）32（May 1989）：28；Joanna D. Underwood，Allen Hershkowitz and Maarten de Kadt，*Garbage*（《垃圾》），New York：INFORM，1988，pp. 8 – 12；Denison and Ruston，eds.，*Recycling and*

Incineration(《回收与焚烧》),pp. 4 – 5;NCPWI, *Fragile Foundations*(《脆弱的基础》),p. 193;Rathje,"Rubbish!"(《垃圾!》),p. 103.

37. 为了统计评估的目的,关于什么是垃圾填埋场的数字差别很大。一份报告指出,1986 年的都市固体废物堆填区数目为 9 284 个,到 1988 年大幅下降。另一份报告指出,1980 年美国有 92 664 个垃圾填埋场——77 087 个工业用地和 15 577 个市政设施。1995 年的统计数据显示,都市固体废物堆填区数目实际上已降至 2 893 个,低于估计数目。他们估计,在 1988 年至 1995 年间,堆填区总数减少了 4 682 个(或 62%)。考虑到 20 世纪 80 年代各地点的严重磨损情况,环境保护署所公布的约 6 000 个数字似乎相当准确地反映了都 市 固 体 废 物 填 埋 总 量。参 见 "Municipal Solid Waste Management:An Integrated Approach"(《固体废物管理:综合办法》),*State Factor* (《国家因素》)15 (June 1989):2;Edward W. Repa and Allen Blakey,"Municipal Solid Waste Disposal Trends:1996 Update"(《城市固体废物处理趋势:1996 年更新》),*Waste Age* (《废物时代》)27 (Jan. 1996):43;NSWMA, *Landfill Capacity in the Year 2000* (《2000 年填埋容量》),Washington, D. C. 1989, pp. 1 – 3;Edward W. Repa," Landfill Capacity:How Much Really Remains"(《垃圾填埋场容量:真正剩下多少》),*Waste Alternatives* (《废物替代》)1 (Dec. 1988):32;Ishwar P. Murarka, *Solid Waste Disposal and Reuse in the United States*(《美国的固体废物处理和再利用》)vol. 1 ,Boca Raton, Fla. 1987, p. 5;"Land Disposal Survey"(《土地处置调查》),*Waste Age*(《废物时代》)12(Jan. 1981):65;NCPWI, *Fragile Foundations* (《脆弱的基础》),p. 193;Conservation Foundation, *State of the Environment:A View Toward the Nineties* (《环境状况:展望 90 年代》), Washington, D. C. Conservation Foundation,1987, p. 107.

38. EPA, *Solid Waste Dilemma:Background Documents*(《固体废物的困境:背景文件》),2. E – 1.

39. U. S. Congress, Office of Technology Assessment, *Facing Americas Trash:What Next for Municipal Solid Waste?* (《面对美国的垃圾:城市固体垃圾的下一步是什么?》),New York:Van Nostrand Reinhold, 1992,pp. 273 – 274.

40. 在南部(42 个站点),倾倒费用从 3.24 美元上涨到 16.92 美元;在中西部(99 个站点),从 7.23 美元涨到 23.15 美元;在西部中心区(19 个站点),从 5.36 美元涨到 11.06 美元;在南部中心区(35 个站点),从 7.24 美元涨到 12.5 美元;在西部(32 个站点),从 10.96 美元涨到 25.63 美元。

41. Melosi,"Waste Management"(《废物管理》),p. 12;Melosi, *Garbage in the Cities*(《城市里的垃圾》),pp. 47 - 49;Michael R. Greenberg et al. , *Solid Waste Planning in Metropolitan Regions* (《都市圈固体废物规划》),New Brunswick, N. J. Center for Urban Policy Research, Rutgers University, 1976,p. 8;O. P. Kharbanda and,E. A. Stallworthy, *Waste Management* (《废物管理》),New York:Auburn House,1990,p. 67.

42. 参见 Eileen B. Berenyi and Robert N. Gould, "Municipal Waste Combustion in 1993"(《1993 年城市燃烧垃圾》),*Waste Age*(《废物时代》)(Nov. 1993):51。

43. EPA,*Solid Waste Dilemma:Background Document*(《固体废物困境:背景文件》),2. D - 1 - 3,2. D - 5;Harvey Alter,"The History of Refuse-Derived Fuels"(《垃圾衍生燃料的历史》),*Resources and Conservation* (《资源与保护》)15 (1987):251 - 275;Robert Zralek,"Energy from Waste"(《来自废物的能源》),*APWA Reporter* (《美国公共工程协会报告者》)48 (Aug. 1981):15 - 16;K. A. Godfrey Jr. "Municipal Refuse:Is Burning Best?"(《城市垃圾:燃烧是最好的吗?》),*Civil Engineering* (《土木工程》)55 (Apr. 1985):53 - 56;David Sokol,"Contracting for Energy" (《能源契约》),*American City and County / Resource Recovery*(《美国城市与县/ 资源回收》)(1988):RR22, RR24.

44. "Hard Road Ahead for City Incinerators"(《通往城市焚烧炉的艰难道路》),in *Solid Wastes—II*(《固体废物 Ⅱ》), Stanton S. Miller ed. ,Washington, D. C. American Chemical Society,1973,pp. 110 - 111;Van Alfred J. Van Tassel, ed. ,*Our Environment:The Outlook for 1980* (《我们的环境:1980 年展望》),Lexington,Mass. Lexington Books, 1973, pp. 464 - 465;"Moving to Garbage Power"(《走向垃圾能源》),*Time*(《时代》)(Jan. 9, 1978):46.

45. Neil Seldman, " Mass Burn Is Dying"(《大规模焚烧正在衰亡》),*Environment* (《环境》)31 (Sept. 1989):42;U. S. Congress, Office of Technology Assessment, *Facing Americas Trash:What Next for Municipal Solid*

Waste?（《面对美国的垃圾：城市固体垃圾的下一步是什么?》），Washington，D. C. Office of Technology Assessment，1989，p. 222.

46. David Tillman et al.，*Incineration of Municipal and Hazardous Solid Wastes*（《城市和危险固体废物的焚烧》），San Diego：Academic Press，1989，pp. 59，113；Institute for Local Self-Reliance，*An Environmental Review of Incineration Technologies*（《焚烧技术的环境评论》），Washington，D. C. Institute for Local SelfReliance，1986，p. 2.

47. Dick Russell，"Environmental Racism"（《环境种族主义》），*Amicus Journal*（《法庭之友》）11（Spring 1989）：23 - 24；Gottlieb，*Forcing the Spring*（《推进春天》），pp. 189 - 190.

48. 参见 Blumberg and Gottlieb，*War on Waste*（《反对浪费之争》），pp. 58 - 60；Russell，"Environmental Racism"（《环境种族主义》），pp. 25 - 26。

49. Godfrey，"Municipal Refuse?"（《城市垃圾?》），pp. 54 - 55；James E. McCarthy，"Incinerating Trash：A Hot Issue, Getting Hotter"（《焚烧垃圾：一个热点问题，越来越热》），*Congressional Research Service Review*（《国会研究服务评论》）7（April 1986）：19；Institute for Local Self-Reliance，*Environmental Review of Incineration Technologies*（《焚烧技术环境评论》），p. 8；Seldman，"Mass Burn Is Dying"（《大规模焚烧正在衰亡》），p. 42；Allen Hershkowitz，"Burning Trash：How It Could Work"（《燃烧的垃圾：它是如何工作的》），*Technology Review*（《技术评论》）（July 1987）：26，30；*Facing Americas Trash*（《面对美国的垃圾》），p. 222；Melosi，"Down in the Dumps"（《跌落谷底》），p. 111.

50. Seldman，"Mass Burn Is Dying"（《大规模焚烧正在衰亡》），p. 42；Neal and Schubel，*Solid Waste Management and the Environment*（《固体废物管理与环境》），pp. 90，92；Neil Seldman and Jon Huls，"Beyond the Throwaway Ethic"（《超越丢弃的伦理》），*Environment*（《环境》）23（Nov. 1981）：32 - 34.

51. *Facing Americas Trash*（《面对美国的垃圾》），p. 222. 有关固体废物债券的更多信息，参见 Robert Lamb and Stephen P. Rappaport，*Municipal Bonds*（《市政债券》）2d ed.，New York：McGraw-Hill，1987，pp. 156 - 160。

52. Melosi，"Down in the Dumps"（《跌落谷底》），p. 113.

53. John H. Skinner，"The Consequences of New Environmental

Requirements：Solid Waste Management as a Case Study"(《新环境要求的后果：固体废物管理的一个案例研究》)，unpublished paper presented at Centre Jacques Cartier，Lyon，France，Dec. 1993，pp. 6－7；Margaret Ann Charles，"New Trends in Waste-to-Energy"(《废物转化为能源的新趋势》)，*Waste Age*(《废物时代》)24(Nov. 1993)：59－60. "固体废物综合管理"是美国环境保护署采用的一个相对常识性的概念，它强调依赖于"从最理想到最不理想的选择等级"，其中源头减少是高端，卫生填埋场是低端。参见 James R. Pfafflin and Edward N. Ziegler，eds. ，*Encyclopedia of Environmental Science and Engineering*(《环境科学与工程百科全书》)vol. 2 ，Philadelphia：Gordon and Breach Science Pubs. 1992，pp. 704－705。

54. Charles，"New Trends in Waste-to-Energy"(《废物转化能源的新趋势》)，pp. 59－60；Berenyi and Gould，"Municipal Waste Combustion in 1993"(《1993 年城市燃烧垃圾》)，1993，pp. 51－52；Melosi，"Equity，Eco-racism and Environmental History"(《公平、生态种族主义和环境历史》)，pp. 4－11.

55. Schwab，"Garbage In，Garbage Out"(《垃圾输入，垃圾输出》)，p. 7.

56. Hershkowitz，"Burning Trash"(《燃烧的垃圾》)，p. 27.

57. 二噁英是约 75 种化合物的总称，其技术名称为多氯二苯并对二噁英(PCDDs)。多氯二苯并呋喃(PCDFs)或呋喃是与 PCDDs 相关的 135 种化学物质中的一类。两者都可以通过燃烧释放到空气中。虽然二噁英和呋喃对人类的潜在影响很严重，但由于暴露量的测量不精确，很难将二噁英的影响与其他有毒物质区分开来，因此对测试的确定性存在大量争论，潜在影响的潜伏期可能长达 20 年或更长时间。参见 McCarthy，"Incinerating Trash"(《焚烧垃圾》)，pp. 19－20；Citizens Clearinghouse for Hazardous Wastes，*Incineration：The Burning Issue of the 80s*(《焚烧：80 年代燃烧问题》)，Arlington，Va. Citizens Clearinghouse for Hazardous Wastes，July 1985，pp. 11－13，26－41；Janet Marinelli and Gail Robinson，"Garbage：No Room at the Bin"(《垃圾：垃圾桶里已没有空间》)，*The Progressive*(《进步》)(Dec. 1981)：24－25。

58. Institute for Local Self-Reliance，*Environmental Review of Incineration Technologies*(《焚烧技术环境评论》)，p. 8；Neil Seldman，"Mass Burn Is Dying"(《大规模焚烧正在衰亡》)，*Environment*(《环境》)31 (Sept. 1989)：42－44.

59.《1993—1994 年资源回收年鉴》列出了 248 个污水处理厂，其中 171 个处于高级规划或运行中，27 个处于概念规划中，另外 50 个已永久关闭。到 1995 年，又关闭了几个工厂，并取消了其他工厂的建设。

60. 引自 Long, *Problem of Waste Disposal*（《废物处理问题》），p. 17。

61. Melosi, *Garbage in the Cities*（《城市里的垃圾》），p. 222；Martin V. Melosi, *Coping with Abundance：Energy and Environment in Industrial America*（《应对充裕：工业化美国的能源和环境》），New York：Knopf, 1985, pp. 91 – 97, 185 – 189；Suellen M. Hoy and Michael C. Robinson, *Recovering the Past：A Handbook of Community Recycling Programs, 1890 – 1945*（《恢复过去：社区回收计划手册，1890—1945》），Chicago：APWA, 1979, pp. 4, 8 – 10, 15 – 19, 22.

62. Seldman, "Waste Management"（《废物管理》），pp. 43 – 44；T. Randall Curlee, "Plastics Recycling：Economic and Institutional Issues"（《塑料回收：经济与制度问题》），*Conservation and Recycling*（《保护与回收》）9（1986）：335 – 350；EPA, *Recycling Works*!（《回收工作!》），Washington, D. C. GPO, Jan. 1989；Nicholas Basta, "A Renaissance in Recycling"（《回收的复兴》），*High Technology*（《高技术》）5（Oct. 1985）：32 – 39；Barbara Goldoftas, "Recycling：Coming of Age"（《回收：成熟》），*Technology Review*（《技术评论》）（Nov. Dec. 1987）：30 – 35, 71；Anne Magnuson, "Recycling Gains Ground"（《循环利用取得进展》），*American City and County / Resource Recovery*（《美国城市和县/资源回收》）（1988）：RR10. 在欧洲和日本，回收利用已经是废物处理项目的主要组成部分。事实上，日本在这一领域处于世界领先地位。参见 Hershkowitz, "Burning Trash"（《燃烧的垃圾》），p. 28。

63. "Municipal Solid Waste Management"（《固体废物管理》），p. 6.

64. 在 20 世纪 90 年代末，环境保护署提出到 2005 年达到 35% 的目标。

65. NSWMA, *Solid Waste Disposal Overview*（《固体废物处置概述》），Washington, D. C. NSWMA, 1988, p. 2；Cynthia Pollock, "There's Gold in Garbage"（《垃圾里有黄金》），*Across the Board*（《全面》）（March 1987）：37；"Municipal Solid Waste Management"（《固体废物管理》），p. 7；"Newark Claims East Coasts Largest Recycling Program"（《纽瓦克宣称拥有东海岸最大的回收项目》），*World Wastes*（《世界废物》）31（Dec. 1988）：47 – 49；Debi

Kimball, *Recycling in America*（《美国的回收利用》）, Santa Barbara, Calif. ABC-Clio,1992,pp. 3, 5 - 6, 22 - 24. 在 20 世纪 80 年代末,9 个州通过了"瓶子法案",即要求收取饮料容器押金的法律。参见 Conservation Foundation, *State of the Environment：A View Toward the Nineties*（《环境状况：展望 90 年代》）, p. 112; Melosi, "Waste Management"（《废物管理》）, p. 11; Jeffrey B. Wagenbach, "The Bottle Bill：Progress and Prospects"（《瓶子法案：进展与展望》）, *Syracuse Law Review*（《锡拉丘兹法律评论》）36 (1985)：759 - 796。

66. 最近对垃圾回收的批评,参见 John Tierney, "Recycling Is Garbage"（《回收就是垃圾》）, *New York Times Magazine*（《纽约时报杂志》）June 30, 1996,pp. 24 - 29, 44, 48 - 49,53; "Waste and the Environment"（《废物与环境》）,pp. 7, 9; Oscar W. Albrecht, Ernest H. Manuel Jr. and Fritz W. Efaw, "Recycling in the USA：Vision and Reality"（《美国的回收利用：愿景与现实》）,*Resources Policy*（《资源政策》）7 (Sept. 1981)：188 - 189, 194; Britt Anne Bernheim, "Can We Cure Our Throwaway Habits by Imposing the True Social Cost on Disposable Products?"（《通过将真正的社会成本强加在一次性产品上, 我们能解决一次性习惯吗?》）, *University of Colorado Law Review*（《科罗拉多大学法律评论》）63 (1992)：953 - 970.

67. Pollock, "Theres Gold in Garbage"（《垃圾里有黄金》）,p. 37.

68. Sherman, "Trashing a ＄150 Billion Business"（《搞垮一个 1 500 亿美元的生意》）,p. 94; Jacob Leidner, *Plastics Waste：Recovery of Economic Value*（《塑料废物：经济价值的回收》）, New York：Marcel Dekker, 1981, pp. 40 - 57,77 - 82, 309 - 313; Curlee, "Plastics Recycling"（《塑料回收》）,pp. 335 - 350. 关于更多的回收数据,参见 Franklin Associates, *Analysis of Trends in Municipal Solid Waste Generation*（《城市固体废物产生趋势分析》）。

69. 废物最少化是一个比减少废物更广泛的术语。1984 年对 1976 年《资源保护和回收法案》的修订中出现的"废物最少化"包括减少废物、回收和废物产生后的处理。根据柯尔斯滕·奥尔登堡(Kirsten Oldenburg)和乔尔·赫希霍恩(Joel Hirschhorn)的说法,"废物最少化结合了预防和控制的概念,其目标通常被理解为避免在《资源保护和回收法案》监管下对危险废物进行土地处置"。参见 Oldenburg and Hirschhorn, "Waste Reduction：A New Strategy to

Avoid Pollution"（《减少废物：避免污染的新策略》），*Environment*（《环境》）29（March 1987）：17 - 20，39 - 45。与各种处置方案不同，减少废弃物和废物最少化正在进入相对未知的领域。在一个习惯于从"后端"处理垃圾问题的社会中，"前端"解决方案超越了技术修复和管理效率，改变了生活方式和行为。参见 Craig Colten，"Historical Development of Waste Minimization"（《废物最少化的历史发展》），*Environmental Professional*（《环境专业》）11（1989）：94 - 99；Masood Ghassemi，"Waste Reduction：An Overview"（《减少废物：概览》），*Environmental Professional*（《环境专业》）11（1989）：100 - 116；EPA，*Waste Minimization：Environmental Quality with Economic Benefits*（《废物最少化：环境质量与经济效益》），Washington，D. C. GPO，Oct. 1987。

70. Tierney，"Recycling Is Garbage"（《回收就是垃圾》），pp. 24，26.

71. John T. Aquino，"A Recycling Pilgrims Progress：An Anatomy of Recycling Is Garbage"（《回收朝圣的进程：回收就是垃圾的剖析》），*Waste Age*（《废物时代》）28（May 1997）：220，222，224，226，228，230 - 232.

72. "Garbage at the Crossroads"（《十字路口的垃圾》），*Chicago Tribune*（《芝加哥论坛报》）Feb. 1，1984，p. 1.

73. James Cook，"Not in Anybody's Backyard"（《不在任何人的后院》），*Forbes*（《福布斯》）142（Nov. 28，1988）：172.

74. E. S. Savas，"Intracity Competition Between Public and Private Service Delivery"（《公共服务与私人服务之间的城市竞争》），*Public Administration Review*（《公共管理评论》）41（Jan. Feb. 1981）：47 - 48.

75. Ellis Armstrong，Michael Robinson，and Suellen Hoy，eds.，*History of Public Works in the United States，1776 - 1976*（《美国公共工程史，1776—1976》），Chicago：APWA，1976，pp. 446 - 447.

76. 参与研究的城市是：纽约州的卡姆登、俄亥俄州的米德尔敦和阿克伦、伊利诺伊州的佩金和伯温、密苏里州的堪萨斯城、肯塔基州的卡温顿、佛罗里达州的盖恩斯维尔、新奥尔良和俄克拉何马城。

77. Eileen Brettler Berenyi，"Contracting Out Refuse Collection：The Nature and Impact of Change"（《垃圾收集外包：改变的性质及影响》），*Urban Interest*（《城市利益》）3（1981）：30 - 42. 根据 E. S. 萨瓦斯（E. S. Savas）的说法，在

20 世纪 70 年代,市政募款往往在南部占主导地位,而特许募款在西部则更为普遍。参见 Savas,"Solid Waste Collection in Metropolitan Areas"(《都市地区的固体废物收集》),in *The Delivery of Urban Services*(《城市服务的提供》),Elinor Ostrom ed.,Beverly Hills,Calif. Sage Publications,1976,pp. 211 - 213,219 - 221,228。私人服务的效率问题已在各种研究中得到检验。一些人声称尽管规模经济发挥着重要作用,但是私人回收垃圾更便宜。一项研究表明,少于 1 000 辆皮卡车的小型回收系统并不经济。参见 John N. Collins and Bryant T. Downes,"The Effect of Size on the Provision of Public Services:The Case of Solid Waste Collection in Smaller Cities"(《规模对公共服务提供的影响:小城市固体废物收集的案例》),*Urban Affairs Quarterly*(《城市事务季刊》)12(March 1977):345。参见 James T. Bennett and Manuel H. Johnson,"Public Versus Private Provision of Collective Goods and Services:Garbage Collection Revisited"(《公共与私人提供集体物品和服务:重新审视垃圾收集》),*Public Choice*(《公共选择》)34(1979):55 - 63;Franklin R. Edwards and Barbara J. Stevens,"The Provision of Municipal Sanitation Services by Private Firms"(《私营企业提供市政卫生服务》),*Journal of Industrial Economics*(《工业经济期刊》)27(Dec. 1978):144;Julia Marlow,"Private Versus Public Provision of Refuse Removal Service:Measures of Citizen Satisfaction"(《私人与公共提供的垃圾清除服务对比:公民满意度的衡量》),*Urban Affairs Quarterly*(《城市事务季刊》)20(Mar. 1985):355 - 363;Michael R. Fitzgerald,"The Promise and Performance of Privatization:The Knoxville Experience"(《私有化的承诺和表现:诺克斯维尔的经验》),*Policy Studies Review*(《政策研究评论》)5(Feb. 1986):606 - 612.

78. NSWMA,*Privatizing Municipal Waste Services:Saving Dollars and Making Sense*(《私有化城市垃圾服务:节省美元和有意义》),Washington,D. C. NSWMA,1988,pp. 1 - 5.

79. Charles G. Burck,"There's Big Business in All That Garbage"(《垃圾里有大生意》),*Fortune*(《财富》)101(April 7,1980):107.

80. *Facing Americas Trash:What Next for Municipal Solid Waste?*(《面对美国的垃圾:城市固体垃圾的下一步是什么?》),New York:Van Nostrand

Reinhold, 1992, p. 53：Bethany Barber and John T. Aquino, "The Waste Age 100"（《浪费时代 100》）, *Waste Age*（《浪费时代》）28（Sept. 1997）：37.

81. USA Waste Services, *Hoovers Company Capsules*（《胡佛公司胶囊》）, Hoovers, Austin, 1998, online.

82. "Experts Predict Busier 1998"（《专家预测更加繁忙的 1998 年》）, *Waste News*（《废物新闻》）3（Jan. 12, 1998）：1.

83. Barnaby J. Feder, "'Mr. Clean' Takes on the Garbage Mess"（《"清洁先生"负责清理垃圾》）, *New York Times*（《纽约时报》）（March 11, 1990）, sec. 3, 1, 6. 对加拿大和美国的团体进行的一次有趣"揭露"，参见 Harold Crooks, *Dirty Business：The Inside Story of the New Garbage Agglomerates*（《肮脏的生意：新垃圾聚集区的内幕》）, Toronto：James Lorimer, 1983。

84. John Vickers and George Yarrow, *Privatization：An Economic Analysis*（《私有化：经济分析》）, Cambridge：MIT Press, 1988, p. 41. 参见 Burck, "There's Big Business in All That Garbage"（《垃圾里有大生意》）, pp. 106 – 112；"An Overwhelming Problem Offers Business Opportunities"（《一个压倒性问题提供商业机会》）, *Chemical Week*（《化学周刊》）143（July 27, 1988）：22 – 26；Nancy Shute, "The Selling of Waste Management"（《废物管理的销售》）, *Amicus Journal*（《法庭之友》）7（Summer 1985）：8 – 17；Janet Novack, "A New Top Broom"（《新的顶级扫帚》）, *Forbes*（《福布斯》）142（Nov. 28, 1988）：200, 202；Harold Gershowitz, "Managing Solid Waste in Future Societies"（《未来社会的固体废物管理》）, *American City and County*（《美国城市与县》）104（Sept. 1989）：44, 46。

85. Bill Wolpin and Lourdes Dumke, "Former EPA Administrator：Regs Will Move Industry"（《前美国环境保护署署长：法规将推动工业》）, *World Wastes*（《世界废物》）32（May 1989）：36.

86. EPA, *The Solid Waste Dilemma：An Agenda for Action*（《固体废物的困境：行动议程》）, Washington, D. C. EPA, Feb. 1989, p. 2.

87. David Tillman et al., *Incineration of Municipal and Hazardous Solid Wastes*（《城市和危险固体废物的焚烧》）, San Diego：Academic Press, 1989, pp. 59, 113；Institute for Local Self-Reliance, *An Environmental Review of*

Incineration Technologies（《焚 烧 技 术 的 环 境 评 论》）, Washington, D. C. Institute for Local SelfReliance, 1986, p. 2.

88. Melosi, "Waste Management"（《废 物 管 理》）, pp. 7 - 8; *Facing Americas Trash*（《面对美国的垃圾》）, p. 299.

89. Cathy Dombrowski, "Reilly Predicts More Regs and Higher Disposal Costs"（《莱利预测将有更多的法规和更高的处理成本》）, *World Wastes*（《世界废物》）32（May 1989）：39.

90. Kovacs, "Legislation and Involved Agencies"（《立法与相关机构》）, p. 19.

91. Peter S. Menell, "Beyond the Throwaway Society：An Incentive Approach to Regulating Municipal Solid Waste"（《超越丢弃型社会：一种管理城市固体废物的激励方法》）, *Ecology Law Quarterly*（《生态法季刊》）17（1990）：674.

92. Melosi, "Waste Management"（《废物管理》）, p. 7; Stanley D. Degler, *Federal Pollution Control Programs：Water, Air, and Solid Wastes*（《联邦污染控制计划：水、空气和固体废物》）rev. ed. , Washington, D. C. Bureau of National Affairs, 1971, pp. 37 - 38; Sam M. Cristofano and William S. Foster, eds. , *Management of Local Public Works*（《地方公共工程的管理》）, Washington, D. C. International City Management Association, 1986, p. 318; Wallis E. McClain Jr. , *U. S. Environmental Laws*（《美国环境法》）, Washington, D. C. Bureau of National Affairs, 1994, 3 - 1; William H. Rodgers Jr. , *Environmental Law：Pesticides and Toxic Substances*（《环境法：农药和有毒物质》）, St. Paul：West, 1988, pp. 528 - 529.

93. Frank P. Grad, "The Role of the Federal and State Governments"（《联邦政府和州政府的角色》）, in *The Organization and Efficiency of Solid Waste Collection*（《固体废物收集的组织和效率》）, E. S. Savas ed. , Lexington, Mass. D. C. Heath, 1977, pp. 169 - 183; William L. Kovacs, "Legislation and Involved Agencies"（《立法与相关机构》）, in William D. Robinson, *The Solid Waste Handbook*（《固体废物手册》）, New York：Wiley, 1986, p. 9; Brian J. L. Berry and Frank E. Horton, *Urban Environmental Management*（《城市环境管理》）, Englewood Cliffs, N. J. Prentice-Hall, 1974, pp. 361 - 362. 各州有各种

与固体废物有关的职能，这些职能可能无法在联邦一级得到有效处理，例如允许填埋、监测焚烧炉和处理各种资源回收问题。参见 Wagenbach，"Bottle Bill"（《瓶子法案》），pp. 759－797；NCPWI, *The Nations Public Works*：*Report on Solid Waste*（《国家公共工程：固体废物报告》），Washington，D. C. NCPWI，May 1987，pp. 3－4。

94. 1980 年的固体废物修正案被认为是《资源保护和回收法案》的缩减版，包括对某些类别的特殊废物——石油、天然气和热能废物——的副标题 C 的例外条款。参见 Rodgers，*Environmental Law*：*Pesticides and Toxic Substances*（《环境法：农药和有毒物质》），pp. 530－531。

95. Cristofano and Foster, eds. , *Management of Local Public Works*（《地方公共工程的管理》），p. 318；McClain，*U. S. Environmental Laws*（《美国环境法》），3－1－2；P. Aarne Vesilind and J. Jeffrey Peirce，*Environmental Pollution and Control*（《环境污染与控制》）2d ed. ，Ann Arbor，Mich. Ann Arbor Science，1983，pp. 231－239；Duane A. Siler，"Resource Conservation and Recovery Act"（《资源保护与恢复法》），in *Environmental Law Handbook*（《环境法律手册》），Timothy A. Vanderver Jr. Ed. ，Washington，D. C. Bureau of National Affairs，1994，pp. 247－254.

96. NCPWI, The *Nations Public Works*：*Report on Solid Waste*（《国家公共工程：固体废物报告》），Washington，D. C. NCPWI，May 1987，p. 1.

97. Kovacs，"Legislation and Involved Agencies"（《立法与相关机构》），pp. 10，12－18；Erwin and Healy，*Packaging and Solid Waste*（《包装和固体废物》），p. 80；EPA，"Report to Congress：Solid Waste Disposal in the United States"（《报告国会：美国的固体废物处理》），*Executive Summary*（《执行概要》）（Oct. 1988）. 应当指出，自 20 世纪 80 年代中期起，只有在废物来自城市的情况下，无害废物焚烧造成的空气污染才受到管制。除《国家环境空气质量标准》的规定外，联邦政府不对工业焚烧的无害废物进行管制。参见 Calvin R. Brunner，*Incineration Systems*：*Selection and Design*（《焚烧系统：选择与设计》），New York：Van Nostrand Reinhold，1984，p. 16。

98. "Waste and the Environment"（《废物与环境》），p. 8. 副标题 D 规定了城市固体废物填埋场的最低国家标准，旨在保护公众健康和环境，并防止进一步的污染。1995 年 10 月 6 日,环境保护署制定了一项规定,将小型城市生活垃圾填埋场的副标题 D 标准的日期推迟到 1997 年 10 月 9 日。有关副标题 D 的详情,参见 Martin V. Melosi, "Historic Development of Sanitary Landfills and Subtitle D"(《卫生垃圾填埋场的历史发展及副标题 D》), *Energy Laboratory Newsletter*(《能源实验室通讯》) 31 (1994): 20 – 24; Repa and Blakey, "Municipal Solid Waste Disposal Trends"(《城市固体废物处理趋势》), p.46。

后　记

　　到 20 世纪，大多数美国主要城市和许多较小的城市已经实现了建立永久性的、集中的城市卫生（环境）服务的目标。这是一项重大的成就。家庭和商业用水、救火用水和无以计数的任务用水都是可以轻易获取的。污水和垃圾以系统有效的方式排出或被拖走。城市可以免遭许多传染性疾病的严重侵害。正如我们所看到的，这些至关重要的服务相互交织，有时在错综复杂的城市基础设施中几乎看不见，它们与当时流行的健康和环境观点及价值观密切相关。虽然卫生工作者、工程师和城市官员可以为城市居民提供卫生城市的条件而感到自豪，但这些卫生技术也产生了或未能解决一系列新的和不同的环境问题。并且尽管它们的整体影响巨大，但在各阶级和种族之间并不总是能够实现公平的配置和使用。

　　从 19 世纪早期开始，建筑卫生系统的目标就是提供纯净而充足的水作为公共物品。除了 1801 年费城中心广场的自来水厂，1830 年之前很少有现代化的城市供水系统出现。到 19 世纪晚期，由于需要保护公众健康，并且在全市范围内供水，自来水厂普遍被视为一项公共事业。正如后来的废水系统和固体废物收集及处理一样，现代城市供水系统是在瘴气时代开始构思的。这些系统的结构及其功能与环境卫生的目标密不可分，即利用现有的纯度感官测试来提供一种产品，不仅不携带疾病，而且可用于抵御疾病。例如，充足的水源可以帮助冲走恶臭的废物。

尽管事实证明自来水的大量增加是废水系统的一个主要原因,但供水和污水处理在19世纪是分开处理的。不过废水处理系统的理由也与环境卫生的规定有直接的联系。从液体废物到固体废物的逻辑飞跃是由于遵守环境卫生制度得以实现的。有一个观点几乎可以永久镌刻在石头上,即必须尽快将废物从人类生活环境中去除,以维护公共健康。从本质上说,这一时期的卫生服务不过是复杂的运输网络(或水和废物重新分配系统)。下水道是环境卫生目标的逻辑体现,卫生填埋和焚烧炉也是如此。这些技术的目的是让人类远离他们的垃圾和废弃物——这些可能会给人类带来疾病威胁的物质。

因此,整个系统的设计是为了满足环境卫生。供水系统始于一个受保护的水源,或者一个可以通过过滤或处理来净化的水源。新的管道和泵的分配系统不再由个人负责在公用水井或地方水道灌装容器,而是由(私营和公共)水厂负责将水直接输送给每个消费者。这一体系的隐含意义是保证供应达到普遍的纯度标准。关于废水系统公民的责任也是最低限度的。组合或独立的污水管道将家庭和企业的污水排出,并将处理责任交给城市。由于人类与垃圾的接触(至少在源头)大大减少,环境卫生的目标已经基本实现。就垃圾而言,现场收集拾取垃圾与取水或污水管道的用途相同。

在19世纪的环境卫生背景下,卫生服务在寻找和提供水以及收集废水和固体废物方面处于最佳状态。只要能够有效地提供纯净水,并且尽量减少人类与废物的接触,这些服务就实现了它们的主要目标。从瘴气到细菌,环境范式的变化并没有破坏这些收集方法,也没有影响这些卫生技术中"管道前端"组件的重大变化。然而,细菌学的新时代确实有助于识别并最终解决"管道末端"问题。环境卫生作为一个概念的主要弱点是,在污水和垃圾被排出家庭和企业后,对处理它们的关注变得非常有限。

随着细菌学革命的开始,水污染受到了越来越多的关注。科学家、医生和工程师们现在对他们在抗击传染病的斗争中寻找的东西有了更清晰的认识。较老的方法,如稀释法,在适当的情况下是有价值的,但主要集中在对水的处理上。人们不再认为环境卫生的目标足够广泛,足以解决关于废物处理的那些令人困惑的问题(或确保供水的纯度)。专家们没有试图改变卫生技术的基本结构,而是引进了新的水测试方法,并越来越重视精制处理技术。设计永久的、全市范围的卫生系统的基本概念从未被质疑;起源于瘴气时代的基本设计在 20 世纪也没有实质性的改变。

虽然细菌学对根除生物污染作出了有效贡献(特别是在卫生服务的处理阶段),但在处理其他环境问题特别是工业废物及进入供水和土地处理场地的新型有毒化学品方面作用不大。新生态更加突出了与卫生技术相关的水污染和土地污染问题。测量水、垃圾填埋场和其他卫生服务过程中的点源污染物的方法变得更加复杂与全面。卫生技术的基本结构依旧没有改变,但是人们对其能力有了更好的了解。

新生态使人们更加了解环境投入和产出,这有助于最大限度地提高卫生服务价值。通过持续改进和有效维护卫生技术,这些系统中最好的部分为大都市地区提供了有价值的服务。然而,传统上强调永久的、集中的系统最终暴露了它们功能上的局限性。由于所有的卫生技术都是资本密集型的,它们需要不断的维护和修理。在 20 世纪 70 年代和 80 年代,政府公开承认的基础设施危机表明,美国未能承诺充分维护现有系统。正如经济萧条或政治领导和意识形态的变化所造成的各种财政限制一样,城市预算中的其他优先事项强烈地影响了这些卫生系统的命运。卫生服务和其他基础设施问题一样,也在投资现有系统或扩建以满足新需求的选择之间进退两难。这些服务与城市增长的性质和速度之间的联系也是密切相关的。

路径依赖的结果使城市维持或扩大卫生系统的能力变得复杂化。近年来关于发展新的供水、废水和固体废物系统的选择受到19世纪最初选择的限制。在过去，决定投资建设偏远地区的供水设施、泵站、过滤和处理设施、焚烧炉和垃圾填埋场给城市领导人带来了一定程度的舒适感，因为他们认为，他们是在为良好的卫生条件和有效的服务提供树立纪念碑。强调项目设计而不是长期规划往往意味着后代不能选择放弃这些系统并重新开始，而是必须维护或扩大它们（即使资金不足），否则将面临巨大的成本。这并不是因为最初选择了有缺陷的技术，而是因为系统被设计成永久性的，并且为了在当代社会中证明它们的价值而主动抵制变化。从本质上说，这些系统缺乏灵活性，也就是说，它们不能因财政状况的变化或城市增长模式的变化而发生实质性的改变。它们也缺乏将功能与其他系统结合起来的能力，例如将供水和废水系统加以统一。近年来在基础设施设计中对"模块化灵活性"的要求，是对过去在建造和使用技术系统的实践中严重限制当代决策者选择的认识的回应。[1]

很明显，关于污染的问题，卫生技术（特别是供水和废水系统）在处理那些在系统最初设计阶段不存在或认为不重要的某些污染物方面的价值有限。需要特别注意的是径流污染和非点源污染。[2] 19世纪和20世纪早期的系统设计者和决策者不能因为没有预见到这些问题而受到指责；毕竟这些决定都发生在历史学家托马斯·休斯所描述的"技术热情世纪"[3]，这是一个中央集权倾向性很强的时期。但是，由于声称这些集中技术系统可以永久地解决卫生问题，这些系统实际上并没有多少余地来应付新的严重挑战。换句话说，他们建立的是永久性系统，而不是弹性系统。因此，无论决策者喜不喜欢，历史性的环境都会强烈影响目前卫生服务的选择。

从19世纪开始并延续到现在的卫生技术的成就可谓好坏参

半。卫生服务作为城市的循环系统,为全国城市居民的环境福祉作出了巨大贡献。它们过去和现在都是城市建设过程的重要组成部分,是城市地区发展的必要因素。它们可以是将发展从城市核心向外延伸的增长机制,或者城市领导人通过抑制它们来限制城市增长。然而,它们也是污染源,它们经常从一个地方转移到另一个地方,从一个司法管辖区转移到另一个管辖区。在所有情况下,它们都与当时普遍的健康和环境观点密切相关,仍然是理解城市增长的许多影响的核心。作为一个整体,供水、废水和固体废物的收集和处理是城市体验的基础和根本。为了有效地发挥作用,美国城市必须是一个卫生城市。

注 释

1. 正如一项研究所述,模块化的灵活性涉及原点、目的地和分销网络足够独立的程度,其中任何一个都可以被移除,而它的替代品只是简单地"插入"系统。参见 John P. Eberhard and Abram B. Bernstein, eds. , *Technological Alternatives for Urban Infrastructure* (《城市基础设施的技术选择》),Washington, D. C. National Research Council and Urban Land Institute,Dec. 1985,p. 15。

2. 就堆填区而言,在这项技术的早期发展中,并没有考虑到甲烷气体排放和渗滤液污染;在焚烧炉的案例中,有几种类型的空气排放要么被忽视,要么没有得到很好的理解。然而,对这些技术进行技术上的修正是可能的,但是代价相当大。

3. Thomas P. Hughes, *American Genesis:A Century of Invention and Technological Enthusiasm,1870 – 1970* (《美国创世纪:一个世纪的发明和技术热情,1870—1970》),New York:Viking,1989,pp. 2 – 3.

"同一颗星球"丛书书目

01 水下巴黎

　　[美]杰弗里·H.杰克逊 著 姜智芹 译

02 横财:全球变暖 生意兴隆

　　[美]麦肯齐·芬克 著 王佳存 译

03 消费的阴影:对全球环境的影响

　　[加拿大]彼得·道维尼 著 蔡媛媛 译

04 政治理论与全球气候变化

　　[美]史蒂夫·范德海登 主编 殷培红 冯相昭 等译

05 被掠夺的星球:我们为何及怎样为全球繁荣而管理自然

　　[英]保罗·科利尔 著 姜智芹 王佳存 译

06 政治生态学:批判性导论(第二版)

　　[美]保罗·罗宾斯 著 裴文 译

07 自然的大都市:芝加哥与大西部

　　[美]威廉·克罗农 著 黄焰结 程香 王家银 译

08 尘暴:20 世纪 30 年代美国南部大平原

　　[美]唐纳德·沃斯特 著 侯文蕙 译

09 环境与社会:批判性导论

　　[美]保罗·罗宾斯 [美]约翰·欣茨 [美]萨拉·A.摩尔 著 居方 译

10 危险的年代：气候变化、长期应急以及漫漫前路

　　[美]大卫·W.奥尔 著 王佳存 王圣远 译

11 南非之泪：环境、权力与不公

　　[美]南希·J.雅各布斯 著 王富银 译 张瑾 审校

12 英国鸟类史

　　[英]德里克·亚尔登 [英]翁贝托·阿尔巴雷拉 著 周爽 译

13 被入侵的天堂：拉丁美洲环境史

　　[美]肖恩·威廉·米勒 著 谷蕾 李小燕 译

14 未来地球

　　[美]肯·希尔特纳 著 姜智芹 王佳存 译

15 生命之网：生态与资本积累

　　[美]詹森·W.摩尔 著 王毅 译

16 人类世的生态经济学

　　[加]彼得·G.布朗 [加]彼得·蒂默曼 编 夏循祥 张劼颖 等译

17 中世纪的狼与荒野

　　[英]亚历山大·普勒斯科夫斯基 著 王纯磊 李娜 译

18 最后的蝴蝶

　　[美]尼克·哈达德 著 胡劭骥 王文玲 译

19 水悖论

　　[美]爱德华·B.巴比尔 著 俞海杰 译

20 卡特里娜：一部 1915—2015 年的历史

　　[美]安迪·霍洛维茨 著 刘晓卉 译

21 城市卫生史

　　[美]马丁·梅洛西 著 赵欣 译

22 另类享乐主义

　　[英]凯特·索珀 著 何啸锋 王艳秋 译